乡镇卫生院卫生技术人员在职培训系列教材

基层保健培训指导

主　编　范松丽　席　彪

中国协和医科大学出版社

图书在版编目（CIP）数据

基层保健培训指导／范松丽，席彪主编. —北京：中国协和医科大学出版社，2016. 1
（乡镇卫生院卫生技术人员在职培训系列教材）
ISBN 978-7-5679-0442-2

Ⅰ. ①基…　Ⅱ. ①范… ②席…　Ⅲ. ①保健-技术培训-教材　Ⅳ. ①R161

中国版本图书馆 CIP 数据核字（2015）第 279647 号

乡镇卫生院卫生技术人员在职培训系列教材

基层保健培训指导

主　　编：范松丽　席　彪
责任编辑：吴桂梅

出版发行：中国协和医科大学出版社
（北京东单三条九号　邮编 100730　电话 65260378）
网　　址：www. pumcp. com
经　　销：新华书店总店北京发行所
印　　刷：北京佳艺恒彩印刷有限公司

开　　本：787×1092　　1/16 开
印　　张：34. 25
字　　数：750 千字
版　　次：2016 年 7 月第 1 版　　2016 年 7 月第 1 次印刷
印　　数：1—3000
定　　价：80. 00 元

ISBN 978-7-5679-0442-2

乡镇卫生院卫生技术人员在职培训系列教材

基层保健培训指导

主　审：王惠姗　主任医师　中国疾病预防控制中心国家妇幼保健中心
　　　　王临虹　主任医师　中国疾病预防控制中心慢病中心

主　编：范松丽　席　彪

副主编：李进华　辛　虹　魏文治

编　者（按姓氏笔画排序）：

马　倩　马红利　史亚楠　左利红　刘艳如
何晓霞　张英奎　李华中　李雅丽　杜　辉
杜立燕　邵晓慧　陈卫宏　陈少鹏　郑丽丽
赵丽娜　柴雪娇　黄　静

课题主持人：席　彪　解江林

课题秘书：吕　萍

前　　言

保健服务是基层卫生服务的重要内容，是增进居民健康的重要措施。通过实施保健服务，可以从心理、生理、社会、环境等方面改善居民的健康状况，努力实现不得病、晚得病、少得病的目的。

本书所列内容是在广泛调查和现场观察基础上，利用工作描述和任务分析技术，对任务进行了逐步分解，根据农村居民的健康需求和乡镇卫生院实际条件和能力而确定的，与实际工作密切相关，具有较强的适宜性和实用性。

保健服务的重点人群为儿童、妇女、老年人。本书针对农村居民健康需求，分三部分分别介绍了儿童保健、妇女保健、老年人保健的服务内容、服务目的、服务流程，具体说明了各项保健技术的操作步骤、知识要求、态度要求、重要提示和所需物品。

本书是面向乡镇卫生院全科医疗服务团队系列培训指导教材之一，它与基本医疗技术培训指导、急诊急救培训指导、合理用药培训指导、基本公共卫生服务技术培训指导、全科医疗服务管理培训指导、农村康复技术培训指导、临床诊断治疗流程培训指导、辅助检查操作与结果运用培训指导、公共卫生信息与健康信息利用培训指导、计划生育技术培训指导、中医技术运用培训指导等形成系列教材，共同为乡镇卫生院全科医疗服务培训提供指导，同时，也是基层卫生工作人员临床工作实用的参考资料。

本书不妥之处，请批评指正。

范松丽　席　彪

2016 年 1 月

目 录

附件

儿 童 保 健

【服务标准】

我国儿童占全国总人口的 1/3，儿童的身心健康直接关系到民族的素质和国家的发展，按照《全国儿童保健工作规范》《儿童保健学》《国家基本公共卫生服务规范》0~6 岁儿童健康管理服务规范要求，由当地乡镇卫生院、社区卫生服务中心或医疗保健机构，根据不同年龄儿童生理和心理发育特点，为辖区内儿童进行新生儿期保健、婴幼儿期保健、学龄前期及学龄期保健、青春期保健。

【服务流程】

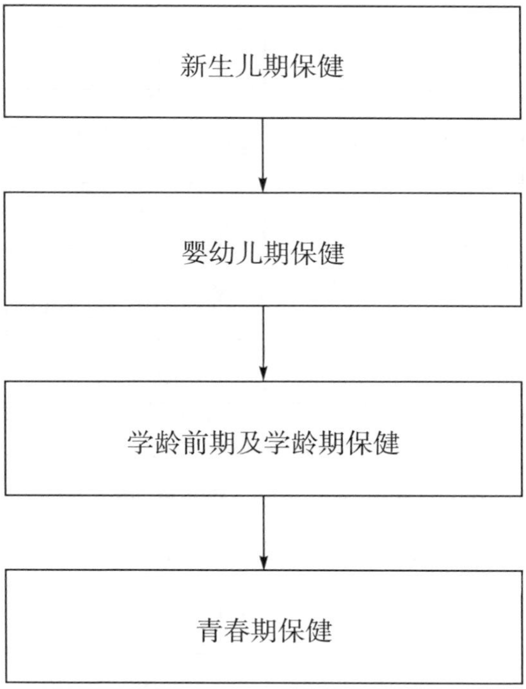

1. 新生儿期保健

【服务标准】

按照《国家基本公共卫生服务规范》0~6 岁儿童健康管理服务规范要求，由当地乡镇卫生院、社区卫生服务中心为辖区内新生儿进行新生儿家庭访视和新生儿疾病筛查，以降低新生儿发病率和病死率。

1.1 新生儿家庭访视

【服务标准】

由当地乡镇卫生院、社区卫生服务中心为辖区内出院后 1 周内、未满 28 天的新生儿分别进行至少两次新生儿家庭访视，通过建立“0~6 岁儿童保健手册”、观察询问、体格检查、新生儿评估等方法掌握新生儿身体发育状况，并根据新生儿评估情况有针对性地进行健康指导。

【服务流程】

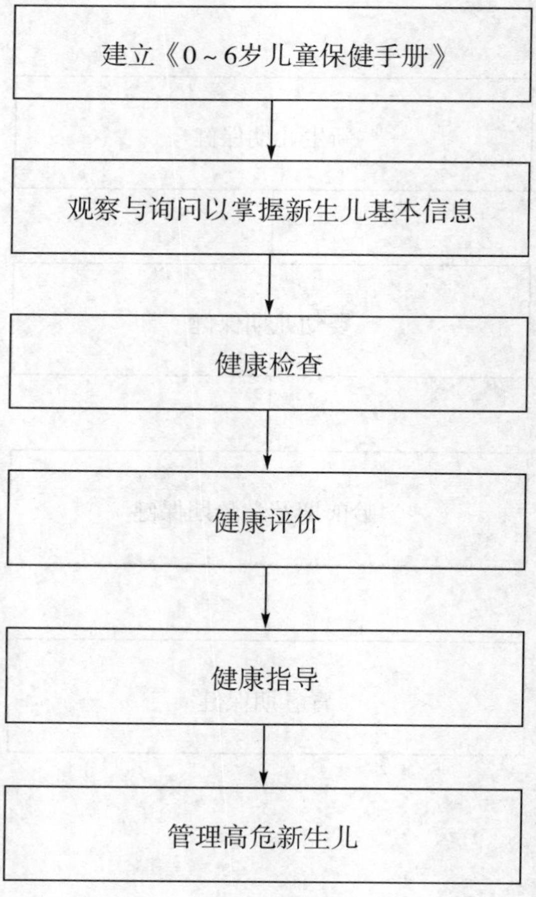

【操作说明】

1.1.1 建立0~6岁儿童保健手册以全程掌握儿童健康情况

操作步骤	知识要求	态度要求
1. 由当地乡镇卫生院或社区卫生服务中心妇幼保健医生（如果偏远地区或交通不便可由村医代替），在新生儿出生后1周内携带“0~6岁儿童保健手册”及所需工具到新生儿家中进行新生儿家庭访视。 2. 为新生儿建立“0~6岁儿童保健手册”，并告知监护人要妥善管理，不要丢失。 3. 填写手册编号。 4. 在新生儿家庭访视记录表中填写新生儿姓名、性别、出生年月日、身份证号，如新生儿无身份证号，可暂时空缺，待户口登记后再填补。 5. 填写父母姓名、职业、联系电话、出生日期。 6. 询问新生儿出生情况、预防接种、新筛情况，并在其后面的□内填写相应序号。 7. 将体格检查、健康指导信息填入《儿童保健手册》“新生儿家庭访视记录表”中相应的表格内。 8. 填写本次访视日期、下次随访日期及地点。 9. 医生签字。	1. 能说出0~6岁儿童保健手册的作用。 2. 小儿生长发育监测图的使用方法： 2.1 生长发育监测图适合于3岁以下儿童使用。男童是蓝色图，女童是粉色图。 2.2 横坐标是月龄（2、4、6、8等），纵坐标是发育指标。身长/身高（cm）每一小格1cm，体重（kg）每一小格0.2kg。 2.3 6个月以前，每月测量一次身长、体重；7~12个月，每2个月测量一次；13个月~3岁，每3个月测量一次。将测得的数据用笔标注在相应的月龄和数据交汇处，下一次数据标注后，用尺子将两次的点相连，依次连续形成一条曲线。 2.4 根据生长发育监测曲线判断发育情况：正常儿童生长发育监测曲线与参考线平行走向，监测曲线在2条橙色曲线之间，动作发育符合年龄段发育，提示发育正常（附件1、附件4）。曲线虽在正常区域，但突然升高或下降，或曲线低平，2次连线呈平直状，偏离参考曲线走向，为发育异常。	1. 儿童保健手册是记录儿童健康信息的工具，其内容要真实及时，医务人员应该明白手册中每一个填写项目的准确含义和记录规范。通过对记录信息的分析，可以帮助判断儿童的健康状况；通过对群体儿童记录信息的分析，可以帮助了解社区儿童保健的问题。因此，要认真、准确、清楚及时记录儿童保健手册。 2. 向儿童家人解释建立儿童保健手册的重要意义，说明“0~6岁儿童保健手册”是儿童的健康档案，是今后入托、入园的必备资料，告诉家长妥善管理，不要丢失，以后每次健康检查时均要带上手册。 3. 健康检查时认真填写，逐项询问、逐项检查，真实记录新生儿出生情况和所测查的数据，不应该靠事后回顾补写，更不可以由其他人员代写。对于不慎写错的信息要按照规范修改并签名。 4. 手册记录要清楚、完整，数据要真实，不能出现缺项漏项或逻辑错误，不可随意篡改。 5. 语言要通俗易懂，使用服务对象能听得懂的语言进行沟通。 6. 对于文化水平较低的家长，智力障碍家长或残疾家长，要耐心细致询问，逐项确认，直至清楚、明确后填写。

重要提示	所需物品
1. 有新生儿窒息史的新生儿，告知监护人定期做视觉、听觉和神经反射的检查。 2. 小儿健康信息对其日后健康评估或疾病判断有重要影响。	1. “0~6岁儿童保健手册”。 2. 钢笔或碳素笔。

1.1.2 观察与询问以掌握新生儿基本信息

操作步骤	知识要求	态度要求
1. 观察新生儿居室环境，如室温、通风情况、室内用具是否清洁。观察新生儿的衣被及尿布是否符合卫生要求。 2. 注意观察新生儿的一般情况，如精神、面色、呼吸节律、哭声和反应性，有无嗜睡、烦躁、吸吮无力、青紫、呼吸急促、反应差等异常表现。 3. 观察哺乳时母婴姿势、吸吮姿势、吸吮部位及吸吮力。 4. 向母亲询问新生儿出生时情况，如胎次、产次、是否足月、分娩方式（顺产或难产），是否双（多）胎，有无窒息史（阿氏评分）、产伤和畸形。 5. 了解新生儿两病（新生儿先天性甲状腺功能减低症、新生儿苯丙酮尿症）筛查及新生儿听力筛查情况。如果未接受筛查，告知家长到具备筛查条件的医疗保健机构补筛。 6. 询问新生儿是否接种卡介苗和第1针乙肝疫苗，如未接种，提醒家长尽快补种。 7. 询问新生儿出生体重、身长以及喂养方式、吃奶量、睡眠、排尿排便等情况。 8. 将观察、询问结果记录在儿童保健手册新生儿家庭访视记录表中相应的□或空格内。	1. 新生儿适宜的居住环境为：新生儿居室温度和湿度应随气候温度变化而调节，室内温度宜保持在22~26℃，相对湿度保持在50%~60%，保持室内卫生，空气新鲜，每日至少开窗通风2次，每次20~30分钟。 2. 新生儿适宜的衣被和尿布：新生儿的衣服和尿布最好选用柔软的纯棉布制作。衣服的款式以结带斜襟式为好。衣服最好宽大一些，即方便穿脱，又不妨碍新生儿四肢活动。衣服颜色以浅色为宜，深颜色布料中的颜料对新生儿皮肤有一定刺激，容易引起皮炎。尿布要勤换，以防红臀。婴儿包裹不宜过紧，不宜用袋子捆绑，最好使两腿能自由伸曲。 3. 新生儿两病、听力筛查的重要性：新生儿筛查是提高我国人口素质的重要措施之一，其意义是在新生儿期对危害严重的先天性或遗传性疾病进行筛查，从而对阳性患儿在其临床症状出现之前得到及时救治，以达到早期诊断、早期治疗，避免新生儿体格和智能发育障碍以及其他严重后果发生的目的。 4. 能说出新生儿居住地附近具备筛查条件的医疗保健机构。	1. 由于新生儿出生后，体温调节中枢发育尚不成熟，生后环境温度过低或过高均可影响新生儿的正常生理活动；另外，新生儿皮下脂肪薄，体表面积大，容易散热，如环境温度低，受冷易患新生儿硬肿症，若环境温度太高或包裹太严，会造成脱水热。需要随访医生进行全面、细致、准确的观察，并耐心细致地为家长讲解室温、新生儿的衣被是否合适的重要性。 2. 询问时要和产妇进行充分的沟通，态度要和蔼可亲，语言要温和。 3. 对于母亲做得好的方面给予支持和鼓励，不当的方面手把手耐心地给予正确指导。 4. 无论新生儿家境贫富、地位高低，都要按规程进行操作，如遇卫生条件较差的家庭，不应讥讽或指责，更不应敷衍应付，特别是对父母有残疾、智障者，应同样耐心周到。

重要提示	所需物品
1. 一旦发现可疑新生儿，应尽快送医院给予及早干预和治疗。 2. 准确的新生儿访视信息记录对评价新生儿状况有重要意义。	室内温度计、儿童保健手册。

1.1.3 健康检查以排除新生儿常见疾病

【服务流程】

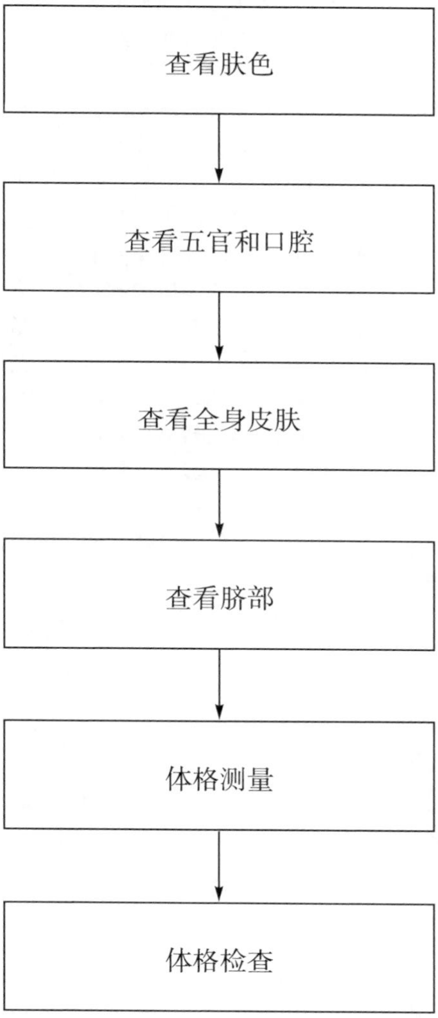

【操作说明】

1.1.3.1　查看肤色以排除新生儿黄疸

操作步骤	知识要求	态度要求
1. 进行全面的体格检查之前，访视医生首先洗净双手。 2. 在自然光线下查看新生儿面部、躯干皮肤是否有黄染。 3. 查看球结膜、口腔黏膜是否有黄染。 4. 如有黄染，询问母亲新生儿黄染出现的时间、部位；询问并观察新生儿日常生活情况，如精神状态、吃奶、睡眠等情况。 5. 鉴别新生儿是生理性黄疸还是病理性黄疸。 5.1 新生儿出生后2~3天出现皮肤、球结膜、口腔黏膜黄染，4~5天达高峰，5~7天消退，最迟不超过2周；一般情况良好；每日血清胆红素升高<85μmol/L；血清胆红素足月儿<221μmol/L，早产儿<257μmol/L，考虑为生理性黄疸，一般不需治疗，预后良好。 5.2 在生后24小时内出现黄染；血清胆红素上升快，每日上升85.6μmol/L；黄疸持续时间长（足月儿超过2周，早产儿超过4周）；黄疸消退后又复现；血清结合胆红素高于34μmol/L，具备以上其中任何一条考虑为病理性黄疸，如无条件治疗的应立即转诊。 6. 将查看情况记录到新生儿家庭访视记录表中。	1. 能够鉴别生理性黄疸和病理性黄疸。 2. 造成生理性黄疸的常见原因：主要是由于胎儿在宫内所处的低氧环境刺激红细胞生成过多，使新生儿早期胆红素的来源较成人多，加之新生儿肝细胞对胆红素的摄取、结合及排泄功能差，故可引起生理性黄疸。 3. 母乳性黄疸的临床表现及处理原则：母乳性黄疸多发生于生后7天左右，持续3周至3个月，但婴儿一般状况良好，找不到引起黄疸的其他原因。如果胆红素超过342.4μmol/L，可暂停母乳喂养24~48小时，黄疸下降即可确诊，停乳期间应及时挤出乳汁，证实后仍可继续母乳喂养。	1. 新生儿黄疸是新生儿期常见疾病。生理性黄疸不需特殊处理，临床观察即可。而病理性黄疸可引起胆红素脑病，严重影响新生儿健康，甚至可能导致新生儿死亡。一定要向家长明确说明严重后果。 2. 在询问有关新生儿情况时，应利用沟通技巧，采用开放式的问题进行提问，以便能够全面掌握新生儿的一般情况。 3. 在检查时要从头到脚，仔细、认真，不能疏忽任何一个环节。 4. 指导家长密切观察新生儿的肤色及日常活动情况，一旦发现异常及时就诊。 5. 当母亲诉说不清楚时，不要厌烦或讥讽，要给予耐心指导。 6. 向新生儿家长解释发生黄疸的原因，以缓解其压力和恐惧，并与其讨论最佳处理方案。

重要提示	所需物品
一旦发现新生儿有黄染、嗜睡、哭声高尖等表现，立即转上级医疗保健机构就诊。	手电筒、儿童保健手册。

1.1.3.2 查看五官和口腔以排除新生儿畸形

操作步骤	知识要求	态度要求
1. 在自然光线下查看新生儿头面部有无血肿。 2. 查看新生儿眼睑有无缺损，两眼大小是否对称；眼睛是否有目光接触，眼珠能否随移动的物体移动；角膜是否透明呈圆形；结膜有无充血、流泪、流脓。 3. 查看新生儿外耳郭有无畸形、外耳道有无异常分泌物，有无外耳湿疹。 4. 查看新生儿鼻外观是否正常且双鼻孔通气良好。 5. 查看唇色是否红润。 6. 查看有无唇腭裂、高腭弓、诞生牙。 7. 查看口腔黏膜是否光洁，如果口腔两侧颊黏膜、舌、牙龈以及上腭等处出现乳白色的小点或融合成片，似奶块，不易拭去，考虑为鹅口疮。 8. 如发现新生儿有畸形或异常，协助父母将新生儿转送医院就诊。 9. 将检查结果记录到新生儿家庭访视记录表中。如结果“未见异常”，在后面的□内填写1，如检查结果“异常”在后面的□内填写2，并填写具体异常情况。	1. 能说出五官和口腔检查方法及内容。 2. 造成鹅口疮的原因：鹅口疮多是口腔黏膜受白色念珠菌感染所致，健康新生儿口腔中也存在白色念珠菌，当机体免疫力低下时才会发病。如使用的奶瓶、擦嘴巾或乳头不清洁被霉菌污染时，就可以通过喂奶而感染；母亲喂奶前要洗净乳头和手，奶瓶要消毒，小儿患病时防止滥用抗生素。 3. 鹅口疮的处理原则：制霉菌素混悬液（10 万 U/ml）涂擦在创面上，每 4 小时用药一次。在治疗过程中应注意小儿口腔内的白膜不能随意撕掉，如果强行撕掉会造成黏膜糜烂、出血，从而导致继发感染。 4. 诞生牙的危害及处理方法：婴儿出生时或生后不久，就有牙萌出，过早萌出的牙可无牙根，极易脱落，有造成气管吸入的危险，也可因牙齿摩擦舌系带及软组织而造成溃疡，从而影响吸吮；建议转诊将诞生牙拔除。	1. 检查时，医务人员首先应清洗双手，剪短指甲，双手温暖。 2. 动作应敏捷、轻柔，尤其是口腔检查时，应用压舌板轻轻地打开新生儿口腔，不能粗暴或过于强硬。 3. 检查时使新生儿处于舒适自然体位，然后轻柔地抚摸新生儿的头部，使其在舒适、安静的状态下完成检查。 4. 鹅口疮是白色念珠菌感染引起的，告诉家长日常要注意饮食卫生，保持餐具和食品的清洁，母乳喂养者，每次喂奶前，母亲应先清洗双手，再清洁乳头。对于理解力较差的家长应给予示范操作。 5. 新生儿如果有不合理的抗生素使用，应及时纠正。

重要提示	所需物品
1. 如新生儿眼睑高度肿胀，结膜重度充血，有大量分泌物，耳部有脓性分泌物，应立即转至上级医疗保健机构。 2. 首次发现畸形并未到医院就诊者，建议转上级医疗保健机构就诊。 3. 为防止交叉感染，检查前后均应清洗双手，使用一次性或消毒后的压舌板。	压舌板、手电筒。

1.1.3.3 查看全身皮肤以排除新生儿常见皮肤问题

操作步骤	知识要求	态度要求
1. 查看全身皮肤有无皮疹。 2. 查看颈部、腋下、腹股沟等部位皮肤有无潮红或糜烂。 3. 查看新生儿臀部是否有红斑、皮疹、糜烂等。 4. 如有皮疹，询问母亲新生儿日常护理方法，观察衣服、尿布是否舒适，并帮助母亲找出造成皮疹的原因。 5. 指导家长对新生儿皮肤进行护理：注意保持新生儿皮肤清洁，每日用温开水清洗头皮、耳后、面部、颈部、腋下及其他皱褶处，脐带脱落可盆浴。每次排便后用温水洗臀部，肛周涂少许植物油或鞣酸软膏以防臀红。尿布应用柔软、清洁、吸水性强的棉织品，勤洗勤换，每次洗后应经日光照射或开水浸烫消毒。内衣应选用柔软、宽松、浅色的棉织品，不宜用带子捆绑。 6. 查看新生儿股部、臀部、上肢和面颊是否有水肿，如果有水肿，水肿部位皮肤紧贴皮下组织，不易捏起，按之如橡皮样，按压有凹陷；全身冰冷，体温低至31~35℃；哭声低下或不哭，吸吮困难，肢体少动，考虑为新生儿硬肿症，给予保暖处理后转上级医疗保健机构。 7. 将检查结果记录到新生儿家庭访视记录表中。	1. 能说出新生儿皮肤护理方法。 2. 臀红的病因：主要是尿液、粪便的刺激，加上局部潮湿和摩擦所引起；护理不当也会造成臀红。 3. 臀红临床表现：多发生在与尿布相接触的皮肤区，如：臀部的突起部位、下腹部、股内侧、腹股沟；初期可为单纯性红斑，边缘清楚、脱屑，严重时有红斑水肿、丘疹、丘疱疹、糜烂及渗液等。 4. 造成新生儿硬肿症原因：主要因受寒引起，多发生于冬春寒冷季节。 5. 新生儿保暖方法：新生儿相对体表面积比成人大，极易散热。如果气候寒冷，应积极采取保暖措施，如袋鼠妈妈保暖法、红外线取暖器等保暖方法，以维持新生儿正常体温，防止寒冷损伤。条件允许时新生儿居室应保持适宜温度，冬季室温应保持在20~22℃，但要预防煤气中毒。而在炎热的季节不可包盖过多，注意通风，以免引起脱水、发热等不良后果。	1. 随着生活水平的提高，纸尿裤使用已经比较普及，但由于家长缺乏正确选择和使用纸尿裤的知识，导致小儿局部皮肤潮湿、刺激物增多，增加了发生臀红的危险因素。应该通过行之有效的健康教育方式，提高家长认知程度，降低臀红的发生。 2. 新生儿硬肿症主因受寒引起，其次为感染时能量消耗增加而摄入不足。要指导家长正确的新生儿护理方法，保持新生儿适宜的室内环境温度，提供足够的母乳，补充能量。 3. 用通俗易懂的语言和家长进行交流，对家长提出的问题要耐心、认真解答。 4. 对于经济困难、卫生条件差的家庭，应给予精神上的支持和帮助。

重要提示	所需物品
一旦发现新生儿硬肿症，立即转上级医疗保健机构就诊。	棉签、鱼肝油。

1.1.3.4 查看脐带以排除新生儿脐部感染

操作步骤	知识要求	态度要求
1. 查看脐带是否脱落。 2. 查看脐窝内或结痂下有无异常。 3. 查看脐周是否清洁、干燥，如果发现脐部潮湿或不卫生，告知母亲每天用75%的酒精棉球对脐部周围皮肤进行消毒，预防感染；与脐带接触的衣物必须保持洁净、干燥，发现潮湿及时更换。 4. 查看脐周有无出血或渗血，如果脐窝部出现脓性或血性分泌物，脐周皮肤发肿，皮温高，可能是脐部感染，应及时到医院就诊。 5. 查看有无“脐疝”，如有“脐疝”，首先要保持脐部的干燥和清洁，其次要使新生儿情绪稳定，尽量不让新生儿哭闹，通常一段时间后可以自愈。 6. 将查看结果记录到新生儿家庭访视记录表中。	1. 引起新生儿脐炎的原因及临床症状：脐炎是指脐残端细菌入侵、繁殖所引起的急性炎症。金黄色葡萄球菌最常见，轻者脐轮与脐周皮肤轻度红肿，可伴有少量浆液分泌物；重者脐部和脐周明显红肿发硬，分泌物呈脓性且量多，常有臭味，可向周围皮肤或组织扩散，引起腹壁蜂窝织炎、皮下坏疽、腹膜炎、败血症、门静脉炎。轻者局部可用2%碘酒及75%酒精清洗，每日2~3次；重者需要选用适当的抗生素静脉注射，如有脓肿形成，则需行切口引流。 2. 预防脐炎的方法：断脐时要严格执行无菌操作；尿液浸湿尿布要及时更换；洗澡时要防止水进入脐部；脐部形成的结痂会自然脱落，不要随意撕扯。 3. 形成“脐疝”的原因：有些新生儿脐带脱落后，当新生儿哭闹时，脐部鼓出一个包，里面充满气体，这种现象称为“脐疝”，其原因为新生儿脐周肌肉发育不完善，比较薄弱，当腹压增高时就会有肠管暂时从脐部膨出，压力减小时可回复。	1. 脐带是连接胎儿与胎盘的纽带，是胎儿从母亲体内获取营养和排泄物的必经之道。出生后3~7天自然脱落，对新生儿脐带的护理是很重要的。 2. 耐心正确指导家长，密切观察脐带情况，以及日常护理方法，发现有脓性分泌物、红肿时让家长及时送到医院就诊。 3. 即使家庭状况不好或母婴卫生不佳，也应对新生儿脐部进行认真细致地观察，不应厌烦家长的反复询问或表现出急躁情绪。

重要提示	所需物品
脐部感染会导致新生儿破伤风，应引起重视，及时转上级医疗保健机构就诊。	75%酒精、棉签。

1.1.3.5 测量体格以监测新生儿生长发育情况

操作步骤	知识要求	态度要求
1. 测量体温 1.1 一般用腋下测量法，测量前将体温表内水银柱甩至35℃以下，将体温表放入新生儿腋下，使水银头端位于腋窝的顶部，夹紧腋窝。 1.2 于5~10分钟取出，将体温表横放，观察水平线位置的水银柱所在刻度。 2. 测量体重 2.1 测量体重前准备：校正体重计零点；新生儿需排空大小便；脱去新生儿的外衣、袜子、尿布，仅穿单衣裤，如为冬季要注意保暖。 2.2 称重时新生儿取卧位，新生儿不能接触其他物体。使用杠杆式体重计称重时，放置的砝码应接近新生儿体重，并迅速调整游锤，使杠杆呈正中水平，将砝码及游锤所示读数相加；使用电子体重计称重时，待数据稳定后读数。 2.3 记录时需除去衣服重量。体重记录以千克（kg）为单位，至小数点后两位。 3. 测量身长 3.1 测量前将新生儿鞋袜去掉。 3.2 将新生儿仰卧于量床中央，头顶接触头板，小儿面向上，两耳在同一水平。 3.3 测量者立于小儿右侧，左手握住小儿两膝，使双腿伸直，右手移动足板使其接触双脚跟部。 3.4 注意量床两侧的读数应该一致，然后读数，记录到0.1cm。 4. 将检查结果记录到新生儿家庭访视记录表。	1. 能示范体温测量方法。 2. 能说出新生儿体重测量方法。 3. 能示范新生儿身长测量方法。	1. 为新生儿健康检查时动作要熟练、准确、轻柔、敏捷，使新生儿免受伤害。 2. 新生儿受外界环境温度影响较大，如果是冬季，温度过低可使新生儿体温不升，夏季环境温度过高、衣被过厚、包裹过紧，均易引起发热。因此，冬季在健康检查时，一定要注意为新生儿保暖。 3. 最好是在新生儿安静的状态下进行健康检查。 4. 指导家长在家定期进行身高、体重测量，并将结果标记在小儿生长发育监测图上，连续监测，观察新生儿生长发育趋势。 5. 告知家长如果生长发育监测曲线与参考线平行走向，监测曲线在2条橙色曲线之间，动作发育符合年龄段发育，提示发育正常。曲线虽在正常区域，但突然升高或下降，曲线低平，两次连线呈平直状，偏离参考曲线走向，为发育异常，应到医院就诊。

重要提示	所需物品
当新生儿体温≥37.5℃或≤35.5℃时，立即转上级医疗保健机构就诊。	体温计、婴儿磅秤或特制的杠杆秤、量床、皮尺。

1.1.3.6 体格检查以排除新生儿疾病

操作步骤	知识要求	态度要求
1. 头颈部 前囟大小及张力，颅缝，有无血肿，头颈部有无包块。前囟为额骨和顶骨形成的菱形间隙，前囟大小指的是菱形两对边的中点连线距离，一般用厘米×厘米表示。 2. 胸部 2.1 外观有无畸形，有无呼吸困难和胸凹陷。 2.2 心脏听诊，先听心尖区，再听肺动脉瓣区，然后主动脉瓣区、主动脉瓣第二听诊区，最后是三尖瓣区。包括心率、心律、心音、杂音和心包摩擦音。 2.3 肺部听诊，听诊一般由肺尖部开始，自上而下分别检查前胸部、侧胸部和背部，检查肺部呼吸音是否对称、有无异常，并记录1分钟呼吸次数。新生儿呼吸一般为40~45次/分，呈腹膈式呼吸。 3. 腹部 3.1 查看腹部有无膨隆、包块。 3.2 按从左下腹开始逆时针方向触诊，并观察小儿表情反应，正常小儿肝脏肋缘下1~2cm可触及，柔软无压痛；偶可触及脾脏边缘。 3.3 脐带是否脱落，脐部有无红肿、渗出。 4. 外生殖器及肛门：有无畸形，检查男性睾丸位置、大小，有无阴囊水肿、包块。 5. 脊柱四肢：有无畸形，臀部、腹股沟和双下肢皮纹是否对称，双下肢是否等长等粗。 6. 神经系统：四肢活动度、对称性、肌张力、原始反射。 7. 将检查结果记录到新生儿家庭访视记录表中。	1. 能够演示前囟测量方法。 2. 能够演示心脏听诊方法。 3. 能说出新生儿神经系统检查方法。 4. 能说出腹部触诊的方法。 5. 新生儿心率波动特点：新生儿心率波动很大，一般在100~160次/分。 6. 能够描述心尖区、肺动脉瓣区、主动脉瓣区、主动脉瓣第二听诊区、三尖瓣区的体表位置。 7. 能够描述胸部、肺部、腹部、外生殖器及肛门、脊柱四肢的正常解剖结构。	1. 新生儿应保持清洁卫生，预防感染。体格检查前，检查者应戴上口罩和帽子，清洗双手，指甲剪短，并让自己的手及所用听诊器温暖后再做检查。 2. 健康检查时，一定要注意为新生儿保暖，不要暴露太多。 3. 检查时新生儿最好处于安静状态，以确保检查顺利进行，结果准确无误。 4. 对于哭闹不止的新生儿，不要埋怨或斥责家长，更不能以此为借口放弃检查，应该耐心指导家长在给新生儿哺乳或安抚后再进行检查。

重要提示	所需物品
呼吸频率<20次/分或>60次/分，呼吸困难（鼻翼扇动、胸凹症），呼吸暂停伴发绀；心率<100次/分或>160次/分，有明显心律不齐。出现上述之一者转诊。	皮尺、听诊器。

1.1.4 健康评价以掌握新生儿身体健康状况

【服务流程】

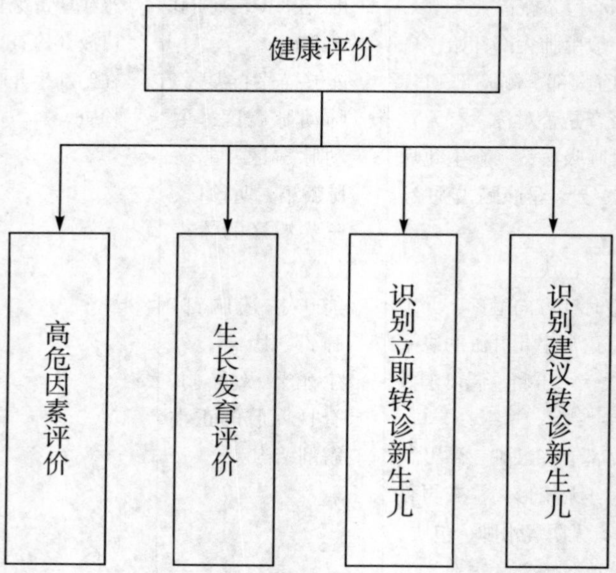

【操作说明】

1.1.4.1 高危因素评价以识别高危管理对象

操作步骤	知识要求	态度要求
1. 向母亲询问妊娠期患病情况、新生儿出生情况、出生时胎龄和体重。 2. 对新生儿进行体格检查，判断新生儿是否有出生缺陷。 3. 根据新生儿情况进行辅助检查，以便排除新生儿高胆红素血症、肺炎、败血症以及遗传代谢性疾病等。 4. 通过以上的询问和检查，符合下列高危因素之一的新生儿为高危新生儿： 4.1 早产儿（胎龄< 37 周）或低出生体重儿（出生体重<2500g）。 4.2 宫内、产时或产后窒息儿，缺氧缺血性脑病及颅内出血者。 4.3 高胆红素血症。 4.4 新生儿肺炎、败血症等严重感染。 4.5 新生儿患有各种影响生活能力的出生缺陷（如唇裂、腭裂、先天性心脏病等）以及遗传代谢性疾病。 4.6 母亲有异常妊娠及分娩史、高龄分娩（≥35 岁）、患有残疾（视、听、智力、肢体、精神）并影响养育能力者等。 5. 将高危新生儿纳入高危管理，并记录到儿童保健手册。	1. 能说出高危新生儿诊断标准。 2. 高危新生儿保暖知识：定时测量体温，每 4～6 小时测 1 次，做好记录（每日体温正常波动应在 36～37℃）。新生儿保温可将热水袋放在两被之间，以婴儿手足温和为适宜；也可将小儿直接贴近成人身体取暖，称之为“袋鼠妈妈保暖法”。换尿布时，注意先将尿布用暖水袋加温。	1. 新生儿健康检查时，一定要细心观察，耐心询问，认真检查，动作轻柔迅速，不遗漏任何重要细节，使每一位高危新生儿都能被及时发现、及时有效管理。 2. 医务人员应向家长耐心讲解新生儿健康检查情况，尤其是对待文化程度较低的家长，由于受自身文化知识的限制，对疾病方面的信息了解较少，容易茫然和焦虑，应用通俗易懂的语言向家长讲解，使其及早了解新生儿情况，消除不必要的顾虑。

重要提示	所需物品
当筛查出高危新生儿时，要对高危新生儿进行专案管理，严重者立即转送上级医疗保健机构就诊。	体温表、婴儿磅秤或特制的杠杆秤、量床。

1.1.4.2 发育评价以发现体格生长发育偏离的新生儿

操作步骤	知识要求	态度要求
1. 依据卫生部选用的儿童生长发育参照标准进行体格发育评价。 2. 标准差法：以中位数（M）为基值加减标准差（SD）来评价体格生长发育情况（附件7、附件11）。 2.1 如果体重/年龄（W/A）值<中位数减去2个标准差为下；W/A>中位数加上2个标准差为上；W/A在两者之间为中。 2.2 身长（身高）/年龄（H/A）值<中位数减去2个标准差为下；H/A>中位数加上2个标准差为上；H/A值在两者之间为中。 3. 曲线图法 3.1 在0~3岁男（女）童身长（身高）/年龄、体重/年龄百分位标准曲线图（附件1、附件4）横坐标上找出本次测量时的月龄，在纵坐标上找出体重、身长测量值，在该月龄与体重、身长测量值相交的空格里画一圆点。画一条线，将本次画的圆点与前次画的圆点连接起来，观察生长趋势。 3.2 如果小儿生长发育曲线持续地与图中参考标准曲线平行，其体格生长即为正常，如果出现平坦、向下倾斜说明异常。 4. 如新生儿生长发育偏离或异常，帮助母亲查找原因（母乳不足、患病等），并给予正确指导。 5. 将评估情况记录到新生儿家庭访视记录表。	1. 能说出利用标准差法、曲线图法评估生长发育的方法。 2. 能够阐述生长发育监测的意义：定期连续、准确地测量个体儿童的体重、身长（身高）；描记小儿体重、身长（身高）曲线变化的趋势，分析变化原因；根据小儿曲线变化的形式与原因及家庭经济条件，指导家长采取相应的保健措施。	1. 认真测量新生儿身长和体重，为准确评估新生儿生长发育情况做准备。 2. 用通俗易懂的语言向家长解释生长评估的重要意义，鼓励家长定期为小儿进行身长体重测量。 3. 生长发育偏离的新生儿家长可能会产生急躁、紧张情绪，应给予充分理解和安慰，帮助其分析原因，找出解决办法，消除家庭中恐惧、紧张、不和谐因素。 4. 对于不理解或不重视评估结果的家长，应耐心劝导，从而引起家长的关注。

重要提示	所需物品
发育评估不通过者，应转入高危儿童专案管理。	0~3岁男（女）童身长（身高）/年龄、体重/年龄百分位标准曲线图、标准差数值表。

1.1.4.3 识别需立即转诊新生儿以避免延误治疗

操作步骤	知识要求	态度要求
可以通过以下临床表现识别需要立即转诊的新生儿： 1. 体温≥37.5℃或≤35.5℃。 2. 反应差伴面色发灰、吸吮无力。 3. 呼吸频率<20 次/分或>60 次/分，呼吸困难（鼻翼扇动、呼气性呻吟、胸凹陷），呼吸暂停伴发绀。 4. 心率<100 次/分或>160 次/分，有明显的心律失常。 5. 皮肤严重黄染（手掌或足跖），苍白，发绀和厥冷，有出血点和淤斑，皮肤硬肿，皮肤脓疱达到 5 个或很严重。 6. 惊厥（反复眨眼、凝视、面部肌肉抽动、四肢痉挛性抽动或强直、角弓反张、牙关紧闭等），囟门张力高。 7. 四肢无自主运动，双下肢/双上肢活动不对称；肌张力消失或无法引出握持反射等原始反射。 8. 眼窝或前囟凹陷、皮肤弹性差、尿少等脱水征象。 9. 眼睑高度肿胀，结膜重度充血，有大量脓性分泌物；耳部有脓性分泌物。 10. 腹胀明显伴呕吐。 11. 脐部脓性分泌物多，有肉芽或黏膜样物，脐轮周围皮肤发红和肿胀。 12. 若新生儿出现上述情况之一，应立即转诊至上级医疗保健机构。 13. 将查体和需要立即转诊情况记录到新生儿家庭访视记录表中。	1. 能说出需要立即转诊新生儿临床表现和体征。 2. 能够演示心脏听诊方法。 3. 能说出新生儿神经系统检查方法。 4. 能说出腹部触诊的方法。 5. 能说出新生儿脱水的临床表现。 6. 能够判断新生儿是否惊厥。	1. 在新生儿家庭访视过程中，通过观察、询问、体格测量、健康查体等方法，早期识别和正确处理需要立即转诊的新生儿，是降低新生儿疾病和急症的严重度、降低新生儿死亡率的一个卓有成效的途径。 2. 询问时必须认真对待家长提供的每一条信息，查体时要严格操作，不遗漏任何细节问题。 3. 对文化水平较低、疑问较多的家长，要不厌其烦，认真回答家长的每一个问题。 4. 对需要立即转诊新生儿不重视或不接受的家长，要耐心解释新生儿的病情，以及需要立即转诊的重要性，以便取得他们的配合。 5. 医务人员应协助家长一起将新生儿转诊至上级医疗保健机构。

重要提示	所需物品
1. 一旦发现上述情况，立即转诊。 2. 转诊前应与要转往的医院做好联系工作，医护人员护送或转往医院医护人员前来转运。	体温计、听诊器。

1.1.4.4 识别建议转诊新生儿以便转诊至上级医疗保健机构诊治

操作步骤	知识要求	态度要求
1. 新生儿家庭访视过程中，若新生儿出现下列情况之一，建议转诊至上级医疗保健机构。 1.1 喂养困难。 1.2 躯干或四肢皮肤明显黄染、皮疹，指（趾）甲周红肿。 1.3 单眼或双眼溢泪，黏性分泌物增多或红肿。 1.4 颈部有包块。 1.5 心脏有杂音。 1.6 肝脾大。 1.7 首次发现五官、胸廓、脊柱、四肢畸形并未到医院就诊者。 1.8 在检查中，发现任何不能处理的情况。 2. 将查体和建议转诊情况记录到新生儿家庭访视记录表中。	1. 能说出建议转诊新生儿的临床表现和体征。 2. 能够正确演示心脏听诊方法。	1. 要严格按照新生儿家庭访视技术规范要求，对新生儿进行健康查体。 2. 语言要通俗易懂，避免使用具有特殊意义的专业术语。 3. 医务人员要态度和蔼可亲，语言温和，对个别新生儿家长提出的不合理要求要耐心劝解，不要表现出急躁、厌烦或敷衍了事的态度。 4. 对于不接受新生儿转诊的家长，要做好解释和安慰工作。 5. 认真填写每一项查体记录，字迹清楚，信息真实、可靠。

重要提示	所需物品
如家长拒绝转诊，应增加随访次数，发现病情变化，立即转诊。	听诊器。

1.1.5 健康指导以促进新生儿健康成长

【服务流程】

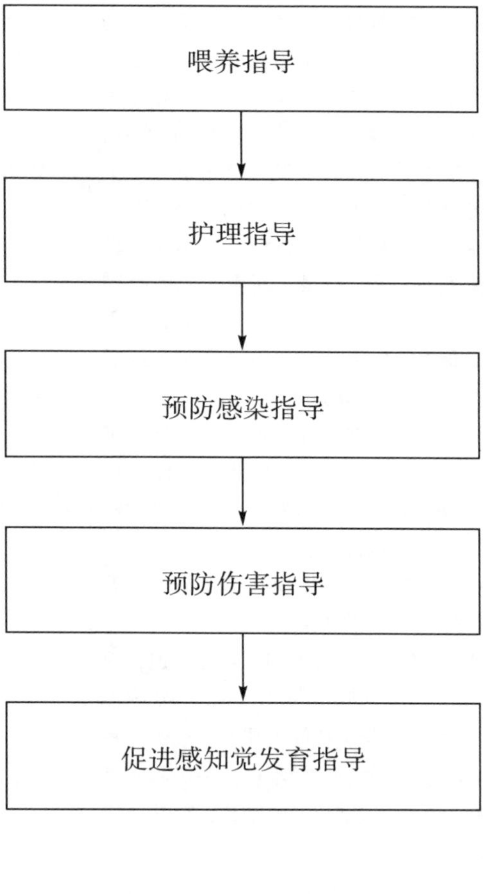

【操作说明】

1.1.5.1 母乳喂养及其他喂养方式指导以保障新生儿正常发育

操作步骤	知识要求	态度要求
1. 观察和评估母乳喂养的体位、新生儿含接姿势和吸吮情况，如果不正确，给予正确指导。 2. 鼓励、支持纯母乳喂养至婴儿6个月，足月新生儿的母亲应继续日夜按需哺喂，两次奶间不需喂水，喂奶后要排空剩余的乳汁。 3. 对于早产儿，能吸吮母乳者尽可能母乳喂养；吸吮力弱的，可将母亲的乳汁挤在杯中，用小勺或滴管喂养。喂养前母亲可洗手后将手指放入新生儿口中，刺激和促进吸吮反射的建立，以便新生儿主动吸吮乳头。 4. 告诉母亲不要给婴儿用奶瓶或吸吮假奶头，不要轻易添加其他奶类或辅助食品。 5. 根据新生儿排尿次数、体重增长情况，及时估计哺喂的乳量是否充足。 6. 为防止脂溶性维生素缺乏，乳母应加强营养，特别是维生素A、维生素D、维生素K的摄入量。 7. 母乳喂养的新生儿应于生后补充维生素K，早产儿生后数天开始每日口服维生素D 400~800U，以预防佝偻病。 8. 将喂养指导记录到新生儿家庭访视记录表中。	1. 能说出纯母乳喂养的定义。 2. 哺乳时正确体位：母亲以舒服放松的体位躺着或坐着；新生儿头和颈得到支持，头、颈、身体呈一条直线，身体贴近母亲，面向母亲的乳房，并使鼻子对着乳头。 3. 哺乳时正确的含接姿势：哺乳时让母亲用乳头接触婴儿的嘴唇，等待新生儿嘴张大时，使新生儿迅速靠近乳头，含住乳头及大部分乳晕，上唇上面有更多的乳晕，下唇向外翻，新生儿下颌贴近乳房，尽量让新生儿吸吮达到满足为止，吃空一侧乳房再吃另一侧，每次吃奶大约需要20分钟。 4. 婴儿没有得到足够母乳的可靠指征：新生儿每月体重增长少于600g；尿量少且浓，每日少于6次。 5. 导致婴儿没有得到足够母乳的常见原因： 5.1 母乳喂养因素：开奶迟，固定喂奶次数，喂奶次数不够，夜间不喂奶，喂奶时间短，含接不良，用奶瓶或奶嘴喂奶，喂辅食，喂其他液体（水、饮料）。 5.2 母亲心理因素：信心不足，忧虑，紧张，不愿母乳喂养，婴儿拒绝母乳，疲劳。	1. 运用咨询技巧全面询问喂养史，观察母乳喂养并检查喂奶时的姿势和含接乳头是否正确，了解亲子关系。 2. 发现母乳喂养问题时，不要一味地指责母亲，首先要表扬母亲在母乳喂养方面做得好的地方，使其对母乳喂养充满信心，减轻紧张忧虑情绪；然后找出问题出现的原因，并以朋友的方式，针对性的对母亲给予正确指导。 3. 鼓励母亲夜间喂奶，增加喂奶次数。鼓励母亲要保持精神愉悦，情绪乐观，充分休息、睡眠。另外指导母亲摄入充足营养，合理进食营养丰富的食物。 4. 尽量用当地简单易懂的语言和母亲沟通，这样可以拉近和母亲的距离，可以了解到我们想要得到的信息。 5. 不要挖苦或讥讽哺乳不正确的母亲，如果语言指导效果不佳，应给予示范。

重要提示	所需物品
婴儿得不到足够母乳的原因，除了以上两种常见原因外，还要注意婴儿是否有疾病、畸形。	杯子、滴管、乳房喂奶用具。

1.1.5.2 护理指导以使家长掌握正确的新生儿护理方法

操作步骤	知识要求	态度要求
1. 指导家长新生儿保暖方法：应根据居室环境温度和新生儿局部保暖情况而定。 1.1 冬季城市居室的保暖多采用暖气、空调等。 1.2 农村多采用地炕和室内生炉子等办法，但要注意安全，预防煤气中毒。 1.3 家庭常用新生儿睡袋、暖水袋、袋鼠妈妈等保暖方法。暖水袋（瓶）应该用毛巾包裹，放在新生儿脚下，注意不要贴近新生儿皮肤。 1.4 在炎热的季节不可包盖过多，注意通风，以免引起脱水、发热等不良后果。 2. 教给家长新生儿皮肤护理注意事项 2.1 注意保持新生儿皮肤清洁，每日用温开水清洗头皮、耳后、面部、颈部、腋下及其他皮褶处，脐带脱落者可盆浴。 2.2 每次排便后用温水洗臀部，肛周涂少许植物油或鞣酸软膏以防臀红。 2.3 尿布应用柔软、清洁、吸水性强的棉织品，勤洗勤换，每次洗后应经日光照射或开水浸烫消毒。 2.4 内衣应选用柔软、宽松、浅色的棉织品，不宜用带子捆绑。 3. 将指导情况记录到新生儿家庭访视记录表中。	1. 能够解释新生儿的生理特点。 2. 能说出新生儿保暖常用方法。 3. 能说出新生儿保暖注意事项。 4. 能说出新生儿皮肤护理注意事项。	1. 新生儿自身体温调节功能差，对外界环境适应能力弱，体温随外界气候的波动而波动，告诉家长注意保暖是非常重要的。 2. 对于家庭困难、智障或活动有困难的家长不能表现出厌烦、嫌弃的表情，更不能有讥讽的态度，要耐心解释，实地操作，直至家长能够理解和接受。 3. 语气温和，态度和蔼，用通俗易懂或当地方言和家长沟通交流，以缩短和家长之间的距离。 4. 为家长示范新生儿保暖或皮肤护理操作时，动作要轻柔，以避免因动作粗暴而引起新生儿不适。

重要提示	所需物品
保持环境温度非常重要。	棉签、鞣酸软膏。

1.1.5.3 实施预防感染指导以减少新生儿疾病的发生

操作步骤	知识要求	态度要求
1. 告知家长新生儿免疫力弱，预防感染十分重要。 2. 新生儿居室要通风换气，冬季也要定时开窗换气，保持空气清新、清洁卫生。 3. 提醒家长新生儿期尽量减少亲友探望，避免亲吻，防止交叉感染。 4. 凡患有皮肤病、呼吸道和消化道感染及其他传染病者，不能接触新生儿。 5. 母亲患感冒时要戴口罩，必要时可用吸乳器将乳汁吸出，消毒后喂新生儿。 6. 新生儿的一切用具要经常煮沸消毒，洗脸与洗臀部的毛巾要分开。 7. 不给新生儿挤奶头、擦口腔、挑马牙，以防乳腺炎和口腔感染。 8. 新生儿如有体温升高或不适，提醒家长不要随便给新生儿用药，应去医院在医生指导下治疗。 9. 新生儿期接种卡介苗及乙肝疫苗。 10. 艾滋病病毒阳性母亲所生新生儿提倡人工喂养，避免母乳喂养，杜绝混合喂养，并于出生后 24 小时内开始服用抗艾滋病病毒药品，服用至出生后 4~6 周。 11. 梅毒病毒阳性母亲所生新生儿出生后给予苄星青霉素 G 预防性治疗。 12. 乙肝表面抗原阳性母亲所生新生儿，在出生后 12 小时内注射乙肝免疫球蛋白、乙肝疫苗。 13. 将指导情况记录到新生儿家庭访视记录表中。	1. 能说出新生儿预防感染的重要性。 2. 能说出新生儿预防感染的常见方法。 3. 能说出艾滋病病毒阳性母亲所生新生儿预防感染的方法。 4. 能说出梅毒病毒阳性母亲所生新生儿预防感染的方法。 5. 能说出乙肝表面抗原阳性母亲所生新生儿预防感染的方法。	1. 进行新生儿家庭访视时，医务人员自己首先要保持干净整洁，佩戴口罩和帽子，并且每次查体前、后均要清洗双手。 2. 对于家庭环境差、空气欠佳的家庭，不能带有任何歧视或嘲讽的态度，应耐心给予指导。 3. 有的家庭仍保持旧的风俗习惯，门窗紧闭，居室不敢通风，医务人员应耐心解释通风的重要性，可指导家长通风时将新生儿抱至另外房间，开窗通风 20~30 分钟后将新生儿抱回。 4. 在为传染病母亲所生新生儿提供服务时要周到细致，特别注意保密等问题。 5. 艾滋病、梅毒等传染病阳性母亲，因害怕传染新生儿，会不知所措，整天处于紧张、焦虑乃至恐惧状态，医务人员不仅要提供综合干预措施，还应热心帮助、安抚母亲。 6. 应具备预防艾滋病、梅毒和乙肝母婴传播的相关知识，不仅要做好自我保护，还要告诉母亲及其家属如何做好预防传染工作，避免家人或新生儿被传染。

重要提示	所需物品
新生儿如有体温升高或不适，立即医院就诊。	口罩、宣传手册。

1.1.5.4 实施伤害预防指导以防新生儿烫伤、窒息、外伤等意外伤害发生

操作步骤	知识要求	态度要求
1. 指导家长预防新生儿烫伤 1.1 冬季保暖时应注意热水瓶、热水袋、电热毯温度不宜过高，不能直接接触新生儿皮肤。 1.2 洗澡时一定先放冷水，再放热水，水温不能过高，中途加热水时，应先抱出新生儿，加入热水，调好温度后再给新生儿洗澡。 1.3 人工喂养时要注意牛奶的温度，喂奶前用手背试好温度（将牛奶滴在手背上，以温热的感觉为适度）后再喂。 1.4 外出晒太阳时，如果天气炎热，时间不宜太长，防止灼伤。 2. 指导家长预防新生儿窒息 2.1 新生儿与母亲睡在一起时，不要让新生儿含着乳头睡觉，以免母亲乳房压迫堵住其口鼻。 2.2 包裹新生儿时注意露出口鼻，防止憋气。 2.3 人工喂养时，奶头孔大小要适当，吃奶不要过急，以防止呛奶。 2.4 孩子哭闹后不要立刻喂奶，这样也容易引起呛奶。 3. 指导家长预防新生儿外伤 3.1 新生儿戴手套或勤剪指甲，防止新生儿把面部皮肤抓伤。 3.2 给新生儿洗澡时要防止摔伤。 3.3 母亲与新生儿一起睡眠时，应防止母亲翻身压迫新生儿。 3.4 家庭中最好不要养猫、狗等宠物，以免动物抓伤、咬伤新生儿。	1. 能说出新生儿意外伤害的常见类型。 2. 能说出预防新生儿常见意外伤害的方法。 3. 能够说出猫、狗等动物可能对新生儿造成的伤害。	1. 孩子是一个家庭的希望，家长非常重视孩子的喂养和护理，而孩子的安全问题更是不能忽视的一大问题，告诉家长需要特别注意新生儿意外伤害，以免造成无法挽回的悲剧。 2. 新生儿虽然有着强大的生命力，但自主活动能力差，基本上是在成人限定的环境和条件下生活，如遇到意外伤害因素，新生儿不能躲避，医务人员应认真嘱咐家长一定要对新生儿进行细心照顾，精心呵护，时刻提高警惕，防止意外伤害的发生。 3. 指导过程不要出现不耐烦的言语、动作和表情，以免破坏新生儿家人的情绪，影响询问效果。

重要提示	所需物品
指导家长发生意外伤害后应及时到医院就诊。	宣传图册。

1.1.5.5 实施母婴交流指导以促进感知觉发育

操作步骤	知识要求	态度要求
1. 向家长强调母婴交流的重要性。 2. 鼓励母亲多与新生儿接触，常抱新生儿，看着他（她）的眼睛与其说话，拿色彩鲜艳的玩具给他（她）看，逗他（她）玩儿。 3. 告诉母亲要多放轻柔、旋律优美、节奏鲜明的音乐让新生儿听。 4. 教会母亲辨识新生儿哭声能力，及时安抚情绪并满足其需求，如按需哺乳。 5. 新生儿对触觉很敏感，告诉母亲当新生儿哭吵时用手放在其腹部或握着他（她）的手能使其平静，轻柔的抚摩会使其感到舒服和安全。 6. 母亲也可以通过哺喂、怀抱、抚摩、说话、微笑等行为建立和培养母子依恋感情。 7. 让新生儿的手脚能自由活动，还可经常让其趴着，用玩具逗引使其努力抬头。 8. 通过以上方法可以促进新生儿感知觉和运动的发育。 9. 将指导记录到新生儿家庭访视记录表。	1. 新生儿视觉发育：从出生时起，新生儿就能对运动的物体追视，对简单的几何图形能够扫描，其中对人脸和色彩鲜艳的玩具特别感兴趣，能对光亮和黑暗作出反应。 2. 新生儿听觉发育：在新生儿旁柔和呼叫或说话，觉醒状态的新生儿会慢慢将头和眼睛转向发声的方向，有时会用眼睛寻找声源，同时会增加活动。 3. 嗅觉和味觉发育：新生儿生后不久就已经具备嗅觉和味觉能力，生后6天能区分母亲的奶垫和其他乳母奶垫的气味，生后第1天对不同浓度的糖溶液吸吮的强度和量不同，对苦味和酸味会表示拒绝。	1. 对待残疾或智力障碍的母亲，不应歧视、训斥、责怪或挖苦，要倍加同情，并给予耐心解释和示范。 2. 告诉母亲与新生儿多说话、微笑和皮肤接触，促进新生儿感知觉发育。 3. 为母亲健康指导时要耐心，必要时可以为其边演示边讲解；指导结束后，询问母亲对指导内容的理解程度，如果仍有疑问，要继续解释直至其理解为止。

重要提示	所需物品
指导过程中如发现视、听等异常或可疑新生儿，及时转医院就诊。	宣传图册、新生儿家庭访视记录表。

1.1.6 管理高危新生儿

1.1.6.1 管理高危新生儿以降低高危因素对新生儿造成的危害

操作步骤	知识要求	态度要求
1. 为高危新生儿进行登记管理，填写“高危儿童及心理行为发育异常儿童登记表”（附件15），转至上级妇幼保健机构就诊。 2. 填写“高危儿童专案管理记录”（附件16），纳入到专案管理。 3. 增加高危新生儿访视次数：每周访视2次；对体温不正常、生活能力差或出生体重在2000g以下者，每天访视1次。 4. 每次访视测量体温，指导家长保暖方法。 5. 对吸吮能力差的新生儿指导家长滴管喂养，注意防止呛奶。每周测量体重1次，并将测量结果记录在健康档案，监测体重生长情况，对体重增长缓慢者要分析原因，早期矫治；指导家长防治佝偻病。 6. 有产伤、窒息史新生儿应密切注意脑水肿、缺氧缺血性脑病的发生，应注意观察新生儿有无嗜睡、烦躁、尖声叫、吸吮无力、拒乳等表现，有无眼球震颤、两眼凝视或斜视、发呆或不停眨眼、反复的吸吮动作或面部肌肉抽动等新生儿抽搐的表现。 7. 告诉家长随时注意观察新生儿神态、面色、呼吸、吸吮力、皮肤、大小便等情况，预防感染。 8. 将每次访视结果填写到个案管理卡和儿童保健手册中。	1. 能说出新生儿抽搐的表现。 2. 能解释新生儿生长发育评估情况。 3. 能叙述高危新生儿管理的内容。 4. 能够说出高危新生儿的高危情况。	1. 每次随访时，医务人员要戴帽子、口罩、清洗双手，减少交叉感染机会。 2. 建议家长为高危新生儿提供一个安全、舒适、洁净的居住环境。 3. 高危新生儿主要发育风险为智力低下和脑瘫，早期需要进行系统的观察和评估，要持之以恒，坚持对高危新生儿定期随访。 4. 高危新生儿为家庭带来重大压力，父母对儿童可能的精神发育障碍忧心忡忡，告诉父母：90%以上的高危新生儿发育正常，只有百分之几有发育风险，树立家长信心，并对父母从新生儿开始进行运动、认知、情绪、社会交往和生活自理能力等全面指导。

重要提示	所需物品
产伤、窒息史的新生儿需定期做视觉、听觉和神经反射的检查。	体温表、婴儿磅秤或特制的杠杆秤、量床。

1.1.6.2 管理HIV阳性孕产妇所生新生儿以降低母婴传播风险

操作步骤	知识要求	态度要求
1. 免费为新生儿提供预防性抗艾滋病病毒药物至出生后4~6周。 2. 提供科学的喂养指导：提倡人工喂养，避免母乳喂养，杜绝混合喂养。 3. 提供随访服务：儿童满1、3、6、9、12和18月龄时分别对其进行随访，并将其随访卡逐级上报至国家妇幼保健中心。 4. 提供艾滋病检测服务 4.1 按照婴儿早期诊断服务及信息收集流程（附件27）要求，规范开展婴儿艾滋病早期诊断工作。 4.2 于出生后6周及3个月采集小儿血样，登记相关信息后，送至辖区县级妇幼保健机构，对标本验收、登记、核对、填写送样单（附件26）后，将标本和送样单邮寄或快递给区域实验室进行艾滋病感染早期诊断。 4.3 如6周早期诊断检测结果呈阳性反应，之后尽早采集血样进行第二次早期诊断，两次不同时间检测结果均呈阳性反应，报告“婴儿艾滋病感染早期诊断检测结果阳性”，确定儿童感染艾滋病，及时转介婴儿至儿童抗病毒治疗服务机构。 4.4 两次不同时间（其中至少一次于婴儿满3个月后采血）样本检测结果均呈阴性反应，报告“婴儿艾滋病感染早期诊断检测结果阴性”，婴儿按照未感染儿童处理，继续提供常规儿童保健随访服务（附件22）。 4.5 未进行艾滋病早期诊断检测或早期诊断结果阴性者，应于12、18月龄进行艾滋病抗体检测，以明确艾滋病感染状态（附件23）。 5. 应用复方新诺明，预防机会性感染。	1. 预防性应用抗艾滋病病毒药物 1.1 儿童奈韦拉平（NVP）方案：新生儿出生体重≥2500g，服用NVP 15mg，（混悬液1.5ml），每天1次；2000g≤体重<2500g，服用NVP 10mg，每天1次；体重<2000g，服用NVP 2mg/kg，每天1次，至出生后4~6周。 1.2 齐多夫定（AZT）方案：新生儿出生体重≥2500g，服用AZT 15mg，每天2次；2000g≤体重<2500g，服用AZT 10mg，每天2次；体重<2000g，服用AZT 2mg/kg，每天2次，至出生后4~6周。 2. 艾滋病感染孕产妇所生儿童符合下列条件之一者预防性应用复方新诺明 2.1 艾滋病感染早期诊断检测结果为阳性。 2.2 $CD4^{+}T$淋巴细胞百分比<25%的孕产妇。 2.3 反复出现艾滋病机会性感染临床症状。 2.4 母亲应用抗艾滋病病毒药物时间不足4周。	1. HIV感染母亲会比一般妇女更敏感，更容易感受到侮辱与歧视，在提供服务时要周到细致，特别注意保密等问题，如果服务提供不当，可能对HIV感染产妇及家人造成更大的影响。 2. 为HIV感染产妇所生新生儿及其家庭提供包括医疗保健服务、社会、心理、经济等方面综合的支持与关怀，尽最大可能减少对HIV感染者及其家庭的歧视及侮辱，减少艾滋病对新生儿本人及其家庭的不良影响，提高其生活质量。 3. 对于因担心自己病情被泄露而拒绝医生为新生儿随访的母亲，要耐心说服，说明会保护患者的隐私和秘密，并说明定期随访、早期诊断的重要意义。

重要提示	所需物品
因不具备人工喂养条件而选择母乳喂养的艾滋病感染产妇，要指导其坚持正确的纯母乳喂养，喂养时间最好不超过6个月，同时积极创造条件，尽早改为人工喂养。	随访登记卡、采血卡片、无菌手套、75%酒精、采血针。

1.1.6.3 管理梅毒阳性孕产妇所生新生儿以降低先天梅毒的发生

操作步骤	知识要求	态度要求
1. 预防性治疗：出生后应用苄星青霉素 G，5 万 U/千克，分双臀肌内注射。 2. 提供定期随访：儿童满 1、3、6、9、12 和 18 月龄时分别对其进行随访（附件 24），并将其随访卡逐级上报至国家妇幼保健中心。 3. 先天梅毒感染状态监测（附件 24） 3.1 出生时非梅毒螺旋体抗原血清学试验如果为阳性且效价高于母亲分娩前效价的 4 倍；或暗视野显微镜检测到梅毒螺旋体；或梅毒螺旋体 IgM 抗体检测阳性的儿童诊断为先天梅毒。 3.2 出生时非梅毒螺旋体抗原血清学试验阴性或出生时非梅毒螺旋体抗原血清学试验阳性、效价低于母亲分娩前效价的 4 倍的儿童每 3 个月进行一次非梅毒螺旋体抗原血清学试验，如果非梅毒螺旋体抗原血清学试验由阴转阳或效价上升且有临床症状的儿童；或者随访至 18 月龄时梅毒螺旋体抗原血清学试验仍持续阳性的儿童亦诊断为先天梅毒。 3.3 出生时非梅毒螺旋体抗原血清学试验阳性、效价低于母亲分娩前效价的 4 倍但有先天梅毒临床症状的儿童，应当先给予规范的治疗并随访，18 月龄时梅毒螺旋体抗原血清学试验阳性者诊断为先天梅毒。 4. 对诊断先天梅毒的儿童给予规范的治疗，并逐级上报先天梅毒感染信息。	先天梅毒患儿的治疗方案 1. 脑脊液正常者：苄星青霉素 G，5 万 U/千克，1 次注射（分双臀肌）。 2. 脑脊液异常者：水剂青霉素 G，每日 5 万 U/千克，分 2 次静脉滴注，连续 10～14 天。	1. 梅毒的传播途径之一与不安全的性行为有关，有些梅毒阳性母亲拒绝接受新生儿随访与监测，甚至对随访人员恶语相向，随访人员要耐心地将随访和监测以及早发现、及早治疗的重要意义传达给母亲，取得母亲与家属的理解和配合。 2. 在随访过程中注意保密，不能随意泄露母亲患有梅毒的相关信息，应选择在安静、密闭的房间进行咨询和检测。到新生儿家中随访时，要尊重母亲及家人的意见，不向邻里泄露病情。 3. 随访时不要流露讨厌、嫌弃、歧视或讽刺的表情，应该对其遭遇表示同情，并给予精神安慰。

重要提示	所需物品
梅毒阳性母亲所生新生儿需定期进行监测，一旦发现为先天梅毒立即逐级上报至国家妇幼保健中心。	随访卡、苄星青霉素 G。

1.1.6.4 管理乙肝表面抗原（HBsAg）阳性孕产妇所生新生儿以预防母婴传播

操作步骤	知识要求	态度要求
1. 乙肝表面抗原阳性孕产妇所生新生儿为高危新生儿，应填写“高危儿童专案管理记录”（附件16），并纳入到专案管理。 2. 按照卫生部《预防艾滋病、梅毒和乙肝母婴传播工作实施方案》要求，对乙肝表面抗原阳性孕产妇所生新生儿，在出生后12小时内注射乙肝免疫球蛋白（100U），臀部外侧肌内注射。 3. 按照国家免疫规划要求，完成24小时内及1月龄和6月龄儿童的3次乙肝疫苗接种。 4. 婴儿监测：1岁时乙肝五项检查几种常见的化验结果 4.1 单项抗HBs阳性是最理想的结果，>100mU/ml。 4.2 抗HBs、抗HBc两项均阳性为免疫成功，是母婴预防后最常见的结果；如1年后抗HBc不转阴，应查HBV DNA。 4.3 抗HBs、抗HBc、抗HBe三项阳性，1年后应查HBV DNA，如为阴性，表示预防有效。 4.4 抗HBs、HBsAg同时阳性，需延长监测时间。 5. 按照儿童健康管理规范定期进行健康体检。 6. 将检查结果记录到儿童保健手册和高危儿童专案管理档案中。	1. 能阐述预防乙肝母婴传播的方法。 2. 能说出乙肝表面抗原阳性母亲所生新生儿的护理知识。 3. 能够掌握乙肝表面抗原阳性母亲所生新生儿均可以免费接受100国际单位的乙肝免疫球蛋白注射方法。 4. 计划免疫技术管理规程 4.1 乙肝表面抗原阳性母亲所生新生儿，第2针乙肝疫苗在第1针接种后1个月接种（1~2月龄）；第3针在第1针接种后6个月（5~8月龄）接种。 4.2 如果出生后24小时内未能及时接种，仍应按照上述时间间隔要求尽早接种。如果第2针或第3针滞后，应尽快补种。 4.3 第2针和第1针间隔不得少于1个月。如第2针滞后时间较长，第3针与第2针间隔不得少于2个月，并且第1和第3针的间隔要在4个月以上。	1. 婴儿在出生后24小时内接种乙肝疫苗产生的血清免疫效价最高，能较好地阻断HBV的母婴传播，新生儿出生后，接生单位进行该疫苗的注射。 2. 新生儿期接种乙肝疫苗后，随时间的推移，抗HBs可阴转，但仍具有对HBsAg的特异性免疫回忆反应，是再感染的有力免疫屏障。 3. 对于拒绝乙肝免疫球蛋白和乙肝疫苗接种的家长，应晓之以理、动之以情的耐心解释，不应表现不耐烦或听之任之的态度。 4. 将乙肝表面抗原阳性孕产妇所生儿童纳入高危管理，可增加随访次数，并定期督促家长为其儿童进行乙肝五项检查，并根据检查结果为儿童制定健康管理方案。

重要提示	所需物品
新生儿在出生12小时内注射免疫球蛋白和乙型肝炎疫苗后，可接受HBsAg阳性母亲的哺乳。	乙肝疫苗、乙肝免疫球蛋白、一次性针管。

1.2 新生儿疾病筛查

【服务标准】

按照《国家基本公共卫生服务规范》0~6 岁儿童健康管理服务规范、《新生儿疾病筛查管理办法》、《新生儿疾病筛查技术规范》及《儿童眼及视力保健技术规范》要求，设有产科或儿童诊疗科目的医疗保健机构均应按照规范要求，开展新生儿遗传代谢病筛查血片采集及送检、新生儿听力初筛工作。

【服务流程】

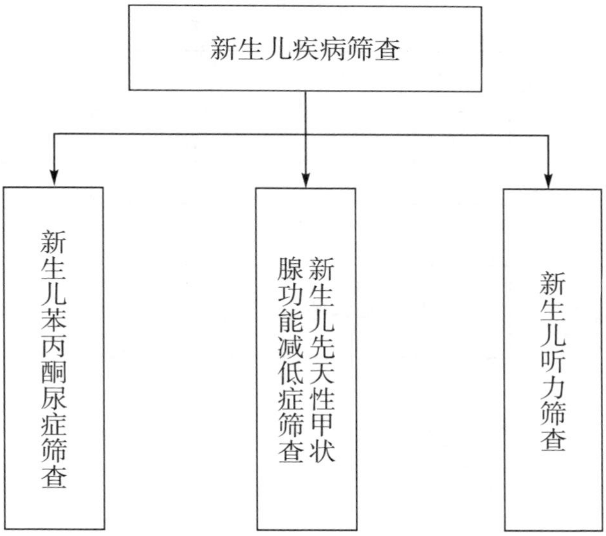

1.2.1 新生儿苯丙酮尿症筛查

【服务流程】

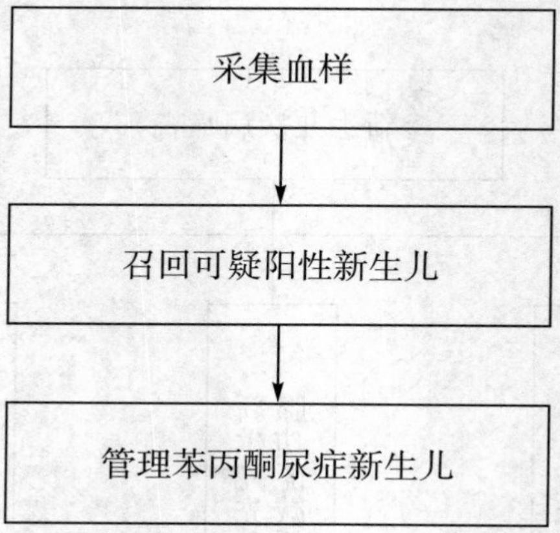

【操作说明】

1.2.1.1 采集血样以筛查苯丙酮尿症（PKU）新生儿

操作步骤	知识要求	态度要求
1. 设有产科或儿童诊疗科目的医疗保健机构均应开展新生儿遗传代谢病筛查血片采集，如未开展新生儿疾病筛查血片采集，应告知新生儿监护人到有条件的医疗保健机构进行血片采集。 2. 采血时间为出生72小时后、7天之内，并充分哺乳后。 3. 血片采集人员在血片采集前，应将筛查苯丙酮尿症的目的、意义、条件、方式、灵敏度和费用等情况如实告知新生儿的监护人，并取得书面同意后采血。 4. 填写采血卡片和登记表：包括采血单位、母亲姓名、住院号、居住地址、联系电话、新生儿性别、孕周、出生体重、出生日期、采血日期和采血者等。 5. 血片采集人员清洗双手并戴无菌、无滑石粉的手套。 6. 按摩或热敷新生儿足跟，并用75%酒精消毒皮肤。 7. 酒精完全挥发后，使用一次性采血针刺足跟内侧或外侧，深度小于3mm，用干棉球拭去第1滴血，从第2滴血开始取样。 8. 将滤纸片接触血滴，切勿触及足跟皮肤，使血液自然渗透至滤纸背面，避免重复滴血，至少采集3个血斑，且每个血斑直径大于8mm。 9. 手持消毒干棉球轻压采血部位止血。 10. 将血片悬空平置，自然晾干呈深褐色，避免阳光及紫外线照射、烘烤、挥发性化学物质等污染。 11. 及时将检查合格的滤纸干血片置于密封袋内，密闭保存在2~8℃冰箱中，有条件者可0℃以下保存。 12. 滤纸干血片应当在采集5个工作日内递送到新生儿遗传代谢病筛查中心。	1. 筛查苯丙酮尿症的目的和意义：苯丙酮尿症是一种常染色体隐性遗传病，患儿体内缺乏苯丙氨酸羟化酶，不能正常代谢食物中的苯丙氨酸，其代谢产物在血液中浓度增高，造成大脑受到不能恢复的损伤。患儿出生时外表无异常，早期症状不典型，不容易被诊断。新生儿疾病筛查对减少出生缺陷和残疾的发生、提高出生人口素质有重要意义。 2. 能够掌握新生儿遗传代谢病筛查血片采集技术规范。 3. 能够掌握滤纸干血片的保存和运输要求。	1. 采血前向家长耐心、细致地讲解筛查苯丙酮尿症的目的和意义，并将采血筛查对新生儿不会造成任何不良影响的信息，以及苯丙酮尿症阳性新生儿可以通过干预防止疾病所造成的严重后果的信息一并告知家长。 2. 对于文化水平低、对筛查有抵触情绪的家长，要用通俗易懂、简洁温和的语言解释给家长听，直至其配合筛查工作。 3. 认真填写筛查登记表、采血卡片，做到字迹清楚、登记完整。 4. 为了孩子的健康平安、家庭的和谐幸福，让我们给宝宝做出生后第一道健康“安检”。

重要提示	所需物品
对于各种原因（早产儿、低体重儿、正在治疗疾病的新生儿、提前出院者等）未采血者，应及时预约，尽快采血，采血时间一般不超过出生后20天。	采血卡片、登记表、无菌手套、75%酒精、干棉球、采血针、冰箱、滤纸片。

1.2.1.2 召回可疑阳性新生儿以便进行复查、确诊苯丙酮尿症

操作步骤	知识要求	态度要求
1. 因特殊情况，如早产儿、低体重儿、正在治疗疾病的新生儿、提前出院者等，未按期采血或不合格标本退回需要重新采血者，应当及时预约或追踪，采集血片。 2. 接到新生儿遗传代谢病筛查中心出具的可疑阳性报告，应采用各种方式（电话、短信或书面等）立即通知新生儿监护人，到筛查中心及时进行复查，以便确诊或采取干预措施。 3. 因地址不详或拒绝随访等原因未能按时召回者，须注明原因、备案并定期进行儿童保健系统管理。 4. 每次通知均须详细记录。 5. 可疑阳性病例复诊，如果新生儿高苯丙氨酸血症排除四氢生物蝶呤缺乏症（BH4）后，血苯丙氨酸（Phe）浓度>360μmol/L为PKU，血Phe≤360μmol/L为轻度高苯丙氨酸血症（HPA）。 6. 一旦确诊为苯丙酮尿症阳性新生儿，立即告知监护人，到指定单位或具备治疗条件的医疗保健机构就诊；同时上报省级新筛中心（管理中心），逐级上报至国家卫生和计划生育委员会妇幼健康司。 7. 为新生儿建立档案，做好定期随访工作。 8. 做好资料登记和存档保管工作，包括掌握活产数、筛查数、新生儿采血登记信息、反馈的检测结果及确诊病例、通知记录等资料，保存时间至少10年。	1. 苯丙酮尿症患者的症状：如果没有被发现给予及时治疗，在生后3个月左右会逐渐出现头发由黑变黄、皮肤白、汗和尿液中有难闻"鼠尿味"、智力发育落后、行为异常等。 2. 能够掌握苯丙酮尿症生化诊断标准。 3. 能够说出新生儿遗传代谢病筛查操作流程。	1. 对于未按期采血者，立即通知其家长尽快采血筛查。 2. 可疑阳性报告新生儿家长收到复查通知时，一定非常担心、焦虑，医生在与其交流沟通时，要注意语气，如果将病情说得太严重，会给家长造成严重心理负担，如果说得太轻，容易被家长忽视，拒绝采血。应采取适当的方法劝家长进行复查。 3. 如果家长拒绝复查，医务人员应该像朋友、亲人一样诚恳劝说，这样可以拉近距离，增进感情，使家长配合复查；或者可以通过提供苯丙酮尿症患儿图片，使其充分意识到筛查的重要性，积极配合复查工作。

重要提示	所需物品
一旦接到新生儿遗传代谢病筛查中心出具的可疑阳性报告，立即通知监护人。	采血登记表。

1.2.1.3 管理苯丙酮尿症新生儿以避免或减轻脑损伤

操作步骤	知识要求	态度要求
1. 一旦确诊，立即转往指定单位或具备治疗条件的医疗保健机构进行治疗，以避免或减轻脑损伤。 2. 低苯丙氨酸饮食治疗 2.1 新生儿在正常蛋白质摄入情况下，血苯丙氨酸浓度持续高于 360μmol/L 两次以上者，应立即停止母乳或牛奶喂养，而接受特殊的低苯丙氨酸饮食治疗。 2.2 血苯丙氨酸浓度≤360μmol/L 者需定期随访观察。 3. 定期监测血苯丙氨酸浓度：低苯丙氨酸饮食治疗者，如血苯丙氨酸（Phe）浓度异常，每周监测 1 次；如血 Phe 浓度在理想控制范围内可每月监测 1~2 次，使血苯丙氨酸浓度维持在各年龄组理想控制范围。 4. 定期为儿童进行体格发育监测评估：0~1 岁每年至少检查 4 次，1~3 岁每年至少检查 2 次，4~7 岁每年至少检查 1 次。 5. 在儿童 6 个月、1 岁、2 岁、3 岁、6 岁时进行智能发育评估。 6. 低苯丙氨酸饮食治疗至少持续至青春发育成熟期，提倡终身治疗。 7. 做好苯丙酮尿症确诊患者病历的书写、保存工作。	1. 血 Phe 浓度的理想控制范围 0~3 岁： 120~240μmol/L； 3~9 岁： 120~360μmol/L； 9~12 岁： 120~480μmol/L； 12~16 岁： 120~600μmol/L； >16 岁： 120~900μmol/L。 2. 能够熟练掌握儿童体格发育监测、评估方法。 3. 能够熟悉各年龄组儿童智能发育评估方法。 4. 能够了解苯丙酮尿症诊治技术规范。	1. 一些家庭对低苯丙氨酸饮食随着时间的推移逐渐放松重视，儿童表现“正常”，依从性不好的有害作用可能不能及时明显表现出来，医务人员应利用多种途径和多种方式，向患儿家长宣传治疗依从性的重要性，进行针对目标人群的健康教育，争取患儿家长的理解和积极的配合，树立正确的行为，提高正规治疗的比例，提高正确治疗的依从性。 2. 有效的交流是提高治疗依从性的关键，可以为患儿家长提供交流平台，以长期配合治疗有效的家庭作为榜样开展家庭教育，进行食谱交流，鼓励和支持家长坚持低蛋白饮食治疗。 3. 指导学龄前儿童家长，应与幼儿园或学校合作，以避免给儿童不恰当的食物，两周一次检查血浆苯丙氨酸的水平。

重要提示	所需物品
在治疗过程中要密切注意患儿血 Phe 浓度改变情况和治疗效果，发现异常情况，及时调整治疗方案，直至血 Phe 浓度达到正常范围。	婴儿磅秤或特制的杠杆秤、量床、皮尺、听诊器、儿童生长发育监测图、儿童发育筛查工具（DST）。

1.2.2 新生儿先天性甲状腺功能减低症筛查

1.2.2.1 筛查先天性甲状腺功能减低症（CH）新生儿以便早期干预

操作步骤	知识要求	态度要求
1. 设有产科或儿童诊疗科目的医疗保健机构均应开展新生儿遗传代谢病筛查血片采集；如未开展新生儿疾病筛查血片采集，应告知新生儿监护人到有条件的医疗保健机构进行血片采集。 2. 采血时间为出生72小时后、7天之内，并充分哺乳后。 3. 血片采集前，采集人员应当将筛查先天性甲状腺功能减低症的目的、意义等情况如实告知新生儿的监护人，并取得书面同意后采血。 4. 填写采血卡片和登记表：采血单位、母亲姓名、住院号、居住地址、联系电话、新生儿性别、孕周、出生体重、出生日期、采血日期和采血者等。 5. 采集步骤和运输要求同1.2.1.1。 6. 因特殊情况未按期采血，或标本不合格退回者需要重新采血，应当及时预约或追踪，采集血片。 7. 接到新生儿遗传代谢病筛查中心出具的可疑阳性报告，应立即通知新生儿监护人，到筛查中心及时进行复查。 8. 因地址不详或拒绝随访等原因未能按时召回者，须注明原因、备案并定期进行儿童保健系统管理。 9. 确诊为先天性甲状腺功能减低症阳性新生儿后，立即告知监护人，到指定单位或具备治疗条件的医疗保健机构就诊；同时上报省级新筛中心（管理中心），逐级上报至国家卫生和计划生育委员会妇幼健康司。 10. 为患儿建立CH专用病历，做好资料登记和存档保管工作，保存时间至少10年。	1. 能够掌握新生儿遗传代谢病筛查血片采集技术规范。 2. 能够掌握滤纸干血片的保存和运输要求。 3. 能够掌握新生儿遗传代谢病筛查技术规范。 4. CH筛查诊断指标 4.1 确诊指标：血清促甲状腺素（TSH）、游离甲状腺素（FT_4）浓度。 4.2 血TSH增高，FT_4降低者，诊断为先天性甲状腺功能减低症。 4.3 血TSH增高，FT_4正常者，诊断为高TSH血症。 4.4 甲状腺超声检查、骨龄测定以及甲状腺同位素扫描（ECT）等可作为辅助手段。	1. 新生儿疾病筛查是提高出生人口素质，减少出生缺陷的预防措施之一。 2. CH患儿的早期诊断是避免体格和智力发育严重障碍、减轻家庭和国家负担的主要措施，医务人员应耐心细致地向家长解释先天性甲状腺功能减低症筛查的必要性，以及早诊断、早治疗的重要意义。 3. 医务人员在工作中，应通过组织产妇及其家人于产前、产后观看新生儿疾病筛查的电视录像，发放筛查知识和健康教育小手册，口头宣教、健康咨询等多种形式开展新生儿疾病筛查的宣传教育工作，提高群众对新生儿疾病筛查的益处和重要性的认识，使产妇积极主动地支持新生儿疾病筛查。 4. 规范采血操作过程，认真填写筛查登记表、采血卡片，做到字迹清楚、登记完整。

重要提示	所需物品
一旦接到新生儿遗传代谢病筛查中心出具的可疑阳性报告，立即通知监护人。	采血卡片、登记表、无菌手套、75%酒精、干棉球、采血针、冰箱、滤纸片。

1.2.2.2 管理 CH 新生儿以避免体格或智能发育障碍

操作步骤	知识要求	态度要求
1. 一旦确诊，立即治疗，以避免或减轻智能发育障碍。 2. 甲状腺激素替代治疗 2.1 先天性甲状腺功能减低症患儿给予左甲状腺素（L-T_4）治疗，初始治疗剂量6~15 μg/（kg·d），使游离甲状腺素（FT_4）在2周内达到正常范围。 2.2 在之后的随访中，L-T_4 维持剂量根据血 FT_4、TSH 浓度调整，血 FT_4 应当维持在平均值至正常上限范围之内。 2.3 高 TSH 血症酌情给予 L-T_4 治疗，初始治疗剂量可根据 TSH 升高程度调整。 3. 定期复查 FT_4、TSH 浓度，以调整 L-T_4 治疗剂量 3.1 首次治疗后2周复查，如有异常，调整 L-T_4 剂量后1个月复查。 3.2 在甲状腺功能正常情况下，1岁内2~3个月复查1次，1~3岁3~4个月复查1次，3岁以上6个月复查1次。 4. 定期进行体格发育评估，在1岁、3岁、6岁时进行智能发育评估。 5. 甲状腺发育不良、异位者需要终身治疗，其他患儿可在正规治疗2~3年后减药或者停药1个月，复查甲状腺功能、甲状腺B超或者甲状腺同位素扫描（ECT）。如 TSH 增高或伴有 FT_4 降低，应当给予 L-T_4 终身治疗；甲状腺功能正常者为暂时性甲状腺功能减低症，停药并定期随访。 6. 为患儿建立 CH 专用病历，并将复查、评估、药量等信息进行详细记录。	1. 能够了解先天性甲状腺功能减低症诊治技术规范。 2. 能够熟练掌握体格发育和智能发育评估方法。	1. CH 多由于先天性甲状腺缺如或甲状腺发育不良引起，造成生长发育迟缓、智力发育落后等一系列表现，其症状在新生儿期往往是隐匿的，常有新生儿黄疸时间延长、脐疝、便秘、腹泻、少动、哭声嘶哑等非特异症状，一般不引起家长甚至医生的注意而延误诊断和治疗，导致不可逆脑损伤，医务人员应积极劝导家长在规定时间内进行 CH 筛查。 2. CH 在生命早期对神经系统功能损害严重，如果早期治疗，婴儿智力及体格发育可以完全正常，且治疗越早越好，因此早期诊断、早期治疗至为重要，医务人员应把本病的这些相关知识传授给患儿家长，以取得合作，并增强战胜疾病的信心。 3. 耐心嘱咐家长一定要定期复查 FT_4、TSH 浓度，以调整治疗剂量，并告知家长患儿需终身用药治疗。 4. 应注意患儿个人信息的保护，未经同意不得向患者以外的其他人提供。

重要提示	所需物品
无条件治疗者，立即转上级医疗保健机构。	B超、CH 患儿专用病历、儿童保健手册、L-T_4。

1.2.3 新生儿听力筛查

【服务流程】

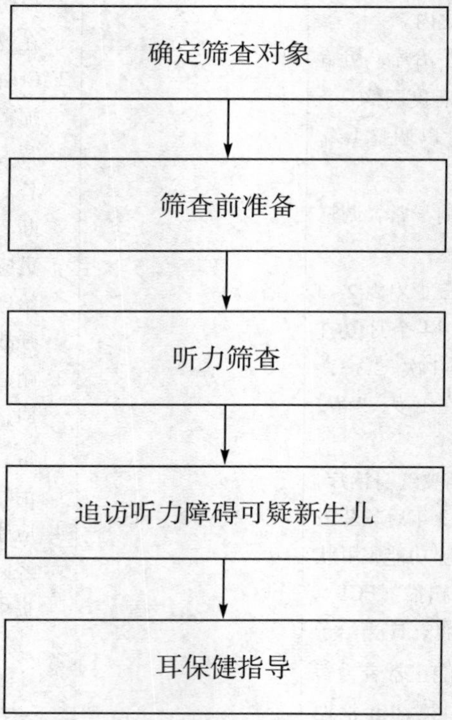

【操作说明】

1.2.3.1 识别不同筛查对象以制定新生儿听力筛查方案

操作步骤	知识要求	态度要求
1. 设有产科或儿科诊疗科目，由省、自治区、直辖市人民政府卫生行政部门组织考核后指定的医疗保健机构开展新生儿听力筛查。 2. 在尚不具备条件开展新生儿听力筛查的医疗保健机构，应当告知新生儿监护人在3个月龄内将新生儿转诊到有条件的筛查机构完成听力筛查。 3. 正常出生新生儿听力筛查时间 3.1 出生后48小时至出院前完成初筛，未通过者及漏筛者于42天内均应进行双耳复筛。 3.2 复筛仍未通过者应当在出生后3个月龄内转诊至省级卫生行政部门指定的听力障碍诊治机构接受进一步诊断。 4. 新生儿重症监护病房（NICU）新生儿，出院前进行自动听性脑干反应（AABR）筛查，未通过者直接转诊至听力障碍诊治机构。 5. 具有听力损失高危因素的新生儿，即使通过听力筛查仍应当在3年内每年至少随访1次，在随访过程中怀疑有听力损失时，应当及时到听力障碍诊治机构就诊。 6. 特殊感染的新生儿如梅毒感染，待化验结果正常后再进行听力筛查。	新生儿听力损失高危因素 1. 新生儿重症监护病房（NICU）住院超过5天。 2. 儿童期永久性听力障碍家族史。 3. 巨细胞病毒、风疹病毒、疱疹病毒、梅毒或毒浆体原虫（弓形虫）病等引起的宫内感染。 4. 颅面形态畸形，包括耳郭和耳道畸形等。 5. 出生体重低于1500g。 6. 高胆红素血症达到换血要求。 7. 病毒性或细菌性脑膜炎。 8. 新生儿窒息（Apgar评分1分钟0~4分或5分钟0~6分）。 9. 早产儿呼吸窘迫综合征。 10. 机械通气超过48小时。 11. 母亲孕期曾使用过耳毒性药物或袢利尿剂，或滥用药物和酒精。 12. 临床上存在或怀疑有与听力障碍有关的综合征或遗传病。	1. 新生儿听力筛查是早期发现新生儿听力障碍、开展早期诊断和早期干预的有效措施，是减少听力障碍对语言发育和其他神经精神发育的影响，促进儿童健康发展的有力保障。 2. 按照新生儿听力损失高危因素，逐条排除新生儿是否存在高危因素，认真进行听力损失高危因素筛查，确认新生儿出生时间，筛查时间的确立也是影响假阳性的重要因素之一，过早进行听力筛查会导致假阳性升高，初筛适宜时间为新生儿出生48小时以后。 3. 认真检查梅毒感染阳性孕产妇所生新生儿以及其他特殊感染的新生儿，以免遗漏病情。 4. 针对不善于言谈或因某些原因隐瞒病情的母亲，应鼓励其表达自己的心情和想法，然后针对性做出解释，说话要中肯，态度要和蔼。

重要提示	所需物品
对具有听力损失高危因素新生儿，应定期进行听力筛查。	新生儿听力筛查登记表。

1.2.3.2 做好筛查前准备以便顺利进行新生儿听力筛查

操作步骤	知识要求	态度要求
1. 新生儿听力筛查前，医务人员应当进行筛查前的宣教工作，将听力筛查的目的、意义，以及筛查方法安全、无创等情况如实告知新生儿的监护人，并取得书面同意后进行筛查。 2. 填写听力筛查登记表：筛查单位、母亲姓名、住院号、居住地址、联系电话、新生儿性别、孕周、出生体重、出生日期、筛查日期和筛查者等。 3. 筛查环境要通风良好、相对安静、噪声≤45dB（A）的专用房间。 4. 每次筛查前先对仪器进行检查，校准，充足电，确认仪器的精确性和可靠性。 5. 仪器的探头头部用酒精棉球擦拭消毒，耳塞一人一塞。 6. 筛查人员检查前要洗手。 7. 筛查前婴儿的准备、护理 7.1 进行听力筛查时，均要求新生儿处于自然睡眠状态或哺乳后安静状态，饥饿、哭闹、躁动均影响测试结果。 7.2 清洁外耳道：用专用消毒小棉签清洁耳道，认真清理耳道中的积液、羊水等，必要时用75%的酒精棉签清洁耳道，以消除耳道积液造成传音障碍的因素，降低假阳性率。	1. 能够说出新生儿听力筛查的目的和意义。 2. 能够说出听力筛查具体环境要求。 3. 能够描述筛查前婴儿的准备和护理。	1. 医务人员应向新生儿监护人耐心讲解听力障碍如不能被及时发现，不仅影响儿童语言和认知发育，而且还对其教育、就业、婚育有着严重影响，而且会成为家庭和社会沉重的负担，应该积极参与新生儿听力筛查。 2. 筛查时新生儿体动较多或烦躁，会出现假阳性，应尽量等新生儿安静后再测试。 3. 如发现新生儿感冒、鼻塞、流涕、咳嗽等情形，建议先行治疗，等待症状好转后再进行复筛，以免出现假阳性。 4. 认真做好筛查前准备工作，是保障新生儿听力筛查顺利开展的前提条件。要细致检查、核对筛查所需仪器、耳塞等物品。

重要提示	所需物品
测试前应排除一切干扰因素。	筛查型耳声发射仪和（或）自动听性脑干反应仪，以及计算机并接驳网络设施。

1.2.3.3 听力筛查以发现听力障碍可疑新生儿

操作步骤	知识要求	态度要求
1. 新生儿可取平卧头侧位，检查耳朝上，也可以由家长抱在怀里进行测试。 2. 根据耳道大小选择型号合适的耳塞。 3. 轻轻将耳郭向后下方牵拉，使耳道变直，将耳声发射仪探头紧密置于外耳道三分之一处，其尖端小孔要正对鼓膜。 4. 用“通过”与“未通过”两种方法来表示测试结果。显示信息“pass”为通过，“refer”为参考或不通过。 5. 将筛查结果填写在听力筛查初筛报告单中交予家长，向家长解释筛查结果。 6. 听力筛查“通过”且无高危因素的新生儿，应向家长传授各年龄段相应的听性行为反应观察方法及发放科普宣教资料，并告知家长一旦发现听性行为异常或怀疑有听力障碍者，到诊治机构进行诊断性检查。 7. 听力筛查“通过”但有高危因素的新生儿，应定期追访，每年至少1次，直至3周岁，如果发现听性行为异常或怀疑有听力障碍者，到诊治机构进行诊断性检查。 8. 告知未通过的新生儿家长或因特殊情况未按期进行听力初筛者，42天内应进行双耳复筛。 9. 筛查未通过的NICU患儿应当直接转诊到听力障碍诊治机构进行确诊和随访。 10. 将筛查结果逐项填写在新生儿听力筛查登记本中，并进行统计、上报。	0~3岁儿童听觉观察法听力筛查阳性指标 1. 6月龄：不会寻找声源。 2. 12月龄：对近旁的呼唤无反应；不能发单字词音。 3. 24月龄：不能按照成人的指令完成相关动作；不能模仿成人说话（不看口型）或说话别人听不懂。 4. 36月龄：吐字不清或不会说话；总要求别人重复讲话；经常用手势表达主观愿望。	1. 医务人员应通过组织产妇及其家人于产前、产后观看新生儿疾病筛查的电视录像，发放筛查知识和健康教育小手册，口头宣教、健康咨询等多种形式开展新生儿疾病筛查的宣传教育工作，提高群众对新生儿疾病筛查的益处和重要性的认识，使产妇积极主动支持新生儿疾病筛查。 2. 筛查时应保持动作轻柔、准确，以免对新生儿幼嫩的耳道造成损伤。 3. 对筛查不通过的新生儿家属，要尽可能地讲解一些影响因素，比如有耳道积液影响、新生儿耳道软塌、耳道偏小等，并告知在新生儿42天后复查会有很高的通过率，以缓解他们的不安心理。

重要提示	所需物品
听觉行为观察法筛查任一项结果阳性，听觉评估仪筛查任一项结果阳性均应转诊。	筛查型耳声发射仪和（或）自动听性脑干反应仪，计算机、网络设施、报告单、登记本。

1.2.3.4 追访听力障碍可疑新生儿以便及早确诊

操作步骤	知识要求	态度要求
1. 通知听力筛查结果“未通过”的新生儿或因特殊情况未按期进行听力初筛者，42天内应进行双耳复筛。 2. 复筛结果仍“未通过”者，要及时转诊至诊治机构，3个月内进行诊断性检查。 3. 如果诊治机构诊断为正常，应该进行追踪随访，至少每年1次，追访至3岁。 4. 如果确诊为听力障碍儿童，应在6月龄内由诊治机构进行听觉言语康复干预。 5. 由诊治机构定期追访，每半年至少1次，直至6周岁。 6. 将追访情况和复筛结果填写到听力筛查登记本中。	1. 能够说出需要追访的对象。 2. 能够说出附近听力障碍儿童诊治机构。 3. 能够说出复筛结果“未通过”新生儿处理方法。	1. 听力障碍儿童除了语言能力障碍之外，社交、情绪、理解能力和运动发育均会受到严重影响，如果6个月以前发现并得到及时治疗，患儿的语言发育、认知能力、性格及社会适应能力均较6个月后发现并得到治疗的儿童要好。医务人员应该督促和劝导家长为筛查“未通过”新生儿尽早进行诊治。 2. 严格随访是防止漏诊和延迟诊断的重要措施，随访时如遇到家长不配合或配合不佳时，可以告知家长随访的目的或重点，请家长密切配合。 3. 加强相关知识宣教工作，对家长和幼儿保育员进行听力学和言语-言语发育方面知识的普及，以监测婴幼儿听力状况和言语发育情况。

重要提示	所需物品
一旦接到新生儿筛查中心出具的可疑阳性报告，立即通知监护人。	筛查型耳声发射仪和（或）自动听性脑干反应仪，以及计算机并接驳网络设施。

1.2.3.5 耳及听力保健指导以预防新生儿听力障碍发生

操作步骤	知识要求	态度要求
1. 请母亲为新生儿哺乳，观察哺乳的整个过程，重点观察体位和哺乳姿势是否正确，如不正确，告知并演示哺乳正确的姿势，防止因姿势不正确导致呛奶。如果婴儿溢奶，请家长及时、轻柔清理。 2. 告知家长不要为新生儿自行清洁外耳道，避免损伤。 3. 指导家长新生儿洗澡或游泳方法，防止呛水和耳进水。 4. 告知家长新生儿居住的环境应保持安静，远离强声或持续的噪声环境。 5. 询问新生儿家长是否有耳毒性药物致聋家族史，如果有，告知家长即使通过听力筛查，仍应当在3年内每年至少听力筛查1次。 6. 在日常生活中应注意避免新生儿头部外伤和外耳道异物。 7. 告诉家长如有以下异常，应当及时就诊：儿童耳部及耳周皮肤的异常；外耳道有分泌物或异常气味；有拍打或抓耳部的动作；有耳痒、耳痛、耳胀等症状；对声音反应迟钝；有语言发育迟缓的表现。	1. 听力筛查的重点年龄：新生儿期及6、12、24、36月龄为听力筛查的重点年龄。 2. 正确的哺乳姿势：哺乳时让母亲用乳头接触婴儿的嘴唇，等待新生儿嘴张大时，使新生儿迅速靠近乳头，含住乳头及大部分乳晕，上唇上面有更多的乳晕，下唇向外翻，新生儿下颌贴近乳房。 3. 正确哺乳体位：母亲以舒服放松的体位躺着或坐着；新生儿头和颈得到支持，头、颈、身体呈一条直线，身体贴近母亲，面向母亲的乳房，并使鼻子对着乳头。	1. 有些产妇初为人母，未免会紧张、焦虑，不知所措，要鼓励和安慰母亲，消除其不安情绪，并对母亲及家属提出的问题给予耐心准确的回答，不要敷衍，更不要态度粗暴。 2. 对于文化水平低或理解力较差的家长，不要表现出不耐烦或讥讽的态度，应该耐心讲解，详细示范，直至家长学会为止。 3. 耳是机体生理系统中的一个重要器官，耳聋一旦发生，就会给儿童、家庭造成极大的、甚至终身痛苦，一定提醒家长要注意儿童耳保健，这对预防耳病的发生具有重要意义。

重要提示	所需物品
当儿童患腮腺炎、脑膜炎等疾病时，应当注意其听力变化。	示教乳房、示教娃娃。

1.3 新生儿满月访视

【服务标准】

按照《卫生部办公厅关于印发新生儿家庭访视等儿童保健技术规范的通知》要求，新生儿满 28 天后，结合接种乙肝疫苗第 2 针，在乡镇卫生院、社区卫生服务中心通过询问和观察新生儿的一般情况、体格检查和发育评估等进行新生儿满月随访。

【服务流程】

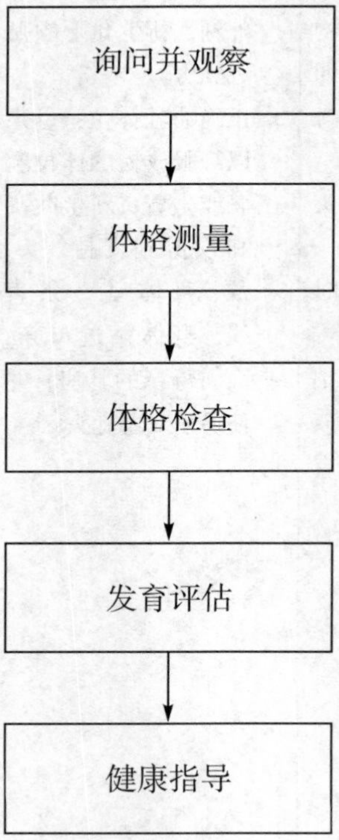

【操作说明】

1.3.1 询问并观察满月儿以了解日常生活情况

操作步骤	知识要求	态度要求
1. 新生儿满28天后，到乡镇卫生院或社区卫生服务中心进行新生儿满月访视。 2. 询问母亲新生儿的喂养情况：是否纯母乳喂养，喂养次数，喂养时间、母乳量是否足够，并观察一次哺乳过程。如果发现母亲哺乳姿势不正确，应现场示范正确哺乳姿势。 3. 询问母亲新生儿睡眠情况：每天睡眠时间，有无哭闹。如果睡眠不安稳或哭闹，帮助母亲寻找原因，是没有得到足够的母乳，缺乏维生素D，还是患病不舒服，并给予正确指导。 4. 询问新生儿大小便情况：次数、量、颜色。 5. 询问每天户外活动时间以及是否服用维生素D，如果未服用维生素D，告诉母亲服用时间和剂量。 6. 询问两次随访期间患病情况：有无患过病、何种病。 7. 观察新生儿黄疸是否消退，若仍未消退，了解黄疸的原因，必要时及时转诊进行治疗。 8. 观察脐带是否脱落、是否清洁，有无出血或渗血，若发现异常及时给予诊断和处理。 9. 将询问和观察结果记录到儿童保健手册中。	1. 能说出哺乳时新生儿正确的体位、含接姿势、喂养次数及时间。 2. 婴儿没有得到足够母乳的可靠指征：每月体重增长少于600克；尿量少且浓，每日少于6次。 3. 婴儿没有得到足够母乳的可能征象：婴儿在喂奶后不满足；婴儿经常哭闹；频繁喂养；喂奶持续时间过长；婴儿拒吃母乳，婴儿粪便干、硬，或发绿；婴儿不经常排便且排便量少；母亲挤奶时挤不出奶；怀孕期间乳房不增大；产后不下奶。 4. 新生儿睡眠习惯：足够的睡眠是保证新生儿健康成长的先决条件之一，睡眠过程中小儿内分泌系统释放的生长激素比平时增加3倍，有利于小儿生长发育。新生儿每天睡眠时间平均需要16小时（14~20小时），每次睡眠约为45分钟，昼夜节律尚未建立。 5. 新生儿期预防维生素D缺乏性佝偻病相关知识：母乳喂养，并尽早让孩子晒太阳（生后2~3周）；对早产儿、双胎儿、低出生体重儿于生后开始，每日服用维生素D 800U，连续服用3个月，以后改为每日400U；足月儿生后2周开始，每日服用维生素D 400U，至2岁。 6. 能说出母乳性黄疸、病理性黄疸的鉴别诊断。 7. 能说出并演示脐带护理方法。	1. 在和母亲交流过程中态度要温和，对母亲的倾诉要认真倾听，不要轻易打断。 2. 使用通俗易懂的语言和母亲交流，使其感到亲切感，消除其紧张不安情绪。 3. 在为母亲做指导时，要以朋友式的语言和方式，建议母亲如何做，而不应要求或命令母亲应该怎样做。 4. 应耐心回答家长提出的问题。 5. 耐心询问新生儿日常生活情况，不遗漏任何环节。

重要提示	所需物品
新生儿如有病理性黄疸应立即向上级医疗保健机构转诊。	棉签、75%的酒精、口罩、帽子。

1.3.2 体格测量以了解满月儿体格发育情况

<table>
<tr><th>操作步骤</th><th>知识要求</th><th>态度要求</th></tr>
<tr><td>1. 测量体重
1.1 测量体重前准备：校正体重计零点；新生儿需排空大小便；脱去新生儿的外衣、袜子、尿布，仅穿单衣裤，如为冬季要注意保暖。
1.2 称重时新生儿取卧位，新生儿不能接触其他物体。使用杠杆式体重计称重时，放置的砝码应接近新生儿体重，并迅速调整游锤，使杠杆呈正中水平，将砝码及游锤所示读数相加；使用电子体重计称重时，待数据稳定后读数。
1.3 记录时需除去衣服重量。体重记录以千克（kg）为单位，保留1位小数。
2. 测量身长
2.1 测量前将新生儿鞋袜去掉。
2.2 将新生儿仰卧于量床中央，头顶接触头板，小儿面向上，两耳在同一水平。
2.3 测量者立于小儿右侧，左手握住小儿两膝，使腿伸直，右手移动足板使其接触双脚跟部。
2.4 注意量床两侧的读数应该一致，然后读数，记录到0.1cm。
3. 将检查结果记录到新生儿满月访视记录表中。</td><td>1. 能够示范体重测量方法。
2. 能够讲解身长测量方法及注意事项。</td><td>1. 每次检查前要用肥皂和清水洗手、戴口罩，严防交叉感染。
2. 测量体重前，应注意调整磅秤零点，让小儿尽量排空大小便，脱去外衣、鞋帽等，以确保测量数据的准确性。
3. 应容忍小儿哭闹，并与家长一起，置小儿于适宜体位，待小儿安静后再行检查，对急躁、紧张的母亲给予安慰，有些家长对小儿极为紧张，唯恐检查中会伤及小儿，对此应表示理解。</td></tr>
<tr><th colspan="2">重要提示</th><th>所需物品</th></tr>
<tr><td colspan="2">如测量体重与出生体重比较增加不足600g，应分析原因，给予指导，并转入高危儿童专案管理。</td><td>婴儿磅秤、量床、皮尺、儿童生长发育监测图。</td></tr>
</table>

1.3.3 体格检查以明确其身体健康状况

操作步骤	知识要求	态度要求
1. 观察一般状况：精神状态、面色、吸吮、哭声。 2. 查看皮肤黏膜：有无黄染、发绀或苍白（口唇、指趾甲床）、皮疹、出血点、糜烂、脓疱、硬肿、水肿。 3. 查看头颈部：前囟大小及张力，有无血肿，头颈部有无包块。 4. 眼 4.1 眼外观：观察眼睑有无缺损、炎症、肿物，眼睫毛内翻，两眼大小是否对称；结膜有无充血，结膜囊有无分泌物、持续溢泪；角膜是否透明呈圆形；瞳孔是否居中、形圆、两眼对称、黑色外观。 4.2 光照反应：检查者将手电灯快速移至婴儿眼前照亮瞳孔区，重复多次，两眼分别进行。婴儿出现反射性闭目动作为正常。 5. 耳：外观有无畸形，外耳道是否有异常分泌物，外耳郭是否有湿疹。 6. 鼻：外观有无畸形，呼吸是否通畅，有无鼻翼扇动。 7. 口腔：有无唇腭裂，口腔黏膜是否异常。 8. 胸部：外观有无畸形，有无呼吸困难和胸凹陷；心脏听诊有无杂音，肺部呼吸音是否对称、有无异常。 9. 腹部：腹部有无膨隆、包块，肝脾有无肿大。 10. 外生殖器及肛门：有无畸形，检查男孩睾丸位置、大小，有无阴囊水肿、包块。 11. 脊柱四肢：有无畸形，臀部、腹股沟和双下肢皮纹是否对称，双下肢是否等长等粗。 12. 神经系统：四肢活动度、对称性、肌张力和原始反射。 13. 血红蛋白检查：如果贫血，给予及时治疗或转诊。 14. 记录检查结果。	1. 能够掌握满月儿皮肤黏膜的异常表现。 2. 能够演示眼光照反应检查方法。 3. 能够说出满月儿呼吸异常的征象。	1. 为增加小儿的安全感，检查时应尽量让孩子与其亲人在一起，小儿可坐或躺在家长的怀里检查，检查者应顺应小儿的体位。 2. 检查时态度和蔼，动作轻柔，冬天时双手及所用听诊器应先温暖；检查过程中既要全面仔细，又要注意保暖，不要过于暴露身体部位以免小儿着凉。 3. 对于忽视孩子健康，不愿意健康检查的家长，应耐心说服，使其积极配合。 4. 遇到卫生条件差、有异味的新生儿，不要歧视或置之不理，应在为新生儿体格检查的同时，进行新生儿个人卫生指导。

重要提示	所需物品
呼吸频率<20 次/分或>60 次/分，呼吸困难或心率<100 次/分或>160 次/分，有明显的心律失常者，立即转诊。	血红蛋白检测仪、听诊器、皮尺。

1.3.4 发育评估以便给予正确指导或干预

操作步骤	知识要求	态度要求
1. 体格发育评估 1.1 依据卫生部选用的儿童生长发育参照标准，按照标准差法（附件 7、附件 11）或曲线图法（附件 1、附件 4），判断满月儿体格发育情况。 1.2 如满月儿生长发育偏离或异常，帮助母亲查找原因（母乳不足、患病等），并给予正确指导。 2. 运动发育评估：按照（附件 1、附件 4）上的运动发育指标进行评估，运动发育指标至箭头右侧月龄通过的，为通过，否则为不通过。满月儿俯卧时稍能抬头。 3. 发育评估不通过者，应转入高危儿童专案管理，转上级医疗保健机构进一步诊治。 4. 将评估情况记录到新生儿家庭访视记录表中。	1. 生长发育评价方法 1.1 标准差法：体重/年龄（W/A）值<中位数减去 2 个标准差为下；W/A>中位数加上 2 个标准差为上；W/A 在两者之间为中。身长（身高）/年龄（H/A）值<中位数减去 2 个标准差为下；H/A>中位数加上 2 个标准差为上；H/A 值在两者之间为中。 1.2 曲线图法：每次测量小儿体重、身长（身高）后，在生长发育监测图的横坐标上找出小儿本次测量时的月龄，在纵坐标上找出体重、身长（身高）测量值，在该月龄与体重、身长（身高）测量值相交的空格里画一圆点。画一条线，将本次画的圆点与前次画的圆点连接起来。 2. 小儿生长监测的意义：定期连续、准确地测量个体儿童的体重、身长（身高）；描记小儿体重、身长（身高）曲线变化的形式，分析变化原因；根据小儿曲线变化的形式与原因及家庭经济条件，指导家长采取相应的保健措施。如果小儿的曲线是持续地与图中参考标准曲线平行，其体格生长即为正常，如果出现平坦、向下倾斜就说明异常。 3. 能够演示运动发育评估方法。	1. 发育评估未通过或生长发育偏离的新生儿家长可能会产生急躁、紧张情绪，应给予充分理解和安慰，帮助其分析原因，找出解决办法，消除家庭中恐惧、紧张、不和谐气氛。 2. 熟练掌握生长发育和运动发育评估技能，采取严肃、认真、负责的态度为每一位满月儿进行发育评估。 3. 向家长耐心解释发育评估结果，并指导家长在日常生活中需要注意的要点和方法。

重要提示	所需物品
发育筛查不通过者，需要转诊妇幼保健机构进行评估诊断。	儿童生长发育监测图、0~6 岁儿童保健手册。

1.3.5 健康指导以使家长掌握促进婴儿健康成长的正确方法

操作步骤	知识要求	态度要求
1. 告诉母亲坚持纯母乳喂养。 2. 告知家长在小儿出生后6个月内每月量1次体重，并将测量值标记在0~3岁男（女）童身长（身高）/年龄、体重/年龄百分位标准曲线图上，监测儿童生长发育情况。 3. 进行婴儿常见疾病（维生素D缺乏性佝偻病、营养不良、新生儿黄疸、缺铁性贫血等）防治指导。 4. 进行预防常见意外伤害指导 4.1 防止窒息：告诉母亲和婴儿最好不要在一个被窝里睡觉，防止熟睡后翻身压迫身边的婴儿使其窒息；包裹婴儿时注意给婴儿口鼻留出空间来；喂奶后，轻拍后背打嗝后再轻轻放下，以减少因吐奶而造成窒息。 4.2 防止烫伤：冬季家长为给孩子保暖时，常使用热水瓶或热水袋，应防止烫伤。 4.3 防止外伤：告诉母亲应为新生儿戴手套或勤剪指甲，防止新生儿把面部皮肤抓伤。 5. 心理行为发育指导 5.1 注重亲子交流，在哺喂、护理过程中多与婴儿带有情感地说话、逗弄，对婴儿发声要用微笑、声音或点头应答，强调目光交流。 5.2 通过俯卧、竖抱练习、被动操等，锻炼婴儿头颈部的运动和控制能力。 5.3 增加适度的听觉、视觉和触觉刺激，听悦耳的音乐或带响声的玩具，用鲜艳的玩具吸引婴儿注视和跟踪。 6. 告诉家长注射乙肝疫苗第2针。 7. 将本次健康检查情况记录到新生儿满月健康检查记录表中。	1. 母乳喂养的优点如下：母乳中含有的必需脂肪酸是婴儿脑、眼及血管发育所必需的；母乳含有很多乳清蛋白，具有抗感染作用，可以保护婴儿免于感染；母乳容易消化和有效利用；有助于亲子关系；有助于推迟母亲再次妊娠。 2. 影响乳汁分泌的相关因素：催乳素可以促使泌乳细胞分泌乳汁，夜间哺乳，催乳素分泌较多；婴儿吸吮的次数越多，产生的催乳素越多，乳房产生的乳汁越多；母亲美好的感受，心情愉快等有助于射乳反射；而母亲焦虑、紧张、疼痛会抑制射乳反射，使乳汁不能流出。 3. 生长发育评估注意事项：注意早产儿体格生长有一允许的“落后”年龄范围，即此年龄后应“追上”正常足月儿的生长。进行生长发育评价时应矫正至40周胎龄后再评价，身长至40月龄、体重至24月龄后不再矫正。	1. 婴儿期的主要喂养方式为母乳喂养，有的母亲担心乳房小而不能产生足够乳汁，可以告诉母亲不用担心，大乳房和小乳房包含同样数量的乳腺组织，所以它们能够产生足够量的乳汁。 2. 如果母亲担心“母乳量不足”，可以指导母亲夜间哺乳、增加哺乳次数、保持心情愉快，这样可以促进母乳分泌。 3. 对母亲健康指导时要耐心，必要时可以为其边演示边讲解；指导结束后，询问母亲对指导内容的理解程度，如果仍有疑问，要继续解释直至其理解为止。

重要提示	所需物品
母乳喂养是保证婴儿健康的关键。	儿童生长发育监测图、0~6岁儿童保健手册。

2. 婴幼儿期保健

【服务标准】

按照《全国儿童保健工作规范》、《儿童保健学》、《国家基本公共卫生服务规范（2011 版）》0~6 岁儿童健康管理服务规范要求，由当地乡镇卫生院、社区卫生服务中心为辖区内居住的婴幼儿分别在 3、6、8、12、18、24、30、36 月龄时进行健康检查和指导。

【服务流程】

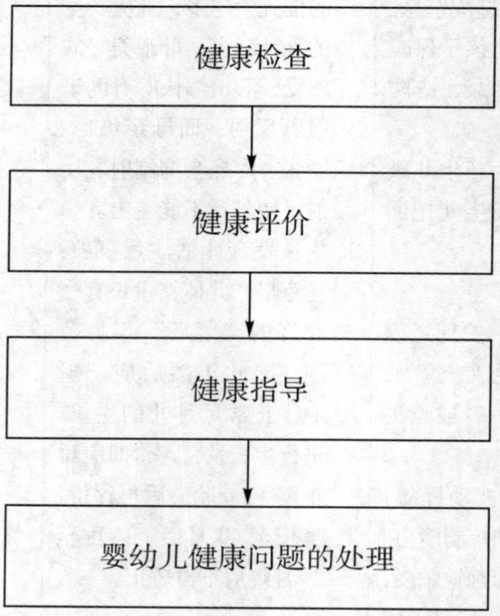

2.1 健康检查

【服务流程】

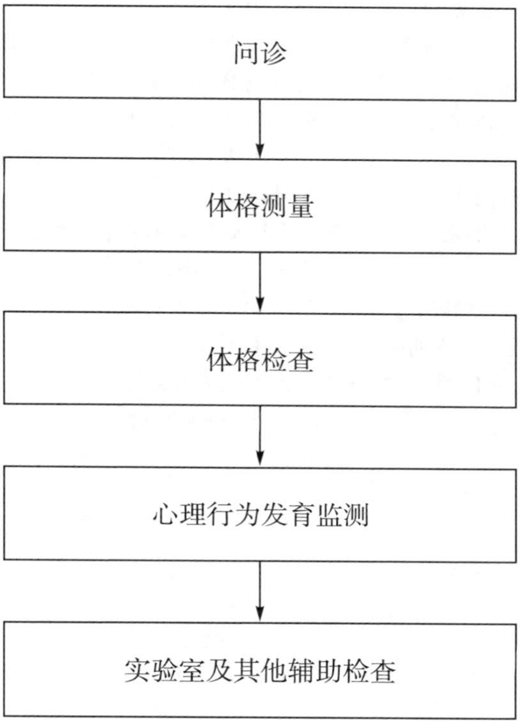
问诊
体格测量
体格检查
心理行为发育监测
实验室及其他辅助检查

【操作说明】

2.1.1 问诊以了解婴幼儿基本情况

操作流程	知识要求	态度要求
1. 由当地乡镇卫生院、社区卫生服务中心为辖区内居住的婴幼儿分别在3、6、8、12、18、24、30、36月龄时进行健康检查和指导。 2. 可根据婴幼儿个体情况，结合预防接种时间或本地区实际情况适当调整检查时间、增加健康检查次数。 3. 询问婴幼儿的喂养情况：喂养方式，食物转换（辅食添加）情况，食物品种、餐次和量，饮食行为及环境，营养素补充剂的添加等情况。 4. 询问生长发育史：既往体格生长、心理行为发育情况。 5. 询问生活习惯：睡眠、排泄、卫生习惯，户外活动及服用维生素D等情况。 6. 过敏史：药物、食物等过敏情况。 7. 询问上次和本次两次健康检查期间患病情况：有无患过病、何种病，尤其是否患过传染病。 8. 询问预防接种的种类和次数。 9. 将询问结果记录到健康检查记录表中。	1. 能说出婴幼儿科学喂养的优点。 2. 婴幼儿适宜的户外运动时间 2.1 冬春季天气比较冷，上午可以选择9：00~12：00点，下午14：00~16：00点。 2.2 夏季天气热，上午可以选择8：00~9：00点，下午16：00~17：00点户外运动。 2.3 每次运动时间不宜太长，尤其小婴儿，活动10分钟左右就应该休息一下。 3. 能说出维生素D缺乏性佝偻病的症状、体征。	1. 从询问病史时就开始和婴幼儿建立良好的关系。微笑，呼唤他（她）的名字或小名、乳名，用赞美的语言和眼神鼓励婴幼儿，或用手轻轻抚摸他（她），可以使其消除紧张心理。也可以用听诊器或其他玩具逗婴幼儿玩耍以消除或减少恐惧，取得他的信任和配合。同时观察小儿的精神状态、对外界的反应及智力情况。 2. 了解婴幼儿的喂养情况非常重要，问诊时一定要仔细、认真，不遗漏任何细节，如婴幼儿的喂养方式或辅食添加种类不当，应给予正确的指导。

重要提示	所需物品
6月龄添加辅食的同时，继续母乳喂养，可以一直喂养至2周岁。	儿童保健手册。

2.1.2 体格测量以了解婴幼儿体格发育情况

操作流程	知识要求	态度要求
1. 测量体重 1.1 测量前准备：每次测量体重前需校正体重秤零点。婴幼儿脱去外衣、鞋、袜、帽，排空大小便，婴儿去掉尿布。 1.2 测量方法：测量时婴幼儿不能接触其他物体。使用杠杆式体重秤进行测量时，放置的砝码应接近婴幼儿体重，并迅速调整游锤，使杠杆呈正中水平，将砝码及游锤所示读数相加；使用电子体重秤称重时，待数据稳定后读数。记录时需除去衣服重量。体重记录以千克（kg）为单位，精确至小数点后1位。 2. 测量身长（身高） 2.1 测量前准备：2岁及以下婴幼儿测量身长，2岁以上婴幼儿测量身高。测量身长（身高）前应脱去外衣、鞋、袜、帽。 2.2 测量身长时，婴幼儿仰卧于量床中央，助手将头扶正，头顶接触头板，两耳在同一水平。测量者立于婴幼儿右侧，左手握住婴幼儿两膝使腿伸直，右手移动足板使其接触双脚跟部，注意量床两侧的读数应保持一致，然后读数。 2.3 测量身高时，取立位，两眼直视正前方，胸部挺起，两臂自然下垂，脚跟并拢，脚尖分开约60°，脚跟、臀部与两肩胛间三点同时接触立柱，头部保持正中位置，使测量板与头顶点接触，读测量板垂直交于立柱上刻度的数字，视线应与立柱上刻度的数字平行。婴幼儿身长（身高）记录以厘米（cm）为单位，至小数点后1位。 3. 测量头围：婴幼儿取坐位或仰卧位，测量者位于婴幼儿右侧或前方，用左手拇指将软尺零点固定于头部右侧眉弓上缘处，经枕骨粗隆及左侧眉弓上缘回至零点，使软尺紧贴头皮，女童应松开发辫。婴幼儿头围记录以厘米（cm）为单位，至小数点后1位。 4. 将测量结果记录到健康检查记录表中。	1. 能够演示体重、身长（身高）、头围的测量方法。 2. 能够说出测量体重、身长时的注意事项。	1. 体格测量、生长监测是对个体儿童的体重、身长（身高）进行定期纵向连续测量与评估的过程，是通过生长曲线图的描绘，了解婴幼儿的生长速度、营养状况及其动态变化。 2. 如果婴幼儿生长发育出现偏离，应帮助父母寻找原因，是因近期喂养问题，还是感染性疾病导致体重增加缓慢、体重不增和（或）生长迟缓，还是内分泌因素或先天性疾病导致的持续性生长缓慢，并帮助指导干预或进一步诊断治疗。 3. 寒冷季节，在给婴幼儿进行体格测量时，既要确保测量结果的准确性，又要注意婴幼儿的保暖。

重要提示	所需物品
如婴幼儿生长发育出现偏离，应及时就诊，如无条件诊治，转上级医疗保健机构。	身高体重计、皮尺。

2.1.3 体格检查以排除婴幼儿疾病

操作流程	知识要求	态度要求
1. 一般情况：观察婴幼儿精神状态、面容、表情和步态。 2. 皮肤：有无黄染、苍白、发绀（口唇、指趾甲床）、皮疹、出血点、淤斑、血管瘤，颈部、腋下、腹股沟部、臀部等皮肤皱褶处有无潮红或糜烂。 3. 淋巴结：全身浅表淋巴结的大小、个数、质地、活动度、有无压痛。 4. 头颈部：有无方颅、颅骨软化，前囟大小及张力，颅缝，有无特殊面容、颈部活动受限或颈部包块。 5. 眼：外观有无异常，有无结膜充血和分泌物，眼球有无震颤。婴儿是否有注视、追视情况。 6. 耳：外观有无异常，耳道有无异常分泌物。 7. 鼻：外观有无异常，有无异常分泌物。 8. 口腔：有无唇腭裂，口腔黏膜有无异常。扁桃体是否肿大，乳牙数、有无龋齿及龋齿数。 9. 胸部：胸廓外形是否对称，有无漏斗胸、鸡胸、肋骨串珠、肋软骨沟等，心脏听诊有无心律失常及心脏杂音，肺部呼吸音有无异常。 10. 腹部：有无腹胀、疝、包块、触痛，检查肝脾大小。 11. 外生殖器：有无畸形、阴囊水肿、包块，检查睾丸位置及大小。 12. 脊柱四肢：脊柱有无侧弯或后突，四肢是否对称、有无“O”形腿或“X”形腿。 13. 神经系统：四肢活动对称性、活动度和肌张力。 14. 将检查结果记录到健康检查记录表中。	1. 能够说出体格检查的相关知识。 2. 能说出“O”形腿和“X”形腿的诊断标准。 3. 能够说出五官检查方法。	1. 定期健康检查可以了解婴幼儿的生长发育与健康状况，早期发现生长迟缓、发育偏离、疾病，从而早期诊断、干预和治疗，这是保护儿童健康成长的重要措施之一。 2. 体格检查时，小儿不能像成人那样与医务人员配合，甚至会大哭大闹，这样对体格检查的正确判断势必造成一定影响。因此，为小儿体检时必须设法取得其合作，减少不良刺激，解除恐惧心理及紧张情绪；另外，手法要轻柔快速，表情不要过于严肃，要与小儿不断沟通交流，以分散其注意力。 3. 对有残疾的小儿不应讥讽或表现出惊讶，应同情小儿的处境，理解家长的担心，并给予科学解释和耐心安慰。

重要提示	所需物品
发现异常立刻转诊。	手电筒、消毒压舌板、听诊器。

2.1.4 心理行为发育监测以掌握婴幼儿心理发育水平

操作流程	知识要求	态度要求
1. 在健康检查时，根据社区卫生服务中心和乡镇卫生院的条件，结合家长需要，至少选择以下方法之一进行心理行为发育监测 1.1 儿童生长发育监测图：监测 8 项儿童行为发育指标（抬头、翻身、独坐、爬行、独站、独走、扶栏上楼梯、双脚跳），了解儿童在 0~3 岁男（女）童身长（身高）/年龄、体重/年龄百分位标准曲线图（附件 1、附件 4）相应月龄的运动发育情况。如果某项运动发育指标至箭头右侧月龄仍未通过，提示有发育偏离的可能。 1.2 预警征象：根据儿童心理行为发育问题预警征象（附件 17），检查有无相应月龄的发育偏离，并在“□”内打“√”。出现任何一条预警征象应立即登记并转诊。 1.3 标准化量表：使用全国标准化的儿童发育筛查量表，如小儿智能发育筛查量表（DDST）、0~6 岁儿童发育筛查量表（DST）等进行儿童心理行为发育问题的筛查评估。 2. 将心理行为发育监测结果记录到健康检查记录表中。	1. 能够正确使用儿童生长发育监测图。 2. 能够掌握儿童预警征象。 3. 能够熟练掌握小儿智能发育筛查量表（DDST）或 0~6 岁儿童发育筛查量表（DST）心理行为发育筛查评估方法。	1. 婴幼儿期是神经心理发育的快速期，定期对婴幼儿的运动、感知觉、语言及社会情绪的发育进行筛查，了解婴幼儿发育情况，可以早期发现婴幼儿的发育偏离，如运动发育迟缓、感觉障碍、语言发育迟缓和社交障碍等问题。 2. 如果发现问题，及时帮助家长进一步检查并明确原因，是否存在围生期脑损伤，还是环境剥夺，视、听障碍等，以便及早指导父母及其家庭成员对婴幼儿早期干预和治疗，达到早筛查、早干预、早治疗，减少残疾发生率、减轻伤残程度，促进儿童发挥最大程度、最优化发展的目标。 3. 进行心理行为发育检查时，对待小儿态度要和蔼、耐心、热情，每次完成项目后可向小儿微笑、点头或小声地赞许，应用各种方法给予鼓励，不应表露出反对、急躁的表情。

重要提示	所需物品
1. 进行心理行为发育筛查的人员需要经过正式培训。 2. 筛查结果可疑或异常者，应当登记（附件 15）并转诊至上级妇幼保健机构或其他医疗机构的相关专科门诊，并进行随访。	生长发育监测图或预警征象表或0~6 岁儿童发育筛查量表（DST）。

2.1.5 做好实验室和辅助检查以及时发现婴幼儿贫血和听力障碍

操作流程	知识要求	态度要求
1. 在婴幼儿3、6、8、18、30、36月龄时分别进行1次血红蛋白检测。 2. 在婴幼儿6、12、24、36月龄时使用听性行为观察法分别进行1次听力筛查，尤其对具有高危因素的儿童进行重点随访。 3. 将检查结果记录到健康检查记录表中。	1. 缺铁性贫血的一般表现：皮肤、黏膜苍白为突出表现。贫血时皮肤（面、耳轮、手掌等）、黏膜（睑结膜、口腔黏膜）及甲床呈苍白色；重度贫血时皮肤往往呈蜡黄色，易误诊为合并轻度黄疸；相反，伴有黄疸、青紫或其他皮肤色素改变时可掩盖贫血的表现。此外，病程较长的患儿还有易疲倦、毛发干枯、营养低下、体格发育迟缓等症状。 2. 贫血的实验室诊断标准 2.1 轻度：血红蛋白90~110g/L。 2.2 中度：血红蛋白60~90g/L。 2.3 重度：血红蛋白低于60g/L。 3. 儿童听力障碍的高危因素 3.1 听力障碍家族史。 3.2 近亲结婚史。 3.3 风疹病毒、巨细胞病毒、梅毒或弓形虫引起的宫内感染。 3.4 婴幼儿面部畸形，包括耳郭和外耳道异常。 3.5 出生体重低于1500g。 3.6 高胆红素血症超过换血要求。 3.7 出生窒息（Apgar评分1分钟0~4分或5分钟0~6分）。 3.8 机械通气时间5天以上。 3.9 与感觉-神经性听损伤同时存在的综合征。 3.10 睡眠过分安静，不怕吵闹，或语言水平落后于同龄儿童。 3.11 流行性脑脊髓膜炎、麻疹、腮腺炎等传染病史或反复发作的中耳炎病史。 3.12 曾用过耳毒性药物。 4. 能说出听力筛查的方法。	1. 为增加婴幼儿的安全感，检查时应尽量让其与亲人在一起，婴幼儿可坐或躺在家长的怀里检查，检查者顺应婴幼儿的体位。 2. 听力障碍是常见的出生缺陷之一，正常听力是儿童进行语言学习的前提，行为测听是目前在儿童定期健康检查过程中，广泛应用于儿童听力筛查的方法，可以发现父母无法识别的听力障碍儿童，及早发现，尽早佩戴助听器，并进行听力语言康复。要积极开展儿童听力保健知识的宣传，让母亲主动接受为儿童进行听力筛查。 3. 对患有畸形小儿，不应讥讽或耻笑，应该同情其处境，给予科学的解释和帮助。

重要提示	所需物品
对听力筛查未通过者或疑有听力障碍者，及时转入听力检测中心进行诊断和康复治疗。	血红蛋白检测仪、电子发声仪或标定过频率的、易于操作的发声物品。

2.2 健康评价以发现体格或心理发育偏离的婴幼儿

操作流程	知识要求	态度要求
1. 常用的体格生长评价 1.1 标准差法：以中位数（M）为基值加减标准差（SD）来评价体格生长情况，可采用五等级划分法和三等级划分法。体重/年龄低于 M-2SD 为低体重；身长（身高）/年龄低于 M-2SD 为生长迟缓；体重/身长（身高）低于 M-2SD 为消瘦，高于 M-2SD 为肥胖（附件 7、附件 8、附件 10、附件 11、附件 12、附件 14）。 1.2 百分位数法：将参照人群的第 50 百分位数（P50）为基准值，第 3 百分位数值相当于离差法的中位数减 2 个标准差，第 97 百分位数值相当于离差法的中位数加 2 个标准差（附件 1、附件 4）。 1.3 曲线图法：以儿童的年龄或身长（身高）为横坐标，以生长指标为纵坐标，将婴幼儿不同年龄时点的测量值在生长曲线图上描记并连接成一条曲线，与生长曲线图中的参照曲线比较，即可判断该儿童在此段时间的生长速度是正常、增长不良或过速。纵向观察儿童生长速度可掌握婴幼儿自身的生长轨迹。 2. 心理行为发育评价 采用儿童生长发育监测图监测婴幼儿心理行为发育。如果某项运动发育指标至箭头右侧月龄仍未通过者，需进行心理行为发育筛查或转诊。 3. 解释评价结果，帮助发育偏离者家长找到问题原因，并商讨解决策略。 4. 将评估结果记录到健康检查记录表中。	1. 能解释生长发育评估方法。 2. 能叙述动作发育评估方法。 3. 心理行为发育高危表现 3.1 婴儿时常脚打挺、用力屈曲或伸直"很有力"。 3.2 满月后头后仰，扶坐时头竖不起来。 3.3 3 个月不能抬头；眼睛不能跟随物体移动；眼球震颤。 3.4 4 个月紧握拳，拇指紧贴手掌。 3.5 5 个月俯卧时前臂不能支撑身体。 3.6 6 个月扶立时，足尖或足跟不能落地。 3.7 7 个月不会发 ba/ma 音。 3.8 8 个月不能独坐。 3.9 头和手频繁抖动。 3.10 整日哭闹或过分安静，喂养困难。 3.11 大运动落后 3 个月以上。	1. 在生长发育评估时，如果出现偏离现象，要详细询问喂养史，如婴幼儿进食次数，每次或每日进食各种食品的量、食欲的好坏、烹调方式，以及有无挑食、偏食、吃零食情况等。对母乳喂养的婴幼儿要询问每次哺乳时吸吮情况、哺乳后哭闹还是安静、睡眠时间的长短、大小便情况等。通过询问大致了解婴幼儿生长发育偏离的原因，以便进一步为母亲进行指导。 2. 详细查看婴幼儿有无高危表现，并指导家长日常多注意观察婴幼儿的行为表现。 3. 父母对孩子的生长发育十分关注，一旦出现问题或发现有高危表现，会出现强烈反应，有时会表现愤怒、失态、痛苦，为此，医务人员要耐心解释，用适当语言说服其平和情绪。在商讨解决对策时，要从其家庭实际情况出发，提出可行的方案。要理解、同情家庭的不幸遭遇，尽力帮助减少痛苦。

重要提示	所需物品
动作发育评估不通过或出现高危表现时，转上一级医疗保健机构进一步诊断与治疗。	儿童生长发育监测图。

2.3 健康指导

【服务流程】

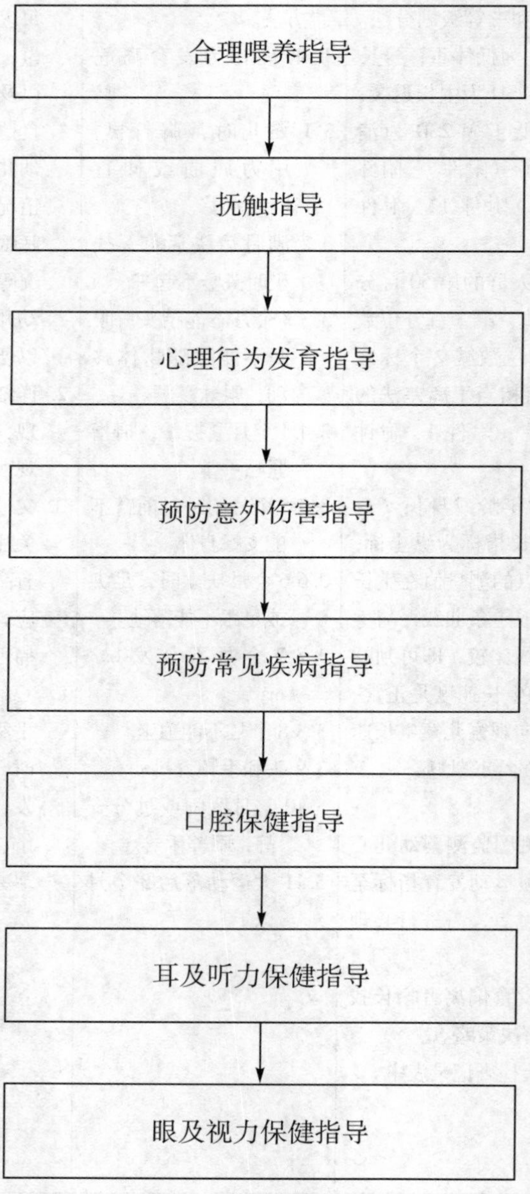
合理喂养指导
抚触指导
心理行为发育指导
预防意外伤害指导
预防常见疾病指导
口腔保健指导
耳及听力保健指导
眼及视力保健指导

【操作说明】

2.3.1　合理喂养指导以促进婴幼儿健康成长

操作流程	知识要求	态度要求
1. 鼓励母亲在6个月内进行纯母乳喂养，6个月后继续母乳喂养的同时添加辅食。 2. 指导需要上班或外出的母亲用手挤奶的方法，以及挤奶的技巧。 3. 帮助母乳不足的母亲树立信心，并教会母亲刺激射乳反射的有效方法，如抱着婴儿，尽可能进行皮肤接触；喝一些热的有安神作用的饮料；热敷乳房；轻柔按摩或拍打乳房；或者请其他家属帮助按揉母亲后背，以刺激乳房反射。 4. 帮助母亲制定带量食谱并告诉母亲各月龄儿童添加辅食的方法：在婴儿6个月时，开始添加辅食，稠粥、鱼泥、菜末等糊状的食物，2~3勺（每勺10ml），每日2次；在7~8个月期间，稠粥、烂面、饼干、鱼、全蛋、肉末、肝泥等每餐逐渐增加至2/3碗（每碗250ml），每日3次；在9~11个月期间，切得很碎或泥糊状食物，以及儿童能用手抓的食物，每餐3/4碗，每日3餐，再加1次点心；12~24个月，每餐1碗，每日3餐，两餐间加1次点心。 5. 将指导情况记录到儿童保健手册中。	1. 帮助母亲刺激射乳反射的方法：请母亲脱去上衣，使乳房松弛下垂，医务人员或家属双手握拳，伸出拇指，用双拇指在母亲脊柱两侧从上向下点压、按摩、移动，再自颈部移到肩胛骨，持续按摩2~3分钟。 2. 能说出辅食添加的最佳时间。 3. 婴幼儿辅食配方原则 3.1 主食作为主要成分，最好用谷类粥或烂面等面食。 3.2 蛋白质辅助食品，可用植物或动物蛋白质，如豆类、乳类、肉类、禽类、鱼、蛋。 3.3 含有矿物质及维生素的辅助食品，深绿色蔬菜和黄色水果及蔬菜。 3.4 供给热量的辅助食品，脂肪、油类或糖，以增加混合膳食所供给的热量。 4. 食物选择和制作注意事项 4.1 小米、高粱、玉米含铁及铁的吸收率高于大米，面粉含铁也高于大米，因此米和面交替、粗细混合，不仅提高蛋白质的利用率，还可增加铁的摄入量。 4.2 新鲜的蔬菜和水果含有丰富的维生素C，可促进铁吸收。菜和肉同吃铁吸收利用最好，水果应在饭后吃，可以促进食物中铁的吸收。	1. 营养是保证儿童生长发育及健康成长的先决条件，必须及时对家长和相关人员进行有关母乳喂养、食物添加、婴幼儿正确的进食行为培养的指导。向母亲认真解释辅食添加的重要性，指导家长如何选用合适的食材，制作适合婴幼儿的辅食，必要时为儿童制作带量食谱。 2. 各地婴幼儿的饮食有很大不同，在为婴幼儿配膳时，要结合当地供应的时令食品，制定合理的、适合该年龄的婴幼儿膳食。 3. 在和母亲沟通时态度要和蔼，语言要文明礼貌。 4. 对有当地风俗且不科学的婴幼儿喂养方式，要通过详细解释和利用科学依据给予说服，特别是对不同民族的习俗要给予尊重，同时，制定出适合的方案。

重要提示	所需物品
1. 辅食添加的同时，继续母乳喂养。 2. 小儿喂养时要把固体食物与奶分开食用。 3. 鸡、鸭、猪血是铁的很好来源，喂养小儿时可以适当增加这些食物的食用量。	小勺、碗、带量食谱。

2.3.2 实施抚触指导以促进婴幼儿心理行为发育

操作流程	知识要求	态度要求
1. 抚触前准备 1.1 房间温暖、安静，室温 23~25℃，有条件时播放一些柔和的音乐，有助于母婴彼此放松。 1.2 可选择婴幼儿洗澡后或穿衣前进行。 1.3 成人洗净双手，剪短指甲，摘下戒指、手表，以免在抚触时划伤婴幼儿的皮肤。抚触时间从 5 分钟开始逐渐增加到 10 分钟，每日 1~2 次。 1.4 取适量婴儿润肤油倒在掌心。 2. 抚触的步骤 2.1 从脸部开始：双手拇指从前额中心向上、向外推压；双手拇指从下颌中间向耳前划出一个微笑状；双手四指并拢，从前额发际抚向脑后，最后两中指分别停在耳后，每个动作做 4~6 次。 2.2 抚触胸部：双手放在婴幼儿两侧肋缘，右手向上滑向婴幼儿右肩，复原，左手以同样方法进行。 2.3 抚触腹部：顺时针方向按摩腹部。 2.4 抚触上肢：将婴幼儿双手下垂，用一只手捏住婴儿胳膊，从上臂到手腕轻轻捏；双手夹住小儿手臂，上下搓滚；两拇指的指腹从婴幼儿的掌根交叉向手掌方向抚摸婴幼儿的手掌心，其余四指交替抚摸手掌背，并轻轻提拉手指端。 2.5 抚触下肢：用手握住婴幼儿的大腿根部，自经膝部至小腿到踝部轻轻挤捏；夹住小腿，上下搓滚；双手的四指放置婴幼儿的脚面，用两拇指的指腹从婴幼儿的足跟、掌面交叉向足趾方向推进按摩脚掌心。其余四指按摩脚背，并轻轻提拉脚趾端。 2.6 抚触背部：将婴幼儿翻过身来，头侧向一边，双上肢向上，双手平放婴幼儿背部肌肉两侧，双手与脊椎成直角，从颈部向下按摩至骶尾部。 3. 一次抚触结束。	1. 婴幼儿抚触的好处：刺激婴幼儿的淋巴系统，增加抵抗疾病能力；减低各种婴幼儿皮肤病的发生率；增加婴幼儿睡眠，并改善睡眠质量；平复婴幼儿暴躁的情绪，减少哭闹；有利于婴幼儿生长发育；促进婴幼儿神经、行为发育，提高智商和情商。 2. 抚触注意事项：沐浴前后、午睡及晚上睡觉前均可；一定要在两次进食中间，婴幼儿不能太饱，也不能太饿，并在婴幼儿清醒、安静时进行。	1. 指导家长在给婴幼儿做抚触时，要边抚触，边和婴儿说话，并注意目光的交流。因为抚触不仅仅是身体的接触，更是母亲和婴幼儿心的交流，是母亲和婴幼儿之间沟通的一座桥梁。 2. 告知家长刚开始时婴幼儿可能不太配合，持续几次后就会适应。 3. 要细心耐心地指导婴幼儿母亲，对于理解能力较差、模仿能力较差的母亲，应放慢速度，一节一节练习，不应讥讽其动作笨拙。对智障或残疾母亲，应将抚触方法教会其他能承担的家庭成员。

重要提示	所需物品
不要强迫婴儿保持固定姿势，如果婴儿哭闹，先设法让其安静，然后才能继续。一旦哭得很厉害应停止抚触。	润肤油。

2.3.3 心理行为发育指导

2.3.3.1 心理行为发育指导以促进婴幼儿健康、全面发展（1）

操作流程	知识要求	态度要求
1. 指导家长根据个体化原则，注重婴幼儿发育的连续性和阶段性特点，给予科学的心理行为发育的预见性指导。 2. 1~3个月 2.1 注重亲子交流，在哺乳、护理过程中多与婴儿带有情感的说话、逗弄，对婴儿发声要用微笑、声音或点头应答，强调目光交流。 2.2 通过俯卧、竖抱练习、被动操等，锻炼婴儿头颈部的运动和控制能力。 2.3 增加适度的听觉、视觉和触觉刺激，听悦耳的音乐或带响声的玩具，用鲜艳的玩具吸引婴儿注视和跟踪。 3. 3~6个月 3.1 鼓励父母亲自养育婴儿，主动识别并及时有效的应答婴儿的生理与心理需求，逐渐建立安全的亲子依恋关系。 3.2 培养规律的进食、睡眠等生活习惯，多与婴儿玩看镜子、藏猫猫、寻找声音来源等亲子游戏。 3.3 营造丰富的语言环境，多与婴儿说话、模仿婴儿发声以鼓励婴儿发音，达到“交流应答”的目的。 3.4 鼓励婴儿自由翻身、适当练习扶坐；让婴儿多伸手抓握不同质地的玩具和物品，促进手眼协调能力发展。 4. 6~8个月 4.1 父母多陪伴和关注婴儿，在保证婴儿安全的情况下扩大活动范围，鼓励与外界环境和人接触。 4.2 经常叫婴儿名字，说家中物品名称，培养婴儿对语言的理解能力。引导婴儿发“ba ba”、“ma ma”等语音，提高其对发音的兴趣。 4.3 帮助婴儿练习独坐和匍匐爬行，扶腋下蹦跳；练习伸手够远处玩具、双手传递玩具、撕纸等双手配合和手指抓捏动作，提高手眼协调能力。	1. 能够掌握不同年龄儿童心理行为发育水平。 2. 能够阐述1~8个月婴儿心理行为发育指导相关知识。	1. 告知家长婴儿期宝宝的心理行为训练自出生就会不断接受外界环境的影响和刺激，不断形成条件反射，父母要根据婴儿期宝宝心理活动发生、发展规律，进行心理培养与心理训练。如教给父母有意识地锻炼婴儿抬头、翻身、挺胸、站立、行走，促使婴儿这些动作、行为的迅速发育。 2. 心理行为指导时应耐心、细致。告诉父母要细心照顾宝宝，特别是小婴儿，一旦出现问题，如果能及早察觉，尽早诊治，就能解决心理发育障碍，做到防患于未然。 3. 1岁前的婴儿不会说话，不能明确表达，但是他（她）们已经有很复杂的心理活动，告诉父母在教养宝宝时，要尽可能地了解宝宝的心理特点，有计划、有目的地进行，将会事半功倍。

重要提示	所需物品
多与婴幼儿交流和玩耍。	心理行为发育指导图或册。

2.3.3.2 心理行为发育指导以促进婴幼儿健康、全面发展（2）

操作流程	知识要求	态度要求
1. 8~12个月 1.1 帮助婴儿识别他人的不同表情；当婴儿出现生气、厌烦、不愉快等负性情绪时，转移其注意力；受到挫折时给予鼓励和支持。 1.2 丰富婴儿语言环境，经常同婴儿讲话、看图画。让婴儿按指令做出动作和表情，如叫名字有应答，懂得挥手“再见”。 1.3 帮助婴儿多练习手-膝爬行，学习扶着物品站立和行走；给婴儿提供杯子、积木、球等安全玩具玩耍，发展手眼协调和相对准确的操作能力。 1.4 增加模仿性游戏，如拍手“欢迎”、捏有响声的玩具、拍娃娃、拖动毯子取得玩具等。 2. 12~18个月 2.1 给予幼儿探索环境、表达愿望和情绪的机会。经常带幼儿玩亲子互动游戏，如相互滚球、爬行比赛等；引导幼儿玩功能性游戏，如模仿给娃娃喂饭、拍睡觉等。 2.2 多给幼儿讲故事、说儿歌，教幼儿指认书中图画和身体部位，引导幼儿将语言与实物联系起来，鼓励幼儿有意识地用语言表达。 2.3 给幼儿提供安全的活动场所，通过练习独立行走、扔球、踢球、拉着玩具走等活动，提高控制平衡的能力。 2.4 鼓励幼儿多做翻书页、盖瓶盖、用笔涂鸦、垒积木等游戏，提高认知及手眼协调能力。	能说出8~18个月婴幼儿心理行为发育指导相关知识。	1. 对待家长认为婴儿到一定的月龄之后，就自然而然地会爬行，不用给予特别的指导；或认为爬行太脏，到时候会走就可以了的错误观点，医务人员一定向家长解释清楚，讲解积极爬行能促进婴幼儿全身肌肉与大脑的协调发展，能锻炼婴幼儿的触觉、听觉、视觉等感觉器官，有助于其方位感和距离感的建立，同时能满足婴幼儿用自己的手脚去接触、探索世界的内在需求等相关知识，让家长充分认识到爬行对婴幼儿的身体和智力发育是非常重要的。 2. 婴幼儿模仿能力非常强，告诉家长要积极为孩子竖立良好的榜样，用自己的言传身教影响孩子。 3. 指导家长创设有利于良好生活习惯形成的环境，如创设安静温馨的睡眠、进食环境，利用日常生活各环节进行随机教育，采用鼓励表扬的正强化教育措施等。

重要提示	所需物品
注意婴幼儿安全。	图片或图画。

2.3.3.3 心理行为发育指导以促进婴幼儿健康、全面发展（3）

操作流程	知识要求	态度要求
1. 18~24个月 1.1 家长对待幼儿的养育态度和行为要一致。在保证安全的前提下，给幼儿自主做事情的机会，对幼儿每一次的努力都给予鼓励和赞扬，培养其独立性和自信心。 1.2 学习更多词汇，说出身边物品名称、短语，鼓励用语言表达需求和简单对话；学习区分大小，匹配形状和颜色等。 1.3 提高幼儿身体动作协调能力，学习扶着栏杆上下楼梯、踢皮球、踮着脚尖走和跑，握笔模仿画线，积木叠高等。 1.4 培养幼儿生活自理能力，如用勺进食、用杯子喝水，学习脱袜子、脱鞋；固定大小便场所，练习示意大小便。 2. 24~30个月 2.1 鼓励幼儿帮助家长做一些简单的家务活动，如收拾玩具、扫地、帮忙拿东西等，促进自信心的发展，激发参与热情。 2.2 当幼儿企图做危险的活动时，应当及时制止；出现无理哭闹等不适宜的行为时，可采用消退（不予理睬）或转移等行为矫正方法，让幼儿懂得日常行为的对与错，逐步养成良好的行为习惯。 2.3 教幼儿说出自己的姓名、性别、身体部位以及一些短句和歌谣。学习执行指令，用较准确的语言表达需求；培养幼儿理解“里外”、“上下”、“前后”等空间概念。 2.4 学习独自上下楼梯、单腿站，提高身体协调及大运动能力；通过搭积木、串珠子、系扣子、画画等游戏，提高精细动作能力。	能说出18~30个月婴幼儿心理行为发育指导相关知识。	1. 婴幼儿生活习惯的培养主要包括良好的睡眠、饮食、排便及卫生习惯的养成。婴幼儿良好习惯的养成，能为其一生发展奠定基础。良好的睡眠习惯，有利于婴幼儿的大脑和身体发育；良好的饮食习惯，能保证婴幼儿摄取足够的营养和正常的生长发育；良好的排便习惯，对于婴幼儿正常的饮食、睡眠等都有很大好处；良好的卫生习惯，能增进婴幼儿的基本生活自理能力。 2. 将培养婴幼儿养成良好习惯的相关知识，用通俗易懂、简明扼要的语言向家长传授，对于语言理解能力较差的家长，可通过操作示范，使家长理解、吸收。

重要提示	所需物品
注意婴幼儿安全。	图片或图画。

2.3.4 意外伤害指导以预防婴幼儿常见意外伤害的发生

操作流程	知识要求	态度要求
1. 准备相关物品，如易造成婴儿损伤的物体，预防措施的图片或图画。 2. 告诉家长易造成婴幼儿伤害的常见原因，如异物吸入、食物中毒、药物中毒、危险品、意外跌落等对婴幼儿造成的意外伤害。 3. 向家长分别说明或示范预防以上损伤的方法 3.1 预防异物吸入：要经常检查小儿口袋是否有危险物品；吃饭时不要恐吓、追跑等；防止小儿将小的物品含在嘴里；果冻要切成小块儿再吃；花生、豆子等食物粉碎后再给小儿吃，可以有效预防异物吸入。 3.2 预防婴幼儿食物中毒：生吃瓜果、蔬菜时要反复浸泡、清洁干净；食品要新鲜，剩余的食物要妥善保管，临吃前要加热煮沸。还要经常教育婴幼儿不要随地捡东西放入嘴中，更不要捡野果吃，以防食物中毒。 3.3 预防药物中毒：将药物、清洁剂、杀虫剂、去污剂等放置在专用的地方存放并上锁，避免孩子接触；在农村要加强农药保管，不要放在儿童容易拿到的地方；喷过农药的农田、菜地、果园，要严禁婴幼儿入内玩耍；盛农药的容器不要乱放，更不能将盛农药容器用作其他用途。 3.4 预防危险物品造成的伤害：如妥善放置开水、油、汤等，以免造成儿童烫伤；火柴、热水瓶、剪刀等要放在儿童拿不到的地方；电源要安装在婴儿摸不到的地方。 3.5 预防跌落伤：婴幼儿居室的窗户、楼梯、阳台、睡床等都应置有栏杆，防止从高处跌落。 4. 与家长讨论家庭中易发生伤害的危险因素。 5. 评价家长的理解和掌握程度。 6. 将指导情况记录到健康检查记录表中。	1. 能说出造成异物吸入的常见物品及防范措施。 2. 异物吸入简单的处理方法：应采取紧急措施进行抢救，越早越好。小儿面朝下，头低于身体，家长一只手在下托着小儿，另一只手拍打后背；脸朝上，家长用示指和中指猛压下胸部，两种方法反复交替进行，直至异物排出。 3. 能说出如何预防食物中毒。 4. 能说出如何预防药物或化学药品中毒。 5. 能说出预防常见危险物品伤害的方法。 6. 能说出如何预防跌落伤。	1. 幼儿好奇心强，活泼好动，但动作的平衡发育不够完善，又缺少生活经验，容易发生跌伤、割伤、烧烫伤等。提高家长日常生活的安全意识，特别是学会预防和处理方法是每个医务工作者应尽的义务。 2. 用通俗易懂或家长容易接受的语言进行指导。

重要提示	所需物品
一旦发生意外伤害，就近医院治疗。	宣传图片或图画。

2.3.5 婴幼儿常见疾病指导以降低疾病发生率

操作流程	知识要求	态度要求
1. 指导母亲做好维生素D缺乏性佝偻病的预防 1.1 告诉母亲小儿生后6个月内纯母乳喂养，满6个月开始添加辅食，保证小儿对各种营养素的需要；在有条件的地区，人工喂养者可用强化维生素D奶或婴儿配方奶粉。 1.2 晒太阳时尽量暴露小儿皮肤，并逐渐增加晒太阳的时间，平均每日户外活动应在1小时以上。 1.3 如是足月儿，生后数日开始每日补充维生素D 400U至2岁；如是早产儿、双胎儿生后即每日补充维生素D 800U，3个月后改为400U。 1.4 一般可不加服钙剂，但对有低钙抽搐史或以淀粉为主食者补给适量的钙剂是必要的。 2. 指导母亲做好缺铁性贫血的预防 2.1 告诉母亲尽量母乳喂养。 2.2 如果是早产儿或低出生体重儿，应从4周龄开始补铁，剂量为每日2mg/kg元素铁，直至1周岁。 2.3 纯母乳喂养或以母乳喂养为主的足月儿从4月龄开始补铁，剂量为每日1mg/kg元素铁。 2.4 人工喂养婴儿应采用铁强化配方奶。 2.5 注意小儿食物的均衡和营养，多提供富含铁食物，多食用蔬菜和水果。 3. 指导母亲做好小儿腹泻的预防 3.1 告诉母亲要坚持母乳喂养，母乳易消化，还有多种酶和抗体，可以提高小儿抵抗力。 3.2 应注意饮食卫生，小儿使用的餐具、奶瓶应每日煮沸消毒一次，每次用前都应该用开水洗烫。 3.3 在哺乳前母亲应清洗手和乳头。 3.4 培养小儿良好的卫生习惯，饭前便后要洗手。 3.5 腹泻流行期间，小儿不要到公共场所，避免交叉感染。 4. 指导母亲做好呼吸道感染的预防 4.1 告诉母亲要母乳喂养，提高小儿免疫力。 4.2 生活要规律，保证足够的睡眠和户外活动。 4.3 家人感冒时，应尽量不与小儿接触；母亲感冒时，接触小儿前应先洗手、戴口罩再喂奶。 4.4 感冒流行期间，不去公共场所，减少交叉感染。 4.5 家里勤开窗通风，保持室内空气新鲜。	能够说出维生素D缺乏性佝偻病、缺铁性贫血、小儿腹泻、呼吸道感染的预防措施。	1. 应根据当地儿童健康状况，有的放矢地进行预防疾病的宣传，采取综合措施增强小儿体质，防患于未然。 2. 多数母亲对医学知识了解甚少，因此，在开展疾病指导教育时，要分次分节进行，将讲解内容通俗化，或编成易记忆易懂的顺口溜。 3. 告诉母亲防治疾病的关键是理论联系实际，必须把这些知识在抚养过程中慢慢理解和实践，最好将这些知识印在卡片上发给家长。 4. 要不厌其烦地耐心解释，不应急躁或草率从事。

重要提示	所需物品
佝偻病治疗3个月不见好转者，应转上级医疗保健机构查找原因，切不可过多使用维生素D，以防中毒。	量杯、口服补液盐（ORS）。

2.3.6 口腔保健指导以预防婴幼儿龋齿等口腔疾病

操作流程	知识要求	态度要求
1. 查看口腔：告诉家长抱小儿坐在其大腿上，一手固定小儿头部，另一手压住双手，再用双大腿夹住小儿双下肢，使小儿头略向后仰，面向光源；医务人员左手用压舌板伸进小儿口中，轻轻压在舌前2/3与后1/3交界处，用力要适当，避免小儿呕吐。 2. 查看黏膜是否光洁，有无溃疡。 3. 查看有无乳牙迟萌。 4. 查看有无龋齿。 5. 有针对性地进行口腔保健指导。 6. 将检查结果及指导情况记录到儿童保健手册健康检查记录表中。	1. 造成乳牙迟萌的原因：小儿在1岁后还未出牙，属于乳牙迟萌。是由某些全身性疾病引起发育迟缓所致，如佝偻病、先天性甲状腺功能减退症（呆小病）、极度营养不良或先天性梅毒等全身疾病。一定要排除有无牙齿畸形，及时到医院检查，可行牙床X线检查证实。 2. 预防龋齿主要方法 2.1 控制饮食中的糖，提倡母乳喂养，婴幼儿养成多吃蔬菜、水果和富含钙、磷、维生素的食物。 2.2 通过氟化法增加牙齿中的氟元素，改变牙釉质表面或表层的结构，以增强其抗龋性能。效果较好的方法有牙齿面涂氟、用含氟牙膏刷牙等。 2.3 让婴幼儿养成口腔卫生的习惯，减少或消除病原刺激物，创造清洁的口腔环境是防龋的重要环节。正确的口腔清洁可清除口腔中的大部分细菌，减少菌斑形成。针对婴儿最常用的方法是取一块儿干净的湿纱布，缠在手指上，然后轻轻地按摩婴儿的牙龈组织以清洁牙齿。亦可用专用牙刷，放在白开水里湿润后，再给孩子清洁牙齿。刷牙应早晚各1次，饭后应漱口，而睡前刷牙更重要。采用“上牙往下刷，下牙往上刷，里里外外都刷到”的刷牙方法。切勿横刷牙齿，否则即不能达到清除牙缝食物的目的，又会损伤牙龈，久而久之甚至可引起牙龈萎缩。幼儿使用的牙刷毛束不宜超过3排，每排6~7束，刷牙时应与牙面呈45°~60°角，每个部位反复刷10次，每次刷牙2~3分钟。 2.4 提倡儿童适量饮茶和用茶含漱，可有效预防龋齿。	1. 婴幼儿时期主要的口腔疾病是龋齿，而龋齿主要由牙菌斑引起的，清除牙菌斑应从第一颗牙萌出时开始，清洁工作全靠家长完成。要耐心细致地为家长讲解清洁口腔的方法。 2. 对婴幼儿要面带微笑，和蔼可亲，使婴幼儿有亲切感，从而消除紧张、抵触心理以取得信任与合作。 3. 检查时应尽量让婴幼儿与家长在一起，可坐或躺在家长的怀里检查。这样可以增加其安全感。另外动作要轻柔，以减少婴幼儿的不适感。 4. 操作时要动作轻柔、敏捷，防止造成意外损伤，一旦发生，要及时给予处理，并向家长解释，理解家长的不悦和担心。
重要提示		所需物品
1. 发现乳牙迟萌婴幼儿，转诊到上一级医疗保健机构确诊。 2. 高氟区不能使用含氟牙膏。		手电筒、压舌板。

2.3.7 耳及听力保健指导以避免婴幼儿听力、言语残疾

操作步骤	知识要求	态度要求
1. 首先告诉家长应该为婴幼儿定期进行听力筛查，并告知听力筛查的重点年龄。 2. 如果为哺乳期婴幼儿，请母亲进行哺乳，观察哺乳的整个过程，重点观察体位和哺乳姿势是否正确，如不正确，告知并演示正确的哺乳姿势，防止因姿势不正确导致呛奶。婴儿溢奶时请家长及时、轻柔清理。 3. 告知家长不要为婴幼儿自行清洁外耳道，避免损伤。 4. 指导家长婴幼儿洗澡或游泳方法，防止呛水和耳进水。 5. 告知家长婴幼儿居住环境保持安静，远离强声或持续的噪声环境，避免使用耳机。 6. 询问婴幼儿家长是否有耳毒性药物致聋家族史，如果有，告知家长即使通过听力筛查仍应当在 3 年内每年至少听力筛查 1 次。 7. 当儿童患腮腺炎、脑膜炎等疾病时，应当注意听力变化。 8. 在日常生活中应注意避免婴幼儿头部外伤和外耳道异物。 9. 告诉家长如有以下异常，应当及时就诊：婴幼儿耳部及耳周皮肤异常；外耳道有分泌物或异常气味；有拍打或抓耳部的动作；有耳痒、耳痛、耳胀等症状；对声音反应迟钝；有语言发育迟缓的表现。	1. 听力筛查的重点年龄：新生儿期、6、12、24、36 月龄为听力筛查的重点年龄。 2. 正确的哺乳姿势：哺乳时让母亲用乳头接触婴儿的嘴唇，等待新生儿嘴张大时，使新生儿迅速靠近乳头，含住乳头及大部分乳晕，上唇上面有更多的乳晕，下唇向外翻，新生儿下颌贴近乳房。 3. 正确哺乳体位：母亲以舒服放松的体位躺着或坐着；婴幼儿头和颈部得到支持，头、颈、身体呈一条直线，身体贴近母亲，面向母亲的乳房，并使鼻子对着乳头。	1. 有些产妇初为人母，未免会紧张、焦虑，不知所措，要鼓励和安慰母亲，消除其不安情绪，并对母亲及家属提出的问题给予耐心准确的回答，不要敷衍更不要态度粗暴。 2. 对于文化水平低或理解力较差的家长，不要表现出不耐烦或讥讽的态度，应该耐心讲解，详细示范，直至家长学会为止。

重要提示	所需物品
出现以下情况之一者，应当予以及时转诊至儿童听力检测机构做进一步诊断。 1. 听觉行为观察法筛查任一项结果阳性。 2. 听觉评估仪筛查任一项结果阳性。 3. 耳声发射筛查未通过。	示教乳房、示教娃娃。

2.3.8 眼及视力保健指导以保护和促进婴幼儿视力功能正常发育

操作步骤	知识要求	态度要求
1. 指导家长注意婴幼儿用眼卫生 1.1 培养良好的用眼卫生习惯，包括培养正确的看书、写字姿势，正确的握笔方法，在良好的照明环境下读书、游戏。 1.2 婴幼儿持续近距离注视时间每次不宜超过30分钟，操作各种电子视频产品时间每次不宜超过20分钟，每天累计时间建议不超过1小时。2岁以下婴幼儿尽量避免操作各种电子视频产品。眼睛与各种电子产品荧光屏的距离一般为屏面对角线的5~7倍，屏面略低于眼高。 1.3 屈光不正婴幼儿要到具有相应资质的医疗机构或眼镜验配机构进行正规散瞳验光，调整眼镜屈光度，不要使用劣质及不合格眼镜。 1.4 不要盲目使用眼保健产品，要在专业医师指导下合理、适度使用。 1.5 合理营养，平衡膳食。经常到户外活动，每天不少于2小时。 2. 防止眼外伤 2.1 婴幼儿应当远离烟花爆竹、锐利器械、有害物质，不在具有危险的场所活动，防范宠物对眼的伤害。 2.2 活动场所不要放置锐利器械、强酸强碱等有害物品，注意玩具的安全性。 2.3 眼进异物，或眼球扎伤、撞伤，要及时到设有眼科的医疗机构就诊。 3. 预防传染性眼病 3.1 教育和督促儿童经常洗手，不揉眼睛。 3.2 不要带领患有传染性眼病的儿童到人群聚集的场所活动。 3.3 社区或托幼机构应当注意隔离患有传染性眼病的儿童，防止疾病传播蔓延。	需及时转诊的婴幼儿： 1. 具有眼病高危因素的新生儿和出生体重<2000g的早产儿和低出生体重儿。 2. 眼睑、结膜、角膜和瞳孔等检查发现可疑结构异常。 3. 检查配合的婴儿经反复检测均不能引出光照反应及瞬目反射。 4. 注视和跟随试验检查异常。 5. 具有任何一种视物行为异常的表现。 6. 眼位检查和眼球运动检查发现眼位偏斜或运动不协调。 7. 复查后视力，4岁儿童≤0.6、5岁及以上儿童≤0.8，或两眼视力相差两行及以上。	1. 家长普遍重视学龄前和学龄期儿童的视力保护，往往会忽视婴幼儿的视力保健，致使患眼病的孩子失去治疗良机，一定重视婴幼儿期眼保健，从小养成良好的用眼卫生习惯。 2. 医务人员要结合日常眼保健知识和经验，以通俗易懂、图文并茂的方式，向家长和儿童讲解眼和视力保健相关知识。 3. 耐心嘱咐家长要注意防范婴幼儿眼意外伤害。

重要提示	所需物品
告诉家长婴幼儿一旦发生眼外伤，立刻就近治疗。	图片。

2.4　儿童健康问题处理

【服务流程】

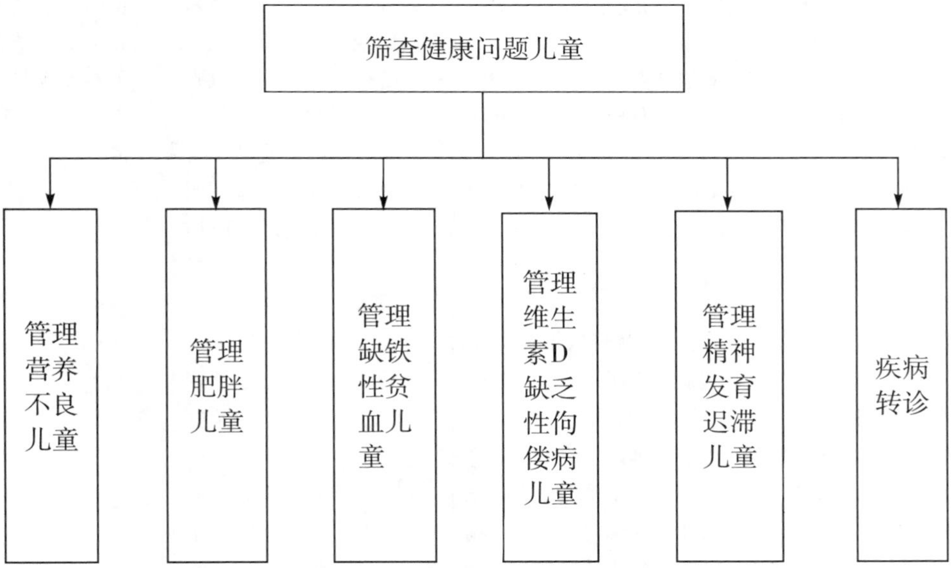

【操作说明】

2.4.1 筛查健康问题儿童以便及时处理

操作流程	知识要求	态度要求
1. 测量儿童身高（身长）、体重，并进行生长发育评估 1.1 儿童体重/年龄在中位数加减2个标准差之间为发育正常；低于中位数减去2个标准差为低体重。 1.2 身高（身长）/年龄在中位数加减2个标准差之间为发育正常；低于中位数减去2个标准差为生长迟缓。 1.3 体重/身高（身长）在中位数加减2个标准差之间为匀称；低于中位数减去2个标准差为消瘦，高于中位数加上2个标准差为肥胖。 1.4 低体重、生长迟缓、消瘦、肥胖均为儿童营养性疾病，需专案管理。 2. 检测血红蛋白：6月龄~6岁儿童血红蛋白（Hb）<110g/L为贫血；90~109g/L为轻度贫血；60~89g/L为中度贫血；<60g/L为重度贫血。 3. 通过询问、查体、辅助检查，了解儿童是否有维生素D缺乏性佝偻病 3.1 询问母亲儿童睡眠时有无多汗、易激惹、夜惊等症状。 3.2 查看儿童前囟大小，查看是否有颅骨软化、方颅、手（足）镯、串珠肋、鸡胸、“O”形腿、“X”形腿等体征。 3.3 如果儿童有以上症状、体征；血钙、磷正常或降低，血碱性磷酸酶（AKP）正常或增高，25-羟维生素D降低；长骨X线片干骺端临时钙化带模糊或消失，干骺端增宽，呈毛刷状或杯口状，诊断为维生素D缺乏性佝偻病。 4. 儿童智力筛查：丹佛（DDST）发育筛查试验，在个人-社会、精细动作-适应性、语言、大运动4个能区中，两个或更多能区，每个能区有两项或更多发育延迟；一个能区有两项或更多发育延迟，加上一个能区或更多能区有一项发育延迟和该能区切年龄线的项目均不通过为异常，需进一步确诊。	1. 维生素D缺乏性佝偻病的评估和分期 1.1 早期：可有多汗、易激惹、夜惊等症状。血钙、磷正常或稍低，血AKP正常或稍高，血25-羟维生素D降低；长骨X线片无异常或干骺端临时钙化带模糊。 1.2 活动期：可有颅骨软化或方颅、手（足）镯、串珠肋、鸡胸、“O”形腿、“X”形腿等体征。血钙正常低值或降低，血磷明显下降，血AKP增高，25-羟维生素D显著降低。长骨X线干骺端临时钙化带消失，干骺端增宽，呈毛刷状或杯口状，骨骺软骨盘加宽>2mm。 1.3 恢复期：症状减轻或消失；血生化恢复正常；长骨X线片显示干骺端临时钙化带重现、增宽、密度增加，骨骺软骨盘加宽<2mm。 2. 能够进行生长发育评估。 3. 能进行智力筛查。	1. 家长特别关注儿童生长发育情况，医务人员要和家长充分沟通，将影响儿童生长发育的具体原因和干预措施进行详细、充分讲解。 2. 在指导理解能力差或有残疾的家长时，不要嘲笑和讥讽，或敷衍了事，应具有耐心、爱心和同情心。
重要提示		所需物品
对重度营养不良、经治疗仍不见好转的维生素D缺乏性佝偻病、精神发育迟滞儿童，需转上级医疗保健机构就诊。		身高体重测量仪、X线机等。

2.4.2　管理健康问题儿童以便及时矫治

2.4.2.1　管理营养不良儿童以确保儿童沿着正常趋势生长

操作流程	知识要求	态度要求
1. 为营养不良儿童建立登记和专案管理档案（附件18、附件19） 1.1 轻度的营养不良由各基层医疗机构（乡镇卫生院和社区卫生服务中心）承担并建立专案管理。 1.2 中度营养不良由基层医疗机构转至县级医疗保健机构进行病因分析和检查，给予治疗方案后再到基层医疗机构进行专案管理，若治疗效果不佳，转市级医疗保健机构进行专案管理。 1.3 重度营养不良到市级医疗保健机构进行专案管理。 2. 帮助营养不良儿童家长查找病因。 3. 制定合理的干预措施并指导家长 3.1 对引起儿童营养不良的各种急、慢性疾病、消化道畸形要彻底治疗，及时补充维生素；按时进行预防接种，防止传染病发生。 3.2 喂养指导：提倡母乳喂养，合理添加辅食。从小养成良好的饮食习惯，不挑食、不偏食。一日三餐热量、蛋白质、脂肪及碳水化合物搭配合理，并保证足够的维生素含量。中度以上营养不良患儿消化功能已受损，先以满足基础代谢为主，以后根据消化功能逐渐增加。 3.3 随访：每月测量1次体重、身长（身高），并对测量结果进行评估分析。连续2次治疗体重增长不良，或营养改善3~6个月后，但身高或身长仍增长不良者，需及时转上级妇幼保健机构或专科门诊进行会诊或治疗。 4. 结案：一般情况好，体重/年龄或身长（身高）/年龄或体重/身长（身高）≥中位数减去2个标准差，即可结案。 5. 将随访结果逐项填写到健康档案中。	1. 营养不良的常用指标 1.1 低体重：中度：W/A <中位数减去2个标准差；重度：W/A <中位数减去3个标准差。此指标反映急性和慢性营养不良。 1.2 消瘦：中度：W/H值<中位数减去2个标准差；重度：W/H值<中位数减去3个标准差。此指标反映急性营养不良。 1.3 生长迟缓：中度：H/A<中位数减去2个标准差；重度：H/A <中位数减去3个标准差。主要反映长期慢性营养不良。 2. 造成儿童营养不良的原因 2.1 早产、低出生体重儿或小于胎龄儿。 2.2 喂养不当，如乳类摄入量不足、未适时进行食物转换、偏食和挑食等。 2.3 反复出现呼吸道感染和腹泻，消化道畸形，有内分泌、遗传代谢性疾病及影响生长发育的其他慢性疾病。	1. 和家长认真沟通，充分了解儿童是否有不良的饮食（挑食、偏食）习惯，特别是对蛋白质和能量等营养素的摄入不足，慢性腹泻、感染性疾病等。 2. 向家长宣传保健知识，宣传儿童合理喂养的重要性，并根据儿童需要，为儿童量身定制带量食谱，每两周更换一张食谱。 3. 力争家长积极配合制定的管理和治疗方案。

重要提示	所需物品
重症病例需住院治疗，同时还需随时防止自发性低血糖的发生。	身高体重测量仪、生长发育监测图。

2.4.2.2 管理肥胖儿童以降低心血管疾病的发生率

操作流程	知识要求	态度要求
1. 为肥胖儿童建立登记和专案管理档案 1.1 轻度肥胖由各基层医疗机构承担并建立专案管理。 1.2 中度肥胖由基层医疗机构转至县级医疗保健机构进行病因分析和检查，给予治疗方案后再到基层医疗机构进行专案管理。 1.3 重度肥胖由市级医疗保健机构专案管理。 2. 帮助肥胖儿童家长查找病因。 3. 为儿童制定合理的干预措施 3.1 婴儿期肥胖：应6个月内纯母乳喂养，在合理添加辅食的基础上继续母乳喂养至2岁；监测生长发育情况；控制超重/肥胖婴儿的体重增长速度，无需采取减重措施；避免低出生体重儿过度追赶生长。 3.2 幼儿期肥胖：每月进行一次体格发育评价；避免过度进食，多户外活动；不能使用饥饿、药物等影响儿童健康的减重措施。 3.3 学龄前期肥胖：每季度进行一次体格发育评价；培养健康的饮食习惯和生活方式，尽量少看电视。 3.4 对所有筛查出的肥胖儿童采用体重/身长（身高）曲线图或BMI曲线图进行生长监测。 3.5 对怀疑有病理性因素、存在合并症或经过干预肥胖程度持续增加的肥胖儿童，转诊至上级妇幼保健机构或专科门诊进一步诊治。 4. 结案：当体重/身长（身高）恢复到正常标准后，继续管理3个月，结案转入健康儿童管理。 5. 将随访结果逐项填写到档案中。	1. 超重/肥胖评估标准 1.1 超重：体重/身长（身高）≥M+1SD，或体质指数/年龄（BIM/年龄）≥M+1SD。 1.2 肥胖：体重/身长（身高）≥M+2SD，或体质指数/年龄（BIM/年龄）≥M+2SD。 2. 高危肥胖儿童危险因素评估 2.1 家族史：肥胖、糖尿病、冠心病、高脂血症、高血压等家族史。 2.2 饮食史：过度喂养或过度进食。 2.3 出生史：低出生体重儿。 2.4 BMI快速增加：BMI在过去1年中增加≥2.0。 2.5 对筛查出的肥胖儿童，以上任何一项指标呈阳性者为高危肥胖儿童。	1. 肥胖儿童有患高血压、糖尿病、心血管病及胆石症等风险，还会患有心理障碍等问题，对以后的成长危害极大。要耐心细致地将这些危害解释给家长，尤其是部分老年人，以为孩子胖就是健康，所以在管理过程中要随时与家长进行沟通，了解儿童在家中饮食、运动、生活习惯等情况。 2. 指导家长培养儿童良好的饮食习惯，控制幼儿进食量、进餐速度，不要看电视时进餐，多吃水果和蔬菜，少吃高热量饮食。 3. 鼓励儿童克服自卑心理，鼓励幼儿面对现实，积极主动的参与减肥，一旦有效就应鼓励他们坚持下去。

重要提示	所需物品
有些儿童体质弱，稍活动就感到心悸、气短、流汗而拒绝运动，对此，医务人员不要急躁，要循序渐进，关键在于持之以恒。	身高、体重计、生长发育监测图。

2.4.2.3 管理缺铁性贫血儿童以便减少贫血对儿童造成的伤害

操作流程	知识要求	态度要求
1. 为贫血儿童建立登记和专案管理档案（附件18、附件20） 1.1 轻度营养性缺铁性贫血由各基层医疗机构承担并建立专案管理。 1.2 中度营养性缺铁性贫血由基层医疗机构转至县级医疗保健机构进行病因分析和检查，给予治疗方案后再到基层医疗机构进行专案管理。 1.3 重度营养性缺铁性贫血由市级医疗保健机构专案管理。 2. 帮助贫血儿童家长查找病因。 3. 制定合理的干预措施并指导家长 3.1 铁剂治疗：口服补充铁剂以元素铁计算，每日4.5~6mg/kg体重，分3次服用，餐间服用。同时服用维生素C促进吸收。常用铁剂含铁量，即每1mg元素铁相当于：硫酸亚铁5mg、乳酸亚铁5mg、葡萄糖酸亚铁8mg、富马酸亚铁3mg。口服铁剂可能出现恶心、呕吐、胃痛、便秘、大便颜色变黑、腹泻等不良反应，反应严重时，可将剂量减半或换其他剂型的铁剂。Hb值正常后继续补充铁剂2个月。 3.2 调整饮食：应选择含优质蛋白质、含铁丰富且吸收率高的食物，多食新鲜蔬菜、水果，补充维生素C促进铁的吸收，少食过粗纤维的食物，以免抑制铁的吸收。 3.3 随访：轻中度贫血2~4周复查Hb；重度贫血，轻中度贫血正规治疗1个月后无改善或进行性加重者，转上级妇幼保健机构或专科门诊会诊治疗。 4. 结案：Hb正常，再服用铁剂2个月后身体恢复健康儿童即可结案。 5. 将随访结果逐项填写到档案中。	1. 造成营养性缺铁性贫血的常见原因 1.1 早产、双胎或多胎、胎儿失血和妊娠期母亲贫血，导致铁储备不足。 1.2 未及时添加富含铁的食物，导致铁摄入量不足。 1.3 不合理的饮食搭配和胃肠疾病，影响铁的吸收。 1.4 生长发育过快，对铁的需要量增大。 1.5 长期慢性失血，导致铁丢失过多。 2. 营养性缺铁性贫血预防 2.1 孕妇：加强营养，摄入富含铁食物。从妊娠第3个月开始，按元素铁60mg/d口服补铁，必要时可延续至产后，同时服用小剂量叶酸及其他维生素和矿物质。 2.2 婴儿：早产/低出生体重儿从4周龄开始补铁，每日2mg/kg元素铁至1周岁；母乳喂养足月儿从4月龄开始每日1mg/kg元素铁。 2.3 婴儿：注意食物均衡和营养。 2.4 寄生虫感染防治：高发地区应防治贫血同时进行驱虫治疗。	1. 一旦发现营养性缺铁性贫血儿童，立刻针对病因采取综合治疗措施。 2. 在治疗过程中要指导家长密切注意观察儿童临床症状和体征：如儿童精神、食欲、记忆力、注意力情况，面色、眼结膜、唇色、毛发情况有无变化。

重要提示	所需物品
血红蛋白正常后仍要服用2个月药物再停药。	血红蛋白检测仪、铁剂、维生素C。

2.4.2.4 管理维生素D缺乏性佝偻病儿童以减少骨骼畸形的发生

操作流程	知识要求	态度要求
1. 为维生素D缺乏性佝偻病儿童建立登记和专案管理档案（附件21） 1.1 轻度佝偻病由各基层医疗机构承担并建立专案管理。 1.2 中度佝偻病由基层医疗机构转至县级医疗保健机构进行病因分析和检查，给予治疗方案后再到基层医疗机构进行专案管理。 1.3 重度佝偻病由市级医疗保健机构专案管理。 2. 帮助佝偻病儿童家长查找病因。 3. 为儿童制定合理的干预措施 3.1 维生素D（VitD）治疗：活动期佝偻病儿童建议口服维生素D 800U/d连服3~4个月或2000~4000U/d（50~100μg）连服1个月，之后改为400U/d。口服困难或腹泻等影响吸收时，可一次性肌注维生素D 15万~30万U，1~3个月后口服维生素D 400U/d。大剂量治疗中应监测血生化指标。 3.2 合理喂养，平衡膳食，改变偏食、挑食等不良习惯，多进食含钙量高的食物。 3.3 坚持每天晒太阳1~2小时，尽量暴露身体部位。 3.4 适当补充钙剂，每日补充钙元素100~300mg，每100mg钙元素相当于：葡萄糖酸钙（含钙9%）1111mg，乳酸钙（含钙13%）769mg，碳酸钙（含钙40%）250mg。 3.5 随访：活动期佝偻病每月复查1次，恢复期2个月复查1次，直至痊愈。 3.6 转诊：治疗1个月后，如临床表现、血生化与骨骼X线改变无恢复征象，应考虑其他非维生素D缺乏性佝偻病，转上级妇幼保健机构或专科门诊明确诊断。 4. 结案：活动期佝偻病症状消失1~3个月，体征减轻或恢复正常后观察2~3个月无变化者，即可结案。 5. 将随访结果逐项填写到档案中。	1. 导致佝偻病的病因 1.1 围生期维生素D储存不足，如孕妇和乳母维生素D不足、早产、双胎或多胎。 1.2 日照不足，室外活动少。 1.3 生长速度快，而食物中维生素D不足。 1.4 疾病影响，如反复呼吸道感染、慢性消化道疾病、肝肾疾病。 2. 维生素D缺乏性佝偻病预防 2.1 母亲孕期常户外活动，进食富含钙、磷食物，适当补充维生素D 400~1000U/d。 2.2 婴幼儿经常户外活动。 2.3 早产儿、双胎儿生后即应补充维生素D 800U/d，3个月后改为400U/d。有条件者可监测血生化指标，适当调整剂量。	1. 佝偻病主要造成儿童骨骼发育病变，如：颅骨、胸骨变形，脊柱畸形，出牙延迟，要和家长解释清楚维生素D缺乏性佝偻病造成的危害，并指导家长让幼儿多晒太阳。 2. 指导家长日常观察儿童的临床症状和体征。

重要提示	所需物品
严重佝偻病，可致病儿全身肌肉松弛，肌张力降低，坐、立、行等运动功能发育落后，语言发育落后，甚至导致抽搐、死亡。	X线机、血生化分析仪。

2.4.2.5 管理精神发育迟滞儿童以提高其智力水平

操作流程	知识要求	态度要求
1. 为精神发育迟滞儿童建立登记和专案管理档案，并立即转入上级医疗保健机构就诊。 2. 上级医疗保健机构进行病因分析和检查，给予治疗方案后再到基层医疗机构进行专案管理。 3. 精神发育迟滞儿童管理措施 3.1 早发现，早干预。 3.2 有针对性地对发育迟缓儿童进行早期训练。如：粗大运动、精细运动、语言、适应性行为、人际交流技巧等方面的综合干预。 3.3 健康教育，以帮助儿童提高智力水平，培养学习和适应生活的能力。 3.4 随访：每3个月进行一次智力检查，判定疗效，制定下一次干预计划。 4. 结案：IQ≥80后转入正常儿童健康管理范围。 5. 将随访结果逐项填写到健康档案中。	1. 能说出导致精神发育迟滞常见病因。 2. 精神发育迟滞的诊断标准 2.1 一般智力功能低于平均水平，IQ<70。 2.2 社会适应能力存在缺陷，低于社会所要的标准。 2.3 18岁以前起病，根据精神发育迟滞的智商（IQ）分为：边缘状态IQ 70~79，轻度IQ 55~69，中度IQ 40~54，重度IQ 25~39，极重度IQ<24。	作为精神发育迟滞的家长，未免会痛苦、失望，应安慰家长，从精神上支持、鼓励家长，要坚持治疗，不放弃、不气馁。

重要提示	所需物品
精神发育迟滞儿童发现越早、治疗越早效果越好。	智力测验工具。

2.4.2.6 转诊疾病婴幼儿以便得到及时救治

操作流程	知识要求	态度要求
1. 婴幼儿健康检查时，发现下列情况之一，且无条件诊治者应转诊 1.1 皮肤有皮疹、糜烂、出血点等，淋巴结肿大、压痛。 1.2 头围过大或过小，前囟张力过高，颈部活动受限或颈部包块。 1.3 眼外观异常、溢泪或溢脓、结膜充血、眼球震颤，婴儿不注视、不追视，4岁以上儿童视力筛查异常。 1.4 耳、鼻有异常分泌物，龋齿。 1.5 听力筛查未通过。 1.6 心脏杂音，心律不齐，呼吸音异常。 1.7 肝脾肿大，腹部触及包块。 1.8 脊柱侧弯或后突，四肢不对称，活动度和肌张力异常，疑有发育性髋关节发育不良。 1.9 外生殖器畸形、睾丸未降、阴囊水肿或有包块。 2. 记录健康检查和转诊记录。	1. 能够阐述婴幼儿疾病的常见症状。 2. 能够说出哪些疾病需要转诊。	1. 在为婴幼儿健康检查时要耐心、细心、细致，不遗漏任何环节和症状。 2. 检查时如遇到婴幼儿哭闹，应面带笑容和婴幼儿进行眼神交流和沟通，待其安静配合后再进行检查，对急躁、紧张的母亲给予安慰，有些家长对小儿极为紧张，唯恐检查中会伤及小儿，对此应给予理解。 3. 检查时态度和蔼，动作轻柔；检查过程中既要全面仔细，又要注意保暖，不要过于暴露身体部位以免婴儿着凉。

重要提示	所需物品
在健康检查中发现任何不能处理的情况均应转诊。	听诊器。

3. 学龄前期和学龄期保健

【服务标准】

按照《全国儿童保健工作规范》、《国家基本公共卫生服务规范（2011 版）》要求，由当地乡镇卫生院、社区卫生服务中心或辖区内医疗保健机构为辖区内居住的学龄前期和学龄期儿童每年进行 1 次健康检查和指导。

【服务流程】

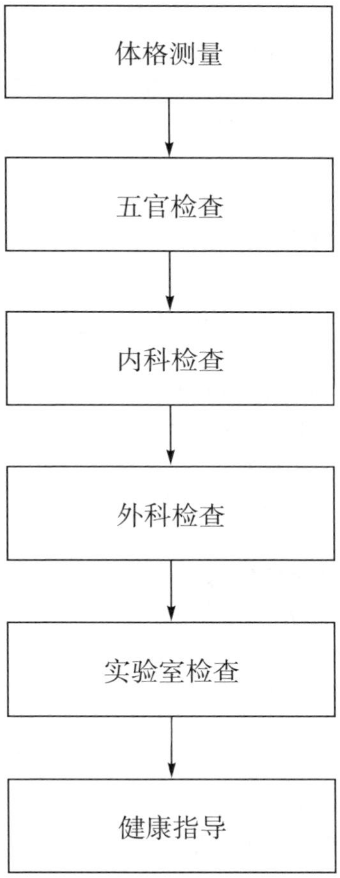

【操作说明】

3.1 体格测量以发现体格发育异常儿童

操作流程	知识要求	态度要求
1. 告知家长，儿童需每年一次定期体格检查。 2. 选择灯光良好，温度适宜，安静的场所进行检查；准备适宜身高的诊断床、皮尺、身高体重测量仪器及体格生长指标发育量表。 3. 询问出生年月日（公历），计算实足年龄。 4. 询问儿童卫生习惯，如有无挑食、早晚刷牙、饭前便后洗手，家长有无吸烟、酗酒习惯；询问儿童入托教养情况、与其他儿童交往情况；询问上次检查到本次检查之间的膳食、患病等情况。 5. 体格测量 5.1 测量头围：取坐位或立位，测量者立于被测者之前或右方，用软尺从头部右侧眉弓上缘向后经枕骨粗隆，从左侧眉弓上缘回至零点，读出数字即头围。 5.2 测量胸围：取立位，测量时被测者处于两手自然平放或下垂，两眼平视。测量者立于前方或右方，用左手拇指将软尺零点固定于被测者胸前乳头下缘，右手将软尺经右侧绕背部以两肩胛下角下缘为准，经左侧面回至零点，取平静呼吸气时的中间读数，误差不超过0.1cm。 5.3 测量体重：测量体重前应先校正体重计；儿童脱去外衣，站在体重计中间，待儿童站稳，数据稳定后读出数字。以千克（kg）为单位，记录至小数点后两位。 5.4 测量身高：脱去外衣、鞋、袜、帽；取立位，两眼直视正前方，胸部挺起，两臂自然下垂，脚跟并拢，脚尖分开约60°，脚跟、臀部与两肩胛间3点同时接触立柱，头部保持正中位置，使测量板与头顶点接触，读测量板垂直交于立柱上刻度的数字，视线应与立柱上刻度的数字平行。以厘米（cm）为单位，记录至小数点后1位。 6. 生长发育评估：采用离差法评估儿童体格生长发育水平，排除生长迟缓、低体重、消瘦、肥胖等情况。 7. 将测量及评估结果记录到儿童保健手册或健康档案中。	1. 能够掌握学龄前期和学龄期儿童健康检查的内容。 2. 能够说出体格测量方法。 3. 能够演示生长发育监测方法。	1. 测量时语言温柔，操作轻柔，与儿童多交流，争取孩子的配合。 2. 关爱有异常的儿童，对肥胖和矮小的儿童不要讥笑嘲讽。 3. 敏感问题可与家长多交流，指导家长改正孩子的不良习惯。 4. 体检时要耐心仔细地了解儿童的全面情况，重视询问与检查，并做出评价，发现问题及时告知和指导。 5. 测量身高体重要求准确，体重身高测量工具不宜选用电子体重身高测量仪器；使用统一体检表（卡、册）；统一测量方法；统一评价和诊断标准。 6. 测量女孩头围时，如有辫子，应将辫子分开，切勿将辫子和女孩头上的蝴蝶结压在软尺下，以免影响读数。

重要提示	所需物品
生长发育监测异常儿童需要进行体弱儿管理。	身高体重测量计、皮尺。

3.2 口腔和视力检查以排除口腔和视力问题

操作流程	知识要求	态度要求
1. 口腔检查：检查儿童牙齿的数目、形态、颜色、排列、替换及咬合情况，是否有褐色或黑褐色改变，或者出现明显的龋洞。 2. 视力检查 2.1 采用人工照明灯箱式视力表，让儿童坐在距视力表 5m 处，眼睛与视力表上 1.0（对数视力表 5.0）的视标行在同一水平。 2.2 遮盖儿童一只眼，检查另一只眼，分别检查两眼。 2.3 检查时由最大视标开始，每行选择最外侧的一个视标依次向下，当儿童辨认发生困难时，开始检查上一行全部视标。 2.4 记录能辨认出半数及半数以上视标的一行为儿童的最佳视力。 2.5 发现斜视或注视姿势异常者，要及时进一步检查或治疗。 3. 将检查结果及指导记录到儿童保健手册上。	1. 儿童视力异常筛查标准：4 岁儿童单眼裸眼视力≤0.6；5~6 岁儿童单眼裸眼视力≤0.8。 2. 能够熟练掌握儿童视力检查方法。 3. 能够进行儿童口腔检查操作，并正确记录儿童牙齿情况。	1. 学龄前儿童比较淘气，在为儿童进行健康体检时，应该做到亲切和蔼，动作熟练、轻柔，切忌粗暴。对年长儿还要照顾他（她）的害羞心理和自尊心。 2. 宣传眼保健的重要性，提高家长对儿童视力的保健意识，保障儿童眼睛健康。 3. 向家长和孩子耐心解释良好的口腔卫生和饮食习惯对儿童口腔健康的重要性，提醒家长要督促儿童每天进行口腔清洁；减少每天吃甜食及饮用碳酸饮品的频率，以预防龋齿的发生。

重要提示	所需物品
当儿童单眼视力低于正常或双眼裸眼视力相差 2 行或 2 行以上时，应进一步检测、确诊和治疗。	视力表、儿童保健手册。

3.3　内科检查以排除儿童内科疾病

操作流程	知识要求	态度要求
1. 观察儿童头发的光泽，眼睑有无分泌物及水肿，口唇有无苍白、发绀。 2. 肺脏检查 2.1 视诊及触诊儿童有无鸡胸、漏斗胸、串珠肋、Harrison沟。 2.2 听诊肺部有无啰音、哮鸣音、胸膜摩擦音、呼吸动度是否对称，注意呼吸节律与频率。听诊由上而下，两侧对称部位比较，注意呼吸音的强弱。 3. 心脏检查 3.1 观察心尖搏动的位置以及有无异常搏动。 3.2 触诊有无震颤、有无心包摩擦感。 3.3 按先左后右、由外向内、自上而下的顺序进行心界的叩诊。 3.4 听诊：按二尖瓣、肺动脉瓣、主动脉瓣第一听诊区、主动脉瓣第二听诊区、三尖瓣听诊区的顺序进行。听诊的内容包括心率、心律、心音、杂音及心包摩擦音。查心率时：心律匀齐时最少数15秒；心律不齐时最少数60秒。 4. 腹部检查 4.1 观察腹部有无隆起、凹陷、包块及外伤。 4.2 从左下腹开始，按“S”形顺序，由浅入深分别触诊腹部，注意腹壁的紧张度，有无压痛、反跳痛以及包块等。 4.3 肝脏触诊：在右锁骨中线上由脐平开始触诊，嘱儿童深呼吸，当呼气时，指端压向深部；吸气时，施压的指端于原位向肋缘方向触探，如此自下而上，顺序上移，如肝脏增大或下移，右手指腹即可触到肝下缘。随后还要在剑突下触诊。最后触感肝脏的硬度，有无结节、压痛、搏动等。 4.4 脾脏触诊：取仰卧位或右侧卧位，多用双手触诊法。左手掌置于儿童左腰部7~10肋处，试将其脾脏从后向前托起，右手掌平放于腹部，与肋弓成垂直方向，随受检者的深呼吸，有节奏地逐渐由下向上接近左肋弓，触诊脾脏有无增大等。 5. 记录检查结果。	1. 肺部听诊：取坐位、半卧位或卧位。双手自然下垂或置于膝上，全身肌肉放松。充分暴露胸部，肺脏听诊顺序由肺尖开始，自上而下，由前胸到侧胸（由腋窝向下），最后检查背部，并要两侧对称部位进行对照比较。听诊的部位：前胸部为锁骨上窝，锁骨中线上、中、下部，腋前线上、下部和腋中线上、下部，左右两侧，背部听诊为腋后线上、下部，肩胛间区上、下部，肩胛下区内外部，听诊1~2个呼吸周期。 2. 心脏听诊5区：二尖瓣区位于心尖搏动最强点，正常位于左锁骨中线内侧第5肋间处；肺动脉瓣区在胸骨左缘第二肋间；主动脉瓣区在胸骨右缘第二肋间；主动脉瓣第二听诊区在胸骨左缘第三肋间；三尖瓣区在胸骨下端左缘，即胸骨左缘第4~5肋间。	1. 要用温柔鼓励的眼神和简单易懂的语言与被检儿童进行沟通、交流，减少紧张焦虑情绪，操作要轻柔，争取孩子的配合。 2. 关爱每一位儿童，特别诊断有异常或畸形的儿童，不要讥笑、嘲讽、冷漠，应给予可行性帮助。 3. 对于羞涩、不善于言辞的儿童，应给予充分的鼓励和支持。 4. 如室温较凉检查前可双手摩擦听诊器，使其温暖后再听诊。 5. 肺脏及心脏听诊时，听诊器位置放置要准确。

重要提示	所需物品
1. 避免检查时间过长。 2. 如有明显异常，应在体检表内写明，并提出建议或转诊。	听诊器。

3.4 外科检查以排除外科疾病

操作流程	知识要求	态度要求
1. 选择灯光良好、温度适宜、安静的场所进行检查。 2. 甲状腺检查：嘱儿童做吞咽动作，可见甲状腺随吞咽上下运动，观察甲状腺大小、形状及对称性；立于儿童背后，双手拇指放在其颈后，用其他手指从甲状腺软骨向两侧触摸；也可站在儿童前面，以右手拇指和其他手指在甲状软骨两旁触诊；同时让儿童做吞咽动作。触摸对称性、硬度、表面情况（光滑或有结节感）、压痛及有无震颤等。 3. 脊柱检查：检查脊柱有无弯曲，被检者需充分暴露背部，分别进行立位、坐位、蹲位及卧位检查。 4. 观察关节、四肢形态及运动功能：观察四肢及各部位关节有无畸形或形状改变，有无红、肿、热、痛、结节等；观察走路姿势、步态及肢体活动情况，确定有无功能障碍；检查四肢有无畸形、压痛，四肢张力有无异常。 5. 检查生殖器有无畸形，女童尿道及阴道有无红肿、分泌物，外阴是否粘连；男童有无包茎、隐睾及鞘膜积液。 6. 淋巴结触诊：检查部位包括耳前、耳后、乳突区、枕骨下区、颌下区、颏下区、颈前后三角、锁骨上窝、腋窝、滑车上、腹股沟等处淋巴结有无肿大、大小程度、数目、硬度、疼痛、活动度。 7. 记录检查结果。	1. 能够描述甲状腺检查方法。 2. 能够描述儿童脊柱四肢检查方法。 3. 能够说出生殖器的检查方法。	1. 脊柱运动检查时，应小心缓慢，严禁急速或剧烈的运动检查，避免儿童受到伤害。 2. 应在安静、灯光良好、温度适宜的环境下进行外科检查，要充分暴露被检查部位，避免遗漏。 3. 检查时动作、手法要轻柔、准确。 4. 体检前保证儿童吃好、睡好，使儿童保持良好的精神状态。 5. 学龄前期和学龄期儿童已有自尊心和害羞心理，检查儿童生殖器时，尤其是为女孩检查时，应照顾女孩的感受，如其不配合，不要严厉训斥或指责。

重要提示	所需物品
按顺序进行检查，避免重复检查和遗漏。	叩诊锤。

3.5 实验室检查以排除儿童常见病

操作流程	知识要求	态度要求
1. 告知儿童及家属需要抽血进行实验室检查以排除儿童常见病。 2. 嘱咐家长体检当天早起后一定要禁食，自己准备一些食物，抽血后食用。 3. 准备好抽血时需要的物品。 4. 根据体检情况判定实验室检查项目，如学龄期儿童侧重检查项目为血常规、微量元素、血铅含量及骨龄等。还可以根据需要检查肝、肾功能及血糖等。 5. 抽血前核对儿童姓名，解释抽血目的。协助儿童暴露需采血的肢体，选择合适的静脉，距穿刺点 6~10cm 处扎止血带，嘱儿童握拳，进行皮肤消毒，消毒面积直径为 5cm，左手夹一棉签，左手绷紧皮肤，右手持针进针，进针的角度为 20°，固定穿刺针插入采血管，采血至所需采血量，松开止血带，嘱儿童松拳，用棉签按压穿刺点，迅速拔针。 6. 骨龄测定主要是根据 X 线片分析孩子的身高潜力和发展。 7. 综合判定实验室检查结果，如有异常，提出建议或转诊。	1. 体检前注意事项：保持正常的饮食习惯，但体检前一天不能吃过多的油腻食物及高糖食品，避免过多摄入橙汁等饮品。 2. 贫血对儿童造成的危害：贫血的孩子生长发育滞后，免疫力降低，血红蛋白参考范围 110~160g/L。 3. 锌、钙、镁及铅测定的意义：孩子要想长高，锌的摄入量很重要。钙、镁也是必不可少的微量元素，相辅相成促进发育。钙缺乏、高血钙都会影响生长发育，甚至引起疾病，因此，钙不能随便补充，必须检测后遵照医嘱补充。铅是人体唯一不需要的微量元素，它影响着智力和骨骼的发育，造成消化不良、贫血，破坏肾功能和免疫功能等。即使人体内有 0.01μg 铅的存在，也会对健康造成损害。因此，铅测定是儿童体检的重要内容。 4. 血清钙、镁、锌的正常值：血清钙 2.05~2.58mmol/L；血清镁 0.8~1.2mmol/L；血清锌 11.5~18.4mmol/L。	1. 儿童对抽血检查充满恐惧和焦虑，检测人员要语气温和，平易近人，操作轻柔、准确，并与儿童多交流沟通，积极争取儿童的配合，顺利完成检测工作。 2. 向家长耐心解释检查结果，如果为阳性，为家长提供诊治建议和意见，如无条件进行治疗，转上级医疗保健机构。

重要提示	所需物品
抽血物品准备齐全!	治疗盘、碘伏、酒精、注射器、采血管、采血器、止血带、棉签、一次性垫巾、试管架。

3.6　健康指导

【服务流程】

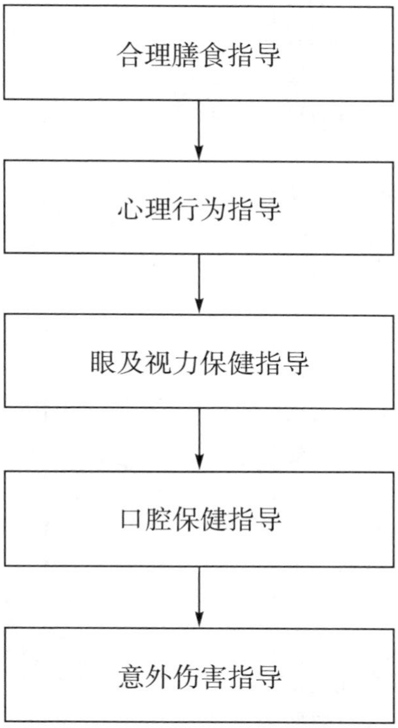

3.6.1 合理膳食指导以保证为儿童提供充足营养

操作流程	知识要求	态度要求
1. 乡镇卫生院（社区卫生服务中心）或县级妇幼保健机构儿保医生指导家长为儿童安排好由多种食物组成的平衡膳食，如果辖区内有幼儿园，应定期指导配膳员制定带量食谱。 2. 告诉家长或配膳员儿童进食种类：包括谷类、鱼、禽、蛋、瘦肉，蔬菜水果和乳类、豆制品。 3. 指导进食量：每天应摄入 300~400ml 牛奶及奶制品、180~260g 谷类、120~140g 肉蛋类动物性食物、25g 豆类及豆制品、200~250g 蔬菜、150~300g 水果、25~30g 植物油；确保获得充足的铁（12mg/d）、锌（12mg/d）和碘（50μg/d）。 4. 食物烹调方式：食物宜单独加工，烹制以蒸、煮、炖、炒为主，注意食物的色、香、味。可让儿童参与食物制作过程，提高儿童对食物的兴趣。 5. 饮食安排：每天的进食可安排 3 餐主食、1~2 餐点心；每日摄入优质蛋白质占总蛋白的 1/2，其中乳类提供的热量应占总热量的 1/3，2~3 次乳类与营养点心，餐间控制零食。 6. 进食行为：应定时、定点、定量进餐，每次进餐时间为 20~30 分钟。进食过程中应避免边吃边玩、边看电视，不要追逐喂养，不使用奶瓶喝奶。 7. 饮食卫生：在准备食物和喂食前儿童和看护人均应洗手，给儿童提供新鲜的食物，避免食物被污染。禽畜肉类、水产品等动物性食物应保证煮熟，以杀灭有害细菌。剩余食物再食时宜加热避免污染，加热固体食物应彻底、液体食物应煮沸。	1. 能够描述制作带量食谱的方法。 2. 能够进行儿童营养膳食计算。 3. 能够说出学龄前期儿童每日进食量。 4. 了解当地饮食习惯。	1. 学龄前期儿童正处在生长发育阶段，新陈代谢旺盛，对各种营养素的需要量相对高于成人，合理营养不仅能保证他们的正常生长发育，也可为其成年后的健康打下良好基础，告诉家长平衡膳食的重要性。 2. 告诉家长饮食环境非常重要，应为儿童提供轻松、愉悦的良好进餐环境和氛围，避免嘈杂的进餐环境；避免进餐时恐吓、训斥或打骂儿童。 3. 家长的饮食行为对儿童有较大影响，耐心指导家长一定要避免强迫喂养和过度喂养，预防儿童拒食、偏食和过食。另外家长尽量少提供高脂、高糖食物、快餐食品、碳酸饮料及含糖饮料。 4. 对于理解力或领悟力较差的家长，不要训斥或指责，要耐心细致的讲解或演示膳食制作方法。

重要提示	所需物品
1. 注重儿童多种食物合理搭配。 2. 培养良好的饮食习惯。	儿童每日膳食中营养素推荐摄入量标准，食物图谱。

3.6.2 心理行为指导以预防儿童心理行为偏离

操作流程	知识要求	态度要求
1. 在为儿童定期健康检查过程中，应当以儿童心理行为发育特点为基础，根据个体化原则，注重发育的连续性和阶段性特点，对家长给予科学的心理行为发育的预见性指导。 2. 3~4岁儿童指导 2.1 允许儿童犯错，让其学会从错误中汲取教训；避免简单粗暴的管教方式。 2.2 帮助儿童适应集体环境；关注分离焦虑情绪，妥善处理和缓解消极情绪。 2.3 采用丰富的词句与儿童对话、看图讲故事，耐心听其说话及复述故事。 2.4 在保证安全的情况下，鼓励儿童练习走直线、走和跑交替、攀登、骑三轮车等，学习折纸、剪纸、画画、使用筷子等。 2.5 通过角色扮演，鼓励儿童自由联想；培养儿童注意力及对事物的观察力。 2.6 鼓励儿童独立完成进食、穿衣、如厕等力所能及的事情。 3. 4~5岁儿童指导 3.1 培养儿童的独立意识；帮助儿童正确认识性别差异，建立自我性别认同。 3.2 引导儿童用语言表达自己的感受和要求，逐渐学会控制情绪和行为。 3.3 学习儿歌、讲故事、表演节目；练习跳绳、扔球、接球；练习复杂图形剪纸、摆拼图、搭积木等。 3.4 注重培养儿童生活自理能力。 4. 5~6岁儿童指导 4.1 为儿童设立适当的行为规范，引导其遵守社会与家庭生活规则和要求，对儿童的各种努力与进步及时给予肯定和鼓励。 4.2 活动中让儿童自己感受困难，并为克服困难而努力，培养其坚持和忍耐品质。 4.3 学会与人相处所需的宽容、谦让、共享，同情、抚慰、关心和帮助他人。 4.4 鼓励儿童仔细观察周围事物及其相互关系，促进有意注意的发展。 4.5 练习跳绳、单脚跳、拍皮球等；经常画图画、做手工、玩创造性游戏；学会整理书包、文具及图书等物品，做好入学前准备。	1. 能说出学龄前期各年龄段的预见性指导要点。 2. 能够阐述各个年龄段儿童心理行为发育特点。	1. 学龄前期儿童心理行为指导应当引起人们的极大关注，家长们如不采取任何措施，将会导致孩子在学龄期以至青少年期发生诸如学习困难、交往困难、行为古怪、情绪异常、多动等现象，难以适应学校及社会生活。因此，家长必须密切关注儿童的心理健康，有意识培养他们良好的行为习惯和个性品质，早期识别异常的心理与行为问题，并及时处理，以保证儿童的健康成长。 2. 了解儿童心理特征及常见心理问题，做到早发现、早干预、早治疗。 3. 对家长进行指导时，需要本着耐心、关心和负责任的态度与其沟通、指导或建议。

重要提示	所需物品
一旦发现心理行为偏离儿童立即转上级医疗保健机构就诊。	指导图片等。

3.6.3 眼及视力保健指导以预防儿童近视

操作流程	知识要求	态度要求
1. 在为儿童进行健康检查时，应指导家长要培养儿童良好的用眼卫生习惯 1.1 采用正确的姿势画画、看书，如眼睛离桌面上的纸或书的距离要保持 30cm 左右，坐的姿势要端正，在良好的照明环境下读书、游戏。 1.2 儿童持续近距离注视时间每次不宜>30 分钟，操作各种电子视频产品时间每次不宜>20 分钟，每天累计时间建议不>1 小时。 1.3 眼睛与各种电子产品荧光屏的距离一般为屏面对角线的 5~7 倍，屏面略低于眼高。 1.4 屈光不正儿童要到具有相应资质的医疗机构或眼镜验配机构进行正规散瞳验光，调整眼镜屈光度，不要使用劣质及不合格眼镜。 1.5 经常到户外活动，每天不<2 小时。 2. 指导家长和儿童防止眼外伤 2.1 儿童应当远离烟花爆竹、锐利器械、有害物质，不在危险场所活动，防范宠物对眼的伤害。 2.2 儿童活动场所不要放置锐利器械、强酸强碱等有害物品，注意玩具的安全性。 2.3 儿童眼睛进入异物，或眼球扎伤、撞伤，要及时到设有眼科的医疗机构就诊。 3. 预防传染性眼病指导 3.1 教育和督促儿童经常洗手，不揉眼睛。 3.2 不要带领患有传染性眼病的儿童到人群聚集的场所活动。 3.3 社区或托幼机构应当注意隔离患有传染性眼病的儿童，防止疾病传播蔓延。	1. 能够说出培养儿童良好用眼卫生习惯的相关知识。 2. 能够说出如何预防儿童眼外伤。 3. 能够说出预防传染性眼病的相关知识。	1. 宣传眼保健的重要性，提高家长对儿童视力的保健意识，保障儿童眼睛的健康。 2. 用通俗易懂、平易近人的语言和语气与家长及儿童交流，交流时要平视家长，不要有居高临下的姿态，指导家长日常多注意观察儿童的坐姿和用眼卫生，发现不良姿势，应及时给予纠正。 3. 耐心告诉家长对儿童的玩具和毛巾要经常清洗消毒，教育儿童不用脏手揉眼睛，预防眼疾病的发生。

重要提示	所需物品
不要盲目使用眼保健产品，要在专业医师指导下合理、适度使用。	宣教图片。

3.6.4 口腔保健指导以预防儿童龋齿发生

操作流程	知识要求	态度要求
1. 医务人员进行健康检查时，应指导家长做好儿童口腔保健。 2. 教授家长儿童口腔清洁方法：3 岁以后，家长和幼儿园老师可开始教儿童自己选用适合儿童年龄的牙刷，用最简单的“画圈法”刷牙，其要领是将刷毛放置在牙面上，轻压使刷毛屈曲，在牙面上画圈，每部位反复画圈 5 次以上，牙齿的各个面（包括唇颊侧、舌侧及咬合面）均应刷到。此外，家长还应每日帮儿童刷牙 1 次（最好是晚上），保证刷牙的效果。当儿童学会含漱时，建议使用儿童含氟牙膏。 3. 纠正儿童不良习惯：纠正吮指、咬唇、吐舌、口呼吸等不良习惯。 4. 局部应用氟化物预防龋病：3 岁以上儿童可接受由口腔专业人员实施的局部应用氟化物防龋措施，每年 2 次。对龋病高危儿童，可适当增加局部用氟的次数。 5. 窝沟封闭预防龋病：窝沟封闭是预防磨牙窝沟龋的最有效方法。应当由口腔专业人员对儿童窝沟较深的乳磨牙及第一恒磨牙进行窝沟封闭，用高分子材料把牙齿的窝沟填平，使牙面变得光滑易清洁，细菌不易存留，达到预防窝沟龋的作用。	1. 能够说出学龄前儿童口腔保健相关知识。 2. 能够阐述转诊的临床指征。	1. 通过定期对儿童进行口腔健康检查，对家长进行口腔保健指导，提高家长和儿童的口腔健康意识，帮助家长掌握正确的口腔卫生保健知识和技能，培养儿童养成良好的口腔卫生习惯，预防儿童龋病等口腔疾病，提高儿童健康水平。 2. 儿童 6 岁左右萌出的第一恒牙是决定其他恒牙位置及牙咬合的关键，由于“六龄齿”位于乳磨牙的后部，不是替换乳牙而是直接长出，因此，经常被误认为是乳牙而忽视对它的保护，告诉家长一定要注意护齿防龋，进行窝沟封闭，坚持用含氟的牙膏早晚刷牙。 3. 儿童如果不能掌握正确刷牙方法，医务人员可以给儿童观看相关图片或亲自示范，直至儿童完全掌握为止。

重要提示	所需物品
出现以下情况之一者，应当予以及时转诊至上级妇幼保健机构或其他医疗机构的相关口腔专业门诊进一步诊治。 1. 唇裂、腭裂等颜面发育异常。 2. 舌系带过短。 3. 乳牙早萌或滞留。 4. 乳牙反咬合。 5. 龋齿。	图片、牙刷、牙膏。

3.6.5 预防意外伤害指导以降低儿童伤残和死亡

操作流程	知识要求	态度要求
1. 进行健康检查时，应指导家长和儿童预防意外伤害。 2. 告诉家长和儿童要遵守交通规则，不要在马路上玩耍。 3. 不玩弄电器和电器开关，以防触电。 4. 加强对儿童的看护，避免到河边或池塘边玩，以防溺水等。 5. 做好室内和户外活动的安全防护，如尖锐的器具、热水瓶、电熨斗、取暖器等一定要放置于儿童不能触及的地方；另外给儿童洗澡时，先放凉水，再放热水。 6. 加强对农药、灭鼠药、剧毒药品及儿童不宜药品的管理，家用化学品均要储存在原来的包装容器中，不能用饮料瓶、饼干盒、糖果罐存放消毒剂、清洁剂、杀虫剂等。 7. 对于幼儿园或小学，应指导学校管理人员对操场活动用具进行定期安全检查。 8. 定期开展意外灾害的防护和自救演练。	1. 能说出学龄前期儿童常见的意外伤害种类与临床特点。 2. 能说出意外伤害的预防措施。	1. 学龄前期儿童喜欢活动，但机体发育尚未完善，动作不够协调，又缺乏生活实践经验，缺少对危险事物的认识，易发生意外事故。告诉家长要结合日常生活多对学龄前期儿童进行安全教育。 2. 对于文化水平低或缺乏毒物知识的家长，应耐心介绍中毒的种类、原因、途径，加强对农药、灭鼠药、剧毒药及儿童不宜药物的管理及宣传，剧毒药应妥善保管，避免儿童接触。

重要提示	所需物品
发现意外伤害，立即就近就医。	宣传图片。

4. 青春期保健

【服务标准】

青春期是人生长发育的重要阶段，这一时期机体代谢旺盛，物质及精神需求增加，通过营养保健指导，可有效预防青春期肥胖、缺铁性贫血等青春期常见营养问题。通过开展青春期心理保健、生殖保健指导，可避免青春期心理发育偏离及性行为障碍。

【服务流程】

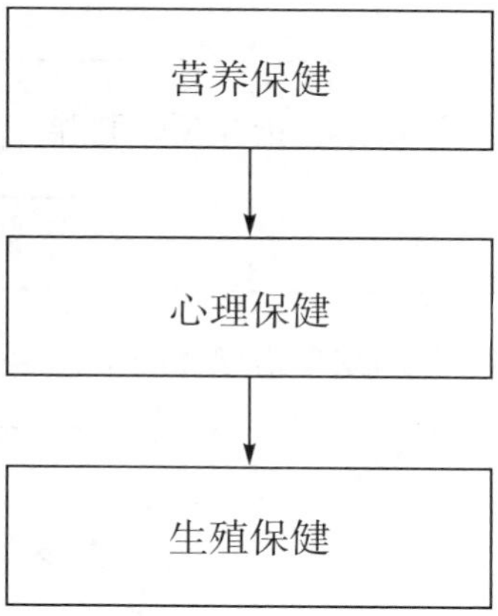

4.1 青春期营养保健

【服务流程】

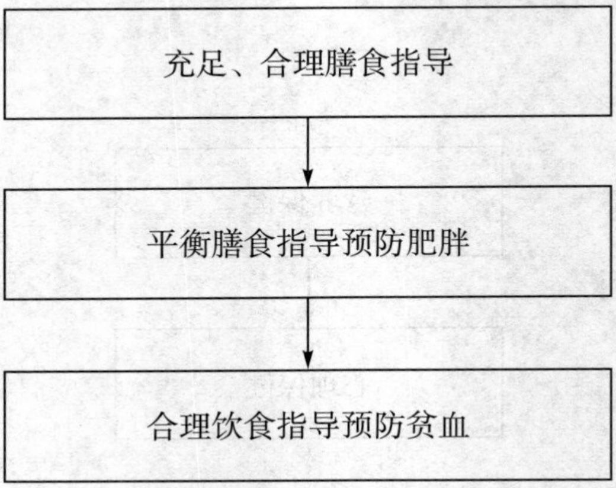

4.1.1 指导家长为儿童提供平衡膳食为其健康成长奠定基础

操作流程	知识要求	态度要求
1. 做好准备工作：准备安静、整洁的宣教室及桌椅；提供膳食宝塔及平衡膳食食谱的宣传画及光盘；安装调试好的多媒体。 2. 提供营养咨询与指导 2.1 指导家长坚持一日三餐，膳食中蛋白质、脂肪及碳水化合物比值1.1：1.5：5为宜；强调早餐营养的重要性，应摄入营养丰富高质量早餐，杜绝不吃早餐；午餐食物应多样化，按科学食谱配餐，主食选取宜多样化，包括米类、豆类、薯类等，可适量增加粗粮比例；适当控制晚餐摄食量。 2.2 避免挑食行为，按需进食，不要强求孩子进食。 2.3 切忌暴饮暴食，坚持少油少盐原则，不可过量摄入油脂较多食物。 2.4 可多吃菌类、海藻类等提高免疫力的食物。 2.5 提供富含铁和维生素 C 食物，如动物血、肝、瘦肉、蛋黄、黑木耳、大豆等；多吃新鲜的蔬菜和水果。 2.6 每日摄入一定量的乳类和大豆食品，补充钙的摄入。 2.7 多食富含锌食物，如贝壳类海产品、红色肉类、动物内脏，有利于机体发育成熟。 2.8 适量食用富含碘的食品，如海带、紫菜、海鱼等。 3. 为青春期儿童体格发育检查并进行生长发育监测。	1. 能够做好健康指导前的准备工作。 2. 能够为儿童制定合理、平衡膳食食谱。	1. 为青春期儿童做好解释和指导工作，将平衡膳食对青春期儿童生长发育的重要意义以及相关知识传达给儿童，以取得儿童的积极配合。 2. 告诉家长食物制作，尽量做到色、香、味俱全，水果蔬菜选择以应季食品为宜；更重要的是保证食物要新鲜卫生，水果蔬菜可以用淡盐水浸泡，流动水冲洗。 3. 指导家长制定食谱时与儿童多交流，适当听取儿童意见。 4. 告知家长如遇儿童出现发热、腹泻等疾病时，应调整食谱，以易消化、温热食物为宜；避免经常服用高糖、碳酸饮料等。 5. 家长应鼓励儿童多参加户外运动，适当的体育锻炼有利于儿童的健康成长。 6. 食谱要一年四季有所变化和侧重。

重要提示	所需物品
1. 避免食用过多碘以免引起甲状腺功能亢进。 2. 要采取循序渐进坚持不懈原则。 3. 不吃腐败变质食物。 4. 少吃油炸、烧烤食品。 5. 食物烹调方法以蒸、煮、炖、炒为宜。	营养光盘、多媒体、宣教室、小笔记本、钢笔或碳素笔。

4.1.2 指导儿童平衡饮食和运动以预防青春期超重或肥胖

操作流程	知识要求	态度要求
1. 宣传教育：告知儿童及家长青春期肥胖中80%是由于过量饮食、日常运动量过少所致。 2. 测量体重，评价身高和体重，判定目前儿童的基本情况，是否存在超重和肥胖情况。 3. 如有超重或肥胖，应培养儿童良好的饮食和生活习惯，适当调整孩子饮食结构，增加水果蔬菜摄入，减少动物脂肪摄入，蛋白质摄入以优质蛋白质为宜，如豆类、白肉类、坚果类。 4. 增加日常运动量，每日定量有氧运动 4.1 针对年龄、性别和健康因素制定锻炼计划，如游泳、球类及跆拳道等锻炼方法，也可选用慢跑、散步、俯卧撑、仰卧起坐及健身器械等方法。 4.2 每日进行至少60分钟的运动，也可通过每日3~6次，每次10分钟的中等强度的短时间锻炼。 4.3 运动前后要有准备活动及整理运动，充分的准备活动可消除肌肉神经的松弛状态，消除肌肉、关节僵硬，运动后逐渐减少运动量，采用行走、踏步等整理运动。 4.4 鼓励参与家务劳动。 4.5 增加日光锻炼时间，每日太阳照射不少于2小时，但应注意避免太阳直射。 4.6 观察评估青春期儿童对锻炼的反应，及时调整运动计划。 5. 闲暇时间应限制静态活动，如看电视、玩电子游戏、上网等。	1. 能够说出身高、体重评估方法。 2. 能够为儿童提供合理的运动方案。 3. 能够为儿童提供合理膳食食谱。	1. 耐心指导青春期儿童的平衡膳食、体育活动，使其对自己的体重有正确的认识和控制。 2. 给儿童做好解释工作，解释科学良好营养及户外运动对身体的重要性，以及肥胖对身体的危害性，以取得儿童的积极配合。 3. 告诉家长要培养儿童自主锻炼习惯，运动要循序渐进，有计划有步骤地进行，时间从少到多，逐渐提高，不可过度机械锻炼，避免肌肉拉伤及损伤等。如遇疾病情况，可暂停运动。 4. 如选用游泳、跆拳道及球类等运动方式，应注意安全，预防意外伤害。 5. 指导家长与肥胖儿童交流沟通方法，如应多采用鼓励的语言，或陪同儿童一起运动的方式，使其感受到运动锻炼的快乐和重要。避免使用嘲笑、讽刺的语言，这样会使其自暴自弃，放弃运动计划。 6. 要与孩子共同制定食谱及锻炼计划。

重要提示	所需物品
1. 运动要适度，注意安全。 2. 避免节食减重，尤其禁止采用催吐、吃泻药等极端做法。 3. 运动衣着适宜，大量运动后避免脱衣着凉等。	食谱、小笔记本、钢笔、运动器械、跳绳、球类等。

4.1.3 指导儿童合理饮食以预防营养性缺铁性贫血

操作流程	知识要求	态度要求
1. 指导家长及儿童对营养性缺铁性贫血有正确的认识 1.1 青少年由于生长迅速、血容量增加，对铁的需要量增加，青春期女孩因月经失血，更易贫血。 1.2 即使轻度的缺铁性贫血，也会对儿童的生长发育和健康成长造成不良影响。 2. 告诉儿童家长要按时健康体检，定期检测血红蛋白。 3. 饮食多样化，经常吃富含铁的动物类食物，如瘦肉、动物血、鱼及动物肝脏（宜选用禽类肝脏，如鸡、鸭、鹅肝）等。 4. 告诉家长儿童饮食中每日铁元素的推荐摄入量，可根据女孩 11～13 岁每日摄入量 18mg，14～17 岁 25mg，18 岁 20mg；男孩 11～13 岁 16mg，14～17 岁 20mg，18 岁 15mg 估算。 5. 多食用富含维生素 C 的食物，深绿色及黄红色蔬菜，如油菜、芹菜、香菇、黑木耳、海带、海苔等海藻类。 6. 如有缺铁性贫血，应在医生指导下及时服用铁剂治疗。	1. 能够制定富含铁的食谱。 2. 补充铁的相关知识 2.1 富含铁的食品与维生素 C 同服可提高铁的吸收率。 2.2 宜从小量开始调整，不能操之过急，避免引起胃肠道不适。 2.3 纠正偏食、挑食等不良饮食习惯。 2.4 有其他营养素缺乏时应予以纠正，如叶酸、维生素 A、维生素 B_{12} 等。	1. 向家长和儿童解释缺铁性贫血对儿童造成的不良后果，缺铁性贫血不仅对儿童的生长发育会造成严重影响，还会造成儿童体力、身体抵抗力以及学习能力的下降，一定要引起家长的重视。 2. 儿童的饮食习惯多与模仿及家庭习惯有关，应改善家庭饮食态度及习惯，经常吃含有铁的动物类食品及富含维 C 的新鲜蔬菜和水果。 3. 针对理解力或记忆力有问题的家长或儿童，可以将儿童营养宣传画册或食谱交给家长，让其按照画册或食谱要求制定每日饮食。 4. 指导时使用文明用语，礼貌待人，使儿童感受到温暖和尊重。

重要提示	所需物品
1. 食用动物血等食物会出现黑色大便，不用担心。 2. 蔬菜烹调时尽量避免维生素 C 损失。	食谱、小笔记本、碳素笔。

4.2 青春期心理保健

【服务流程】

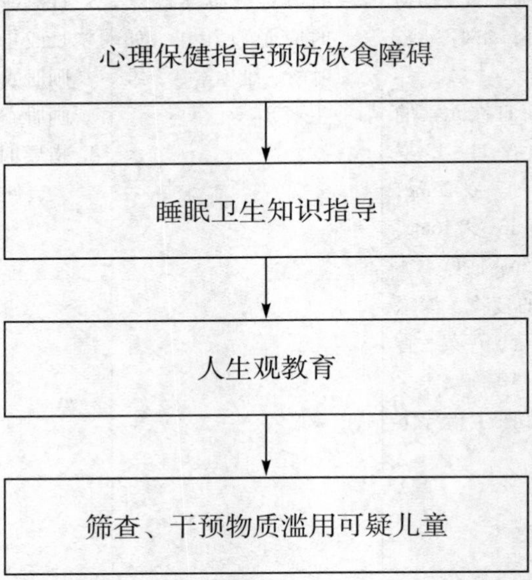

4.2.1 青春期心理保健指导以预防饮食障碍

操作流程	知识要求	态度要求
1. 询问家庭中有无父母减肥、厌食症、抑郁症、父母离异、孤独等情况。 2. 告知家长注意观察青春期儿童有无对体重过度关注，有无主动限制进食，有无过度运动，有无偷偷服用泻药及故意制造呕吐等情况。 3. 观察儿童有无暴饮暴食，有无控制进食，有无情绪烦躁、人际关系不良，有无进食后焦虑、烦躁、催吐等现象。 4. 宣传教育：向家长进行合理、平衡膳食和健康生长发育的知识宣传。 5. 指导父母育儿方法，避免肥胖，及时调整家庭食谱，制定科学营养食谱；建立正常的饮食行为认知，采用正性强化方法，如记录每日进食量，奖励措施，加强进食自控能力。 6. 给予儿童正确的审美指导，通过与儿童交流询问儿童有无家庭及人际关系不良，进行交谈、教育及语言指导，纠正儿童“超价观念”，避免受社会心理因素影响，害怕自己进食会导致肥胖。 7. 消除媒体偶像及公众对肥胖不适当的宣传。	1. 能说出造成青春期儿童饮食障碍的原因。 2. 能够为青春期儿童制定营养充足、合理的平衡膳食。 3. 能够对轻度饮食障碍儿童给予正确引导。	1. 帮助孩子树立正确的世界观、人生观、价值观。 2. 消除儿童的应激因素，使其保持稳定、乐观情绪。 3. 注意加强沟通与聆听，语言要温柔，不要用命令、指示等语言强灌输给孩子，与孩子以朋友方式进行沟通能够取得较好的效果。 4. 注重培养儿童减压和面对困难的能力，如果儿童遇到挫折或应激事件，应及时给予疏导和沟通。

重要提示	所需物品
1. 如出现严重饮食障碍问题，应转专科治疗。 2. 注意家庭矛盾、父母过分溺爱和教养不当问题。	不同年龄段的食谱。

4.2.2 对青春期儿童开展睡眠卫生知识教育以预防睡眠障碍

操作流程	知识要求	态度要求
1. 首先帮助青春期儿童培养良好的睡眠习惯 1.1 指导儿童合理安排睡眠时间，养成按时睡眠、按时起床规律的良好睡眠习惯；每日睡眠时间不<8 小时。 1.2 告诉儿童睡前避免过度兴奋和剧烈运动，晚饭不宜吃的过饱，睡前最好不要吃东西，尤其不要喝浓茶、咖啡，睡眠前短暂听音乐可帮助睡眠。禁止熬夜及观看恐怖性电影。 1.3 指导青少年睡眠姿势张弛有度，宜选择良好的睡眠姿势，可选用右侧卧位，枕头高低适当，睡前清洁个人卫生。 1.4 给儿童创造一个有助于睡眠的安静温馨环境，如房间要易通风，不能摆放电视。 2. 指导家长多观察儿童睡眠中有无突然出现的短暂惊扰症状，有无经常做噩梦现象、睡眠时摩擦牙齿及牙关紧咬等症状。 3. 如果儿童出现以上症状，询问家长有无家族史及脑发育延迟现象，近期家庭是否有严重的生活事件，近期有无观看恐怖电影等，及时解除诱因。 4. 认知行为疗法：向儿童讲解有关睡眠与失眠的基本知识，纠正对失眠后卧床的不良认知行为和睡眠改善后存在的不良认知。 5. 有磨牙的儿童同时矫正牙齿。	1. 能够说出养成良好的儿童睡眠习惯的方法。 2. 能够说出睡眠与失眠的相关知识。	1. 用温柔的语言与儿童交流，可以借助肢体语言进行安抚，并且可以在孩子睡眠时短暂陪伴。 2. 如遇不良睡眠习惯的儿童，应耐心解释良好睡眠的重要性，以及养成良好睡眠习惯的方法，并为其安排合理的睡眠时间。 3. 认知行为疗法是目前采用最多的一种心理学疗法，可以达到减轻焦虑、改善睡眠的目的。 4. 家长应为儿童积极创造安静温馨的睡眠环境。它是优质睡眠的基本保证。 5. 对于因迫于学校、家长等外界压力影响，导致睡眠障碍的儿童，应和家长、学校、儿童进行积极的交流沟通，以减轻儿童心理负担，放松、释放自己，养成良好的睡眠习惯。

重要提示	所需物品
1. 要求孩子养成良好睡眠习惯的同时，家长也应有规律的作息时间。 2. 偶发的梦魇无需特殊关注。	食谱、小笔记本、碳素笔。

4.2.3 对青春期儿童开展人生观教育以预防青春期抑郁

操作流程	知识要求	态度要求
1. 做好准备工作 1.1 准备安静、卫生、温度适宜的宣教室及桌椅板凳；准备人生观教育光盘及励志教育光盘；安装调试好多媒体。 1.2 筛查青春期儿童有无抑郁倾向、言语思维情绪低落及行为改变。 1.3 了解青少年性格特点、家庭教育情况、沟通交友情况，了解青少年生活中有无重大事件发生等。 2. 开展人生观教育 2.1 在青少年周围营造活跃友好的氛围，包括良好的家庭氛围及学校交友氛围。通过团体活动扩大青少年进行人际交往的机会和能力，指导青少年树立正确的人生观及培养健康向上的生活态度。 2.2 平日鼓励青少年进行户外运动，增加自然光照射时间。多活动，可使心情得到意想不到的放松作用；阳光中的紫外线可改善一个人的心情。 2.3 积极培养青少年的兴趣爱好，促进他们增强自信心、参与意识及竞争意识。 2.4 告诉青少年要有意识地放慢生活节奏，甚至可以把无所事事的时间也安排在日程表中；沉着、冷静地处理各种纷繁复杂的事情，即使做错了事，也不要责备自己，要想到人人都会有犯错误的时候，这样会有利于人的心理平衡，同时也有助于舒缓人的精神压力。 3. 对于筛查出有精神抑郁的青少年要指导其及时就诊及治疗。	1. 青春期抑郁表现 1.1 在童年时对父母的管教言听计从，到了青春期，不但不跟父母沟通交流，反而处处与父母闹对立。 1.2 逆反心理很重。 1.3 面对达到的目标、实现的理想、一帆风顺的坦途，并无喜悦之情，反而感到忧伤和痛苦。 1.4 大多情绪低落，社会交往不良，严重者可出现自杀等后果。 2. 青春期抑郁症病因 2.1 与遗传因素有关，约71%有精神病或行为失调家族史。 2.2 与生化因素有关，如5-羟色胺（5-HT）功能降低可出现抑郁症状，5-HT功能增强与躁狂症有关。 2.3 与早期生活经验方面的因素有关，先天易感素质的儿童经历创伤性体验后容易促发情感性障碍。 2.4 与性格缺陷有关，急性抑郁症儿童病前个性多为倔强、违拗，或为被动-攻击性人格；慢性抑郁症则病前多表现为无能、被动、纠缠、依赖和孤独；隐匿性抑郁症患者病前有强迫性和癔病性格特征。	1. 对待有青春期抑郁症的孩子，要求他们从实践中检验自己的错误想法，从多角度分析问题。 2. 告诉家长要对自己的孩子进行正确的教导，让孩子面对青春期问题，多关心孩子，通过倾诉、转移注意力等方式帮助孩子消除焦虑情绪，增强信心，树立理想。 3. 鼓励青少年保持身心愉快，不要陷入自己想象的心理漩涡，尽量多与外界交流沟通，尽可能多交良师益友。

重要提示	所需物品
如遇青春期抑郁症可疑儿童及时转专科医院就诊。	小笔记本。

4.2.4 筛查物质滥用可疑儿童以便及时干预，避免造成严重后果

操作流程	知识要求	态度要求
1. 做好准备工作 准备安静、卫生、温度适宜的诊室，进行青春期抵制物质滥用的宣传和教育。 2. 问诊收集病史，筛查物质滥用青少年 2.1 询问家长或青少年有无滥用药物情况，通过交谈了解青少年心理特征，了解其家庭及社会交往情况及心理健康水平。 2.2 评价物质滥用青少年，调查所用物质的类型，使用环境、次数和时间，开始使用时的个性及一般状态，判断物质滥用的程度。 3. 预防和治疗物质滥用儿童 3.1 培养青少年良好的心理素质，正确把握好自己的好奇心。 3.2 提高青少年抗挫折的心理能力，帮助他们树立理想、信念，实现自己的追求，遇到挫折要正确对待，避免产生消极情绪、悲观思想。 3.3 帮助青少年养成良好的行为和生活习惯，教育青少年不吸烟、不饮酒。 3.4 避免青少年进入不健康场所，如网吧、酒吧、歌舞厅、游戏厅等场所。 4. 对物质滥用青少年进行心理疏导和精神帮助，有效地进行开导、心理暗示、精神转移等心理治疗。对吸毒的青少年要指导其到专门机构进行戒毒治疗。	1. 物质滥用的定义：是指反复、大量地使用改变自己精神状态，而与医疗目的无关且具有依赖性的一类有害物质。包括烟草、酒精，某些药物，如镇静药、镇痛药、阿片类物质、大麻、可卡因、幻觉剂，以及有同化作用的激素类药物等。 2. 个体一旦物质滥用产生依赖性，便会不可自制地、不断地使用，以感受其产生的精神效果和避免断用产生的戒断症状。	1. 对待物质滥用青少年要耐心劝导、支持、理解、指导和鼓励等。不仅要维护青少年身体安全及生理状态的平衡、维持其情绪稳定、建立恢复的希望以提升自尊、增进其人际互动技巧与自我主张的能力，以抗拒物质的吸引，并应鼓励家属参与患者的治疗及复健计划，以及支持个案的戒断行为。 2. 物质滥用的重要因素之一是模仿，开始常常是模仿同伴或在同伴的纵容下使用。而心理尚不成熟的青少年很容易从亲密接触的人群中学习。家长一定要密切观察孩子的日常行为，一旦发现不良行为，应与其耐心沟通交流，以便及时纠正。另外还要了解孩子的朋友圈，发现问题朋友，及时制止交往。

重要提示	所需物品
物质滥用对青少年的危害很大，易造成青少年的身心损伤。	小笔记本、碳素笔。

4.3 青春期生殖保健

4.3.1 指导青春期儿童生殖保健以预防常见性卫生问题

操作流程	知识要求	态度要求
1. 指导性冲动问题 1.1 告知青少年性冲动是男女青年生理心理的正常反应，并不是不纯洁、不道德或可耻的行为。 1.2 对待性的冲动要靠性道德来约束自己，采取可行的方法调适。 1.3 当产生性冲动时，用内心压抑的方法予以排解是一个很有效的方法。 1.4 还可用一种积极的、能为社会接受的欲望或方式来取代性欲，如用绘画、音乐、体育活动、劳动，或男女友谊交往等，使性情感得以平衡。 2. 指导性焦虑问题：告知青少年要建立健康的审美观，对自身的性生理、性心理方面的疑惑，应及时寻找心理医生咨询与帮助。 3. 指导遗精问题：引导青少年正确认识遗精现象，顺其自然。一旦发现遗精，要及时清洗，保持卫生。多参加文体活动，使生活丰富多彩，但不要看色情书刊、录像，减少性刺激。如发现遗精过于频繁，应及时去医院检查，对症治疗。 4. 指导月经问题：告知女性青少年经期的规律和特征，打消不必要的思想顾虑；要保持精神愉快，情绪稳定。一旦遇到不愉快的事情，要能控制自己，或是去听听音乐、看看电影，或从事一些令人高兴的活动；注意多吃些豆类、胡萝卜等富含维生素的食物。 5. 宣教预防青春期妊娠与避孕相关知识：培养青少年社会主义道德观，掌握与异性交往的行为准则，培养和提高辨别是非的自我防范能力；在向青少年进行有关如何对待性行为和婚前性关系的同时，讲解有关生育的知识及避孕方法。	1. 性焦虑：指青年男女因性心理的矛盾、冲突和各种性适应不良等引起的焦虑。这种焦虑主要是指对自己形体、性角色、性功能的焦虑。 2. 闭经：分为原发性和继发性闭经，女性满 18 岁仍无月经初潮为原发性闭经；若以往曾建立正常月经，因某种原因出现停经 3 个月或以上者为继发性闭经。 3. 常见避孕方法 3.1 避孕套。 3.2 短效甾体激素避孕药：三相避孕片、复方炔诺酮片（口服避孕片 1 号）、复方醋酸甲地孕酮片（口服避孕片 2 号）、0 号避孕药片。 3.3 长效甾体激素避孕药：复方 18-甲基炔诺酮片、复方炔雌醚－氯地酮片等。 3.4 其他避孕方法：外用杀精剂、避孕针剂。 3.5 紧急避孕：口服米非司酮（息隐，即服 1 片 25mg，12 小时后重复一片，共 2 片），或复方左炔诺酮片（即服 4 片，12 小时后再服 4 片），紧急避孕法有效率低，不能用以代替常规方法。	1. 对存在问题的青少年不要讥笑、嘲讽，冷漠；话语要温柔，与青少年多交流，争取配合。 2. 指导青少年性冲动问题，使他们懂得对异性的性冲动、性要求应受社会准则、法律和道德规范的约束。 3. 注意尊重和保护青少年的隐私。 4. 少女妊娠或青少年患性传播疾病对身心具有一定的压力和损害，要从关心的角度与他们沟通，坦诚的与他们讨论对妊娠及疾病的处理，使他们能够得到相关的产前保健及安全终止妊娠及相关疾病的治疗，对她们的心理负担要充分理解。

重要提示	所需物品
一定要尽早进行青春期卫生知识宣教，才能达到防患于未然的作用。	光盘、多媒体。

4.3.2 性生理卫生和性传播疾病知识教育以预防性传播疾病的发生

操作流程	知识要求	态度要求
1. 性生理卫生知识：讲解男女生殖器官的结构和功能，性生理发育的规律和正常的生理现象，讲解生殖器官的卫生保健知识和生殖器官的异常现象。 2. 性心理卫生知识：指导青少年正确认识青春期性心理发展特点和心理卫生保健知识，使青少年懂得人的性生活具有高度的选择性和文化内涵，受社会环境、文化因素、个人的性价值观、家庭生活方式等因素影响；青少年应培养自控能力，把精力和学习投入到学习和其他兴趣爱好中去，不要沉湎于性幻想、寻求性刺激之中；培养与异性的正常交往和对异性的正常心理反应；正确对待各种性信息，自觉抵制淫秽书刊和影视作品。 3. 性伦理道德教育：指导青少年遵循道德伦理原则，完善自我概念，使个人即不受他人伤害也不伤害他人；应自尊并尊重他人，建立良好人际关系，对自己行为负责；理解爱情是人类性爱的基本内容和崇高感情；消除性别歧视；性不仅仅反应在性交行为上，也不仅是生育需要，包含情感、精神、责任价值观等。 4. 预防性传播疾病和避孕知识：让青少年了解性传播疾病及人工流产给健康带来的危害，懂得性传播疾病与人们的性观念、性行为和整个生活方式有密切关系，多性伴、淫乱、不安全性行为等均是性病传播因素；讲解预防措施及避孕知识，使青少年懂得预防性病的根本途径在于保持健康文明、有道德的两性关系。 5. 进行性传播疾病的预防教育：青少年应洁身自爱，反对性乱，不进行婚前性行为，不从事卖淫、嫖娼等高危活动；不以任何方式吸毒；采用健康的医学行为，不擅自使用未经检验的血制品；不共用牙刷、剃须刀；不去不正规的医疗机构打针、拔牙、针灸或手术；正确使用避孕套，患性病传播性疾病后，尽早进行正规治疗。	1. 性教育与性道德教育同时进行。 2. 性教育要适时、适度、适当 2.1 适时：循序渐进的正面教育、帮助和引导，及时消除青春期生理变化所产生的神秘和疑虑。 2.2 适当：注意教学方法和态度，态度要严肃认真，教法讲究分寸。 2.3 适度：考虑青少年的年龄、知识水平、心理承受能力和生活需要，有步骤地进行性知识教育。 3. 学校、家庭、社会相结合进行青春期性教育。	1. 和青少年沟通时话语温柔，通俗易懂，并采取互动的方式，对疑惑及时给予正确的解答。 2. 对具有性行为问题的青少年不要讥笑或嘲讽，更不能漠不关心；应将性健康知识传达给青少年，使其纠正错误行为。 3. 医务人员应尊重和保护青少年的隐私。

重要提示	所需物品
科学的性教育还包括性平等、性文明教育及各种良好的卫生习惯培养和保健知识。	宣教室、光盘、多媒体等。

5. 预防接种服务

【服务标准】

贯彻落实《传染病防治法》、《预防接种工作规范》、《疫苗流通和预防接种管理条例》、《全国疑似预防接种异常反应监测方案》的相关要求，合理组织预防接种服务所需人、财、物、技术、信息等资源，确保预防接种安全，及时妥善处置预防接种反应，随时收集整理相关信息资料，确保预防接种工作连续性。

【服务流程】

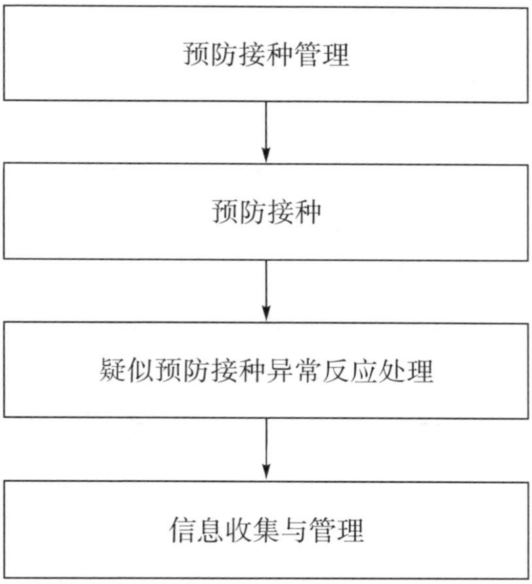

5.1 预防接种管理

【服务标准】

按照《基本公共卫生服务规范》中《预防接种服务规范》、《预防接种工作规范》《疫苗流通和预防接种管理条例》、《传染病防治法》的要求，及时为辖区内所有居住满3个月的0~6岁儿童建立预防接种证和预防接种卡等儿童预防接种档案；并采取预约、通知单、电话、手机短信、网络、广播通知等适宜方式，通知儿童监护人，告知接种疫苗的种类、时间、地点和相关要求。在交通不便的地区，可采取入户巡回的方式进行预防接种。

【服务流程】

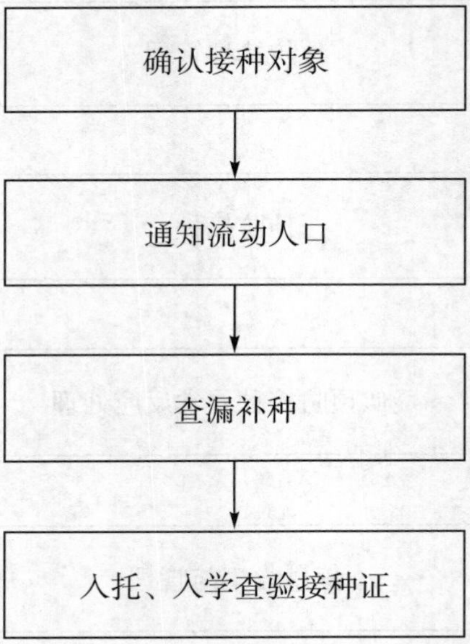

【操作说明】

5.1.1 确认接种对象以确保为其按时提供接种服务

操作步骤	知识要求	态度要求
1. 助产机构为健康新生儿于出生后 24 小时内接种第一针乙肝疫苗及卡介苗；并为新生儿建立预防接种证，或为新生儿提供接种凭证。 2. 预防接种单位每月开展主动搜索，或由村医协助摸清辖区内新生儿出生情况，并及时为新生儿建立预防接种证、卡（簿），并在接种证上加盖公章，实行凭证接种。 3. 预防接种证由儿童监护人妥善保管。在城市，预防接种卡（簿）由接种单位保管，在农村由乡镇防保组织保管。 4. 实施儿童预防接种信息化管理地区，可逐步用儿童预防接种信息电子档案代替预防接种卡（簿），但不得代替儿童预防接种证。 5. 根据新生儿出生情况，按照国家免疫程序，通过采取预约、通知单、电话、手机短信、网络、广播通知等适宜方式，通知儿童监护人，告知接种疫苗的种类、时间、地点和相关要求，合理安排预防接种。在交通不便的地区，可采取入户巡回的方式进行预防接种。 6. 每半年对辖区内的儿童预防接种卡（簿）进行 1 次核查和整理，根据掌握的本地儿童居住情况，剔出迁出、死亡或失去联系 1 年以上的儿童预防接种卡（簿）资料，另行妥善保管。 7. 对于已实施证、卡（簿）管理的儿童，可以在每次预防接种后口头、电话或使用通知单预约下一次预防接种服务。	1. 能说出建立儿童预防接种证、卡（簿）的程序及要求。 2. 能说出儿童预防接种证、卡（簿）的保管方式及要求。 3. 能说出 3 种通知儿童或其监护人的方式及程序。	1. 新生儿出生后 1 个月内到居住地接种单位建立预防接种证、卡（簿），可以保证儿童按照免疫程序接种疫苗，所以，在新生儿出生医院对儿童家长进行告知对我们的工作衔接很重要。 2. 预防接种证、卡（簿）应由实施接种工作的人员填写或打印。书写要工整、文字要规范、填写要准确、内容要齐全，时间（日期）栏填写均以公历为准，不得伪造信息，漏填项目。 3. 对早产儿、体弱儿等的接种服务，要视儿童身体健康状况而定；对过敏体质或有急慢性疾病的儿童，可以对其监护人提出医学建议，暂缓接种。

重要提示	所需物品
1. 预防接种单位应及时为遗失或损坏预防接种证者补证。 2. 儿童预防接种卡（簿）的保管期限应该在儿童满 6 周岁后再保存不少于 15 年。	预防接种证、卡（簿）、接种凭证、通知单、纸质预约单、手机、电话。

5.1.2 搜索、通知流动儿童以避免漏种

操作步骤	知识要求	态度要求
1. 摸清流动人口资料 1.1 每月通过村（居）委会、外来人口管理办公室、计生部门、集贸市场管理办公室、派出所等各种途径，搜集流动儿童资料。 1.2 每半年开展1次流动人口的入户调查，到流动人口集居地、出租房等地，掌握流动儿童情况。 1.3 利用春节等节假日期间掌握外出返乡儿童情况。 2. 对流动儿童实施预防接种证、卡（簿）管理 2.1 对外地流入儿童，及时登记，建立预防接种卡（簿），实行卡、簿分类管理，无接种证者补证。 2.2 对外出返乡儿童，及时转卡登记。 2.3 对迁出儿童，要及时剔出大卡。 3. 通知流动儿童受种对象及其监护人 3.1 告知流动儿童及其监护人接种单位、地点、联系电话。 3.2 对漏卡、漏种者查明原因，通知并督促其及时补卡、补证、补种，告知应补种的疫苗、时间。 3.3 向儿童家长宣传预防接种知识。 4. 组织强化免疫或应急接种时，主动搜索并通知在本地居住不到3个月还没有纳入流动儿童管理的外地儿童接受接种服务。	1. 流动儿童的定义：流动儿童是指户籍在外县（市、区）或无户口，随父母或其他监护人在流入地暂时居住的6岁及以下儿童。 2. 能说出流动儿童管理程序及相关要求。	1. 预防接种单位要认真贯彻落实上级制定的流动儿童管理措施，确保辖区内流动儿童均能按照国家免疫程序享有预防接种服务。 2. 户籍在外地的适龄儿童暂住当地时间在3个月及以上，由暂住地接种单位及时建立预防接种卡（簿），无预防接种证者需同时建立、补办预防接种证；在暂住地居住3个月以下的儿童，可由现居住地接种单位提供接种服务并出具接种证明。 3. 儿童迁移时，需要由迁出地接种单位为儿童办理既往预防接种史证明；迁入地接种单位主动向儿童监护人索查儿童既往预防接种史证明，并据此建立该儿童预防接种卡（簿），无预防接种证、卡或接种证明的要及时补建、补种。 4. 为流动儿童提供预防接种服务是每个预防接种单位应尽的责任。对流动儿童管理不到位，会造成未免疫儿童累积增多，易导致传染病流行。所有预防接种单位都应该主动为流动儿童提供预防接种服务。

重要提示	所需物品
1. 流动儿童与本地儿童享受同样的接种服务。 2. 有一类儿童需要大家特别注意：在本县区内由A地至B地暂时居住的儿童，不属于流动儿童，也不属于迁移，性质与流动儿童相似。对于类似儿童，应参照流动儿童管理方式，进行卡、证管理，并及时接种。 3. 未经儿童家长同意，严禁使用二类疫苗代替一类疫苗进行接种。	预防接种证、卡（簿）、异地接种证明。

5.1.3 查漏补种以提高预防接种率

操作步骤	知识要求	态度要求
1. 按照预防接种证、卡（簿）记录的信息，查找未按照约定时间接受预防接种的受种对象。 2. 定期对辖区内的儿童（包括本地儿童和流动儿童）开展主动搜索，查找漏种对象。 3. 用电话通知或由村医、居委会协助通知漏种对象家长或其监护人，约定时间、地点携漏种对象接受预防接种服务。	1. 能说出查漏补种的服务对象。 2. 能说出查漏补种的形式及要求。	1. 受种对象或其监护人常常因为疾病或外出等各种原因，不能按照约定的时间接受预防接种服务。缩短服务周期，对未接种的儿童及时补种就成为对常规免疫或者其他形式的接种活动非常有益的补救措施，既避免错过接种日而白跑一趟，又保证了疫苗的高接种率和及时率。 2. 目前农民进城打工，孩子和老人已经成为农村人口的主要群体。他们中很多人无法应对太多的这样或者那样的信息。为了切实做好国家免疫规划疫苗接种，我们需要经常关注农村留守儿童，用实际行动去帮助他们，采取入户访视或预约接种等形式，为他们提供方便。 3. 消除麻疹和维持无脊灰状态是当前免疫规划工作的重点。例如，满 8 月龄的儿童不能及时获得常规免疫服务，又没能在查漏补种中接种麻疹疫苗，是导致小年龄组儿童罹患麻疹的重要原因。在海岛、山区、高原、沙漠等交通特别不便的地区，服务周期往往超过 2 个月，接种服务不规范、不认真以及接种失败等等因素，特别是忽视糖丸的查漏补种，甚至可能导致大范围免疫空白，对维持无脊灰状态提出空前的挑战。

重要提示	所需物品
1. “常规接种+查漏补种常态化”是保障疫苗高接种率和高及时率的有效手段。 2. 在流动人口相对集中的地方增加接种门诊开放频率和服务时间，或定期在集贸市场、城乡接合部、市郊等流动儿童聚集地增设临时接种网点，可以为流动儿童提供更多的预防接种条件。	预防接种证、卡（簿）、接种凭证。

5.1.4 入托入学查验预防接种证以便查漏补缺

操作步骤	知识要求	态度要求
1. 每年新生入托、入学前，对辖区内托幼机构、中小学校主管人员进行预防接种证查验工作培训。 2. 对学校排查出的漏种儿童，核对其既往接种史。 3. 按照国家免疫规划疫苗免疫程序及相关要求对漏种儿童漏种针次进行补种。 4. 为完成补种的儿童补办预防接种证或提供预防接种证明。 5. 向学校反馈儿童补种信息，以便学校根据反馈结果完成复检登记，确保接种单位、学校、儿童三方面接种信息一致。 6. 指导、检查托幼机构、学校建立入托、入学接种证查验管理档案，并存档备查。 7. 汇总、统计、完成入托、入学查验接种证数据上报工作。	1. 能说出《传染病防治法》相关规定。 2. 能说出《疫苗流通和预防接种管理条例》相关要求。 3. 能说出入托、入学查验预防接种证的工作流程及要求。	1. 由于专业不同，教育机构的工作人员对预防接种工作不是很熟悉。这需要我们认真细致地对辖区内托幼机构、中小学校开展预防接种证查验工作进行培训、指导，使相关工作人员能充分认识到避免校内传染病发生与流行的重要性，正确对待此项工作。 2. 根据学校提供的凭证，接种人员需要认真核对漏种儿童的接种针次。对于非本地学生要根据其户口所在地接种单位提供的接种证明确认其接种情况，确保排查出的适龄儿童所有漏种针次均能得到补种，避免在学校内出现疫苗针对传染病的免疫空白。

重要提示	所需物品
1. 未按照国家免疫规划疫苗免疫程序完成疫苗接种或接种记录不完整、不真实的儿童，由学校通知并督促其到学校所在地接种单位补种。 2. 入托入学查验接种证是扩大国家免疫规划，提高疫苗接种率的最后有效的措施。 3. 按照国家要求，14 周岁及以下入托、入学的儿童，包括学期中转入或暂时借读的适龄儿童均为查验预防接种证的目标人群。	1. 预防接种证、卡（簿），接种凭证。 2. 入托、入学查验接种证登记表、报表。

5.2　预防接种

【服务标准】

接种前严格实施预检、分诊、告知程序，认真核实、记录受种人员相关信息，接种后留观，是有效避免疑似预防接种异常反应的关键。只有注射安全才可使预防接种服务达成目标，有效预防疫苗针对的传染病。

【服务流程】

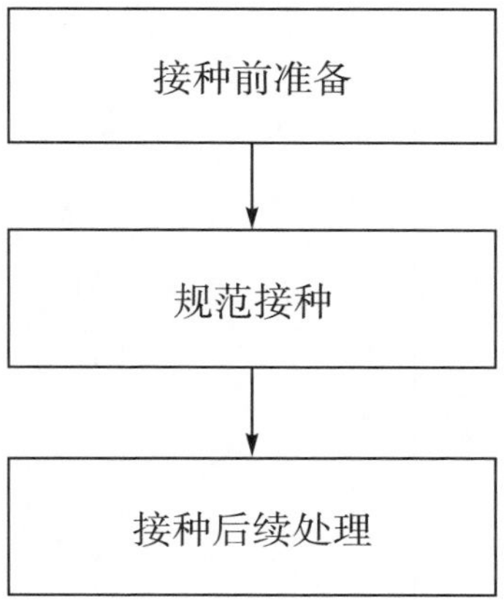

【操作说明】

5.2.1 接种前准备

5.2.1.1 备好疫苗、药品、器材以便为儿童接种

操作步骤	知识要求	态度要求
1. 从接种室存放疫苗的冰箱等冷链设备中取出疫苗。 2. 核对疫苗的品种，检查疫苗外观和质量。 3. 把足够使用的合格的疫苗存放到冷藏包中。 4. 把冷藏包摆放到工作台上，准备使用。 5. 领取急救药品、注射器、接种盘等接种器材、器械，依次摆放在工作台上。	1. 能说出、演示冷藏包（箱）的使用方法。 2. 检查含吸附剂疫苗是否冻过的方法：将被检和对照的正常疫苗瓶同时摇匀后静止竖立，如被检疫苗在短时间（5～10 分钟）内与对照疫苗相比，出现分层现象且上层液体较清，即可判断被检疫苗冻结过。 3. 能说出不合格疫苗的具体表征。	1. 接种室内疫苗保存是冷链管理的关键环节。接种前准备的疫苗不一定能够全部用完，随时保障疫苗的冷藏条件就尤为重要。尤其是在炎热的季节，有的工作人员忽视了疫苗的冷藏要求，导致疫苗在空气中暴露时间过长而失效。所以，接种人员一定要注意尽量减少开启冷藏包的次数，并且每次开启后都要再次封闭好冷藏包，尤其要避免提前取出冷藏包中的疫苗暴露在空气中。 2. 有条件的接种单位可以把疫苗分类存放到冷藏包中，再依次摆放到相应的工作台上。 3. 急救药品、接种器材、器械等务必在接种前全部摆放到位，但是不得长期在外摆放，每次用后需要清洁或消毒处理。

重要提示	所需物品
1. 疫苗使用说明书规定严禁冻结的疫苗，如百白破疫苗、乙肝疫苗、白破疫苗等，冻结后一律不得使用！ 2. 活疫苗开启半小时，灭活疫苗开启 1 小时，即应废弃！ 3. 凡过期、变色、污染、发霉、有摇不散凝块或异物，无标签或标签不清，疫苗瓶有裂纹的疫苗一律不得使用！ 4. 储存疫苗的冷藏包内冰排融化要及时更换！	工作台、冷藏包（箱）、冰排、疫苗、急救药品、注射器、接种盘等。

5.2.1.2 核查接种对象以把好安全接种第一关

操作步骤	知识要求	态度要求
1. 核实查验儿童预防接种证，核对受种者姓名、性别，出生日期及接种记录，确认本次受种对象。 2. 询问了解受种者近期健康状况，既往疾病史、过敏反应史、接种反应史等。 3. 如受种者身体不适，应实施简单体检，如测量体温、血压等，不适宜接种的，可给予合理的医学建议。 4. 对能够接种的受种者，可采取口头或文字方式告知其所接种疫苗的品种、作用、禁忌、可能出现的不良反应及注意事项等。 5. 在接种底表上如实记录受种者预防接种相关信息及健康状况等内容。 6. 要求家长或监护人在接种底表或者其他相关凭证上签字确认。 7. 为受种者提供顺序接种的凭证，明确受种者应接种的疫苗等内容。	1. 能演示常用的简单体检技能，如量体温、测血压等。 2. 能说出疫苗的品种、作用、禁忌、不良反应以及注意事项等。 3. 能说出接种登记表填写的相关要求。	1. 当前社会对儿童的关注程度日渐增高，接种过程中出现的问题也更加受到重视。接种前耐心、正确、客观地解答群众提出的问题，使群众正确认识和对待接种后的不良反应，可以减少很多不必要的麻烦。 2. 预防接种工作人员的服务态度是医生医德的一种具体表现。用委婉、温和的语气回答咨询或者告知更有利于解决问题，推诿扯皮、态度粗暴只会激化矛盾。比如，在工作中我们发现有的儿童不符合接种要求，我们就需要耐心地做好解释工作，对于有接种禁忌而不能接种的，我们还可以适当地提出医学建议，取得家长的理解和支持。 3. 预防接种证是记录儿童预防接种信息的凭据。如果儿童监护人未携带预防接种证，我们可以要求其在接种底表上签字确认，并提醒其下次接种时携带预防接种证，以便补记完善其相关接种信息。如果有接种禁忌，我们还需要在预防接种卡（簿）和接种证上做好记录。 4. 在当前社会形势下，要求儿童监护人签字确认接受告知，是保护预防接种工作人员的一种方式。在实际工作中，我们可以探索更多合理的方式完成告知工作，同时避免家长和监护人的误解。 5. 当受种者要求自费选择接种第一类疫苗的同品种二类疫苗时，接种人员应主动告知其或者其监护人关于费用承担、疫苗品种、作用、禁忌、不良反应以及注意事项等。

重要提示	所需物品
1. 要认真、详细填写儿童预防接种底表，不得漏项！ 2. 国家规定的免费接种项目，不得以任何理由收取费用！ 3. 发现原始记录中受种者信息有误或更新，接种工作人员应及时更正！	1. 预防接种证、卡（簿）、接种底表。 2. 体检设备，如温度计、血压计、听诊器等。

5.2.2 规范接种以确保接种安全

操作步骤	知识要求	态度要求
1. 接种人员应首先收回受种者的顺序凭证，并规范保存。 2. 接种人员要再次核对受种者信息及所接种疫苗。 3. 抽取疫苗 3.1 从冷藏包中取出疫苗。 3.2 开启疫苗瓶。 3.3 打开或取出注射器。 3.4 抽取疫苗。 4. 皮肤消毒 4.1 提示受种者充分暴露需要接种的部位。 4.2 用75%酒精对接种部位皮肤进行消毒，要注意消毒区不可被任何物体触碰，避免污染消毒区域，待乙醇挥发干后立即接种。 5. 严格按照《中国药典》规定的各种疫苗的接种部位、途径和剂量进行接种，对未收入药典的疫苗，参见疫苗使用说明书。	1. 能说出各种疫苗的接种部位、途径和剂量。 2. 能演示各种途径的注射方法。 3. 能演示皮肤消毒方法。 4. 能演示一次性注射器使用方法 4.1 接种前方可打开或取出注射器材。 4.2 在注射过程中防止被针头误伤。如被污染的注射针头刺伤，应按照有关要求处置。 4.3 注射完毕后不得回套针帽。将注射器具直接投入安全盒或防刺穿的容器内，或者毁形后统一回收销毁。 5. 能演示自毁型注射器的使用方法。 6. 能演示注射剂型疫苗抽取药液的方法。 7. 能说出安全注射和无菌操作的要求。 8. 能描述接种前需要再次核对的内容：包括“三核对（姓名、年龄、接种疫苗的名称）”、“三询问（既往病史、既往不良反应史、禁忌证）”、“三检查（疫苗名称、有效期、性状）”、“一告知（可能出现的不良反应及注意事项）”。	1. 预防接种工作是利国利民的大事，接种人员需要时刻保持严谨的工作态度，每次接种前认真核对受种者及所接种疫苗等相关信息是避免出现疑似预防接种异常反应的重要关口，切不可轻视疏忽。 2. 安全注射应该是我们对受种对象实施预防接种服务不懈的承诺。接种前、后及实施过程中，我们应该始终坚持严格按照规范要求执行操作，绝不能随意操作或者草率对待。 3. 预防接种的途径和部位是确保疫苗接种效果的关键因素。接种时要严格遵守接种部位、途径的要求，接种部位要避开瘢痕、炎症、硬结和皮肤病变的部位。注射部位不正确也是造成接种反应或引起疼痛的重要原因，接种人员需要提高认识。

重要提示	所需物品
1. 严禁使用含碘消毒制剂进行皮肤消毒！ 2. 使用含有吸附剂的疫苗前，应当充分摇匀！ 3. 使用减毒活疫苗，开启疫苗瓶和注射时，切勿使消毒剂接触疫苗，以免将活疫苗灭活。 4. 使用75%酒精对接种部位进行消毒，乙醇未挥发干前实施接种可导致疫苗被灭活！	1. 疫苗、一次性注射器。 2. 灭菌镊子、75%酒精棉球或无菌棉签及其他接种器械。

5.2.3 接种后续处理

5.2.3.1 记录、观察接种儿童以确保受种者安全

操作步骤	知识要求	态度要求
1. 接种完毕，接种者应及时在预防接种证上正确记录接种日期、部位、生产企业及疫苗批号等，并签上接种人员姓名。 2. 采用口头或预约单的形式告知儿童家长下次接种疫苗的品种、时间和地点。 3. 嘱咐受种者在留观室休息15~30分钟 3.1 无不良反应发生可离开。 3.2 如出现不良反应，要及时按预防接种异常反应报告制度进行报告，并给予对症处理。 4. 完成当天接种工作后，及时为受种儿童上卡（簿）。	1. 能说出预防接种证、卡（簿）的记录方法及内容。 2. 能说出接种后留观的要求及目的。 3. 能说出国家免疫规划疫苗免疫程序。	1. 接种卡、证是受种者接受预防接种服务的凭据，是如实反映接种信息的凭据，是对既往预防接种工作的记录，是对受种者、接种人员的保障，所以，我们务必要认真、详实地填写卡证信息。 2. 很多受种者对接种后留观不理解，认为是接种人员出现了问题才会留观，针对这种情况，接种人员务必要耐心、细致、科学、合理地为他们解释，不可推诿或者表现不耐烦。 3. 出生医院为新生儿接种第1剂乙肝疫苗和卡介苗后，要及时填写“新生儿首剂乙肝疫苗和卡介苗接种登记卡”，并按照要求及时报送主管的疾控机构。 4. 在开展接种登记时，各地服务流程可能会有所不同。各地可因地制宜，自行调整证、卡（簿）及儿童预防接种信息管理系统的记录顺序，但是相关要求和标准必须得到保障。 5. 接种后留观是保障受种者安全的重要环节。及时发现受种者出现预防接种异常反应，及时进行必要的处置，甚至可以成为挽救一个生命的关键。所以，接种人员务必告知受种者接种后留观。 6. 现场接种时，要特别注意由于紧张、恐惧、空腹或接种场所空气不流通造成的晕厥或换气过度综合征等，由于是现场发生，很容易引起群体性反应，工作人员应立即为患者提供安静场所，要保持空气新鲜，平卧，要注意保暖；轻者可给予热开水或热糖水喝，一般不需特殊处理，短时间即可恢复。

重要提示	所需物品
1. 接种记录书写要规范整洁，不得用其他符号代替！ 2. 工作人员应告知受种者注意休息，不要剧烈运动，以及接种后可能出现的反应和注意事项！	1. 预防接种证、卡（簿）。 2. 儿童预防接种信息管理系统及计算机等网络设备。 3.《新生儿首剂乙肝疫苗和卡介苗接种登记卡》。

5.2.3.2 做好后续清理工作以完善安全注射

操作步骤	知识要求	态度要求
1. 及时按要求处理疫苗 1.1 记录并统计疫苗的使用数量。 1.2 废弃已开启但未用完的疫苗瓶。 1.3 如冷藏容器内的冰未融化，则将未启开的疫苗做记号，放入冰箱保存，于有效期内在下次接种时首先使用。 1.4 如冷藏容器内的冰已融化，时间已超过 1 小时，则口服脊髓灰质炎减毒疫苗全部废弃，麻疹疫苗、卡介苗和百白破疫苗（包括白喉破伤风疫苗）做记号，于有效期内在下次接种时首先使用。 2. 清理接种器材 2.1 清理冷藏容器。 2.2 把使用后的自毁型注射器、一次性注射器及其他医疗废物收集到污物桶或回收袋。 2.3 镊子、治疗盘等器械按要求回收，统一实施灭菌或消毒后备用。 2.4 严格按照《医疗废物处理条例》的规定把医疗废物统一交给指定单位，或者及时焚烧，并做好记录。 2.5 对损坏和报废的器材，应说明原因，并按照规定增补。	1. 能说出医疗废物的处理程序。 2. 能说出《疫苗流通和预防接种管理条例》的相关要求。 3. 能说出《医疗废物处理条例》的相关规定。	1. 预防接种服务过程中要始终保持疫苗的冷链保存，使接种后剩余的疫苗仍然能够保证质量，同时，要做好使用后剩余的疫苗和注射器的出入库管理的衔接工作，防止浪费。 2. 现代社会，各种医疗废物造成人身伤害的事件屡屡见诸报道，件件都是触目惊心。随着社会的不断发展，越来越多的人逐渐认识到医疗废物的危害性，国家更是对医疗废物处理立法制约。作为医疗废物的制造者，我们需要时刻保持警惕，严格遵守国家法律法规，对接种后的医疗废物坚决按照相关规定处理，尤其是入户接种产生的医疗废物更要带回处理，不得留置现场，防止儿童玩耍注射器等导致伤害事件发生。 3. 及时做好医疗废物处理登记。由指定单位集中处理的，要做好交接记录，无回收指定单位、无法集中处理的，应及时焚烧，并按照要求记录在册。

重要提示	所需物品
1. 严禁出售或随意丢弃医疗废物。 2. 严禁回收使用失效疫苗。 3. 按照《疫苗流通与预防接种工作条例》要求，妥善处理预防接种后的失效疫苗。	冰箱、冷藏容器、镊子、治疗盘等器械、医疗废物回收袋、污物桶。

5.3 疑似预防接种异常反应处理

【服务标准】

按照《疫苗流通和预防接种管理条例》、《预防接种工作规范》、《全国疑似预防接种异常反应监测方案》等相关要求，认真做好疑似预防接种异常反应的监测工作，发现疑似预防接种异常反应及时给予对症处理，及时向上级报告，并协助调查。

【服务流程】

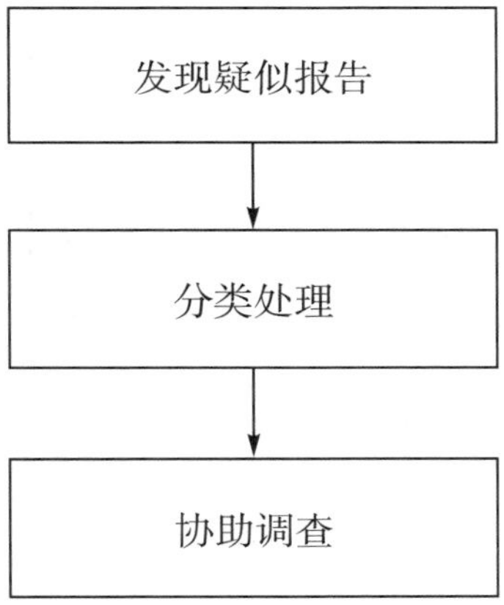

【操作说明】

5.3.1 发现疑似报告以便及时处理

操作步骤	知识要求	态度要求
1. 接种单位在每次接种后要组织人员对受种对象进行访视，发现疑似预防接种异常反应（包括接到受种者或其监护人的报告）应及时登记。 2. 接种单位要及时鉴别或诊断，凡属于异常反应或事故的，应在规定时限内报告 2.1 及时向受种者所在地的县级卫生行政部门、药品监督管理部门报告。 2.2 48 小时内填写疑似预防接种异常反应个案报告卡，向受种者所在地县级疾病预防控制机构报告。 3. 及时报告发现的怀疑与预防接种有关的死亡、严重残疾、群体性疑似预防接种异常反应、对社会有重大影响的疑似预防接种异常反应。 3.1 2 小时内向受种者所在地的县级卫生行政部门、药品监督管理部门报告。 3.2 2 小时内填写疑似预防接种异常反应个案报告卡或群体性疑似预防接种异常反应登记表，向受种者所在地县级疾病预防控制机构报告。 4. 对于死亡或群体性疑似预防接种异常反应，应同时按照《国家突发公共卫生事件相关信息报告管理工作规范》和《突发公共卫生事件应急条例》的规定进行报告。	1. 能说出疑似预防接种异常反应定义。 2. 能说出疑似预防接种异常反应报告程序。 3. 能说出疑似预防接种异常反应报告人及报告内容的要求。 4. 能说出《国家突发公共卫生事件相关信息报告管理工作规范》和《突发公共卫生事件应急条例》的规定。 5. 能说出疑似预防接种异常反应与预防接种异常反应的区别。	1. 预防接种后，绝大多数人会获得对疫苗针对的传染病的免疫力，但是生物制品毕竟是异种物质，极个别人可能发生预防接种异常反应并导致严重后果。正是这少数的反应，会对预防接种工作产生一定的不良影响。因此，正确对待预防接种异常反应，及时采取适当的应对措施，是接种人员做好预防接种服务，保证免疫规划工作得到持续发展的重要组成部分。 2. 能够准确判断一般反应是否需要报告，是长期工作实践积累的经验。如发现轻、中度的一般反应，发热≤38.5℃、红肿浸润≤2.5cm、轻微过敏或轻微皮疹、卡介苗接种引起的瘢痕反应等，在就诊时可以明确诊断，可以不用报告。但是，如果受种者发生较重的一般反应，如发热>38.5℃、红肿浸润>2.6cm 应向上级报告。

重要提示	所需物品
1. 疑似预防接种异常反应报告实行属地化管理。 2. 报告人应详细填写疑似预防接种异常反应个案报告卡或群体性疑似预防接种异常反应登记表。 3. 接种单位因异常反应或事故与受种对象或监护人发生纠纷时，应在 24 小时内向县级卫生行政部门报告。	疑似预防接种异常反应个案报告卡、群体性疑似预防接种异常反应登记表。

5.3.2 分类处理以便采取恰当的应对措施

操作步骤	知识要求	态度要求
1. 按照各种疫苗接种后可能出现反应的时间，判断疑似预防接种异常反应属于不良反应、疫苗质量事故、接种事故、偶合症、心因性反应中的哪种类型。 2. 对不同性质的异常反应要及时采取不同的措施。如发现局部出现红肿、疼痛、硬结等一般反应，一般不需处理。较重的局部反应或全身反应应该对症处理。发现异常反应时，除简单对症处理，严重的要及早转院进一步处理。 3. 疫苗质量事故、接种事故、偶合症、心因性反应不属于预防接种异常反应 3.1 对于因疫苗质量问题给受种者造成伤害的，应依照《中华人民共和国药品管理法》的有关规定处理，并立即召回该批疫苗。 3.2 对于因接种实施差错引起接种事故，给受种者造成损害的，应依照《医疗事故处理条例》的有关规定处理，并根据发生差错的原因予以纠正。 3.3 对于偶合症，应加强与受种者或其监护人沟通，确保其能清楚偶合症与接种的疫苗无因果关系。当沟通很困难时，可利用进一步的专家调查来证明反应确实属于巧合。 3.4 发生群体性反应或死亡时，按照《突发公共卫生事件应急条例》的有关规定处理。 4. 对于不明原因的反应，应根据反应的性质、程度及继续发生与否，做进一步调查。	1. 能说出预防接种异常反应的定义。 2. 能说出在预防接种过程中或接种后不同时间可能发生的预防接种异常反应。 3. 能说出预防接种异常反应的临床表现及简单对症处置原则。 4. 能说出《突发公共卫生事件应急条例》相关规定。	1. 预防接种服务人员保持良好的心理素质很重要。一个合格的医护人员发现严重异常反应或事故后，会根据现场情况冷静地判断反应的类型，还能根据现场情况开展先期处理。不仅能按要求及时报告，也不会慌乱出错，延误了调查和治疗。 2. 受种者或其监护人要求了解反应的情况时，我们需要保持耐心、关心和负责任的态度与其沟通，除如实提供调查进展情况或调查结果，作出合理解释外，还可以给予诊断、治疗和处理等方面的协助、指导或建议，既能保证正确处理问题，还不会激化矛盾。 3. 处理群体性心因性反应最重要的工作是及时采取措施，防止事件扩大。其处理可参照“群发性癔症”的防治对策和措施。

重要提示	所需物品
1. 不客观或者错误的解释会为下一步处理工作留下隐患，还容易诱发群体性事件。 2. 预防接种异常反应的正确分类对如何认识和处理不良反应意义重大。它是对预防接种异常反应病例迅速开展相应对症治疗的关键。	1. 预防接种异常反应临床处理类工具书。 2. 常见一般反应所需临床检查、处置工具和药品。

5.3.3 协助调查以明确疑似预防接种异常反应的原因

操作步骤	知识要求	态度要求
1. 现场访视患者，并进行深入调查和临床检查。了解患者的接种史、健康史、家族史；掌握患者目前的主要症状和体征及有关的实验室检查结果；已采取的治疗措施和效果等相关资料。 2. 收集并提供预防接种相关信息，包括疫苗的资质、储运等相关信息、预防接种的组织服务形式、接种实施情况、接种同批次疫苗其他人员的反应情况等。	1. 能说出《中华人民共和国药品管理法》相关规定。 2. 能说出《医疗事故处理条例》相关规定。 3. 能说出《突发公共卫生事件应急条例》相关规定。 4. 能说出疑似预防接种异常反应调查所需要的临床、预防接种资料项目。	1. 积极协助上级卫生行政部门派出的调查人员，提供疑似预防接种异常反应病例在本级开展预防接种及临床处理的相关资料。 2. 疑似预防接种异常反应病例的信息资料是相关专家开展诊断工作的决定因素。信息资料的详细与否甚至可以直接决定专家诊断的准确程度。所以，在实际工作中，我们要时刻保持医生的仁者之心，尊重自己，尊重每一个生命，认真对待疑似预防接种异常反应病例的信息资料采集工作。

重要提示	所需物品
1. 疑似预防接种异常反应应由县级预防接种异常反应诊断小组进行诊断。 2. 脊髓灰质炎疫苗预防接种后的相关病例；受种者死亡、严重残疾的；群体性疑似预防接种异常反应；对社会有重大影响的疑似预防接种异常反应应由设区的市级或者省级预防接种异常反应调查诊断专家组进行调查诊断。 3. 除明确诊断的一般反应（如单纯发热、接种部位的红肿、硬结等）外，其他疑似预防接种异常反应均需开展调查。	预防接种异常反应病例在本级开展预防接种及临床处理的相关资料。

5.4 信息收集与管理

【服务标准】

按照《预防接种工作规范》要求，预防接种工作人员需定期或不定期地有计划、有重点地收集、掌握、归纳免疫规划相关信息资料，及时、准确地开展上报工作，并定期对免疫规划信息资料规范管理，形成档案，以便需要时能够查阅或提供参考。

【服务流程】

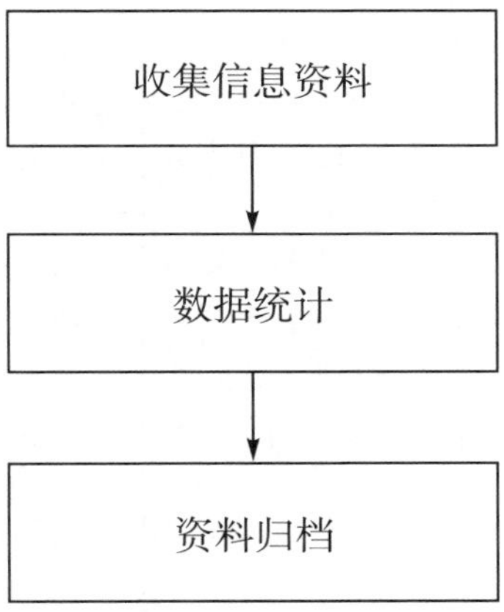

【操作说明】

5.4.1 收集信息资料以获得免疫规划基础数据

操作步骤	知识要求	态度要求
1. 每月、每年收集辖区内人口资料。 2. 按月收集辖区内预防接种数据资料。 3. 随时收集辖区内疫苗管理的相关资料。 4. 随时收集辖区内疫情资料。 5. 随时收集各类宣传资料及相关工作文字资料等。	1. 能说出本级需要收集的信息种类及目的。 2. 能说出需要收集的人口资料。包括总人口数、15岁以下（不含15岁）各年龄组人口构成资料；出生人数、死亡人数；建卡、建证人数；儿童流出、流入情况等。 3. 能说出疫情资料的内容。包括国家免疫规划疫苗针对传染病发患者数、死亡人数。 4. 能说出预防接种资料种类。包括国家免疫规划疫苗应种人数、受种人数、未种人数及原因分析等。 5. 能说出疫苗管理资料的种类。包括疫苗的需求计划、疫苗接收、购进及使用资料等。	1. 常规资料收集在预防接种资料管理工作中占有重要的地位，是一个关键性的环节。做好资料的收集工作，需要工作人员明确资料收集的指导思想和内容要求，掌握收集工作的途径与方法，积极、主动地开展资料收集工作。 2. 工作人员在预防接种服务过程中需要收集各项常规资料，既要包括一般性的预防接种信息，还要包括评价服务效果或监测长期变化的信息。这些资料在免疫活动中，起着工作记录、技术储备、信息传递、规划制定、决策分析、效果评价、改进工作的重要作用。 3. 资料管理工作中，准确是最根本的要求，即科学性强，针对性强，如果没有这个特点，资料也就失去了参考价值，所以，我们收集资料一定要认真、细致，收集的资料要保证准确、有用。 4. 基本资料是免疫规划活动中最常用、最基础的资料，它应该能反映免疫规划各项目标的进展情况，并能为措施规划、资源分配、方法策略、管理实施等方面的组织协调活动提供基本的信息。 5. 常规资料收集的重要目的之一在于工作的管理和评价。预防接种工作人员需定期不定期地进行资料的分析和评价，了解国家免疫规划疫苗接种率、监测活动、冷链运转等情况。

重要提示	所需物品
1. 有条件的地区可逐步推广信息化管理，提高信息收集的准确性与及时性。 2. 收集常规资料尤其应注意用于工作管理和评价的重要信息。	1. 统计资料：各种记录表、调查表、统计报表。 2. 非统计资料：各类业务技术资料、培训教材、会议、表彰、宣传、影像等资料以及各类计划、工作报告、总结等。

5.4.2 数据统计以为上级免疫决策分析提供重要依据

操作步骤	知识要求	态度要求
1. 按照国家要求，及时完成急性弛缓性麻痹（AFP）、麻疹、新生儿破伤风个案调查表并上报县级疾控机构。 2. 预防接种后5日内统计完成预防接种情况报表上报乡级疾控机构。 3. 乡级每月2日、12日、22日前统计完成AFP、麻疹、新生儿破伤风等旬报表上报县级疾控机构。 4. 乡级每月5日前完成接种率报表上报县级疾控机构。 5. 乡级每年2月15日前统计完成上一年度国家免疫规划综合报表统计工作，上报县级疾控机构。 6. 其他报表，如群体性预防接种和应急接种等数据报表，应根据具体实施情况，按照上级卫生行政部门的统一要求上报。 7. 定期向上级报告本级冷链设备运转情况。	1. 能说出免疫规划工作要求上报的个案信息种类。 2. 能说出本级各种报表的报告方式及时限要求。 3. 能说出年度报告的免疫规划信息资料种类。 4. 能说出预防接种信息资料上报的相关程序。	1. 基层免疫规划数据能够反映当地免疫规划各项目标的进展情况。上级疾控机构可以根据本地区免疫规划工作现状，制定或调整当地免疫规划策略，这就要求基层免疫规划人员能够提供准确的信息资料，以便于上级开展免疫规划策略研究。 2. 良好的心态是做好免疫规划工作的重要基础。长期周而复始的免疫规划信息资料上报工作枯燥单调，容易让工作人员产生厌倦、疏忽、懈怠的情绪，针对这种情况，我们需要通过做一些保持心情愉悦的事情来调整自己，譬如向同事或朋友倾诉一下、平时听听音乐等，及时调整自己的情绪。 3. 信息资料报告是免疫规划管理工作的重要环节。工作人员需要明确：资料是通过何种方式、什么时间和通过谁来报告，如何保证监测报告的及时性、完整性和准确性，如何将信息及时反馈给各相关部门。只有认识到它的重要性，才能真正做好这个工作。 4. 统计报告的各种数据事关本地免疫规划真实的工作情况，我们必须严肃对待。各种报表必须由主管领导审阅、签字，盖章后报出。

重要提示	所需物品
1. 所有报表必须按照国家统一格式上报，不得缺项漏项！ 2. 统计报告的各种数据必须真实准确！ 3. 年报数字均为上一年1月1日~12月31日的情况！	各类日常记录表、疫苗针对疾病个案调查表、疑似预防接种异常反应（AEFI）个案报告卡、各类统计报表、年报表。

5.4.3 信息资料归档以便日后数据利用

操作步骤	知识要求	态度要求
1. 文字资料实行档案化管理 1.1 村级每半年整理1次本级资料，年底装订成册，在村卫生室保存。 1.2 乡级根据资料数量，每半年整理1次，年底分类装订成册，建档立卷，登记编号。 2. 把各类数据资料形成电子档案管理 2.1 具有查考和利用价值的资料，可作为档案保存的电子文件。 2.2 具有保存价值的电子文件，必须随时备份，存储于能够脱机保存的载体上，并适时生成纸质文件等硬拷贝。	1. 能说出归档管理信息资料的工作流程。 2. 能说出需要归档保存的信息资料。 3. 能说出各类数据库资料的使用及保存方法。 4. 能演示电子档案的使用及查阅方法。	1. 日常工作中，电脑经常会出现这样或那样的问题。所以，对电子档案的积累、归档及电子档案的保管应保持全过程管理。从电子文件形成就需要制定严格的管理制度和技术措施，保证管理工作的连续性、电子档案的可利用性、信息的安全性和完整性。 2. 资料档案化就是把免疫规划的各方面资料依照工作实施的过程用文字（数字）记录下来，并按专业和使用的习惯归档成卷，分类保存，以便全面掌握工作情况或供今后借鉴和参阅。通过长期收集，可进行历史的比对分析，研究免疫规划工作的客观规律性，是做好预防接种工作的基础和全面提高管理水平的关键。 3. 儿童预防接种信息管理系统是用于为免疫规划工作服务的，要求对系统外人员保密。使用人员未经许可，不得转让或泄漏系统操作账号和密码，以免发生数据损坏或丢失等不必要的麻烦。 4. 预防接种信息属于个人信息，需要保密，未经受种者或者其监护人同意，任何人不得向其他人员提供受种者的任何信息。其他政府部门和机构需要查询儿童预防接种信息等资料的时候，应该经过同级卫生行政部门批准。

重要提示	所需物品
1. 各类数据库资料要随时备份保存。 2. 儿童预防接种电子档案由乡级防保组织或接种单位保管。 3. 免疫规划信息资料必须实施规范化档案管理。	1. 儿童预防接种信息管理系统。 2. 免疫规划用计算机、光盘、U盘及上网设备等。

6. 儿童常见症状和体征的鉴别

6.1 发热

6.1.1 询问病史、体格检查以鉴别儿童发热病因

操作步骤	知识要求	态度要求
1. 详细询问发热儿童病史 1.1 询问患儿年龄、发热规律和热型、发热持续时间、居住条件、居住地区的疾病（如疟疾、血吸虫病、钩端螺旋体病、伤寒等传染病）流行情况。 1.2 有无提示系统性疾病的症状，如咳嗽、气促、腹泻、腹痛、尿频、尿急、尿痛等。 1.3 有无结核接触史、动物接触史。 1.4 详细询问预防接种史。 2. 仔细观察热型的特点：是稽留热、弛张热，还是间歇热。 3. 体格检查：对全身各系统都应仔细检查，要注意有无淋巴结肿大、肝脾肿大、皮疹和贫血等。	1. 由热型鉴别发热原因 1.1 稽留热：见于幼儿急疹、沙门菌感染、肺炎、化脓性脑膜炎、脑炎、尿路感染、中耳炎、败血症。 1.2 弛张热：见于中耳炎、尿路感染、败血症、脊髓炎、脓疮、细菌性心内膜炎、结核、沙门菌感染、川崎病、结缔组织病、恶性肿瘤（包括白血病）。 1.3 间歇热：见于结缔组织病、恶性肿瘤（包括白血病）、疟疾、自身免疫性疾病。 2. 由发热持续时间鉴别发热病因 2.1 3~4 日：上呼吸道感染综合征、幼儿急疹、肠道感染、中耳炎、尿路感染、化脓性脑膜炎、败血症、其他急性感染、川崎病、脱水热。 2.2 5~6 日：上呼吸道感染综合征、中耳炎、尿路感染、沙门菌感染、化脓性脑膜炎、其他感染症、川崎病。 2.3 7 日以上：下呼吸道感染、败血症、脊髓炎、尿路感染、沙门菌感染、结核、传染性单核细胞增多症、其他感染、川崎病、结缔组织病、恶性肿瘤（包括白血病）、中枢神经系统功能障碍、药物热、免疫不全综合征、感染后发热、体质性发热、心理性发热、不明原因发热。	1. 由于新生儿体温调节中枢发育尚不成熟，环境温度过低或过高均可影响新生儿的正常生理活动；另外，新生儿皮下脂肪薄，体表面积大，容易散热，如环境温度低，受冷易患新生儿硬肿症，若环境温度太高或包裹太严，会造成脱水热。需要医生进行全面、细致、准确的观察和体格检查。 2. 询问时要和家长进行充分的沟通，态度要和蔼可亲，语言要温和。 3. 对紧张、焦虑的家长表示同情和理解，并给予实际帮助，如儿童发热严重而就诊单位又缺乏诊治条件，可以帮其联系转诊医院或医生，以尽快得到治疗。

重要提示	所需物品
仔细全面体格检查，如无条件治疗请及时转上级医疗保健机构。	听诊器、体温表、压舌板、病历本。

6.1.2 实验室及其他辅助检查以查找儿童发热病因

操作步骤	知识要求	态度要求
1. 实验室及其他特殊检查 1.1 对急性发热的患儿应常规查血、尿常规，必要时胸部X线透视或摄片。 1.2 对发热时间较长的患儿，可选择必要的实验室或其他特殊检查。 2. 根据病史的询问、热型的观察、体格检查、实验室及其他辅助检查结果对发热原因给予正确鉴别。 3. 将检查结果记录到门诊病历中。	由实验室检查鉴别发热原因： 1. 末梢血白细胞计数增加：细菌感染。 2. 末梢血白细胞计数降低：病毒性感染、沙门菌感染、结缔组织病、粒细胞减少症。 3. 嗜酸性粒细胞计数增加：寄生虫病、药物过敏、结核、白血病、结缔组织病。 4. 淋巴细胞比例升高：病毒性感染、恶性肿瘤（包括白血病）。 5. 贫血相关检查提示贫血：恶性肿瘤、慢性感染。 6. 红细胞沉降率增快、C-反应蛋白（CRP）（+）：感染、风湿病、恶性肿瘤、川崎病。 7. 红细胞沉降率增快、CRP（-）：感染恢复期。 8. 抗链球菌溶血素（ASO）上升，CRP（+）：风湿热。 9. 类风湿因子（RF）（+）：风湿病、肝脏感染、结核、恶性肿瘤。 10. 血清蛋白电泳γ球蛋白上升：风湿病、慢性感染、恶性肿瘤、肝脏疾病。 11. 丙氨酸氨基转移酶（ALT）、冬氨酸氨基转移酶（AST）、乳酸脱氢酶（LDH）上升：肝脏疾病、肌炎、恶性肿瘤。 12. 血培养（+）：败血症、脊髓炎。 13. 尿沉渣白细胞计数增加：尿道感染。 14. 脑脊液蛋白、细胞数增加：脑膜炎。 15. 胸部X线片阳性征象：肺炎、肺结核。 16. 骨髓穿刺提示恶性肿瘤骨髓象：恶性肿瘤（包括白血病）。 17. 骨膜充血：中耳炎。	1. 向家长耐心解释每项检查的目的和意义，取得家长同意后，再进行检查。 2. 用通俗、易懂的语言和家长交流，建立良好的沟通交流关系，取得其信任，缓解紧张情绪和气氛。 3. 动作要规范、快速、准确，以减少儿童不必要的痛苦和家长的紧张情绪。 4. 对于哭闹、不配合的儿童不要表示厌烦情绪，等其平静后再行检查。
重要提示		所需物品
如无条件诊治，请及时转上级医疗保健机构就诊。		血细胞计数仪、X线机等。

6.2 鉴别青紫儿童以便及时治疗或转诊

操作步骤	知识要求	态度要求
1. 询问病史：仔细询问引起患儿青紫的常见疾病史，如心血管或呼吸系统疾病，青紫出现的年龄及伴随情况，药物及食物史。 2. 查看体征：注意观察患儿面容，面颊颜色，青紫分布特征，坐卧姿态，颈静脉是否充盈，有无胸廓畸形、杵状指（趾），并仔细检查心肺特征性体征。 3. 辅助检查 3.1 动脉血气分析（pH、PaO_2、$PaCO_2$、SaO_2），新生儿应做血糖、血钙测定和血培养检查。 3.2 疑有心源性青紫，应作心脏X线摄片、心电图、超声心动图检查，必要时作心导管及选择性心血管造影予以确诊。 3.3 疑为肺源性青紫，应行胸部X线摄片，必要时做支气管镜或支气管造影检查。 3.4 疑为血红蛋白异常引起的青紫，可抽静脉血，装于容器内振荡，使之与空气接触。正常者变红色，异常者则不变色，进一步可作血液光谱分析及血红蛋白电泳检查。 4. 根据以上结果对患儿进行鉴别诊断，并转上级医疗保健机构进行诊治。	青紫的常见病因： 1. 中心性青紫：系心肺疾病所致，动脉血 PaO_2、SaO_2降低。 1.1 肺源性青紫：各种原因引起的呼吸道梗阻，如分娩时羊水吸入，先天性呼吸道畸形、咽后壁脓肿和各种原因的喉梗阻、急性末梢细支气管炎等；肺和胸腔疾病：如肺炎、肺水肿、先天性肺囊肿、膈疝、脓胸、呼吸肌麻痹等；肺血管疾病，如先天性肺静脉瘘等。 1.2 心源性青紫：伴有右向左分流的先天性心脏病，如法洛四联症及大血管易位、艾森门格综合征、法洛三联症、单心房、单心室等。 2. 周围性青紫：可见于全身性或局部性病变，动脉血 PaO_2、SaO_2均正常。 2.1 全身性疾病：如心功能不全、慢性缩窄性心包炎、休克等。 2.2 局部血流障碍：如上腔静脉梗阻、肢端动脉痉挛症（雷诺病）及肢端动脉痉挛现象。青紫一般在口唇、颊黏膜、鼻尖、鼻唇间区、耳郭、甲床、指尖等毛细血管丰富的部位，皮肤、黏膜较薄的部位尤为明显。	1. 询问病史时要和监护人进行充分的沟通，态度要和蔼可亲，语言要温和。 2. 查看体征时要认真、细致，详细了解青紫儿童的体征特点。 3. 无论患儿家境贫富、地位高低，都要严格按照规程进行操作，如遇困难家庭，不应讥讽或指责，更不应敷衍应付，特别是对父母有残疾、智障者，应同样耐心周到。 4. 如有必要做辅助检查，应向监护人耐心解释辅助检查的项目及其重要意义，以便得到家长的积极配合，使患儿病情得到有效、及时的诊治。

重要提示	所需物品
发现青紫儿童，如无条件处理，尽快转上级医疗保健机构就诊。	X摄像机、B超、血细胞计数仪、心电图机等。

6.3 呕吐

6.3.1 鉴别呕吐儿童以便对呕吐原因进行分类

操作步骤	知识要求	态度要求
1. 详细询问患儿的年龄、呕吐物性状和发病经过（急性或慢性）作初步病因分类。 2. 详细询问和检查呕吐以外的症状 2.1 一般情况：有无发热、意识障碍、惊厥和其他颅内压增高症状。 2.2 有无腹部饱满、腹部肿块。 2.3 有无腹痛、腹泻、血便等。 3. 必要时应进行直肠、肛门检查，以及胸部、腹部X线检查。腹部X线检查应包括正位、侧位、卧位，注意有无消化道穿孔或闭锁。 4. 必要时应行钡餐或空气灌肠胃肠道造影检查。 5. 根据以上症状、体征及检查结果给予正确诊断。	鉴别诊断： 1. 消化道疾病 1.1 新生儿生后1~2日呕吐可因咽下羊水引起，即咽下综合征，1~2日后自行停止。 1.2 早期新生儿先天性食管闭锁生后即表现唾液过多，不断从口腔外溢，有时呈泡沫状，首次喂奶、喂水即可发生呛咳、窒息。 1.3 呕吐物含胆汁提示十二指肠以远部发生梗阻，如小肠狭窄、闭锁、肠回转不良、肠重复畸形、胎粪性梗阻、先天性巨结肠及肛门闭锁，需X线辅助检查。 1.4 婴儿期常因喂养不当、肠炎、肠套叠、嵌顿疝引起呕吐。 1.5 儿童常见呕吐原因有肠炎、细菌性痢疾、病毒性肝炎、肠寄生虫病、消化道异物、阑尾炎、腹膜炎、胰腺炎、消化道出血等。 2. 感染性疾病：如败血症、上呼吸道感染、急性扁桃体炎、中耳炎、肺炎及泌尿道感染。患儿多有发热等全身感染中毒症状或局部感染的症状、体征。 3. 中枢神经系统疾病：脑肿瘤、颅内出血、硬脑膜下出血、脑膜炎、脑炎等。呕吐常呈喷射性，伴有不同程度的意识障碍、头痛及脑征（如脑膜刺激征，病理反射，步态不稳，颅神经症状等），必要时做脑脊液或头颅CT、MRI检查。 4. 代谢紊乱：代谢性酸中毒、尿毒症、高氨血症、糖尿病酮症、氨基酸代谢异常等。常需血生化检查。 5. 前庭功能异常或脑性眩晕：梅尼埃病、晕动病、脑供血不足等。 6. 药物、毒物：病史可提供诊断线索。 7. 其他：心功能不全、药物中毒等。	1. 呕吐是小儿常见症状之一，虽可单独发生，但常随原发病而伴有其他症状和体征。 2. 可引起呕吐的病因很多，故对呕吐病儿应仔细分析病史，尤其需注意呕吐与饮食的关系、起病的急缓、发病年龄，以及伴随的症状与体征。必要时，应进行X线等进一步检查，以明确诊断。

重要提示	所需物品
呕吐需与胃-食管反流或溢乳相鉴别。	X线机。

6.3.2 处理或转诊呕吐儿童以避免贻误病情

操作步骤	知识要求	态度要求
1. 针对性治疗 1.1 伴呕吐的婴幼儿期疾病，无论急性或慢性，常伴有脱水和电解质紊乱，故应输液和纠正电解质紊乱。 1.2 消化道梗阻性疾病，应力求及早诊断和外科紧急处理。 1.3 伴呕吐的消化道感染或其他感染，除应及时纠正水、电解质紊乱外，应及早选用有效抗生素。 1.4 对中枢神经系统感染，呕吐多因颅压增高所致，故除应用抗生素外，还需使用脱水剂，以降低颅内压。 1.5 对食物中毒、药物中毒等中毒性呕吐，应洗胃并输液，以促进毒物排出和减少毒物吸收。 2. 无条件诊治，请尽快转上级医疗保健机构。	1. 能够说出针对性处理方法。 2. 能够说出纠正水、电解质紊乱的方法。	1. 较小婴儿呕吐易发生误吸，甚至窒息，应密切关注，及时清理呕吐物。 2. 频繁呕吐不但丢失水与电解质，也影响生理所需水的摄入，易引起脱水及电解质紊乱，如长期持续可致营养不良，治疗或转诊要快速，以免耽误病情。 3. 用关心、理解、同情的心情将呕吐儿童病情向家长解释清楚，并针对病情给予合理化建议；对于烦躁、焦虑或不讲理的家长，不要争吵，应用温和、文明的语言与其交流沟通，以解决实际问题。

重要提示	所需物品
无条件处理，及时转上级医疗保健机构就诊。	生理盐水。

6.4 准确、快速识别儿童腹痛病因以便及时转诊进行紧急救治

操作步骤	知识要求	态度要求
1. 详细询问患儿年龄、腹痛发作情况、性质、部位和伴发症状（如呕吐、便秘、便血、皮疹、血尿、尿痛、咳嗽及粪便性状等）。 2. 小儿急性腹痛鉴别 2.1 急性阑尾炎：上腹痛转移至右下腹，呕吐，有时发热；腹部检查麦氏点压痛、反跳痛、局部肌紧张；血常规检查白细胞增多。 2.2 胃、十二指肠溃疡：有时上腹痛，有时吐血、便血；上腹部有压痛点，穿孔时上腹部胀满；大便隐血试验阳性；缺铁性贫血；消化道钡餐造影剂消化内镜检查阳性，穿孔时膈下游离气体。 2.3 细菌性胃肠炎：发热、呕吐、腹痛、腹泻；沿结肠有压痛点；粪便检查见脓血，粪便培养阳性。 2.4 蛔虫性肠梗阻：持续腹痛、阵发加剧，呕吐、便秘；腹部多柔软，可触及条索状团块，多位于脐周，一般无压痛；X 线腹部检查可见部分性肠梗阻。 2.5 胆道蛔虫症：有肠道蛔虫史，右上腹痛，甚至吐出蛔虫及胆汁；粪便蛔虫卵阳性。 2.6 尿道感染：发热、呕吐，有膀胱刺激征，尿频、尿急；腹部无定位体征；尿检白细胞增多，尿培养阳性，菌落 $>1\times10^{5}$/ml。 2.7 过敏性紫癜：腹部剧痛但无定位压痛、血便，四肢末端及臀部皮肤对称性紫癜；出凝血时间及血小板正常。	1. 能说出儿童各期急性腹痛常见病因。 2. 2 岁以下小儿急性腹痛的鉴别 2.1 肠套叠：具有呕吐，间歇性哭闹，哭闹时面色苍白等症状。腹部检查右季肋下触及可动性、压痛性肿块。黏液状血便，通过空气灌肠、X 线检查可确诊。 2.2 急性阑尾炎穿孔：有发热、呕吐、腹部胀满等症状。腹部检查可见腹肌强直、全腹压痛，肠鸣音消失，末梢血白细胞增多。 2.3 腹股沟疝嵌顿：呕吐、啼哭。腹部检查腹股沟部肿块。 3. 腹部触诊要点 3.1 腹部柔软度：部位、抵抗、紧张度及反跳痛。 3.2 肿块：部位、形状、数量、大小、硬度、压痛、表面光滑度、波动感、移动性。 3.3 腹部胀满：是全腹还是局部，有无波动感及肿块。 3.4 腹部脏器：肝、脾、肾的位置、大小、硬度，有无膀胱尿潴留。 3.5 腹股沟部肿块：精索水肿、疝。 3.6 压痛：部位、最痛点及其他处压痛点，压痛与肿块的关系，由于体位改变所致压痛的变化。	1. 腹痛是小儿常见症状之一，引起腹痛原因很多，但因幼儿多数不能准确地表达疼痛的感觉、性质及部位，常仅能以哭闹来表示，造成诊断上的困难，医生要耐心仔细询问和检查每个细节和部位，以便对腹痛的原因作出正确判断。 2. 对于哭闹不合作的患儿进行腹部检查时，最好由母亲引逗使其不哭，或由母亲抱着喂奶，医生从侧面或背面以温暖的手抚摸腹部，动作要轻柔缓慢，使患儿习惯或适应这种检查，然后再将各部位的检查反应进行比较。

重要提示	所需物品
急腹症儿童需及时转诊。	听诊器、血细胞计数仪等。

6.5 婴儿哭闹

6.5.1 鉴别哭闹婴儿原因以便对症处理

操作步骤	知识要求	态度要求
1. 了解婴儿发病情况：发病年龄，起病缓急，发生哭闹的时间和环境，哭声的高低、强弱、发作特点（持续或反复发作或持续加阵发），哭闹前、中及停后的表现。 2. 体格检查 2.1 注意观察婴儿面色，神态，体表及口腔、耳、鼻和咽喉部等有无炎症、损伤和异物。 2.2 查看婴儿囟门有无膨隆。 2.3 心肺听诊有无异常。 2.4 仔细检查腹部体征，要注意有无腹部包块、嵌顿疝、明显压痛点，必要时作直肠指检。 2.5 认真检查神经系统体征。 3. 实验室及其他检查：包括血、尿、粪常规检查；胸部、腹部X线透视、肠道造影检查等，必要时进行头颅CT检查。 4. 根据婴儿发病情况、体格检查及实验室检查情况，可以鉴别婴儿哭闹为非病理性哭闹还是病理性哭闹。	非病理性哭闹和病理性哭闹鉴别诊断： 1. 非病理性哭闹：哭声洪亮有力，除哭闹不伴有其他症状和体征，食欲、大小便正常，体检无异常。主要原因为饥饿、口渴、鼻塞，哺乳不当致使咽下气体过多、欲排大小便等；亦可因过冷、过热、尿布潮湿、衣服过紧、被褥过量、光线过强、痛、痒、虫叮咬等所致；也可能是由于婴儿尚未建立正常生活规律，白天睡眠过多，而夜间啼哭不眠的夜啼症。 2. 病理性哭闹：指因各种疾病所引起的哭闹，以腹痛、耳痛、头痛、口腔痛最为常见。 2.1 头面部疾病：颅骨骨折、硬脑膜下血肿、角膜擦伤、中耳炎、外耳道疖肿、口腔炎或口腔溃疡等。 2.2 神经系统疾病：脑炎、脑膜炎、颅内出血等。 2.3 心血管疾病：心功能不全、心动过速或心律失常等。 2.4 胃肠道疾病：胃肠道积气、肠道感染或功能紊乱、肠套叠、嵌顿疝、肛裂等。 2.5 泌尿系统疾病：泌尿道感染、睾丸扭转、尿路结石等。 2.6 骨骼、关节损伤：骨折、关节脱位等。 2.7 肠寄生虫病：蛔虫病、蛲虫病等。 2.8 药物中毒：误服药品或药物过量造成的中毒。 2.9 其他：眼、咽、喉部、鼻腔、外耳道或阴道异物，新生儿甲状腺功能亢进，婴儿脚气病、高钙血症等。	1. 哭闹是婴儿对体内或体外刺激不适的一种反应，也就是婴儿表达要求和痛苦的一种方式。 2. 面对哭闹的婴儿，既要耐心又要细心地等待患儿安静时及时检查；若因患儿哭闹，一时检查不够满意，必须待病儿安静后再次检查。 3. 认真观察和查体，以区分非病理性哭闹和病理性哭闹。非病理性哭闹婴儿除哭声有力外，无其他异常表现，而病理性哭闹在发生前期常有烦躁不安的表现，啼哭常较剧烈，而且持续。 4. 如家长表现急躁、情绪不稳，首先表示理解和同情，并向家长耐心解释婴儿病情，如为非病理性哭闹，劝导家长不要着急，帮助家长寻找引起婴儿哭闹的相关因素，并给予针对性指导。

重要提示	所需物品
怀疑病理性哭闹婴儿及时转上级医疗保健机构。	听诊器、叩诊锤等。

6.5.2 针对性处理哭闹婴儿以缓解婴儿不适反应

操作步骤	知识要求	态度要求
1. 非病理性哭闹婴儿对症处理 1.1 饥饿性哭闹：纠正哺乳量不足或哺乳方法不当后哭止。 1.2 要挟性哭闹：常伴有自暴行为，不予理睬自行停止。 1.3 鼻塞：尤其发生于幼婴，清理鼻塞通畅后哭止。 1.4 夜啼症：夜间哭闹而白天多睡，日夜生活规律颠倒，应设法纠正其不良睡眠习惯。 1.5 外界刺激：如衣着过多、过少、穿着不适，可以适当调整服装和穿着；如声、光刺激等环境影响，应改善生活环境；如尿布潮湿，查找原因，并针对性处理等。 2. 病理性哭闹处理 2.1 根据病理性哭闹常见原因给予对症治疗。 2.2 如无处理条件请及时转诊。	1. 腹痛 1.1 婴儿性腹痛：为功能性疾病，多见于生后1~3个月，可于傍晚发作，阵发性哭闹，肠鸣音亢进，可能是更换食物所致。 1.2 肠道寄生虫病：尤其常见蛔虫所致腹痛，哭闹时体态不定，绞痛者辗转不宁，并反复发作，腹软喜按。 1.3 胃肠道感染或功能障碍：如消化不良、痢疾、急性出血性坏死性肠炎等，常发热并伴有消化道症状和粪检异常。 1.4 肠套叠：突发剧烈而持久哭闹，可呈阵发性发作，伴呕吐、血便、腹部以扪及包块儿为特征，X线空气或钡剂灌肠可确诊。 1.5 嵌顿疝：以腹股沟疝嵌顿为最多。 1.6 尿路感染或尿路结石：尿常规检查、中段尿培养，腹部X线摄片或尿路造影可确诊。 2. 神经系统疾病 2.1 颅内感染、颅内占位性疾病、颅内出血：会出现颅内高压症，高调尖叫的哭叫，囟门膨隆、脑膜刺激征或定位损伤症、头颅CT检查，必要时行脑脊液检查，有助诊断。 2.2 婴儿癫痫。 3. 其他疾病 3.1 心肺疾病：伴心、肺体征。 3.2 皮肤疾病：婴儿湿疹、荨麻疹、痱子或炎症等。 3.3 维生素 B_1 缺乏症：多为夜间哭闹、哭声嘶哑、腱反射减弱或消失。 3.4 维生素 B_6 缺乏症：以生后2周多见，可有惊叫、惊跳或局部肌肉抽搐。	1. 凡能引起身体不适或疼痛的任何疾病，均可致婴儿哭闹不安，甚至在其他症状不明显前，即可表现为哭闹。因此，应仔细检查全身各部位有无不适或疼痛处，有无其他阳性体征，以便找出病因，给予及时处理。 2. 婴儿哭闹不能轻视，但如果为非病理性哭闹，告诉家长不要过于着急，对症处理后就会哭声停止。 3. 面对饥饿性哭闹的家长，应手把手教给家长正确的哺乳和含接姿势，并将促进母乳分泌的方法教给家长。 4. 对于理解力差、经济条件缺乏或卫生条件差的家长，不要嘲笑、讥讽或应付了事，应一视同仁，微笑、热情服务。

重要提示	所需物品
1. 检查认真、全面、细致。 2. 诊断非病理性哭闹前先要排除病理性哭闹。	指导手册。

7. 儿童常见病诊治

7.1 锌缺乏症

7.1.1 诊断锌缺乏症儿童以便给予及时治疗

操作流程	知识要求	态度要求
1. 了解儿童饮食史，生后是否喂初乳，母乳量是否能够满足需要，是否按时添加富含锌的动物性辅助食品，是否有挑食、偏食的不良习惯。 2. 询问家长儿童是否患有影响锌吸收的疾病，如消化道疾患、脂肪泻、肠炎、尿毒症、恶性肿瘤。 3. 询问儿童临床表现：首先表现为食欲不振、味觉异常、复发性口腔溃疡、异食癖、生长停滞、身材矮小、性发育推迟、皮肤感染，尤其是皮肤黏膜交界处及指端常有经久不愈的皮炎，脱发、发黄，易并发感染性疾病（如真菌感染），伤口愈合缓慢，暗适应能力减低等。小儿长期缺锌可影响发育，使智能发育迟滞，补锌后可逆转。 4. 实验室检查：血锌 11.89μmol/L。 5. 具备以上病史、临床症状和实验室检查，可确诊为儿童锌缺乏症。 6. 当高度怀疑锌缺乏，但实验室检查无确切阳性结果时，可进行诊断性治疗，补锌后，症状消失，生长发育加快，血锌上升，则有助于确诊。	1. 儿童缺锌饮食史：生后未喂初乳（初乳中锌含量最高，4～5 日后迅速下降）或母乳不足，又未适时添加富含锌的动物性辅助食品。谷类中的锌生物利用率较低，因其含植酸、草酸及纤维素，阻碍食物中锌的吸收利用。年长儿多因偏食、挑食引起锌摄入不足。进行胃肠外静脉营养时，未注意补锌也可以造成缺锌，5 周后即可出现缺锌表现。 2. 影响锌吸收的疾病史：肠炎使含锌渗出物大量损失，尿毒症使体内锌大量丢失，恶性肿瘤使血锌下降，某些先天性锌吸收缺陷的遗传病，使锌吸收障碍等。有些疾病可引起机体应激状态，使血锌消耗增加。 3. 小儿血锌正常值：为 (13.94 ± 2.05) μmol/L 或 (911.4 ± 134.3) μg/L，最低限 11.89μmol/L 或 770μg/L。	1. 锌是人体必需的微量元素，主要存在于人体的骨骼、头发、皮肤和血液中，参与人体 200 多种代谢酶及辅助酶的组成，广泛地参与各种代谢活动，如果缺乏会严重影响生长发育、生殖器官、皮肤、胃肠道功能及免疫功能，应该积极向家长说明锌缺乏的危害性。 2. 对于身材矮小的锌缺乏症儿童，不要讥讽或嘲笑，也不要一味地指责、批评母亲，应对母亲正确的喂养方式给予鼓励和支持，不正确的给予及时纠正。 3. 4~6 个月的婴儿依靠母乳锌和储存锌足以维持代谢平衡，而 7～12 个月的婴儿是缺锌的高危人群，对此期婴儿应给以合理的辅食添加正确、耐心的指导。

重要提示	所需物品
疑为锌缺乏时可用补锌试验，治疗后症状消失，生长发育加快，血清锌上升，则对确诊有帮助。	微量元素检测仪。

7.1.2 治疗锌缺乏症儿童以促进其正常发育

操作流程	知识要求	态度要求
1. 确诊为锌缺乏症后可按缺乏程度给予补锌治疗。 2. 补给量标准为：婴幼儿、学龄前及青春期前儿童，每日口服锌剂（按元素锌计算）0.5～1.0mg/kg，小儿可以1%硫酸锌溶液治疗，也可用葡萄糖酸锌（含锌元素1/7）、醋酸锌等，以4周为1疗程，必要时可增加1个疗程。 3. 诊断性治疗也可用同样剂量，服用2周。 4. 如患儿伴有呕吐、腹泻，手术后禁食或有消化道疾病，不能口服治疗时可经静脉补充锌。 5. 若膳食中动物性食物低，胃肠吸收差，可酌情加量。 6. 服锌同时应增加蛋白质摄入及治疗缺铁性贫血，可使锌缺乏改善更快。 7. 记录治疗情况。	1. 知道锌中毒的表现：慢性锌中毒可有贫血及铁缺乏；急性锌中毒少见，偶尔发生在一次大量口服锌4～8g时，症状表现为恶心、呕吐、腹泻、发热和疲劳等。目前，WHO对儿童口服锌的可耐受最大摄入量设定为23mg/d。 2. 能够说出为锌缺乏症儿童的补锌标准。	1. 用锌剂治疗时，应嘱咐家长要随时观察疗效与不良反应，并定期监测血浆锌，同时增加富含锌和蛋白质食物，可使锌缺乏改善更快。 2. 告诉家长缺锌所致的厌食、异食癖一般服用锌剂2～4周见效，生长落后1～3个月见效，密切注意观察，如果发现补锌治疗后临床症状仍未见减轻，4～6周后应停用，到医院及时就诊以寻找造成锌缺乏症的其他原因。 3. 提前告知家长硫酸锌等锌剂具有一定的不良反应，如恶心、呕吐、腹泻等胃肠道症状，应在饭后服用，可减少其不良反应。 4. 如果家长拒绝治疗，要动之以情、晓之以理，向家长耐心解释治疗锌缺乏症的重要意义，以及锌缺乏症对儿童机体将造成的不良影响。 5. 嘱咐家长将锌剂放置到安全位置，以免儿童自己服用剂量过大而导致锌中毒。

重要提示	所需物品
长期大量服用锌剂可致铜缺乏、血清高密度脂蛋白减少，甚至出现血清铁降低、顽固性贫血等锌中毒现象。	锌剂。

7.1.3 指导家长合理喂养以预防锌缺乏症的发生

操作流程	知识要求	态度要求
1. 指导家长要重视孕母、乳母营养，尽量让新生儿吃到初乳，有助于防止缺锌。 2. 鼓励母乳喂养（正常足月新生儿生后半小时内即可让母亲哺乳，在6个月内坚持纯母乳喂养）；无母乳的人工喂养儿最好哺以强化适量锌的婴儿配方乳。 3. 合理添加辅食，如每日适当安排进食蛋黄、瘦肉、鱼、动物内脏、豆类及坚果等含锌丰富的食物。 4. WHO 建议：腹泻患儿在继续口服补盐液治疗的同时补充锌，6个月以下婴儿补充锌元素10mg/d，7个月至5岁20mg/d。持续10~14天。 5. 培养儿童不挑食不偏食的良好饮食习惯，保证平衡饮食，均是预防缺锌的重要措施。 6. 缺锌地区可指导家长在儿童生长发育迅速时期给予锌强化乳制品，或适量补锌，但注意勿长期过量使用。 7. 营养学会推荐每日锌的摄入量：0~0.5岁1.5mg；0.5~1岁8mg；1~4岁9.0mg；4~7岁12.0mg；7~11岁13.5mg；11~14岁男18mg，女15.0mg；孕妇怀孕早期11.5mg，中期、晚期16.5mg；乳母21.5mg。 8. 记录指导结果。	1. 能够说出如何合理添加辅食。 2. 能够掌握各年龄段每日锌的推荐摄入量。	1. 指导家长在预防性补充锌时，必须考虑铁、铜、锌等微量元素的相互平衡。 2. 对于家境贫困的家庭，不应讥讽或嘲笑，可以指导家长食用当地生产的含锌较高的食物，以预防锌缺乏症。 3. 用通俗易懂、容易接受的语言和家长进行交流，如遇到残疾、智障、听力障碍的家长，可以将宣传图片或手册等向家长说明。 4. 如母乳喂养困难，可帮助母亲分析原因，解决问题，并将促进母乳分泌的相关知识告诉给家长，或示范正确哺乳方式。

重要提示	所需物品
添加辅食的同时，鼓励母亲继续母乳喂养至2周岁。	宣传图或册、锌剂。

7.2 儿童肺炎

7.2.1 早期诊断儿童肺炎以避免延误病情

操作流程	知识要求	态度要求
1. 首先向家长了解患儿发病前是否有上呼吸道感染症状，如鼻塞、流涕、咽痛、咳嗽、发热等，如果有发热、咳嗽，询问持续的时间。 2. 测量体温，了解就诊时是否发热。 3. 数患儿1分钟呼吸次数了解是否呼吸增快：告诉母亲要数患儿的呼吸，提醒她让患儿安静；如果患儿在睡觉，不要唤醒患儿，然后观察患儿胸部，数呼吸次数。 4. 观察患儿安静时是否伴有鼻翼扇动。 5. 患儿吸气时观察其胸骨上窝、锁骨上窝和肋间隙是否有凹陷等体征。 6. 肺部听诊：是否有呼吸音粗糙，中、细湿啰音等阳性体征。 7. X线检查：肺纹理是否增多、变粗，两肺下部和纵隔区边缘出现斑点状小片阴影，逐渐融合成较大的斑片状阴影。 8. 如果患儿具有以上的临床表现（发热、咳嗽、气促和呼吸困难）、肺部阳性体征（呼吸音粗糙，可闻及湿性啰音等）以及X线检查结果即可确诊。 9. 如无条件进一步诊治，尽快转上级医疗保健机构就诊。	支气管肺炎临床表现： 1. 一般症状、体征：大部分儿童肺炎起病急，在发病前常有上呼吸道感染的症状，出现鼻塞、流涕、咽痛、咳嗽，伴有低热，很快体温升高，可达38～40℃，咳嗽加重，并出现呼吸增快等症状。 2. 主要症状 2.1 发热：发热无定型，多为不规则发热，也可为弛张热或稽留热。大多数轻症肺炎为中度发热，新生儿、重度营养不良患儿可不发热或出现体温过低。 2.2 咳嗽加剧：发病后咳嗽逐渐频繁，发病初期为刺激性干咳，极期咳嗽可减轻，有痰，但不易咳出，常咽下，恢复期咳嗽时有痰。小婴儿可无咳嗽，而表现为口吐白沫。 2.3 气促：多在发热、咳嗽后出现气促现象，是肺炎的重要表现。 3. 全身症状：精神不振、食欲减退、轻度腹泻或呕吐、烦躁不安等。	1. 在儿童肺炎中支气管肺炎最为常见，不同的病原体引起的儿童肺炎可有不同的临床表现，要注意区别，并给予针对性治疗。 2. 当看或听患儿的呼吸次数时，患儿必须安静。如果患儿害怕、哭闹或恼怒，则无法正确地计数呼吸次数，首先请母亲先让其安静，再计数呼吸次数，如因患儿的多动、哭闹不能肯定呼吸次数，需再重复一次。 3. 父母因担心孩子的病情而会表现出焦躁不安，甚至言辞过激的行为，医务人员应给予理解，并表示同情，在安慰家长的同时，积极治疗患儿，使其尽快痊愈。

重要提示	所需物品
1. 呼吸增快的判断标准：①小于2个月的小婴儿：呼吸次数≥60次/分。②2个月至12个月的婴儿：呼吸次数≥50次/分。③12个月至5岁的儿童：呼吸次数≥40次/分。 2. 小婴儿或体弱儿常不出现发热，但表现为精神萎靡、厌食、呕吐或呛咳。 3. 及早治疗，避免发生并发症。	听诊器、体温计、X线机。

7.2.2 对肺炎儿童进行实验室检查以便进行病因分类

操作流程	知识要求	态度要求
1. 向家长解释实验室检查对儿童肺炎进行分类的重要意义。 2. 外周血检查 2.1 不同病原体引起的肺炎血象各异。 2.2 细菌性肺炎常伴有白细胞计数及中性粒细胞上升。 2.3 病毒性肺炎则白细胞计数及中性粒细胞比例可正常，有时可减少，或增减不一，当继发细菌感染时可上升。 2.4 支原体、衣原体感染时，白细胞计数大多正常，偶见升高。 2.5 患细菌性肺炎时，血清 C 反应蛋白可上升，红细胞沉降率增快。 3. 病原学检查 3.1 血、痰及穿刺液的病原体培养时间长，阳性率低，不宜作早期诊断。 3.2 采用聚合酶链反应（PCR）、特异性基因探针检测病原 DNA、病原特异性抗体测定，以诊断肺炎病原体，如细菌、病毒、支原体、衣原体、寄生虫等，有利于早期诊断。	1. 感染性肺炎类型 1.1 细菌性肺炎：常由肺炎链球菌、肺炎克雷伯杆菌、大肠埃希菌、流感嗜血杆菌、金黄色葡萄球菌、白色葡萄球菌等所致。此外，军团菌及厌氧菌也可引起。 1.2 病毒性肺炎：以呼吸道合胞病毒、腺病毒、流感病毒和副流感病毒 1、2、3 型最常见。其他还有肠道病毒、巨细胞病毒、冠状病毒等。 1.3 其他感染性肺炎：支原体肺炎由肺炎支原体所致；衣原体肺炎由沙眼衣原体、肺炎衣原体和鹦鹉热衣原体引起；真菌性肺炎由白色念珠菌、肺曲霉、组织胞浆菌、毛霉、球孢子菌等引起。卡氏肺孢子菌肺炎多见于免疫缺陷病或长期使用抗生素者。 2. 非感染性肺炎：如吸入性肺炎、坠积性肺炎、嗜酸性粒细胞性肺炎等。	1. 检查时要态度和蔼，文明礼貌，和家长充分沟通，使其理解各项检查的意义及必要性，并欣然接受各项检查。 2. 正确认识和掌握各项检查的相关知识和技能，提供良好的检测服务，及早发现异常，尽早提供治疗。 3. 对于年龄较大而又哭闹、不合作的儿童，不应训斥或指责家长，也不可强暴进行检查，应请其家长耐心解释，安抚好后再行检查。

重要提示	所需物品
明确造成儿童肺炎的病因非常重要。	血生化分析仪、血细胞分析仪、棉球、碘伏等。

7.2.3 积极治疗肺炎儿童以促其早日康复

操作流程	知识要求	态度要求
1. 一般治疗和护理 1.1 患儿居室应空气新鲜，保持适宜的室温（18~24℃）和湿度（50%~60%）。 1.2 注意保持呼吸道通畅，及时清理呼吸道分泌物，经常帮助患儿翻身，变换体位。 1.3 患儿饮食宜清淡、营养丰富、易消化，应少食多餐，饮水充足。 1.4 年幼体弱儿必要时给予支持治疗，静脉输入小量血浆或静脉营养。 1.5 补充各类维生素，特别是维生素 A 和维生素 C。 2. 抗感染治疗：据病原体药敏试验结果选用抗生素 2.1 青霉素为首选，新生儿慎用磺胺类药。 2.2 疑为金黄色葡萄球菌感染时，可选用氯唑西林或头孢菌素类药物。 2.3 患军团菌、支原体、衣原体肺炎时，可选用红霉素。一般用药至体温正常后 5~7 日，支原体肺炎易复发，可用 2~3 周。 2.4 病毒感染时，可用利巴韦林（病毒唑）等，每日 10mg/kg，肌内注射或静脉滴注，加用雾化疗法（20mg/L），并可选用干扰素 α。 3. 对症治疗 3.1 有缺氧表现时，可鼻导管给氧（氧流量 0.3~0.6L/min），也可面罩给氧（氧流量 1~1.5L/min），必要时用人工呼吸机，吸入的氧浓度 40%~60%。 3.2 保持呼吸道通畅，可用祛痰剂、雾化吸入，利于痰液排出。 3.3 伴有心力衰竭、脑水肿时，应进行相应的抢救。 3.4 纠正水电解质紊乱及酸碱平衡失调。	1. 肺炎的治疗应采取综合措施：包括加强护理、控制感染、改善呼吸道通气、防止缺氧、预防性治疗并发症以及对症治疗。 2. 能说出儿童肺炎的护理方法。 3. 能操作面罩给氧。 4. 四种一线抗生素为：复方磺胺甲噁唑、青霉素、氨苄西林及阿莫西林。 5. 能掌握儿童肺炎对症处理方法。	1. 护理对肺炎儿童康复非常重要，应手把手教给家长儿童肺炎正确护理方法。 2. 指导家长密切注意观察患儿病情变化，病情一旦加重，及时医院就诊。 3. 对于不愿意到医院就医，而愿意找一些民间药方或自己去药房买药的家长，要耐心地进行指导，帮助其寻找、制定正确的治疗方案，以避免患儿因不能得到及时、正确的治疗，而延误病情。 4. 告诉家长应按要求进行足量、足疗程使用抗生素。

重要提示	所需物品
抗生素应用要及早、足量、疗程适宜。	维生素 C、青霉素、鼻导管、面罩、氧气等。

7.2.4 教给家长呼吸道感染预防知识以防儿童肺炎的发生

操作流程	知识要求	态度要求
1. 加强儿童体格锻炼，增强儿童体质 1.1 指导家长提高儿童对环境温度变化的反应能力的方法。 1.2 指导家长多带儿童到户外活动，增加接触日光和新鲜空气的机会。 2. 注意儿童营养，保证膳食营养平衡，预防维生素 A、维生素 C、维生素 D、维生素 E 和铁、锌等微量元素的缺乏。 3. 指导家长避免儿童接触呼吸道感染患者的机会 3.1 尽量少带儿童去人多、空气污浊的场所，如超市、商店、游乐场、电影院等，尤其在春季，少去门窗紧闭及空气不流通处。 3.2 当有呼吸道感染流行时，家中所有成员回家后应认真清洗双手，加强个人卫生，以免将病原体带回家，造成家庭中传染。 3.3 如家中有上呼吸道感染的患者，尽量减少与儿童接触机会，应戴口罩，勤洗手，以免造成家庭传播。 4. 提醒家长一定重视上呼吸道感染儿童的治疗。 5. 督促家长为儿童进行预防接种：目前已有 7 价肺炎球菌结合疫苗，适宜 2 岁以下儿童接种；23 价肺炎球菌多糖疫苗，适宜 2 岁以上儿童接种。	知道提高儿童对环境温度变化的反应能力的方法：如衣服穿着不宜过多、过紧，应随气温的高低而有所增减，使皮肤、黏膜能接触冷热空气，锻炼自身对冷热的反应。	1. 儿童保健工作者除应掌握疾病的治疗原则外，更应重视与儿童健康有关的危险因素，防患于未然。 2. 有的家长对肺炎的认识不正确，如认为儿童咳嗽是因为食物太咸或太甜造成的，而不是因为呼吸道感染所致，应用通俗易懂的语言教给家长呼吸道感染相关知识，尽早发现肺炎症状，及时进行诊治，以免贻误病情。 3. 指导家长从小对儿童进行日光浴、空气浴、冷水浴的锻炼，以增强呼吸道和皮肤的反应灵敏性，不易因受凉而引起上呼吸道感染，同时病原体不易侵袭呼吸道，从而预防儿童呼吸道感染及肺炎的发生。

重要提示	所需物品
仅有呼吸道感染的患儿多为病毒感染所致，不要滥用抗生素。	呼吸道感染等相关知识的宣传资料。

7.3 儿童腹泻

7.3.1 识别和评估腹泻儿童以便给予针对性治疗

操作流程	知识要求	态度要求
1. 识别患儿有无脱水，首先要了解病情，如排便次数、大便量，有无脓血、有无呕吐、尿量多少等。 2. 查看患儿并根据一般状况、眼窝是否凹陷、哭时有无眼泪、口腔黏膜和舌头是否干燥、有无口渴、皮肤弹性 6 个指征判断患儿是否脱水。 3. 如果患儿一般情况差（易激惹、嗜睡）、眼窝凹陷、哭时少泪或无泪、口腔黏膜和舌干燥、口渴和皮肤弹性差；前囟凹陷、尿量减少说明患儿有脱水。 4. 当患儿有严重脱水时，还可有手足冷（末梢循环差）、脉搏可因血容量下降而增快，出现低血容量休克时，脉搏可能微弱或触不到，并且由于脱水致酸中毒、呼吸增快等。 5. 在判断脱水程度时要考虑患儿的营养状况，严重营养不良患儿本身皮肤弹性差，即使无脱水，皮肤恢复原状也比较缓慢；对肥胖或水肿的患儿，即使有脱水，皮肤弹性也可能立刻恢复原状。 6. 根据脱水程度进行转诊或治疗。	1. WHO 推荐的“腹泻诊断和治疗”表中的 6 个常用指征：一般状况、眼窝是否凹陷、哭时有无眼泪、口腔黏膜和舌头是否干燥、有无口渴、皮肤弹性。 2. 腹泻患儿的脱水分度 2.1 轻度脱水：有下列两项或两项以上的体征为轻度脱水：烦躁不安，易激惹；喝水很急，烦渴；眼窝凹陷；皮肤恢复原状缓慢。若患儿有一项重度脱水体征和一项轻度脱水体征，仍为轻度脱水。 2.2 中度脱水 2.3 重度脱水：若患儿有两项下列体征则为重度脱水：嗜睡或昏迷、不能喝水或喝水少、眼窝凹陷、皮肤恢复原状非常缓慢。 3. 脱水性质的确定：脱水分为等渗、高渗和低渗性脱水。如果患儿营养状况良好，急性水样便腹泻时，一般都为等渗性脱水。如果患儿营养不良，长期反复腹泻或错误给予液体，如静脉仅补葡萄糖，或给的液体含钠浓度低，可出现低渗性脱水。高渗性脱水在临床上很少见。	1. 腹泻引起儿童死亡的主要原因是脱水和电解质紊乱，因此识别脱水、对脱水程度和性质作出正确判断，是管理腹泻病例的关键，要认真查体，准确判断。 2. 在诊治腹泻患儿时，对营养状况的评价是十分重要的，应着重了解其喂养情况，特别是腹泻发生前后的喂养情况，是否母乳喂养，食物的种类、次数、量和液体的摄入量。

重要提示	所需物品
1. 检查腹泻患儿时，要注意患儿是否有夜盲症、眼球结膜上有无脱斑、角膜上有无溃疡等维生素 A 缺乏的临床症状和体征。 2. 要询问患儿近日内有无发热，如体温超过 38℃，应注意患儿是否有其他感染性疾病如肺炎等。	儿童保健手册或病历本。

7.3.2 治疗或转诊腹泻儿童以便早日康复

操作流程	知识要求	态度要求
1. 口服补液疗法：脱水患儿口服补液，可按中国腹泻病诊断方案治疗，根据腹泻时体内水分和电解质的丢失量及比例进行补液。 1.1 最初 4 小时的口服补液盐（ORS）用量：预防脱水量按 20～40ml/kg，轻度脱水量按 50ml/kg，中度脱水按 80～100ml/kg，重度脱水按 100～120ml/kg 计算补液量。一般按 75ml/kg 的量在 4 个小时内缓慢给予。如果患儿呕吐，可停 10 分钟后，再继续喂。 1.2 服用 ORS 后，大部分患儿的腹泻症状会有所减轻，如果部分患儿腹泻仍没有改善，此时应重新评估患儿的脱水情况进行分度，调整口服液的用量。 2. 静脉补液：推荐 1∶1 含钠碱性溶液（1/2张）或 2/3 张含钠碱性溶液扩充血容量，纠正低血容量性休克。 3. 静脉补液配制方法 3.1 1∶1 含钠溶液（1/2 张）：0.9%生理盐水 250ml 加 5%～10%葡萄糖液 250ml。 3.2 1∶1 含钠碱性溶液：0.9%生理盐水 200ml+5%～10%葡萄糖液 300ml+5%碳酸氢钠液 20ml。 3.3 2/3 张含钠碱性溶液：0.9%生理盐水 250ml+5%～10%葡萄糖液 250ml+5%碳酸氢钠液 25ml。 4. 静脉输液量和速度 4.1 推荐输液量 100ml/kg。 4.2 速度：第 1 阶段 20ml/kg，于 1 小时内输入；第 2 阶段 80 ml/kg，于 6 小时内输入。应根据脱水情况，加减液体量和速度。如情况好转，患儿能饮水，可改为口服补液疗法。	1. WHO 推荐治疗腹泻的基本原则 1.1 无论何种病原体感染引起的水样腹泻，均需补充丢失的液体和电解质。 1.2 无论何种类型的腹泻，都要坚持继续喂养，腹泻恢复期应增加喂养的次数和量，以免造成营养不良。 1.3 除细菌性痢疾、怀疑霍乱的病例及病原体确定的迁延性腹泻外，都不应给予抗生素。 2. WHO 建议在以下情况可给予静脉补液治疗 2.1 患儿有严重脱水的症状。 2.2 患儿有频繁大量的水样便（每小时水分丢失超过 15ml/kg），口服液体仍无法补上继续丢失的液量。 2.3 无法进食、进水（嗜睡、反应差）或频繁呕吐者。 2.4 有麻痹性肠梗阻或严重腹胀者。 2.5 有葡萄糖吸收障碍者。 2.6 当有严重脱水时，应给予静脉补液迅速补充血容量。	1. 口服补液简便、安全，家长容易掌握。95%的腹泻病儿可以用口服补液疗法纠正脱水，但目前在不少基层医疗单位滥用静脉补液，这不仅加重家长的不必要的经济负担，造成患儿的痛苦，而且还会造成感染、输液反应和医源性疾病。 2. ORS 使用安全、有效，价格低廉，但在交通不便、经济文化比较落后的地区仍不容易得到，可以教给家长在家庭中制作口服液体，如米汤、面汤、酸奶、果汁、糖盐水、白开水等，这些液体的电解质含量虽不甚合理，但容易被各种文化、信仰背景的家长理解和接受，在这些液体中，米汤和各种汤类效果最好。

重要提示	所需物品
1. 所有脱水的患儿均需补充液体，重度脱水的患儿则需要快速静脉补液。 2. 如无条件诊治，及时转上级医疗保健机构就诊。	口服补液盐、0.9%生理盐水、5%～10%葡萄糖液。

7.3.3 指导家长腹泻儿童护理方法以期早期康复

操作流程	知识要求	态度要求
1. 向家长推荐口服补液疗法 1.1 因是口服，入量多影响不大。 1.2 口服补液的准备应体现省时、省事、价廉的特点，如有些地方习惯做米粥，有些地区习惯做酸奶，可据当地习惯和家庭具体条件口服补液。 1.3 家庭制作的液体内若含有碳水化合物或蛋白质，再加上盐则是最理想的。 1.4 若是生后前4~6个月纯母乳喂养的患儿就不要给粥、汤等液体，只要延长每次喂奶的时间和增加喂奶的次数即可。 1.5 2岁以下的患儿不会主诉口渴，要主动哄喂患儿，要求液体入量多于日常量。 2. 指导家长儿童腹泻期间的喂养应坚持以下3点 2.1 尽量给患儿提供他们习惯的、爱吃想吃的食物。 2.2 由于腹泻时患儿食欲差，应少吃多餐，每三四个小时喂1次（每日平均6次）。 2.3 食物选择易消化的患儿半流质食物为好。 3. 要明确告诉家长以下情况要及时去医疗保健机构就诊：在家护理3日不见效；患儿出现发热；大便出现脓血，粪便显微镜下检查白细胞增多；患儿精神差、嗜睡拒食。	1. 家中治疗腹泻的原则 1.1 额外补充液体。 1.2 继续喂养。 1.3 出现危险体征后立即复诊。 1.4 无脱水的患儿也需要继续给予食物。 2. 能够说出儿童腹泻期间的喂养要求。	1. 腹泻是儿童常见病，除极少数患儿因严重脱水需住院治疗外，多数患儿要在家中治疗，即使重症患儿脱水纠正后仍需回家继续治疗。因此家庭护理是腹泻治疗的重要部分。但要做好家庭护理很不容易，关键是要解除家长的疑虑，教会家长切实可行的护理方法。这需要医务工作者除具备治疗腹泻的知识外，还须具备人际交流的技巧。 2. 家长一般有以下顾虑：对仅服用口服补液盐的液体不满意，迷信打针吃药；不相信腹泻患儿应继续喂养，仍愿意禁食；担心患儿喝不下这么多液体会呕吐；家中没有医务人员所推荐的食物和液体。医务人员应针对家长的顾虑进行工作，而不是简单地说教。这就需要医务工作者想家长之所想，急家长之所急，设身处地为家长着想，并且要了解当地的语言、信仰和习惯，用他们习惯的语言去交谈。对家长尽量鼓励和支持，不要指责。只有这样，家长才会接受科学的护理方法。

重要提示	所需物品
在宣传口服补液疗法时，切记不能让家长错误地理解多进液体就是在米粥或面汤里多加水，并用这种稀释的液体代替了食物，而造成患儿热量摄入不足。	口服补液盐。

7.3.4 教给家长儿童腹泻病预防措施以避免儿童腹泻

操作流程	知识要求	态度要求
1. 指导家长做好婴幼儿的合理喂养，如生后喂哺初乳，6 个月内纯母乳喂养，合理的辅食添加等。 2. 指导家长和儿童注意个人卫生，饭前便后要用肥皂、清水给小儿洗手（母亲做饭前和喂养小儿前要洗手）。 3. 指导家长为儿童提供安全、清洁的食品。 4. 指导家长为儿童提供干净足够的饮用水。 5. 建立清洁卫生的厕所，及时处理小儿粪便，保证卫生安全。 6. 指导家长要完成儿童计划免疫程序中的各种疫苗预防接种。	能够说出预防儿童腹泻行之有效的措施。	1. 不仅要教育母亲和家庭成员，更需要动员政府，对全社会进行广泛宣传教育，从根本上改变一些落后的、不讲卫生的行为习惯。 2. 除了人际交流技巧外，还需要做到以下几点：需要向父母传授有关母乳喂养、辅食添加、洗手等知识；可以通过预防腹泻的宣传画和挂图，对父母进行形象地讲解。

重要提示	所需物品
清洁卫生非常重要！	宣传画和挂图。

7.4 湿疹

7.4.1 识别湿疹儿童以便给予对症治疗

操作流程	知识要求	态度要求
1. 询问家长皮疹最早出现的位置，是否有蔓延，以及蔓延的部位。 2. 在光线明亮的地方观察皮疹的特点，并进行病程分期 2.1 急性期：起病急，皮肤群集的小红丘疹及（或）红斑，继而很快变成丘疱疹，渗出、结痂且红肿，合并感染者可有低热。 2.2 亚急性期：急性湿疹的渗出、红肿、结痂减轻，皮肤以小丘疹为主，并有白色鳞屑，少许疱疹有糜烂面，可维持很长时间。 2.3 慢性期：多由急性湿疹转变而来，也有初起即为慢性表现，病程可达数月或数年，反复发作。本病多见于1岁以上婴幼儿，可有色素沉着。 3. 根据年龄和皮肤损害程度进行分型 3.1 脂溢型：多见于1~3个月婴儿，主要在前额、颊部、眉间部位皮肤潮红，并可有黄色油腻性鳞屑。 3.2 渗出型：多见于3~6个月婴儿，两颊对称性红色小丘疹，并有红斑及小水疱，较厚的黄色浆液性结痂常先在头面部出现，可向全身蔓延，并继发感染。 3.3 干燥型：皮肤有小丘疹及红斑，皮损处较为干燥、无渗出，可有硬性糠皮样脱屑。	1. 湿疹的临床表现：皮疹多见于头面部，可蔓延至颏、颈、背、臀、四肢，甚至波及全身。皮疹初起为小红皮疹或红斑，散在或群集，并可见小水疱，黄色鳞屑及痂皮，渗出糜烂，病儿哭闹不安，到处搔抓。除非病变继发感染并波及真皮，否则不留瘢痕。 2. 能够说出湿疹的病程分期。 3. 能够掌握湿疹的分型。	1. 婴儿湿疹是小儿常见的皮肤病之一。 2. 发疹部位有剧烈痒感，使病儿哭闹不止、搔抓。家长常常对是否会留下瘢痕而紧张，医务人员要向家长耐心解释，由于病变部位表浅，一般皮疹不留瘢痕。 3. 湿疹是一个慢性过程，可反复发作。

重要提示	所需物品
仔细观察，与其他皮疹进行鉴别。	

7.4.2 治疗湿疹以减轻患儿痛苦

操作流程	知识要求	态度要求
1. 首先去除病因，减少可能的内外发病因素，避免过敏原：如怀疑由食物过敏所致，应帮助家长积极寻找并予以肯定，尽量避免过敏原的摄入。 2. 全身性治疗 2.1 如有继发感染，应用抗生素进行治疗，一般选用青霉素或红霉素。 2.2 应用维生素 B、维生素 C 及钙剂可起到非特异性的抗过敏作用。 2.3 可选用氯苯那敏（扑尔敏）、异丙嗪、苯海拉明等抗组胺药。 3. 局部用药 3.1 急性期以 1%~3%硼酸溶液或 0.1%呋喃西林溶液局部外洗后，再外涂 40%氧化锌油膏。 3.2 如有感染，可外涂依沙吖啶氧化锌油膏。 3.3 亚急性期治疗原则同急性期，另可少量短期使用外用糖皮质激素，如 0.5%~1%氢化可的松霜，0.1%糠酸莫米松（艾洛松）。慢性期以温水洗澡后，外用氧化锌油膏、糠馏软膏，或与外用糖皮质激素软膏配合交替使用。	1. 发病相关因素 1.1 超敏反应：可能是主要的发病机制。引起超敏反应的因素多样而复杂，多数由消化道摄入食物性过敏原，如鱼、虾、鸡蛋等所致。此外，蚕丝、毛织物、肥皂、玩具乃至日光、寒冷、湿热及机械摩擦均可引起本病。 1.2 有些婴儿有遗传过敏体质；有些婴儿发病则可能是由于母体雌激素通过胎盘传给胎儿，以致引起皮脂分泌增多，而发生脂溢性湿疹。 2. 预防与护理 2.1 避免诱发因素刺激：避免机械刺激（搔抓、烫洗、日光直射）；减少变应原的接触；湿疹婴儿尽可能母乳喂养，哺乳期间母亲少进食牛奶、蛋类、坚果类等易致敏食物，6 个月以后添加固体食物。 2.2 保证维生素的摄入，避免过多糖和脂肪的摄入。 2.3 尽量少用肥皂，不用碱性大的肥皂，除用适宜婴儿的润肤油外，不用任何化妆品。 2.4 不穿化纤、羊毛衣服，以棉布为宜，衣服宽松，不穿盖太多。 2.5 为避免抓破皮肤发生感染，可用软布松松的包裹双手。 2.6 头皮等部位结成的痂皮，可用消过毒的食用油敷，过一段时间后再轻轻擦洗。	1. 婴儿湿疹是小儿常见的皮肤病之一，会使患儿感觉不舒服，用通俗易懂、家长容易接受的语言将预防与护理知识传授给家长。 2. 对于理解力差、听障、智障等家长，要不厌其烦，耐心解释，或用笔、纸将治疗方案或注意事项书写下来，以供家里其他成员了解。

重要提示	所需物品
湿疹发作时不做预防接种，以免发生不良反应。	青霉素、红霉素、1%~3%硼酸溶液或 0.1%呋喃西林溶液。

8. 儿童常见传染性疾病的诊治

8.1 麻疹

8.1.1 及时诊断麻疹患儿以便给予正确处理

操作流程	知识要求	态度要求
1. 询问家长患儿是否发热，以及发热的时间。 2. 观察患儿有无皮疹，如有皮疹，观察皮疹的形状、位置，并询问皮疹出现的时间及顺序。 3. 向家长了解患儿最近是否接触过麻疹病人。 4. 观察患儿是否存在咳嗽、流鼻涕、眼结膜是否充血等体征。 5. 查看口腔颊黏膜的内侧，是否出现形状不规则、周围有红晕的白色斑点（麻疹黏膜斑）。 6. 如果患儿在麻疹流行期间，接触过麻疹患儿，出现发热、上呼吸道卡他症状、口腔黏膜出现麻疹黏膜斑及典型的皮疹即可诊断。	典型麻疹临床表现分四期： 1. 潜伏期：一般麻疹病毒侵入人体后经10~12日发病，接种过麻疹疫苗或进行过被动免疫者，则潜伏期可延至3~4周。 2. 前驱期：亦称出疹前期，为3~5日，主要表现为发热，体温38~39℃，伴有怕光、流泪、流鼻涕和咳嗽等，发病2~3日时，在口腔颊黏膜上有白色斑点，周围有红晕，称为麻疹黏膜斑，这对麻疹的早期诊断有特殊意义。 3. 出疹期：于发热第3~4日开始出现皮疹，出疹顺序为：先从耳后、发际、前额、脸部、颈部，以后自上而下蔓延至胸、背及躯干、四肢，最后在手掌和足底出现皮疹，皮疹3~5日出齐。皮疹初为淡红色斑丘疹，大小不等，高出皮肤，为充血性皮疹，以后可融合成片，但皮疹间皮肤正常。皮疹顺利地出齐之后，即开始消退，体温也随着下降，恢复正常，如果体温持续不降，皮疹出不来，咳嗽加重，呼吸急促，有可能并发肺炎，应及时诊断治疗。 4. 恢复期：按出疹顺序逐渐消退，伴糠麸样脱屑，并留有浅褐色色素斑，此期为1~2周。	1. 麻疹患儿是唯一的传染源，在发病前2日至发病后5日内，患儿的眼结膜分泌物、鼻、口咽和器官的分泌物都含有病毒，通过飞沫直接传播，具有较强的传染性，恢复期不带病毒。医务人员为麻疹患儿查体后应认真清洗双手，然后再接诊其他患儿。 2. 麻疹是由麻疹病毒引起的一种出疹性急性呼吸道传染病，面对患儿，不应面露嫌弃、讥讽或不屑的表情，应该热情对待每一位患儿，使其感受到温暖就在身边。 3. 认真询问患儿的发病时间以及临床表现，对及早确诊起到重要作用。

重要提示	所需物品
1. 因输血而感染麻疹者，潜伏期可短至6天左右。 2. 出疹期如果患儿高热不退，皮疹又出不来，或显现一下皮疹忽又隐退，咳嗽加重，喘憋，有可能并发了肺炎。如果在出疹过程中患儿声音嘶哑，喝水即呛咳，这可能并发喉炎。这些并发症都应及时发现，引起重视，加以防治。	压舌板、消毒液。

8.1.2 加强麻疹患儿的护理和治疗以降低并发症的发生

操作流程	知识要求	态度要求
1. 加强对麻疹患儿的护理 1.1 患儿应安静卧床休息。 1.2 室内空气要流通，要温暖湿润，注意勿使患儿着凉。 1.3 在发热出疹期间，多喝水，给予易消化而富有营养的饮食。 1.4 在恢复期除少吃油腻的食物外，无需忌口。 1.5 发疹期间可用芦根 20～30g 熬水喝，以助皮疹出齐。 1.6 每日用温开水将毛巾浸湿擦净鼻和眼分泌物。 2. 对症治疗 2.1 腋温达到 38.5℃以上可口服乙酰氨基酚（扑热息痛），但剂量宜小，以免退热过快而引起虚脱。 2.2 烦躁不安时，适当给予苯巴比妥、异丙嗪等镇静剂。 2.3 剧烈咳嗽时可用镇咳祛痰剂。 3. 所有的麻疹患儿均应该补充维生素 A。	1. 麻疹患儿的治疗原则：应采用综合措施，增强机体抵抗力，防止和治疗并发症。 2. 麻疹患儿补充维生素 A 的作用及用法 2.1 维生素 A 可以提高眼、肠道、口腔和咽黏膜细胞对麻疹病毒感染的抵抗力，也可以提高免疫系统对其他疾病的抵抗力。 2.2 小于 6 个月的患儿第 1 日给 5 万 U，第 2 日再给 5 万 U；6～12 个月的患儿第 1 日给 10 万 U，第 2 日再给 10 万 U；12 个月以上的患儿，第 1 日给 20 万 U，第 2 日再给 20 万 U。	1. 良好的护理是保证麻疹患儿康复的重要条件，所以当患儿出了麻疹，首先要做好护理工作。 2. 密切观察麻疹患儿并发症的早期表现，以便及时采取治疗措施。

重要提示	所需物品
若并发肺炎或喉炎等应及时住院治疗。	毛巾、体温计、扑热息痛等。

8.1.3 采取综合性防护措施以预防儿童感染麻疹病毒

操作流程	知识要求	态度要求
1. 自动免疫 1.1 按照我国计划免疫程序规定进行麻疹减毒活疫苗的接种，在儿童出生后 8 个月进行初种，接种后免疫力可持续 4～6 年，7 岁时复种。 1.2 在流行前 1 个月可进行麻疹减毒活疫苗的应急接种，以减少麻疹的发病。 2. 被动免疫 2.1 体弱、患病、年幼易感儿，接触麻疹 5 天内肌内注射患过麻疹的成人丙种球蛋白 0.25ml/kg 或胎盘球蛋白 5～10ml，可能暂免发病。 2.2 如在接触麻疹 5 天后注射，仅能减轻症状，这种被动免疫力只能维持 3~8 周。 3. 一般防疫措施：麻疹患儿应隔离至出疹后 5 天，有并发症的患儿应隔离至 10 天，对已接触过麻疹患儿的易感儿应隔离检疫 3 周。	1. 预防麻疹的最有效的办法：接种麻疹疫苗。 2. 能够说出我国麻疹减毒活疫苗计划免疫接种程序。 3. 减毒活疫苗注射的年龄及其持久性 3.1 我国以 8 个月龄为免疫接种的最低月龄。 3.2 接种疫苗的月龄及其成功率以免疫后产生的效价是直接相关的，以 9 个月龄以上的婴儿接种成功率为最高，可达 95%左右。 3.3 在选择初免月龄时，要看当地麻疹流行的态势，如果在麻疹已基本得到控制的地区，如麻疹发病率≤10/10 万人口时，建议可在 1 岁后接种疫苗；在发病率较高的地区，则仍应对 8 个月龄的小儿进行初次免疫，待满周岁后再补种 1 次，这样可使有些小儿在 8 个月龄虽然接种了疫苗，但未能发挥充分免疫效能，而可能得到了又一次获得免疫的机会。 3.4 6～7 岁时均应加强，否则可能到小学或中学时又患麻疹。	1. 麻疹是一种传染病，但也是一种可以预防的疾病，我国已能生产效果好、反应小的一次性减毒麻疹活疫苗，要大力宣传消灭麻疹的意义，大规模地开展对易感人群的疫苗接种。 2. 麻疹患儿在出疹的 5 日内传染力很强，必须严格隔离。 3. 告知家长在麻疹流行期间不要带儿童到公共场所。 4. 告知家长患麻疹的儿童要痊愈以后方可返回托幼机构或学校。 5. 说服周围人群，虽然麻疹传染性，但是，不应该因为有传染性而歧视拒绝患儿及其家人。要教给群众预防的知识和方法。

重要提示	所需物品
对密切接触麻疹患儿者应采取预防措施，进行医学观察!	麻疹减毒活疫苗、注射针管、消毒液。

8.2 水痘

8.2.1 识别水痘患儿以便及时隔离、治疗

操作流程	知识要求	态度要求
1. 了解病史：询问患儿年龄，最近是否接触过水痘患者，是否有发热、头痛、乏力、咽痛等症状，以及发病时间。 2. 询问皮疹变化特点 2.1 起初是否为红斑疹，数小时后变为红色丘疹，再经数小时后发展成为疱疹，呈椭圆形，直径3~5mm大小，疱液透明，数小时后变为浑浊。 2.2 发病1~2日后从疱疹的中央开始干枯结痂，经数日后痂皮脱落，一般不留瘢痕，如有继发感染，可能留有瘢痕。 2.3 在整个患病过程中，皮疹可按上述顺序分批出现。 3. 询问皮疹出现的先后顺序：皮疹呈向心性分布，先出现于躯干和四肢的近端，以躯干皮疹最多，其次为头面部，鼻、咽、口腔和外阴等黏膜处也可发疹。 4. 查看就诊时皮疹特点。 5. 根据以上病史、水痘皮疹的分布、形态和出疹过程即可作出诊断。 6. 必要时行实验室检查 6.1 血常规检查：白细胞计数正常或减少，如升高则表明可能有继发细菌感染。 6.2 有神经系统并发症儿童行腰穿检查：脑脊液中蛋白轻度到中度增加，淋巴细胞轻度增加。 7. 如无条件诊治请转上级医疗保健机构或专业机构就诊。	1. 临床表现：水痘的潜伏期为12~21天，平均14天。在发病早期可有轻度不适，如发热、头痛、乏力、咽痛等，也可无症状。持续1~2天后迅速进入出疹期，以斑疹、丘疹、疱疹、结痂为主要特点。 2. 水痘的预后：水痘为自限性疾病，历时10天左右即可自愈。重症水痘可并发肺炎、肝炎、心肌炎和脑炎。	1. 水痘是由水痘-带状疱疹病毒引起的一种急性传染病，主要通过飞沫-呼吸道传播，或接触水痘疱疹液传播。在患儿出疹前1日至疱疹完全结痂均有传染性，但痂皮无传染性。 2. 水痘的传染性强，易感儿接触后90%发病。易感人群为2~6岁的儿童，患病后可获得终身免疫，该病多发生在春冬季。 3. 医务人员在多发病季节向家长进行水痘传染的相关知识介绍，避免水痘疫情暴发。 4. 患儿常因瘙痒而烦躁不安，将疱疹抓破而感染，当患儿瘙痒时，告诉家长应为儿童讲故事或做他感兴趣的事情以转移儿童注意力。

重要提示	所需物品
注意观察患儿是否存在并发症。	血细胞分析仪等。

8.2.2 及时治疗水痘患儿以防发生并发症

操作流程	知识要求	态度要求
1. 嘱家长让水痘患儿卧床休息、多饮水、进食易消化的食物。 2. 经常更换内衣，避免搔抓皮肤，以免皮疹继发感染。 3. 保持皮肤清洁，勤剪指甲。 4. 发热及不适者用对乙酰氨基酚（扑热息痛）或冷敷。 5. 应用特异性抗病毒药阿昔洛韦 5.1 治疗越早越好，一般在皮疹出现后48小时以内开始。口服剂量80mg/(kg·d)。 5.2 对13岁或更大儿童和年龄为12个月或12个月以上并且过去有慢性皮肤或肺部疾病、正在接受短期或间歇性或吸入性肾上腺皮质激素制剂、接受长期的水杨酸制剂治疗或可能是家庭中续发病例的儿童，可按口服阿昔洛韦每次20mg/kg，最大每次800mg，每日4次，共5天的方案给药。	1. 能说出水痘的预防措施：水痘患儿应在家隔离治疗至疱疹全部结痂或出疹后7日。易感者应避免与急性期患儿接触，并应及时接种水痘减毒活疫苗。接触患儿12小时内肌内注射水痘-带状疱疹免疫球蛋白5ml，有预防功效。主要用于有细胞免疫缺陷者、免疫抑制剂治疗者和患有严重疾病者。 2. 能够说出水痘患儿的治疗方法。	1. 用通俗易懂的语言和家长进行交流，告知水痘患儿的护理方法，如患儿因瘙痒而烦躁或抓挠时，可以为其讲故事或陪其玩玩具以转移注意力。 2. 水痘的传染性很强，告诉家长室内应常通风，保持空气新鲜；进食富含营养且易消化的食物；患儿的玩具、使用的毛巾等物品勤消毒，以防传染其他人。 3. 对于紧张、焦虑的家长，可以向其交代典型水痘的发病过程及其他相关知识，以消除其顾虑，减轻其压力。

重要提示	所需物品
注意防治并发症，必要时使用抗生素。	乙酰氨基酚、阿昔洛韦、消毒剂。

8.3 手足口病

8.3.1 识别皮疹患儿以诊断手足口病

操作流程	知识要求	态度要求
1. 询问患儿年龄及发病史，最近是否有和手足口病患儿接触；是否有发热、厌食、皮疹、流口水、咽痛、头痛等症状；如有发热，了解患儿发热时间和热型；如有皮疹，询问皮疹出现的时间、特点、部位，皮疹是否有痒感。 2. 测量体温。 3. 查看手指、足趾掌面、指甲周围、口腔黏膜、肛门周围、会阴处、足跟边缘、足背处、腿部及躯干是否有皮疹；并查看皮疹特点。 4. 辅助检查：患儿是否有多器官受损情况。 5. 根据病史、皮疹及辅助检查情况，可以诊断手足口病。	要知道手足口病的临床表现： 1. 大多数手足口病患儿症状轻微，起病有发热、厌食症状。 2. 皮疹在发病的当日或第 2 日出现，无痒感，多发生在手指或足趾掌面、指甲周围、口腔黏膜、肛门周围及会阴处。少数患儿可发生在足跟边缘及足背处，腿部及躯干少见。 3. 口腔黏膜疹出现较早，开始为粟米样斑丘疹或水疱，周围有红晕，常伴有流口水、咽痛等症状。 4. 手足远端部位的皮疹初为玫瑰色斑丘疹，后转为疱疹，呈圆形或椭圆形，直径 3~7mm，多为散在性疱疹。约在 5 日后转为暗红色，部分疱疹可破溃形成浅溃疡，未破溃者 2~3 日后疱内液体吸收干燥，形成褐色结痂，痂皮脱落后不遗留瘢痕及褐色素沉着，局部淋巴结不肿大，有发热的患儿在 1 周左右退热，整个病程 7~10 天，预后良好。 5. 个别重症患儿尤其是肠道病毒 71 型感染者，病情进展快，合并严重并发症，多器官功能受损，主要有无菌性脑膜炎、脑脊髓炎、脑干脑炎、心肌炎、肺水肿、肺炎、心肌受损及瘫痪，严重者可导致死亡。	1. 告诉家长手足口病的传染途径，手足口病主要通过消化道、呼吸道和接触患儿的粪便、疱疹液、打喷嚏的飞沫、毛巾、茶杯、玩具、餐具、奶瓶及床上用具等传染。 2. 手足口病多发生在春秋季节，且多见于 4 岁以下的婴幼儿，集体儿童机构易发生集体感染。 3. 告诉家长密切观察患儿病情，并将手足口病常见临床表现及病情发展的相关知识向监护人耐心解释，一旦发现病情变化，及早就医，以防延误病情。

重要提示	所需物品
3 岁以下的患儿在发病后 4 天内，如出现持续高热不退、精神萎靡、呼吸浅快、心率加快、末梢循环不良、高血糖、外周血细胞计数明显增高或降低等，则提示为重症患儿，应及时采取措施。	体温计、听诊器。

8.3.2 综合治疗手足口病患儿以避免发生疫情

操作流程	知识要求	态度要求
1. 指导家长让患儿注意充分休息，提供充足营养，补充足够水分。 2. 注意个人卫生，勤洗手、勤剪指甲、保持皮肤卫生清洁；经常更换内衣，避免搔抓皮肤，以免皮疹继发感染； 3. 注意玩具和餐具的消毒，避免相互传染。 4. 加强护理，以防止各种并发症的发生。 5. 对症处理：如降温、镇静镇痛。 6. 抗病毒治疗：应用阿昔洛韦、更昔洛韦、利巴韦林、干扰素 α 等。 7. 发现重症患儿转上级医疗保健机构或专科医院。	手足口病的预防： 1. 易感人群应有良好的个人卫生习惯，勤洗手，注意玩具和餐具的消毒是预防的关键。 2. 加强疫情监测，做到早发现、早隔离、早治疗，防止疱疹破溃，如已破溃，应立即用棉签吸干渗出液，再用利巴韦林涂抹患处。 3. 控制传染源，切断传播途径。 4. 目前尚无有效的可以临床应用的病毒疫苗。	1. 多数手足口病患儿除手指和足趾掌面有少量的皮疹外，并无其他明显症状，容易被家长或医生忽视，详细查体和询问病史是非常重要的，任何细节都应引起医生的高度重视。 2. 肠道病毒 71 型感染患儿为重症患儿，医务人员应密切观察，以防严重并发症的发生。 3. 医务人员应佩戴手套、口罩对患儿进行检查，检查完一个患儿后立即清洗双手，再检查其他患儿，避免发生院内感染。
重要提示		**所需物品**
密切观察病情，及早发现并发症并及时转诊。		降温、镇静镇痛、抗病毒药物。

8.4 流行性腮腺炎

8.4.1 诊断流行性腮腺炎患儿以便采取防治措施

操作流程	知识要求	态度要求
1. 了解病史：询问在发病前2~3周是否有腮腺炎接触史，是否出现发热、头痛、恶心、呕吐、无力、食欲缺乏等前驱症状。 2. 测量体温了解患儿就诊时是否发热。 3. 查看患儿是否有腮腺肿胀典型症状：腮腺肿大以耳垂为中心，向周围扩大，使下颌骨边缘不清，肿胀部位的皮肤发亮但不红，有轻度触痛，进食时加重。 4. 查看腮腺管口是否有红肿。 5. 必要时行实验室检查 5.1 血常规：外周血白细胞计数大多正常或稍高，淋巴细胞相对增高。 5.2 患儿血清和尿中淀粉酶轻至中度增高。 5.3 疑有脑膜炎者可作脑脊液检查，有半数患儿脑脊液中白细胞轻度增多，并可分离出腮腺炎病毒，有助于腮腺炎的诊断。 6. 鉴别诊断 6.1 化脓性腮腺炎：反复发作，且位于同侧腮腺，挤压腺体可见腮腺管口有脓液流出。局部皮肤红肿，压痛明显，周围界限不清，外周血白细胞及中性粒细胞增多。 6.2 局部淋巴结炎：急性淋巴结炎多为单侧，位于颌下或颏下，肿块不以耳垂为中心，开始淋巴结肿大较硬，边缘清楚，压痛明显，多有咽部炎症存在，腮腺口无红肿。	要掌握腮腺炎的临床表现和流行病学知识： 1. 临床表现：潜伏期为14~25天，多数患儿无前驱症状，部分患儿可出现发热、头痛、恶心、呕吐、无力、食欲缺乏等前驱症状。发病1~2天后，颧骨弓或耳部疼痛，继之腮腺部肿痛，咀嚼或进食酸性食物时加剧，此时体温急剧升高，可达40℃，通常一侧腮腺肿大后2~4天又可累及对侧。腮腺肿大以耳垂为中心，向周围扩大，使下颌骨边缘不清，肿胀部位的皮肤发亮但不红，有轻度触痛。腮腺肿大2~3天达高峰，持续4~5天逐渐消退。全身症状也消失，整个病程7~12天。常见的并发症有脑膜炎、睾丸炎、卵巢炎及急性胰腺炎。在腮腺炎发生前后也可发生心肌炎、乳腺炎和甲状腺炎。 2. 流行性腮腺炎流行病学：冬、春季为流行高峰；主要见于年长儿，在集体机构中可见暴发流行；本病的传染源为患者及阴性感染者，腮腺肿胀前7天至肿胀出现后9天均有传染性；传播途径主要为通过唾液飞沫吸入；人类对腮腺病毒有普遍的易感性，一次感染后，可获得终身免疫。	1. 流行性腮腺炎是由腮腺炎病毒引起的儿童常见呼吸道传染病，病毒主要存在于患儿的唾液、鼻咽部分泌物中，嘱家长在流行季节不要到人多、封闭、不通风的公共场所，避免相互传染。 2. 家长的紧张情绪属于正常的，医务人员应将流行性腮腺炎的症状、流行病学以及预后的相关知识用温和的态度、通俗易懂的语言向家长进行介绍，并将此患儿的病情向家长进行交待。 3. 对患儿护理不当的家长不应指责、批评，应将具体护理方法教给家长。

重要提示	所需物品
注意与其他中枢神经系统感染进行鉴别。	压舌板、血细胞分析仪。

8.4.2 规范治疗流行性腮腺炎儿童以预防并发症的发生

操作流程	知识要求	态度要求
1. 对患儿应加强护理，卧床休息，进食无刺激性、容易消化的流质或半流质饮食。 2. 保持口腔清洁，多饮水，进食后用盐水或复方硼酸溶液漱口。 3. 对症治疗 3.1 为减少酸性对口腔的刺激，可用肠溶阿司匹林或对乙酰氨基酚降温治疗。 3.2 局部用紫金锭或如意金黄散加减，用醋调后外敷。局部也可用透热、红外线等理疗。 3.3 抗病毒治疗，如应用利巴韦林等。 3.4 对并发心肌炎、脑膜炎的患儿可采用肾上腺皮质激素治疗。 3.5 伴有颅内压增高或剧烈头痛的患儿，可采取甘露醇等脱水剂以降低颅内压。 3.6 并发胰腺炎时，应禁食，静脉输液加用抗生素。 3.7 并发睾丸炎时，可用棉花及丁字带将睾丸托起，局部冷敷以减轻疼痛。重症病例可短期用氢化可的松 5mg/(kg·d)。	流行性腮腺炎预防： 1. 自动免疫：目前采用的疫苗是腮腺炎减毒活疫苗，皮下注射，也可采用喷鼻或气雾方法。国际上推荐采用麻疹、风疹、腮腺炎混合疫苗进行常规接种。但孕妇、免疫缺陷及对鸡蛋过敏的患儿忌用。 2. 对患儿应早发现并及时隔离，在腮腺肿胀消退 1 周后方可解除隔离，与患儿接触的易感儿应检疫 21 日。 3. 对患儿的口鼻咽部分泌物及其被污染的用品应煮沸或暴晒消毒，以切断传播途径。	1. 由于腮腺炎症状出现前数日患儿已经开始排出病毒，因此，预防的重点是对易感儿童进行主动免疫，告知家长应按照国家免疫规划疫苗免疫程序及相关要求按时进行预防接种。 2. 嘱患儿家属患病期间让患儿充分休息，营养充足，远离人群，尤其是学龄前、学龄期儿童，应在家休息隔离，不要到幼儿园或学校等公共场所，以免传染其他儿童。 3. 告诉家长流行性腮腺炎可能发生的并发症，嘱其密切观察，早发现、早治疗。

重要提示	所需物品
发现并发症时及时转上级医疗保健机构就诊。	盐水、体温计、紫金锭等。

9. 儿童常见发育和行为问题

9.1 婴儿依恋性障碍

9.1.1 识别婴儿依恋性障碍（反应性依恋障碍）以便给予正确指导

操作流程	知识要求	态度要求
1. 向家长了解婴儿教养史 1.1 婴儿日常物质需要能不能得到满足，如母乳是否能够满足婴儿需求，饥饿时能不能提供足够的营养。 1.2 精神需求能不能得到满足，如父母对婴儿是否存在冷淡、忽视或虐待，甚至故意伤害婴儿。 1.3 在婴儿患病时，是否能得到父母的关心、爱抚，能否提供诊治等。 2. 了解并观察婴儿临床表现 2.1 是否存在情绪紊乱：如恐惧、愁苦，而且保持高度警惕，虽经安慰，仍不见效。 2.2 是否有不安全感：如存在超乎寻常的不安全感。 2.3 是否有混杂反应：如常出现对抚养者即有亲近，又有回避和拒绝爱抚的表现。 2.4 是否存在交往困难：如患儿虽然对与同伴的交往有兴趣，但由于他们的苦恼或恐惧又妨碍了社交活动。这种依恋障碍如长期存在，可妨碍其生长发育。 2.5 是否与抚养者关系恶劣：如患儿的表现明显地是针对与抚养者恶劣关系的反应，这种恶劣关系持续存在时间的长短，取决于婴儿与抚养者适应不良和相互关系不融洽的时间。 3. 根据以上教养史和临床表现即可诊断婴儿依恋性障碍。	要掌握针对引起婴儿依恋障碍发生的原因进行治疗与干预的方法： 1. 改变抚养者与婴儿之间的关系，给予亲近、关心、爱护。 2. 及时提供感情上的温暖和物质上的需要，给予充分的安全感，将取得良好的效果。 3. 找一个合适的家庭寄养，以改善养育环境，医治其精神上的创伤，则有希望恢复。	1. 向依恋性障碍婴儿家长解释婴儿出生后就具有感知、动作、适应和与周围人（首先是母亲）进行交往的能力。母婴之间的感情联结，对双方都有特殊重要意义。 2. 鼓励母亲不断地照料、关爱婴儿，使婴儿对母亲产生以爱和信任为基础的感情依赖关系，这种稳固的依恋关系将成为婴儿发展自主性和安全感的不可缺少的条件。 3. 告诉母亲在为婴儿哺乳或与婴儿玩耍时，要和婴儿具有密切的眼神交流和爱抚行为。

重要提示	所需物品
如果反应性依恋障碍干预过晚，亲子关系已难以重建，效果不佳。	

9.1.2 识别婴儿依恋性障碍（婴儿分离焦虑障碍）以便给予正确指导

<table>
<tr><th>操作流程</th><th>知识要求</th><th>态度要求</th></tr>
<tr><td>1. 首先了解患儿发病年龄。
2. 了解发病前患儿的生活常规是否发生了变化
2.1 母亲是否患抑郁症、精神疾病、衰弱性躯体疾病、搬迁、离婚、死亡，以及其他成员严重疾病等原因导致婴儿因分离后心理上缺乏母亲形象。
2.2 是否改变了照料常规。
2.3 婴儿照料替代者或辅助者是否离去。
3. 患儿是否有以下典型的临床表现
3.1 哭闹不安：当母亲离开时，不停地啼哭、易激惹、四处寻找父母，不让父母离开。
3.2 情绪消极：对环境没有兴趣，焦虑不安，并抱消极态度，时有惊恐表现。
3.3 睡眠障碍：无论小于或大于28周的婴儿，睡眠障碍和夜惊是经常存在的。
3.4 发育迟缓：吃奶差，体重不增，生长发育迟缓，甚至威胁生命。
4. 起病于婴儿6个月后：具有引起婴儿分离焦虑障碍的明确病因和典型的临床表现，即可诊断婴儿依恋性障碍。</td><td>要掌握婴儿分离焦虑障碍患儿的相关知识
1. 婴儿分离焦虑障碍患儿的治疗与干预
1.1 建立安全型母婴依恋关系：父母在日常抚养行为中应注意对婴儿发出的信号、表情有积极的回应，乐意与婴儿亲密接触交流，善于调控情绪，以耐心、积极的情感回应婴儿，减少婴儿依恋性障碍的发生。
1.2 避免母婴分离：尽量避免母婴分离，如被寄养、被冷落、缺少爱抚、感到被抛弃、不能得到同情等，减少婴儿依恋性抑郁发生的诱因。
1.3 熟悉的替代者照料：对较小的婴儿，在其母亲离开前找一个对婴儿充满同情和爱护的专职照料人；对较大婴儿，在依恋者离别前，给他们说清楚以取得理解，但必须找一个婴儿所熟悉的替代者照料。
2. 婴儿期抑郁反应分为3个阶段
2.1 第1阶段为抗议阶段，表现为长时间啼哭、多动、注意力不集中、易激动，会说话的孩子则寻找父母。
2.2 第2阶段约在一周后，抗议活动减少，出现绝望、抑郁、退缩表现，表情木讷，体重不增，以低声抽泣代替号啕大哭。
2.3 第3阶段为适应恢复阶段，数周后婴儿逐渐从抑郁退缩状态恢复过来，适应现状，恢复正常的兴趣和生活。</td><td>1. 婴儿一旦与母亲或替代者建立了依恋关系，在离别时便出现严重焦虑，其程度与婴儿的年龄、气质特点、离别时间长短和离别时情境的不同而有差别。如表现为时常哭泣、退缩，睡眠障碍，食欲缺乏，生长发育不良或迟缓，甚至威胁生命，又称“情感依附性抑郁症”，与父母或抚养人分离多为其明显的诱因。
2. 婴儿分离焦虑障碍以女性较男性多，面对重男轻女的家庭，尤其是针对重男轻女观念根深蒂固的老人要耐心解释。</td></tr>
<tr><th colspan="2">重要提示</th><th>所需物品</th></tr>
<tr><td colspan="2">婴儿与依恋人离别时出现一些焦虑是正常的，只有当对离别的恐惧构成严重焦虑时，并且发生在童年早期，才可诊断为分离焦虑障碍。</td><td></td></tr>
</table>

9.2 识别婴儿反胃以便采取合理处理方法

操作流程	知识要求	态度要求
1. 询问患儿起病年龄。 2. 了解患儿是否有以下病因 2.1 母亲与婴儿未能建立亲密而又愉快的关系。 2.2 患儿在受到惩罚或愿望得不到满足反复哭闹时，偶尔一次呕吐引起父母的停止惩罚或满足自己的要求，则以后遇到类似情况可于哭闹后反复出现呕吐。 2.3 患儿曾有病毒性胃炎引起呕吐的病史，或有食管贲门括约肌功能不全，或功能性胃肠道动力障碍等躯体疾病。 3. 是否存在以下临床表现 3.1 婴儿反胃发生于母亲或替代者离开而不与之相互交往时，或由于过分紧张而作为自我缓解的方法。 3.2 由心理因素引起的反胃是有意的和愉快的，而在反胃之前作腹部肌肉有力的收缩动作。 3.3 呕吐后不影响进食。 4. 起病年龄通常在婴儿期 3~12 个月；具有以上病因和临床表现；并无恶心、也不伴有胃肠疾病，只是反复地将咽下的东西又重新吐出，在正常胃肠功能之后持续至少 1 个月；体重减轻，或不能达到预期的体重增加即可诊断婴儿反胃。	1. 掌握婴儿反胃治疗干预方法 1.1 饮食治疗：对于反复呕吐的婴儿，应少食多餐，可用谷类食物调稠牛奶，以减少吐奶的发生。 1.2 药物治疗：呕吐非常严重的病例可应用西沙必利（又称普瑞博思），用量 2.5~10mg，每日 3 次。 1.3 改善管教方式：重建母子亲密交往关系，改善不恰当的管教方式，建立正确的喂养方式和进食习惯。 2. 要知道西沙必利的注意事项：可能发生瞬时性肠痉挛、肠鸣或腹泻，婴幼儿若发生此反应应酌情减量；偶见过敏；可能引起心电图 QT 间期延长或心律失常。 3. 知道如何预防：可在反胃发生之前，将患儿身体直立起来，抱着患儿边走边说话，转移其注意力。内容为安慰和坚信父母真诚亲爱的话，重建健康的亲子关系。	1. 婴儿反胃常发生于 1 岁以内的婴儿，反胃常是非器质性发育不良的一个重要原因，但如长期持续，可引起极度瘦弱、脱水、低氯性碱中毒，甚至死亡，医务人员应将这一重要信息告知患儿家长。 2. 针对与婴儿关系紧张的家长，告知家长重建母子亲密关系的重要性，劝其多关心、关注、爱抚婴儿。 3. 有的家长对婴儿的呕吐非常担心、紧张、不知所措，在排除器质性疾病后，医务人员要帮助家长寻找分析患病原因，制定针对性的治疗和干预方案，并鼓励和安慰家长，以缓解紧张焦虑情绪。

重要提示	所需物品
在明确诊断婴儿反胃前，一定要排除器质性疾病。	身高体重计、心电图等。

9.3 查找婴儿过度哭闹原因以便采取正确干预措施

操作流程	知识要求	态度要求
1. 明确婴儿哭闹时的症状：询问父母婴儿哭吵时的一些细节，以了解婴儿哭闹的强度、持续时间及其频繁程度。 2. 体格检查以排除器质性疾病，如中耳炎、腹泻时的肠道痉挛、嵌顿性疝和慢性胃-食管反流。 3. 病史采集和体格检查排除喂养不当：如喂养不足或过度喂养、不适当的吸吮等均可致小婴儿过度哭闹。 4. 排除食物过敏：诸如牛乳过敏，乳糖不耐受。 5. 对婴儿过度哭吵家长开展一对一地咨询 5.1 使父母确信体格检查并没有发现婴儿有任何健康方面的问题：哭吵可能意味着情绪上的不适，但不是疼痛。帮助父母纠正不适当的解释，如因为照顾孩子的能力问题致过度哭吵，应使父母相信自己的能力。另外，还应与父母讨论是否有心理社会紧张因素造成婴儿的过度哭吵。 5.2 教给家长有关婴儿哭吵的知识。 5.3 告知家长过度哭吵是能够减少的：对过度哭吵婴儿的照料，父母可能需要改变方式。有的父母可能对孩子照顾过度，有的父母可能在不适当的时候给予孩子照顾。因此，父母应当改变策略，例如她们不应当在孩子过度哭吵时把他抱起来或喂奶，而代之以用安抚奶嘴、重复的声音、用奶瓶喂热水等刺激较小的方法。父母应学会这些处理方法，纠正以往不适当的应答方式。	1. 知道婴儿过度哭闹的原因 1.1 生理性诱因方面：气质上较敏感、易激惹和紧张、适应性较差的婴儿因为感觉阈值低而容易哭吵，他们对环境中不适当的感觉输入更脆弱，易受到伤害。 1.2 父母不适当的养育方式：有些父母不懂得适当的应答满足婴儿需求，增加了婴儿突然哭吵的时间。缺乏经验和存在焦虑情绪使父母对婴儿的应答缺乏敏感性。而过分不适当的应答婴儿，例如当婴儿在大哭大闹时抱起他，这一行为既是婴儿以后哭吵的原因，又是婴儿以后持续哭吵的一个反应。 2. 知道婴儿哭闹的知识：所有小婴儿都比较容易激惹，表现某种程度的啼哭，一天哭吵累计时间为2~3小时，正常婴儿在哭吵的时间、强度、对刺激的敏感性、是否容易安抚等方面有差异。疲乏是哭吵常见的一个原因。而哭吵影响父母的情绪和行为，如羞愧、发怒、害怕、试图安抚孩子、经常过多地喂奶等，这样一些不良的应答方式更容易造成婴儿的过度哭吵。	1. 认真开展病史的采集，包括母亲对妊娠和婴儿的顾虑、有无焦虑、家庭缺乏支持及其他紧张因素。 2. 个体化咨询帮助父母更能有效地满足孩子的需求，并学会应对的策略。 3. 医师最好在诊室中观察父母和孩子的相互交流，教给父母在婴儿有某些表现时如何应答。 4. 虽然经过咨询，父母对小婴儿的过度哭吵仍然不完全理解，但医师可以肯定地告诉父母，如果能遵照医师的步骤做，孩子的过度哭吵在2~3日会减少。

重要提示	所需物品
每2~3日电话随访父母，询问情况，直至婴儿过度哭吵有明显改善为止。	病历、记录笔。

9.4 矫正儿童吮吸手指行为以避免对儿童造成不良影响

操作流程	知识要求	态度要求
1. 首先去除病因 1.1 纠正不良喂养习惯，如孩子因饥饿而哭吵时要及时喂奶或给予饮食，睡眠时不要过早让其躺在床上待睡，争取做到一上床就能睡着。 1.2 对儿童提供的玩具要合适，不用单纯条、棒状玩具，让儿童有充分的时间与周围环境接触和游戏，把注意力从吮吸手指上转移开，从而防止吮吸行为习惯化或减少已形成习惯的吮吸手指行为。 1.3 对患儿要予以关爱，避免讥笑、训斥，鼓励其改掉这种不良行为。 1.4 对于难以克服者，在其手指上涂苦味剂或酸味剂等可收到一定疗效。 2. 行为治疗：年长儿童以奖赏强化良好行为、以惩罚消除吸吮手指行为有较好的校正效果。	知道形成吮吸手指的常见原因： 1. 自我分化不良：婴儿还不能把自己从周围环境的客体中分出来，将自己手指视为与乳头一样的外部客体而吸吮，多数幼儿在吸吮过程中还伴有咬的行为。 2. 心理忽视：当幼儿因为饥饿而哭闹时，未能得到应有的重视，未能及时给予哺乳，幼儿就会很方便地把手指作为进食对象而吸吮，久而久之就会以吸吮手指自娱。 3. 选择玩具不当：在幼儿早期不适当地给孩子选择了棒状、条状的玩具，当幼儿用嘴体验到玩具与手指有类似作用后，丢开玩具的主要活动对象和方式便是手指，吸吮手指以满足心理上的需求。有时，由于缺乏玩具，也会将吸吮手指作为自娱的方式，特别是有心理矛盾冲突与情绪问题者更易出现。 4. 睡眠习惯不良：婴幼儿在没有睡意的情况下，让其躺在床上待睡，在待睡过程中，他会将手指含在口中，久而久之，便形成固定的睡眠习惯。	医务人员向家长解释吮吸手指会对儿童造成不良影响，如吸吮手指短时间内不会造成太大的影响，长时间吸吮手指则可因局部刺激而使手指变粗、变大，影响美观和精细运动，还可引起局部感染。如此习惯延续至换牙以后，则可引起下颌发育不良、牙列异常、上下对合不齐，妨碍咀嚼功能，应引起家长重视。

重要提示	所需物品
1. 4岁以下儿童吸吮手指无需治疗，年长儿童如不常发生（如只发生在睡前）或只在明显紧张时偶有，也无需治疗。但是，当该行为引起牙齿问题和手指变形时，应考虑治疗。 2. 4岁以上儿童，在多种场合下，在白天和晚上均有吸吮手指行为，则应考虑治疗。	苦味剂或酸味剂。

9.5　及时治疗儿童咬指甲行为以避免形成长期不良行为

操作流程	知识要求	态度要求
1. 首先消除引起精神紧张的因素：多给患儿关爱，鼓励其树立自信心，训斥、歧视往往会使症状加重。 2. 改善学习和家庭环境，减轻生活和学习中的各种压力。 3. 养成按时剪指甲的习惯。 4. 避免儿童与具有咬指甲行为的人密切接触。 5. 行为疗法：对仍难以克服者，可采取行为疗法，如厌恶疗法和习惯矫正训练。后者的重点是自我意识到咬指甲的害处，培养强化性行为，增强自我控制能力。 6. 甲沟、指端皮肤等处的损伤要及时包扎处理，防止感染进一步加重。	1. 要知道咬指甲行为的发生因素 1.1 与心理紧张和情绪不稳有关，儿童咬指甲前往往有心理因素为诱因，如家庭气氛不和谐、父母关系不好、学习成绩不理想、家长或老师对自己的批评等，通过咬指甲这种行为可以减轻自我紧张，长久以后则形成习惯行为。 1.2 有些儿童与未养成剪指甲的习惯有关。 1.3 也有儿童是在模仿其他人咬指甲后而形成习惯的。 1.4 另外，咬指甲还有一定的遗传性。 2. 要知道儿童咬指甲的临床表现 2.1 反复咬指甲和指甲周围的皮肤，甚至咬足趾，严重时可咬大小鱼际处的皮肤。 2.2 所咬手指较多，几乎每个手指都被咬过，多数将指甲咬得凹凸不平，严重时可将指甲全部咬掉，一些儿童因反复咬指甲致使手指受伤、出现疱疹或感染。 2.3 情绪紧张不安时更易出现这种行为。	1. 咬指甲是儿童期常见的不良习惯性行为。开始于3~6岁，可持续至青春期，甚至可持续终身。 2. 对家长和孩子来说，承认咬指甲有行为和心理问题与外人讨论这些问题是不愉快和困难的，甚至是痛苦的，所以在和家长或年长儿童交谈时要注意方式方法，不能采用审问或居高临下的态度，应平起平坐，使家长和孩子感受到每个人都是平等的，自己是受尊重的。

重要提示	所需物品
咬指甲行为一般随着儿童年龄增大可逐渐消失，但有部分儿童的这种习惯可持续进入成年期，要引起重视。	剪指甲刀。

9.6 治疗发脾气儿童以免造成严重后果

操作流程	知识要求	态度要求
1. 教育和行为指导 1.1 教给父母应引导儿童从不能延迟得到快乐过渡到能等待快乐的阶段。 1.2 当儿童年龄渐长时，要告诉他们学会自我调控以及用正确的方式表达自己的意愿。 2. 行为治疗 2.1 症状严重时，可进行“暂时隔离法”的行为治疗。此行为疗法对儿童发脾气效果较好，教育心理学称“爱的收回法”。即当儿童发脾气时，将患儿置于设置简单、与外界没有联系的隔离室或空房子中数分钟，症状消失15秒左右即可解除隔离。 2.2 在儿童症状减少时应采用正性强化的方法，如奖赏、赞扬等巩固良好的行为。	1. 要知道儿童发脾气的原因 1.1 发育性因素：儿童阶段尤其是婴幼儿阶段，由于神经系统发育不完善，不成熟，其情绪反应往往不稳定，在需求不能满足的情况下，容易发脾气。 1.2 教育不当和学习性因素：溺爱是引起儿童暴怒发作的主要原因，父母或祖父母对儿童的生活一味满足，使儿童缺乏自我调控情绪的能力。有人认为该病是通过学习原理而习得，也就是说儿童发脾气，开始可能是由于受挫折、要求未满足引起，此时家长的让步，一方面可以中止其发脾气，但是另一方面却增加了儿童下次又以发脾气为手段，要挟家长让步的可能性。从学习的观点看，受挫折是始发因素，而以后的让步等环境因素，对这种行为具有强化作用，因此，家长的态度对这种不良行为的维持起了重要作用。 1.3 动机因素：儿童为了获得所需要的物品或引起父母的关注而大发脾气。 2. 要知道儿童发脾气的临床表现 2.1 儿童受到挫折或个人的某些要求欲望未得到满足时，出现大哭大闹、又喊又叫，甚至在地上打滚，坐在地上不起来，或以头碰壁，撕扯自己的头发，破坏自己的玩具或家中物品等过激行为。劝阻或关注往往变本加厉，一定要让自己的要求得到满足后或无人理睬的情况下，大闹很久才能自行收场。 2.2 暴怒一般不会造成严重后果，但任其发展可造成儿童情绪不良，社会适应力下降。绝大多数患儿随着年龄的增长，症状会自行消失。	1. 医务人员掌握与家长沟通交流技巧。 2. 对于年龄较大的儿童，面对面地交谈可以得到十分重要的资料，有些情况父母或老师常常不能提供，而儿童本人才是唯一的情况提供者。儿童个人诉述的内心体验常常是比较可靠的，一般大于7岁的儿童就可以清楚地叙述他认为的“个人不幸”，较大的儿童常常因为很轻微的不愉快遭遇而出现明显的情绪焦虑。 3. 如果医生能得到患儿的充分信任，患儿常常愿意向你倾吐他心中的不快以放下内心的负担，寻求帮助和支持。

重要提示	所需物品
发脾气需与攻击性行为及有关疾病相鉴别。	

9.7 治疗拔毛发癖儿童以减小对儿童造成的不良影响

操作流程	知识要求	态度要求
1. 首先去除导致精神紧张的因素 1.1 找出生活中可能导致精神紧张的因素，采取积极、主动应付方式去面对和解决。 1.2 调整情绪，减轻生活和学习压力，改善睡眠。 2. 采用阳性强化疗法、厌恶疗法和习惯矫正训练等行为治疗措施。 3. 如患儿伴有吸吮手指，治疗吸吮手指可以阻止其拔毛发癖。 4. 如患儿存在情绪问题，可使用抗抑郁剂或抗焦虑剂治疗，近年来有报告使用5-羟色胺抑制剂如氟西汀和氯丙咪嗪等能取得良好效果。 5. 在毛发缺失严重的部位可涂擦生发剂。	1. 要知道拔毛发癖行为发生的原因：尚不清楚，可能与精神紧张和心理冲突有关，包括入托、入学、调换学校、吵架、家庭矛盾、受虐待、亲人死亡等。有学者把这种行为看作是亲子冲突和（或）性心理受阻的表现，而有些学者认为该行为是一种习惯性行为。 2. 要知道拔毛发癖儿童表现 2.1 拔毛发癖行为出现呈发作性和冲动性，往往难以自拔。 2.2 拔毛发可发生于寂寞、读书、看电视时，部分患儿可以存在情绪障碍。 2.3 发作时可伴有轻度紧张和满足感，有些患儿将拔掉的毛发吃掉，严重的拔毛发可造成大片头皮无毛发而影响美观，个别患儿可造成斑秃。	1. 拔毛发癖是指患儿长期反复拔自己头发以致秃顶现象，也有的儿童拔扯自己的眉毛、睫毛、腋毛和阴毛等处毛发，极少数甚至拔扯玩具、宠物等的毛发。一般发生于1~5岁，也可开始于青春期，女孩比男孩多见。 2. 面对毛发缺失的儿童，不要表现出讽刺、讥笑或不屑的表情，而应表示充分的同情和关怀，并对其表现好的行为给予鼓励和支持。

重要提示	所需物品
1. 拔毛发癖行为随儿童年龄增长可逐渐消失，一般发病在6岁之前，发病晚的预后好。 2. 诊断时必须排除头癣、甲状腺功能亢进或低下、缺钙、皮肤疾病、精神疾病或长期应用药物等引起的脱发。	抗抑郁、抗焦虑药、生发剂。

9.8 鉴别诊断儿童异食癖以便给予正确治疗

操作流程	知识要求	态度要求
1. 参照ICD-10诊断要点对儿童异食癖进行诊断 1.1 经常吃一些非营养性物质，如灰土、毛发等。至少持续1个月以上。这种行为不是由于精神障碍所致。 1.2 可伴营养不良、贫血、肠道梗阻等并发症。 2. 对儿童异食癖进行治疗 2.1 治疗原发病：如有贫血应积极治疗，补充铁剂和维生素C；如果存在肠虫症，应积极驱虫治疗；尽量避免接触含铅高的物质。 2.2 心理行为治疗：对父母进行指导，改善儿童生活和学习环境。用心理治疗记录表，每日记录患儿异食的内容、次数、诱因和行为矫治方法的效果。对异食行为作为靶症状，加以评分和奖惩措施，强化其正性行为。厌恶疗法可采用中度刺激、催吐药物等，方便、实用、有效。	1. 知道异食癖的临床表现 1.1 患儿自觉或不自觉地嗜食一些通常不作为食物和营养品的物质，并引以为乐。常见物质有泥土、墙灰、纸屑、沙子、油漆、毛发、带子、纽扣、衣布等。 1.2 对较小的物品能吞咽下去，对较大的物品则舔吮或放在嘴里咀嚼，然后再取新的物质加以咀嚼。 1.3 患儿常不听家长的劝阻，躲着家长暗暗吞食，症状带有顽固性和持久性，虽受大人训斥，但一有机会仍我行我素。 1.4 久而久之产生不同的并发症，吞食灰泥、油漆可产生铅中毒；吞食大量污物、粪便可造成肠寄生虫病；吞食黏土可造成贫血与缺锌；吞食头发、石头等可造成肠梗阻。 1.5 患儿一般较清瘦，常出现食欲减退、疲乏、呕吐、面黄肌瘦、便秘、营养不良等，营养不良可影响患儿的生长发育。多数患儿性格怪异，伴有其他情绪和行为障碍。 2. 掌握驱虫治疗方法 2.1 阿苯达唑：又称肠虫清。驱钩虫剂量：大于12岁，每次400mg，10日重复1次；驱蛔虫、蛲虫、鞭虫：400mg，顿服。小于12岁，上述剂量减半，余同。可见轻度头晕、腹泻等不适。 2.2 左旋咪唑：驱蛔虫：3mg/(kg·d)，晚饭后顿服。驱钩虫：2mg/(kg·d)，晚饭后顿服，连服3日。可引起头晕、恶心、呕吐、腹痛等不适。	1. 向家长解释异食癖的临床表现及对儿童造成的严重影响，并帮助家长寻找导致异食癖的原因，给予治疗方案。 2. 对于家庭困难、卫生条件差的家庭，不应鄙视，更不应指责或训斥家长。应根据他们的实际困难给予一定的帮助，如了解当地盛产的食品是什么，然后利用当地食品为患儿制定合理食谱，以避免营养不良而导致异食癖。 3. 有的家长封建迷信认为异食癖儿童被某脏东西（如鬼魂等）跟上了，然后求佛拜神，面对这样的家长应给予耐心教育，破除迷信思想。

重要提示	所需物品
多种精神疾病可出现异食癖，如儿童孤独症、精神发育迟滞、精神分裂症、蛔虫症等，应仔细鉴别。	铁剂、维生素C。

9.9 协助家长查找喂养困难原因以便及时干预

操作流程	知识要求	态度要求
1. 了解患儿疾病史 1.1 了解患儿消化系统的结构、功能是否正常，如口腔发育是否正常、感知觉反馈是否完整、是否具有正常的肌肉张力等，其中任一环节出现问题都会导致喂养困难。 1.2 患儿是否受环境和心理影响，是否存在不正常的母婴关系。 2. 临床表现 2.1 患儿对各种食物均不感兴趣，没有食欲或偏食。多数儿童存在只吃一两种食物的偏食现象，但也进食不多。 2.2 患儿饮食量过少，甚至抗拒进食，有时将进入口中的食物吐出。婴儿表现不吃奶或吃奶很少、反刍或反胃，儿童表现不思饮食，常一餐饭超过 1 小时。 2.3 家长因为儿童进食过少而恐惧，往往强迫儿童进食。 2.4 形体消瘦、面色苍白，体重增长缓慢或下降，往往合并营养不良。 2.5 体检除消瘦外，无其他器质性疾病情况存在。 3. 婴幼儿和童年喂养困难的 ICD-10 诊断标准如下 3.1 持续进食不当，或持续反刍或反胃。 3.2 在 6 岁前起病，甚至在 1 个月内体重无变化或下降，或有其他明显的健康问题。 3.3 排除影响进食的其他器质性疾病和精神障碍。	掌握喂养困难的治疗方法 1. 育儿指导。 2. 激发食欲：如果婴儿对食物表现出拒绝，不应采取强迫进食的手段，而应寻找足够的机会，在愉快的情况下去尝试食物，多数儿童会自然进食。反射性吸吮和饥饿提供最初的喂养动力。喂养成功的关键在于激发儿童的食欲，在有食欲的情况下进食，并在进食的过程中感觉愉快的口腔和消化道刺激，使进食行为得到强化。 3. 补充锌剂：微量元素锌的缺乏使患儿食欲下降，偏好口味重的食物，应给予补充锌剂，如葡萄糖酸锌口服液，半支或 1 支，每日 2～3 次，口服；葡萄糖酸锌片：1～2 片，每日 2～3 次，口服；小儿胃酶合剂：5～10ml，每日 3 次，口服。 4. 健胃药物：健胃片：1~2 片，每日 2～3 次，口服；健脾糖浆：5～10ml，每日 2～3 次，口服；参苓白术散：半袋或 1 袋，每日 2~3 次，口服。	1. 向家长告知喂养婴幼儿是一个行为事件，除了对生长发育提供营养外，喂养过程对儿童的情感和社会发育十分重要，应该引起家长的充分重视。 2. 根据家长的不同文化及表达方式，灵活采用简单明确的询问或委婉迂回的方式了解患儿喂养困难的重要信息。 3. 患儿以进食行为表达对父母过度保护、过度控制的反抗，家长在喂养过程中注意喂养方式。

重要提示	所需物品
1. 喂养困难可见于多种疾病状态，如先天性心脏病、消化道畸形、各种急慢性感染性疾病、甲减、儿童抑郁症等，应仔细鉴别。 2. 对确有器质性疾病的儿童应及早就医诊治。	身高体重计。

9.10 行为疗法以纠正偏食等不良饮食习惯

操作流程	知识要求	态度要求
1. 认知疗法：对有偏食的儿童，父母、老师或医务人员应对其讲述偏食对人体生长发育和身体健康的危害，让儿童充分认识偏食的原因、危害及预防方法，从而达到自觉或愿意配合克服和纠正偏食的不良习惯。 2. 强化疗法 2.1 正强化：对不爱吃的食物进行正强化，如儿童食用了不喜欢吃的食物，应给予表扬、精神鼓励、物质奖励等正强化行为，儿童会逐渐喜欢吃这些食物，从而增进食品的多样化。 2.2 负强化：对其爱吃的食物可以进行负性强化或不强化。 3. 系统脱敏疗法：让儿童慢慢习惯于某种不喜欢吃的食物味道，然后再逐渐过渡到能吃一点，直到正常进食。 4. 饥饿疗法：这种方法主要针对年龄偏小的儿童使用。通过参与活动，使其感到饥饿后，先给其不爱吃的食物，再给喜欢吃的食物，逐渐使爱吃和不爱吃的食物各一半，并得到巩固，基本纠正偏食习惯。	要掌握偏食患儿的疾病史、临床表现、补锌治疗方法。 1. 病史 1.1 家长影响：据调查资料显示，偏食有一定的家族性，许多偏食儿童的亲属偏食的比例高于其他人群，儿童的偏食可能是模仿父母、兄弟姐妹或养育者的结果。有些儿童已经出现了对某些食物的偏爱倾向，但是父母出于对儿童的溺爱和迁就，明知这种偏爱是不对的，但生怕儿童饥饿，经常给其做或买这些食品，这样儿童的偏爱就容易被逐渐强化而固定下来，成为不良习惯。 1.2 微量元素缺乏：微量元素缺乏可以导致味觉减退，对清淡的蔬菜更感无味，而偏爱口味浓的酱菜等食物。 2. 临床表现 2.1 偏食：主要对食物的挑挑拣拣、重此轻彼，偏爱于某几种食物，造成膳食品种的单一。 2.2 消化功能紊乱：常会出现膳食不平衡、便秘、食欲缺乏和消化功能紊乱。 3. 补充微量元素 3.1 锌缺乏：葡萄糖酸锌口服液，葡萄糖酸锌每日按元素锌计0.5~1.0mg/kg，4周为1个疗程。 3.2 铁缺乏：富马酸亚铁，每次0.05~0.2g，3次/日，口服；或硫酸亚铁，每次0.1~0.3g，1~3次/日，口服；维生素C：10~20mg，每日2~3次，口服。	1. 偏食是一种不良的进食习惯，而不是一种疾病，偏食儿童有对食物品种的偏好，对自己喜爱的食物毫无节制，而对自己不喜欢的食物一概拒绝，家长要注意从小培养儿童良好的饮食习惯，膳食中注意锌、铁等微量元素的补充，有利于偏食的预防。 2. 告诉家长偏食对儿童生长发育会造成很大危害，如严重偏食或偏食时间过久会引发营养不良、肥胖或胃肠功能紊乱。 3. 帮助家长找出儿童偏食原因，并根据原因制定针对性的治疗方案。

重要提示	所需物品
如果患儿有微量元素缺乏应及时补充。	葡萄糖酸锌、富马酸亚铁、维生素C。

9.11 治疗和预防习惯性擦腿动作以纠正不良习惯

操作流程	知识要求	态度要求
1. 去除局部刺激 1.1 对症处理外阴部疾病和外阴部刺激。 1.2 平时不穿紧身内裤。 2. 心理行为指导 2.1 告知父母此症的性质，不要责骂或惩罚儿童，不要强行制止其发作。 2.2 告知家长当小儿将要发作或正在发作时，可装作若无其事的样子将儿童抱起，也可用手轻轻地将其两腿分开或以某种方式将儿童的注意力转移。 3. 培养儿童良好的行为习惯 3.1 培养有规律的作息时间，养成按时睡眠的好习惯。 3.2 晚上不要过早上床，尽可能地使儿童疲倦后再上床入睡。 3.3 儿童早晨清醒后即刻起床，以消除出现习惯性摩擦的诱因。	掌握习惯性擦腿的病史、表现： 1. 习惯性擦腿动作的病史 1.1 疾病和刺激：起病原因是会阴部局部的疾病和局部刺激，如湿疹、蛲虫病、外阴不洁、裤子过紧等，引起会阴部发痒而摩擦，以后逐渐发展为习惯动作。 1.2 心理因素：部分儿童家里气氛紧张。缺乏母爱，情感得不到满足，又无玩具可玩，或学习压力过重产生焦虑情绪刺激，而自身寻求刺激或宣泄，从而产生擦腿症状。 1.3 其他原因：在较大儿童中色情录像、色情书刊的影响，是导致这些不良行为的原因之一。 2. 临床表现 2.1 擦腿动作：婴儿期发作表现为在家长怀抱中两腿交叉内收擦腿动作。幼儿则表现为将两腿骑跨凳子或在某种物体上摩擦外生殖器。 2.2 症状表现：小儿做摩擦动作时两颊泛红、两眼凝视、额部微微出汗、呼吸变粗，如果强行制止则会遭到不满反应，甚至反对。每次持续2~3分钟或更长时间，可每日发作，发作次数不等。 2.3 发作时间与地点：症状常于同一条件下发生，如睡眠前或清醒后，或当大人将其抱于某一体位时，有时在玩耍或上课时在座位上出现。	1. 习惯性擦腿动作是指小儿发生摩擦会阴部（外生殖器区域）的习惯动作。6个月左右的婴儿可开始出现，但多数发生在2岁以后，女童较男童多见。 2. 在与家长交谈过程中，应对她们的顾虑表示理解和同情，耐心听家长对儿童病情的介绍，以了解儿童在什么场合下出现此行为、是如何表现的、具体持续时间等重要信息，从而对儿童疾病做出准确诊断。 3. 就诊房间尽可能的安静、温馨，使儿童和家长感觉舒服，也可以配备一定游戏空间，以便于观察儿童玩耍时的表现。 4. 进行外阴部检查时应在密闭、安静的房间，以保护和尊重儿童隐私，动作要轻柔，尽可能减少儿童外阴部刺激。

重要提示	所需物品
培养良好的行为习惯非常重要。	一次性手套。

9.12 鉴别屏气发作以便给予正确处理

操作流程	知识要求	态度要求
1. 询问患儿发病年龄。 2. 了解患儿病史 2.1 是否为抚养困难儿童，一般认为屏气发作是没有语言表达能力的儿童发泄愤怒的一种方式，抚养困难气质儿童容易出现该行为。 2.2 出现该行为前是否和父母之间存在矛盾冲突，儿童屏气发作前通常与环境或父母之间存在明显的矛盾冲突，初次发作后受到父母不适当的抚育方式的强化而持续存在下来。 2.3 是否有贫血，贫血常加重屏气发作，经治疗贫血改善后发作减轻。 3. 临床表现 3.1 是否存在发作诱因：患儿当恐惧、疼痛、情绪受挫或气愤时即发作。 3.2 发作特点：表现为突然出现剧烈的哭叫，随即深吸气后呼吸暂停，伴有口唇发绀和全身强直，意识丧失，抽搐发作，随后才哭出声来。持续 30 秒至 1 分钟，严重者历时 2~3 分钟，发作后患儿常觉疲倦。 3.3 年龄特点：多发生于 6~18 个月的婴幼儿，3~4 岁以后随着儿童语言表达能力的增强与剧烈哭闹现象的减少，屏气发作自然缓解，7 岁以上很少出现。 4. 根据以上的病史及典型的临床表现，排除癫痫、脑干肿瘤后可以诊断屏气发作。	掌握屏气发作的分型、治疗方法和如何鉴别： 1. 屏气发作的分型：可根据发作时的皮肤颜色，分为青紫型和苍白型。一般青紫型较为常见，与呼吸调节的异常有关，苍白型与迷走反应使心率减慢有关。 2. 治疗 2.1 对该行为矫正的重点是放在解决儿童与父母及环境之间的冲突上。 2.2 告诉父母，患儿这种现象对其并无损害，以消除他们的紧张疑虑。 2.3 帮助父母分析引起发作的原因并有效地消除、避免各种诱发因素，纠正不良的抚育方式。 2.4 重症发作使用阿托品可缓解症状。每次 0.01mg/kg，口服或皮下注射。 2.5 伴有贫血患儿服用铁剂与维生素 C 可改善症状。富马酸亚铁，每次 0.05~0.2g，每日 3 次，口服；或硫酸亚铁，每次 0.1~0.3g（自小量开始），每日 1~3 次，口服；维生素 C：10~20mg，每日 2~3 次，口服。 3. 鉴别诊断 3.1 癫痫：有癫痫反复发作病史，脑电图可为异常。 3.2 脑干肿瘤：有颅内压增高症状，CT 检查可以鉴别。	1. 屏气发作是指儿童在剧烈哭闹时突然出现呼吸暂停的现象。多发生于 6~18 个月的婴幼儿，7 岁后少见。 2. 告知屏气发作患儿家长，过分地关心患儿的发作或简单的惩罚与斥责都会促进屏气发作的发生，帮助家长寻找导致该行为发作诱因，并纠正不良的抚育方式。 3. 针对过于紧张、焦虑的家长，医务人员要表示同情和理解，并利用通俗易懂的语言对家长耐心安抚和解释，将导致该行为的诱发因素以及这种发作对患儿大脑并无损害等知识告知家长。

重要提示	所需物品
屏气发作应注意与癫痫发作、心律失常、脑干肿瘤等相鉴别。	脑电图机、CT。

9.13 治疗儿童口吃以避免造成语言障碍

操作流程	知识要求	态度要求
1. 消除口吃儿童心理障碍 1.1 坚定口吃儿童克服口吃的信心：教育儿童除外一切精神压力，大胆讲话，讲话时心平气和，克服自卑感和焦虑情绪。 1.2 消除口吃儿童精神紧张情绪：指导家长要为患儿创造一个愉快安定的环境，并减少其对口吃的注意，消除心理负担。 1.3 引导家长要以身作则，引导小儿树立克服口吃的信心。让患儿学会放慢语速，降低音量，从容不迫地讲话。 2. 语言训练 2.1 言语训练：矫治患儿说话急、快、猛、重等不良说话习惯，可以部分或暂时减少口吃现象。 2.2 运用好发音技术：包括放慢语速、诱导发音、轻柔发音等技术。可以先指导患儿以很慢的速度说话，如每分钟约 50 个音节，然后掌握好以上发音技术，最后循序渐进过渡到正常语速。 3. 放松疗法及生物反馈训练：在支持疗法的基础上，为了进一步减轻患儿的焦虑不安及烦躁情绪，可对患儿进行渐进性放松疗法或生物反馈训练。 4. 听觉延迟反馈治疗：可用于重度口吃患儿，佩戴听觉延迟反馈仪对患儿的表达有一定的疗效。	掌握口吃的病因、表现： 1. 病因 1.1 遗传因素：调查发现口吃儿童 36%~60%有家族史。 1.2 心理因素：儿童口吃与生活环境及家庭功能系统有关，如家庭不和睦、父母离异、突然受惊、学习恐惧、惩罚及歧视等，引起儿童焦虑、抑郁、恐惧等不良情绪。 1.3 发育性因素：幼儿期儿童因语言功能发育不成熟，掌握的词汇量有限，语言表达不能迅速正确地选择词汇，又不善流利地进行词语连接和语音连接而发生口吃。 1.4 模仿因素：若与口吃者密切接触，会不自觉地模仿而逐渐被同化。另外有些儿童因好奇或捉弄口吃者而模仿，不自觉地染上口吃。 2. 临床表现 2.1 年龄：2~8 岁均可发病，但以学龄前期与学龄期多见。 2.2 表现：言语节律性异常，说话不流畅，出现发音或单词重复停顿，每句话在说出第一个字后即停顿或重复第一个字或拖长第一个字的发音。大多数口吃者唱歌、做游戏、机械背诵、与动物或熟人交谈时并不口吃。 2.3 智力正常：口吃儿童智力正常，语言功能正常。神经系统检查也无明显异常。	1. 精神紧张是一种诱发儿童口吃的重要因素，指导家长注意保持一个轻松愉快的家庭环境。 2. 教给家长遇到儿童口吃时的处理方法，如应多安慰和鼓励儿童，不应表现出急躁情绪或粗暴地中断儿童的讲话，不要打骂、训斥或惩罚儿童，否则会使儿童在说话时形成一种焦虑紧张的气氛，反而加重口吃症状。 3. 小儿模仿能力、接受暗示能力很强，言语环境对其影响相当深刻，如果周围有口吃的人，尽量让儿童远离，防止因模仿而患口吃。

重要提示	所需物品
部分正常儿童在 2~4 岁期间说话时为了选择适当的词汇，常常出现停顿、犹豫不决的现象，需与口吃鉴别。	听觉延迟反馈仪、生物反馈仪。

10. 常见的行为障碍

10.1 注意缺陷多动障碍

10.1.1 鉴别诊断注意缺陷多动障碍儿童以便给予及时治疗

操作流程	知识要求	态度要求
1. 病史采集：了解母亲孕期有无吸烟、酗酒史；胎动情况；围生期有无产伤、出生时有无窒息；有无活动过度的表现；语言、动作和智力情况。 2. 一般体格检查和神经精神检查：检查发育、营养、听力、视力及精神状态，神经系统重点检查肌张力、协调运动和共济运动、触觉及生理反射、病理反射。 3. 进行心理评定 3.1 智力测验：采用韦氏学龄前期儿童智力量表或韦氏学龄儿童智力量表。注意缺陷障碍儿童智力大多正常。 3.2 注意测定：常用持续性操作实验，注意多动障碍儿童可出现注意持续短暂，易分散。 4. 行为量表测定：社交能力受损。 5. 鉴别诊断 5.1 正常好动儿童：3~6 岁男童多见，表现好动和注意集中时间短，但无社会功能受损，学习成绩和交往能力均正常，不允许多动的场合可以自我控制。 5.2 适应障碍儿童：往往存在生活应激事件，造成儿童适应障碍，表现为多动、注意力不集中，但病程通常 6 个月以内。 5.3 精神发育落后：除存在多动、注意力不集中外，还有语言、运动等发育迟缓，智力测验结果多低下，而且整体智力低下。 5.4 品行障碍儿童：表现为明显违反社会道德标准和规范，损害个人及公共利益，具有攻击性。 5.5 儿童孤独症：多有社交障碍、语言障碍及刻板行为等。 5.6 抽动症儿童：存在发音器官、肌肉的间歇性、不自主、快速、重复的抽动。	1. 能说出《精神疾病诊断和统计手册》第 4 版（DSM-Ⅳ）注意缺陷多动障碍儿童诊断标准（附件 25）。 2. 能与其他多动儿童进行鉴别诊断。	1. 注意力检查过程中，如儿童能够认真配合检查工作，可以采用表扬、奖励等方法，可以争取儿童最大程度的配合。 2. 注意缺陷多动障碍儿童容易多动、注意力不集中或不配合检查工作等，医务人员不应对其嘲笑、讽刺，甚至是训斥，应对其症状表示理解，鼓励其积极参与治疗。 3. 如果注意缺陷多动障碍儿童家长有对孩子的行为表示无奈或放弃治疗思想时，应将病因、发病机制和预后等相关知识解释给家长，使其对孩子的教育和治疗增强信心。

重要提示	所需物品
注意缺陷多动障碍往往与其他疾病并存。	智力测量表、儿童行为量表。

10.1.2 治疗注意缺陷多动障碍儿童以提高其学习能力

操作流程	知识要求	态度要求
1. 非药物治疗 1.1 行为矫正：与家长进行会谈、问卷调查、观察儿童目标行为，获得儿童问题的总体评估；根据评估结果，帮家长制定矫治计划；对儿童实施干预措施；实施过程中根据情况修正矫治方案。 1.2 认知行为训练：通过采用问题解决策略、自我指导训练、合理情绪疗法等训练，提高患儿自我控制、自我指导、思考和解决问题的能力，使患儿养成三思而后行的习惯，达到自我调节的目的。 1.3 疏泄疗法：让患儿将不满情绪讲出来，与家长一起分析，正确的加以肯定，错误的加以矫正，鼓励患儿多做户外运动，使部分旺盛精力得以疏泄。 1.4 社交技能训练：通过指导、示范、角色扮演等方法提高患儿社交能力。 1.5 为父母及教师提供咨询：给家长心理支持，帮助家长提高养育技能，争取教师的理解和共同参与。 1.6 躯体训练：通过游泳、健身球类项目、田径运动等训练，指导患儿自我控制冲动、攻击行为，使其增强自信心、自尊心。 2. 药物治疗 2.1 中枢兴奋剂：哌甲酯，学龄儿童通常开始剂量为每次5~10mg，每日1~2次。 2.2 三环类抗抑郁药：丙咪嗪，对伴有焦虑和抑郁的儿童比较适合，剂量自每日早晚各12.5mg开始，如疗效不明显，则加至早晚各25mg，总量每日≤50mg。 2.3 α-受体阻滞剂：一般用可乐定，尤其适用同时合并抽动秽语综合征患儿，片剂从每日0.05mg开始，以后逐渐缓慢加量至每日0.05~0.3mg。	掌握注意缺陷多动障碍的临床表现： 1. 核心症状为注意障碍，造成儿童不能有效和系统地学习，多表现为无意注意，因为没有预定目的，也不需做主观意志努力地注意，注意力集中时间短暂，注意范围狭窄。 2. 过多活动，不分场合、无明确目的性的过多活动，易兴奋、好哭闹、睡眠差、进食困难，手脚动个不停、小动作较多，喜招惹别人，精力旺盛。 3. 学习困难，学习困难主要与注意力分散有关，学习困难有波动性，在督促情况下可有所改善，一旦松懈，成绩又下降。 4. 情绪不稳定，社交能力差。表现为自控能力差，冲动任性，容易兴奋，对待挫折耐受低，社交能力、语言及表达能力差。自我评价过低、无自信心等。	1. 与儿童多交流，要有足够的耐心督促此类儿童。 2. 不要嘲笑讽刺儿童的学习成绩及交往能力。 3. 告知家长及老师不要当别人的面训斥儿童。家长应该根据患儿的行为特点，有针对性地进行辅导，采取理解和耐心的态度，加强集中注意力和耐性的培养，适当引导、激发孩子的学习兴趣，帮助患儿改善不良行为和社交能力。

重要提示	所需物品
6岁以下儿童可先通过行为矫正和其他方法训练治疗，症状非常严重者可选用药物治疗。	记录笔、记录档案。

10.2 抽动障碍

10.2.1 鉴别抽动障碍儿童以便给予正确治疗

操作流程	知识要求	态度要求
1. 详细询问病史，如母亲围产期是否有产伤及出生窒息，是否有感染性疾病如链球菌感染，是否存在家庭遭遇事件，如父母离异、学习负担过重等，是否服用某些药物如中枢神经兴奋剂、抗精神病药物等。 2. 了解患儿起病过程、年龄、诱发因素；抽动首发症状涉及部位及病情发展过程；诊查治疗经过，观察抽动部位、频率、持续时间，受何种因素干扰。 3. 全面体格检查，必要时可以检查血沉、抗链球菌溶血素 O、血浆铜蓝蛋白测定，拍脑电图、头颅 CT 以排除器质性病变。 4. 鉴别诊断 4.1 风湿性舞蹈病：风湿性舞蹈病有链球菌感染史，有肌张力降低、风湿热体征和实验室阳性结果，伴有舞蹈样异常运动，为不自主动作，可波及面部，但无不自主发声。 4.2 肌阵挛：此类疾病为癫痫发作的类型，发作持续较短，常伴有意识障碍，脑电图异常，无不自主发声抽动，不能用意志控制。多有癫痫史。 4.3 肝豆状核变性：本病多有肝损坏、锥体外系症状及精神症状，角膜有 K-F 环，血铜蓝蛋白多数降低。	掌握抽动障碍的临床表现、分型： 1. 抽动障碍临床表现：多起病于儿童及青少年期，主要表现为不自主的、反复、快速的一个部位或多个部位的肌肉运动抽动和发声抽动，可伴有注意力不集中、多动、强迫性动作和思维或其他行为症状，抽动在睡眠时消失，情绪紧张可加重，可受意志控制片刻。 2. 分型 2.1 短暂性抽动障碍：起病于童年或少年，早期有运动抽动或发声抽动，受意志短暂克制，抽动一日出现多次，至少持续 2 周，但不超过 1 年。 2.2 慢性运动或发声抽动障碍：具有不自主运动抽动，任何一次抽动不超过 3 组肌肉，症状表现及强度持久不变，病情至少持续 1 年以上。 2.3 Tourette 综合征-多发性抽动、抽动秽语综合征：发声抽动有的比较简单如咳嗽等，也可为复杂性，重复言语或无意义语音、秽语。	1. 指导家长不能过于娇惯孩子，抽动症儿童的管教方式应该是耐心说服教育，不要打骂或体罚，也不要担心患儿有病就不敢管。 2. 将抽动障碍发病原因向家长进行耐心解释，并告知家长尽量不要让患儿玩电子游戏机或看电脑游戏，禁看一些惊险、恐怖的影片或电视节目，对武打片或枪战片要少看或不看，以避免精神过度紧张而诱发抽动加重。 3. 家长应多和儿童进行交流、沟通，及时了解儿童的心理动向，多关心、爱护儿童。 4. 提醒患有抽动障碍的儿童家长，自己首先要放松心情，不要过于紧张或过多关注儿童，以免给儿童造成心理压力，要为儿童营造轻松、愉快的环境。

重要提示	所需物品
应做详细检查及辅助检查，诊断要详细分型，分型要准确，以便判断预后及制定合理治疗方案。	记录笔、记录档案。

10.2.2 治疗抽动障碍儿童以减少对儿童造成的危害

操作流程	知识要求	态度要求
1. 准备安静温度适宜的治疗室。 2. 给予家长及患儿适当的心理支持，降低焦虑情绪，理解和接受患儿的症状，对问题行为不给予过多关注。 3. 对慢性运动或发声抽动障碍、Tourette综合征-多发性抽动、抽动秽语综合征儿童应及时进行药物及心理治疗。 4. 心理行为治疗：包括调整生活起居，心理咨询干预，行为干预训练，消除劳累、抑郁、焦虑紧张、兴奋等诱因。 5. 药物治疗 5.1 多巴胺受体阻滞剂：如硫必利，5~10mg/（kg·d），每日分2次或3次口服。氟哌啶醇，开始0.05 mg/(kg·d)，以后渐增至0.075mg/（kg·d），每日分2~3次口服，需加服苯海索防止不良反应。 5.2 中枢性α-受体激动剂：如可乐定0.15~0.25mg/d，口服或贴剂治疗。 5.3 选择性单胺能拮抗剂：如利培酮、奥氮平。 5.4 选择性5-HT再摄取抑制剂：帕罗西汀、舍曲林、氟西汀等。 5.5 难治性抽动障碍可选用氯硝西泮、丙戊酸等。 6. 如无条件治疗可转上级医疗保健机构就诊。	掌握抽动障碍儿童的病史，相关检查： 1. 病史和体格检查：儿童和青少年起病，临床发作时有重复、不自主、快速无目的、单一或多部位运动或发声抽动等表现，具有复发性，可持续数周至数月。 2. 辅助检查：可做脑电图排除肌阵挛性癫痫或部分发作，铜蓝蛋白检测除外肝豆状核病变。红细胞沉降率、抗链球菌溶血素O检测，除外链球菌感染相关性儿童自身免疫性神经精神障碍。	1. 对于秽语患儿要正确指导文明语言的使用。 2. 指导家长在对待儿童的学习上，要注意松弛有度，要注意患儿学习负担不要过重，家长不要对患儿提一些不切实际的要求，比如要求各门功课达到多少分以上。 3. 鼓励患儿可参加学校组织的各种活动，但不应过于劳累。

重要提示	所需物品
1. 药物治疗结合心理治疗为原则。 2. 一般需维持治疗1~2年，避免骤然停药。	记录笔、记录档案。

10.3 行为干预治疗以纠正手淫不良习惯

操作流程	知识要求	态度要求
1. 心理干预：告知家长和儿童本人，不必为手淫感到内疚、后悔，对于手淫也不必有紧张情绪和精神负担。 2. 告知家长不要用恐吓和处罚的办法加以阻止。惩罚不仅无效，反而容易造成孩子的焦虑和惊恐不安，形成怯懦、敏感、自卑或孤僻等性格，这样更有可能使孩子从手淫中寻求安慰，使手淫的次数更加频繁。 3. 告诉家长如果发现孩子有手淫的习惯，最好不要点破，而应想办法转移孩子的注意力，比如给他新奇的玩具让他玩、给他讲有趣的故事或者和他一起做游戏等等。 4. 鼓励孩子多参加丰富多彩的户外活动和体育锻炼，培养孩子广泛的兴趣爱好，让孩子把精力投入到积极的活动中去。 5. 培养孩子的性卫生习惯：每天晚上在睡觉前都要清洗外生殖器，保持外生殖器的卫生清洁。若发现孩子有不正常反应及时加以治疗，例如，孩子如果经常在会阴、肛门处抓痒，应考虑孩子是否有蛲虫或外阴处感染。 6. 养成良好的作息习惯：孩子手淫常在睡前和醒后发生，因此，不要让孩子过早睡觉，待孩子疲倦了，有睡意时，再让他上床睡觉。孩子睡醒后，要让他立即起床，如果他醒着不起床而在被子中玩耍，极易去抚弄生殖器，发生手淫。 7. 父母应尽可能和孩子进行感情交流，为孩子提供轻松、愉快、有教养的家庭环境，让孩子感到温暖，减轻孩子的紧张与孤独，用手淫去满足情感需要的自体刺激行为就会逐渐减少，直至消失。 8. 不穿紧身衣裤：紧身衣裤容易使会阴或阴茎受到刺激而诱发手淫，应给他们穿宽大的内衣。	1. 知道手淫定义：指用手或其他器具摩擦自己的性器官，以获取性快感的性行为。除了上卫生间，其他时间严禁接触身体的隐私部位。 2. 掌握手淫防范措施： 2.1 青少年要断绝与他有同样问题的朋友来往，并从脑子里清除这种思想。 2.2 勤换内裤，作息时间规律，睡醒后不赖床。 2.3 培养广泛的兴趣，积极参加文娱活动、体育活动等转移或间接缓解性欲带来的紧张或压抑，可以控制意识。 2.4 要远离黄色和淫秽的书籍、媒体。	1. 手淫属于个人隐私，不对社会和他人构成威胁，也不应视为不道德或罪恶、耻辱行为，避免嘲笑或看不起手淫儿童，避免使其陷入不安和恐惧当中，应正确引导和教育。 2. 进行外阴检查或行为干预时，应在安静、密闭、温馨的房间进行，避免给儿童造成心理压力，医务人员应为手淫儿童采取保密措施。 3. 告知青少年手淫是一种自慰行为，并非必须，更不应无度，过度手淫可致精神疲惫、注意力不集中、失眠等不良后果，若因手淫而将异物放入尿道或阴道，则会引起组织损伤和感染，应引起家长的重视。

重要提示	所需物品
强调手淫属个人隐私，儿童不必为手淫感到内疚、后悔	记录笔、记录档案。

10.4 详细体格、辅助检查以早期诊断性早熟儿童

操作流程	知识要求	态度要求
1. 准备安静、密闭、温度适宜的检查室。 2. 筛查第二性征过早出现的患儿。 3. 详细询问体格及性征发育史、家庭成员性发育史、摄取激素类药物、食物史及是否有误服避孕药物史。 4. 体格检查：测量身高、体重，检查女童外生殖器官发育、男童睾丸大小（容积）、乳房、外生殖器官、阴毛的发育情况，并记录。 5. 辅助检查 5.1 检测骨龄：检查骨骼成熟度，真性性早熟及先天性肾上腺皮质增生症患儿骨龄提前，单纯乳房早发育者骨龄不提前，原发性甲减者骨龄落后。 5.2 骨密度、骨矿物质测定：真性性早熟患儿骨矿物质含量及骨密度增高。有一部分患儿骨检测值会有所下降，这部分患儿的骨矿物质沉积不足。 5.3 骨钙素测定：真性性早熟患儿血清骨钙素提前出现正常青春期才出现的典型增高。 5.4 激素测定：性激素测定：性早熟患儿性激素水平增高；促性腺激素测定：真性性早熟患儿血清促性腺激素水平增高，假性者明显减低。 5.5 影像学检查：盆腔超声检查判断子宫、卵巢的发育程度及确定卵巢有无占位病变。对所有中枢性性早熟男童、6岁以下中枢性性早熟女童或6岁以上发育进展迅速的进行CT或MRI检查。肾上腺超声及放射核素检查有助于肾上腺增生及肿瘤诊断。 6. 发现性早熟儿童及时转诊。	1. 知道性早熟的定义：是指女童在8岁前，男童在9岁前出现性征发育的临床现象。 2. 能说出筛查性征过早出现患儿的方法。 3. 了解促性腺激素释放激素（GnRH）兴奋试验诊断性早熟：GnRH 2.5μg/kg（最大100μg）静脉注射，间隔30分钟测定黄体生成素和尿促卵泡素5次。用免疫疗法测定黄体生成素激发峰值，女童超过12U/L，男童超过26U/L，黄体生成素/尿促卵泡素比值超过0.6提示中枢性性早熟。化学发光法测定，激发峰值LH＞3.3～5.0U/L是判断真性发育界点。	1. 切勿责怪、埋怨甚至责骂性早熟儿童，应给予耐心的引导或劝诫。 2. 告知父母在孩子的早熟时期，应特别注意他们所交往的朋友，尤其是那些比自己的孩子年长而又早熟的孩子，因为和这些孩子接触很可能使其更加早熟。 3. 早熟的孩子往往比晚熟的孩子易误入歧途，这个时期的孩子正处于成熟与不成熟之间，很多似是而非的思想正充塞在他们的脑子里，分不清理想和幻想，如果父母教导不当（严厉责骂，或任其发展），或孩子受到不健康之类书籍的影响，就容易产生对异性问题的好奇心，应当宣教健康性教育知识，进行正确引导。

重要提示	所需物品
促性腺激素分泌呈脉冲式，因此一次检测不能反映真实分泌水平。	骨密度仪、超声、CT等。

妇女保健

11. 青春期健康管理服务

【服务标准】

按照人民卫生出版社第八版教材《妇产科学》及《妇女保健学》等有关青春期健康管理服务规范要求，由当地乡镇卫生院、社区卫生服务中心为辖区内的青春期女性进行青春期性保健指导、心理卫生指导、营养指导及个人卫生指导。

【服务流程】

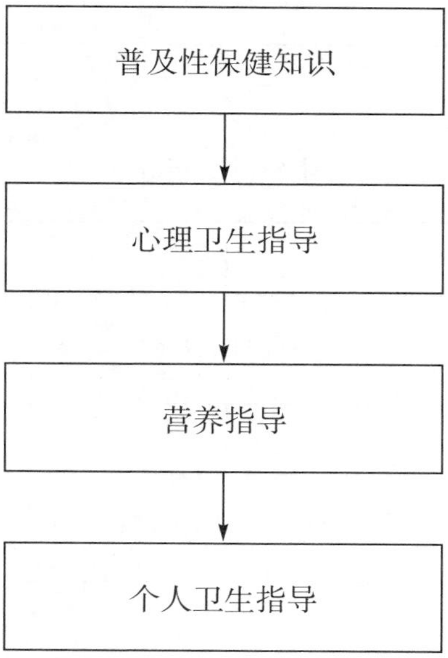

11.1 青春期性保健指导

【服务标准】

按照人民卫生出版社《妇女保健学》等有关青春期健康管理服务规范要求，由当地乡镇卫生院、社区卫生服务中心为辖区内的青春期女性进行青春期生理发育基本知识讲解、青春期性行为指导、生殖健康指导、月经期管理、青春期痤疮管理等宣传教育工作。

【服务流程】

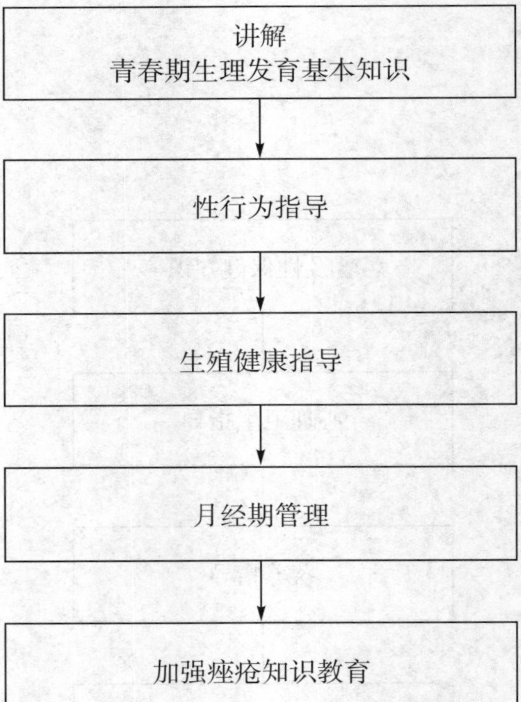

【操作说明】

11.1.1 讲解青春期生理发育基本知识以使青少年掌握生理发育特点

操作步骤	知识要求	态度要求
1. 制定中学青少年生理发育基本知识授课计划。 2. 准备用于讲解的材料、物品和设备。 3. 提前通知各个学校帮助安排好时间、地点。 4. 利用男女生殖器官模型讲解外生殖器官的特点。 5. 讲解女性月经的发生、男性遗精的发生。 6. 讲解什么是第二性征，男女会出现哪些第二性征，并询问自身出现了哪些变化。 7. 结合学生的反应，调整讲课速度及内容的深浅，要循序渐进。 8. 讲解结束，整理物品。 9. 对学校表示感谢，征求学校意见，张贴基本生理知识的相关宣传画。	1. 知道男、女性生殖器官的位置和名称：女性内生殖器主要是卵巢、输卵管、子宫及阴道；外生殖器包括阴阜、大小阴唇、阴蒂、前庭及会阴等；男性生殖器官包括睾丸、阴茎、阴囊。 2. 知道月经的发生及相关知识：月经是指伴随卵巢周期性变化而出现的子宫内膜周期性脱落及出血。规律月经的出现是生殖功能成熟的重要标志。以出血第 1 天为月经周期第 1 天，周期 21～35 天，经期 3～5 天，经量 30～50ml，超过 80ml 为月经过多。 3. 知道第二性征的定义及表现：第二性征是男女分别在雄、雌激素的作用下出现的身体各部位的变化。男性第二性征表现为：身材高大，肌肉强健，喉头突出，声音低沉，体毛较多较密，生长胡须等；女性第二性征表现为：体态丰满、乳房隆起、声音尖细、骨盆宽大等。	1. 在讲解过程中要结合青少年不同年级的年龄、生理及心理发育特点，要符合他们的实际需求。 2. 生理知识的传播要科学、严谨、准确，不能误导，传播过程中要严肃、认真。 3. 观察青少年的反应，感兴趣和疑惑的地方，注意调整速度。 4. 用通俗易懂、中学生容易接受的语言进行讲解，尽量少用或不用术语，避免中学生一知半解，对于提问的中学生要给予耐心地讲解。

重要提示	所需物品
讲解内容力求准确、科学！	男女生殖器模型、教材、宣传画。

11.1.2 青春期性行为指导

【服务标准】

按照人民卫生出版社《妇女保健学》等有关青春期健康管理服务规范要求，由当地乡镇卫生院、社区卫生服务中心为辖区内的青春期女性进行强化科学的性观念、性道德、性法制、性保护、强化对错误性行为及意外妊娠认识等教育。

【服务流程】

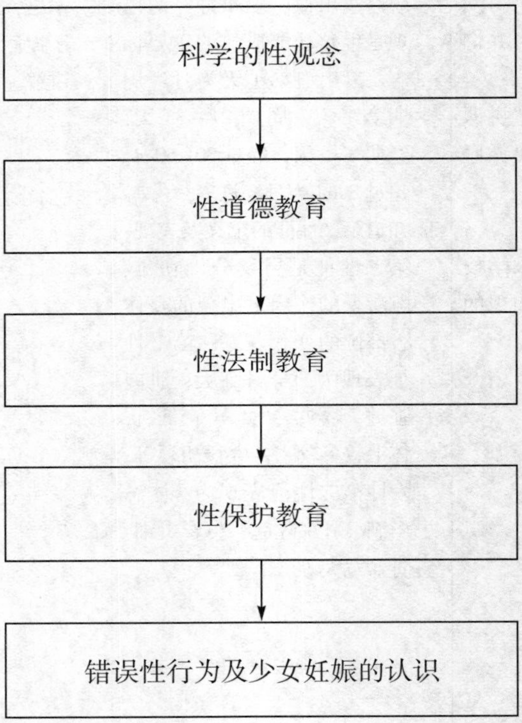

【操作说明】

11.1.2.1 引导青少年强化性科学意识以促进其建立科学的性观念

操作步骤	知识要求	态度要求
1. 制定中学青少年强化科学的性意识的授课计划，帮助他们建立科学的性观念。 2. 准备相关的材料、物品和设备。 3. 提前通知各个学校帮助安排好时间、地点。 4. 告诉学生此次参加活动的目的、内容等。 5. 询问青少年对性的态度、从哪些途径了解性知识及了解的程度。 6. 重点询问青少年存在的有关性知识的困惑和疑问。 7. 进行“什么样的性观念是科学的性观念”主题活动，并指导了解性知识的科学途径。 8. 观察学生的反应，结合其反应情况调整讲解速度及内容的深浅，要循序渐进。 9. 讲解结束，整理物品。 10. 对学校表示感谢，征求学校意见，张贴宣传画，传播科学性知识。	1. 能够说出男女正常的性生理。能说出男性生殖器官睾丸、阴茎、阴囊的功能，射精、遗精的生理；女性卵巢、子宫、阴道的功能及受孕的生理。 2. 能够描述性心理的发展过程：第一阶段渴望与异性交往；第二阶段精神注意力不集中，总是想入非非；第三阶段模仿与尝试，性生活的大胆实践。 3. 能够说出如何杜绝不良的网络信息、黄色书籍和视频等相关知识。 4. 知道正确性知识来源的途径：学校教育，要专门开设性知识教育课程且不能形同虚设，让学生从科学的角度学习性知识；家长不能避讳与孩子谈性，不要增加性的神秘感和难以启齿感，要站在孩子角度谈性，解决他们的困惑；社会宣传，各部门广泛开展性知识传播，有助于杜绝所谓性知识是“糟粕”对她们的影响。	1. 性是一门科学，是人在正常生活中必不可少的一门学问，鼓励青少年要坦然、大方地去学习性知识，从而建立新的性观念。 2. 在讲解过程中要结合青少年不同年级的年龄、生理及心理发育特点，要符合他们的实际需求。 3. 观察青少年的反应，感兴趣和疑惑的地方，随时调整，必要时可进行互动或举例。 4. 性知识的传播要科学、严谨、准确，不能误导，传播过程中要态度严肃、认真。 5. 若有青少年倾诉一些有关性的困惑及心理障碍，要仔细倾听，不能取笑，认真对待并做正确的疏导，要保护他们的个人隐私。

重要提示	所需物品
1. 性是极为敏感的话题，要严肃科学地对待！ 2. 性知识传播不仅仅是为了获得大量性知识，而是要拥有科学的性观念！	幻灯机、教材、笔记本电脑。

11.1.2.2 进行性道德教育以提高青少年的性道德水平

操作步骤	知识要求	态度要求
1. 制定中学青少年性道德教育的授课计划。 2. 收集有关现代社会性道德缺失的视频资料、网页信息和社会数据等。 3. 收集性道德教育缺失的人所受到的身心伤害和惩罚的有关视频。 4. 整理和准备相关的材料、视频、物品和设备。 5. 提前通知各个学校帮助安排好时间、地点。 6. 告诉此次参加活动的人员、目的、内容等。要求家长和老师也要参加。 7. 安装多媒体设备，调试好放映状态。 8. 进行性道德教育，讲述道德、性道德及性的责任，并播放相关视频。 9. 指导正确的性道德行为习惯。 10. 对家长和老师进行培训，如何在日常生活和课堂中对青春期男女进行性道德教育。 11. 对于展示的案例，让学生进行讨论，并解决学生们的疑问。 12. 讲解结束，整理物品。 13. 对学校支持表示感谢。	1. 知道什么是性道德培养 1.1 责任感培养：使他们/她们知道一个人对性行为中的另一个人、恋爱中的另一个人是负有责任的。 1.2 义务感培养：人们在享受爱情的甜蜜时，有照顾对方的义务，甚至有为对方作奉献的义务。 1.3 羞耻感培养：它不是天生的，而是文化修养的结果，在有关性的问题时，知道什么是美好的、什么是丑陋的。 2. 知道什么是良好的性道德行为习惯：正常的异性交往，不能把友谊误认为爱情；异性间的交往如果超过了友谊的界限，要妥善处理；不要故意压抑与异性的交往，对身心健康不利；应以集体活动为主，尽量避免过于频繁的个体接触。若有单独与异性接触的机会，要使自己处于受保护和开放的环境中；择友要慎重，交往要适度，不可盲目结交陌生人，也不要到学生不该去的场所；同伴间不互相传播网络不健康信息，不要互相议论有关男女性关系的传闻；不要浏览黄色书刊、黄色笑话、色情网站、色情影视、色情游戏等。 3. 知道性道德教育需要掌握的原则：男女平等，互相尊重是基本原则；发展友谊，真诚帮助；正常的异性交往。	1. 青少年处于叛逆期，有很大的逆反心理，要循循善诱，从青少年的视角谈。 2. 不要滔滔不绝地说教，要结合中学生生活背景。不要脱离中学生的生活，而只是书本理论的灌输，否则会使他们感到书本的空泛和不真实，不会将书本上的性道德规范纳入自己的认知和行为体系中。所以，要将正确的道德观融入他们的日常学习生活和课外活动中，应该通过文化娱乐活动、宣传画、有奖知识竞赛等多样化的形式，使学生在活动中掌握具体的行为规范。 3. 注意观察他们的反应。 4. 要注意现场气氛，必要时与学生或家长、老师进行互动。 5. 展示案例及社会现象时，避免夹杂个人主观因素。 6. 若有青少年倾诉与异性交往的问题时，不能批评、取笑，认真对待并做正确的疏导，要保护他们的个人隐私。 7. 对于老师和家长提出的疑问要进行合理的解释。 8. 谨慎选择案例，把握讲解尺度，减少负面作用。

重要提示	所需物品
重视对家长和老师的培训，帮助他们解除禁锢的观念，培养他们对青少年进行科学的性道德教育！	课件、笔记本电脑、幻灯机。

11.1.2.3 进行性法制教育以使青少年在法律允许范围内约束自己的性行为

操作步骤	知识要求	态度要求
1. 制定中学青少年性法制教育的授课计划。 2. 请专门的法律部门人员收集青少年性犯罪的有关视频。 3. 提前通知各个学校帮助安排好时间、地点。 4. 播放相关视频，介绍相关的性犯罪事件。 5. 介绍相关的法律法规、民事法律，如《中华人民共和国婚姻法》、《国务院关于认定淫秽及色情出版物的暂行决定》等。 6. 向青少年强调要用法律武器保护自己不受侵害及维护自己的合法权益。 7. 讲解结束，整理物品。	1. 知道性法制教育的意义和目的：目的是使人们充分了解国家的法律，自觉地树立守法意识，并遵守国家法律规定，在法律许可的范围内调整或约束自己的性行为，更有效地保护自己，使人们的性行为合法化。其意义在于使人们提高性道德观念、防止性犯罪的发生。 2. 知道相关的法律法规内容：如《中华人民共和国妇女权益保护法》指导人们应该怎样做才能使两性行为合法化，调整和规范人们的性行为；《全国人民代表大会常务委员会关于严禁卖淫嫖娼的决定》规定何种性行为是性犯罪行为，如卖淫嫖娼、强奸等性行为是法律所不许可的，要受到国家法律的制裁；《性病防治管理办法》、《艾滋病监测管理的若干规定》等，这是和人们的身体健康直接相关的法律法规，以此指导人们的性行为。	1. 进行性法制教育，介绍性犯罪时要适度。 2. 观察青少年的反应，结合实例介绍相关法律条文。 3. 农村家长在自己的孩子受到性侵犯时，怕丢人、影响自己孩子的名誉，选择沉默，要向其告知法律援助的必要性，不能让犯罪分子逍遥法外，要同家长讲清利弊。及时给予孩子正确的心理治疗。

重要提示	所需物品
1. 家庭、学校、社会应该共同参与、互相配合、齐抓共管，用科学的性健康知识和性法制知识帮助青少年避开违法犯罪的误区！ 2. 宣传法律法规要正确！	笔记本电脑、幻灯机、法律相关文件。

11.1.2.4 加强性保护意识以提高青少年的防范能力

操作步骤	知识要求	态度要求
1. 制定中学青少年性保护教育的授课计划，以提高青少年的防范意识和能力。 2. 收集因婚前性行为，女性受到的身心伤害、不幸福的感情生活、付出的惨痛代价的实例；性放纵受到的惩罚及所付出的代价的视频；性强暴和性骚扰的犯罪行为事例及犯罪分子受到的道德和法律制裁的视频。 3. 准备相关的材料、物品和设备。 4. 提前通知各个学校帮助安排好时间、地点。 5. 告诉学生此次参加活动的目的、内容等。 6. 询问有无性生活史，孕产史。 7. 重点询问自身有无防范意识，生活中如何防范性侵犯。 8. 安装多媒体设备，调试好放映状态。 9. 进行活动的主题“性保护教育”，并指导日常生活中如何防范性侵犯。 10. 结合学生的反应，调整讲解速度及内容的深浅，要循序渐进。 11. 对于展示的案例，让学生进行讨论，并解决学生们的疑问。 12. 讲解结束，整理物品。 13. 对学校表示感谢。	1. 知道性放纵、性强暴和性骚扰的定义：性放纵包括卖淫、与多个同伴发生性关系等；性强暴是在对方不同意情况下，利用暴力或武力手段强迫或威胁与对方发生性行为；性骚扰包括语言上挑逗、行为上触摸等。 2. 知道婚前性行为、性放纵及性侵犯的原因 2.1 自身原因：恋爱双方无法抑制性冲动；恋爱期间一方恐怕另一方变心而故意发生性关系；要求结婚但不符合法定条件便先同居而后登记；出于好奇心和性体验心理；性教育缺失造成的放纵心理；自身受过伤害后放纵自己。 2.2 社会原因：性自由、性开放文化侵蚀；避孕用品的发展，人流的不恰当宣传；大众文化传媒刺激和误导。 3. 了解性放纵、性侵犯对人们造成的危害：社会舆论使女性产生自卑心理；影响了婚后夫妻感情；受到严重创伤改变道德价值观而产生性放纵；自杀行为；给生育带来问题，发生生殖系统疾病、月经异常可能造成终身不孕。 4. 知道防范性侵害及拥有正确的性行为的方法：在日常生活中避免夜晚走僻静路径、避免与男子独处、小心门户、不轻信陌生人、不贪小便宜等；遇到性侵犯，要主动通过家长、老师或法律途径求援；自尊自爱，不沾染烟酒毒品，不去不良场所；认识到性行为对自身产生的危害，防止意外妊娠等。	1. 在询问过程中，要注意保护个人隐私。 2. 询问时青少年会出现羞涩或难以启齿现象，要循循善诱，站在受害者或当事人角度，充分沟通，赢得信任。 3. 结合生活中的具体行为来讲述如何防范性侵犯。 4. 讲解性保护知识时注意观察学生的反应。 5. 展示案例及社会现象时，避免夹杂个人主观因素。 6. 在讲述过程中，要使用科学术语，进行正确的引导，避免误导。既要让青少年具有一定的鉴别善恶的能力，较强的防范意识，但也不能让其感觉社会黑暗，对任何事物和人充满了不信任。

重要提示	所需物品
1. 对曾受到伤害的人给予足够的关心和帮助，并进行正确的心理治疗，使他们回到正常的生活轨道中！ 2. 谨慎选择案例，把握讲解尺度，减少负面作用！	幻灯机、笔记本电脑、课件。

11.1.2.5 加强对不正常性行为及导致少女妊娠的认识以便保证青少年健康成长

操作步骤	知识要求	态度要求
1. 制定中学青少年强化意外妊娠的危害授课计划。 2. 搜集不正常性行为和少女妊娠的发生率的有关数据，总结是由于哪些原因造成的。 3. 收集具体的事例或视频资料，使其认识到少女妊娠产生的后果和危害，包括身体的损伤、心灵的创伤、婚姻的不幸。 4. 准备相关的教材、物品和设备。 5. 提前通知各个学校帮助安排好时间、地点。 6. 告诉学生参加此次活动的目的、内容等。 7. 了解、询问是否有过妊娠，如何处理的，身体是否正常，否则及早就医。是否对自己学业、家庭带来影响；若生产，是否顺产，孩子是否健康。 8. 进行活动的主题“少女妊娠的危害”的解析，指导如何防止不正常的性行为，如何避免少女妊娠。 9. 对案例展开讨论，激发青少年的自我保护意识。 10. 讲解结束，整理物品。 11. 对学校表示感谢。	1. 知道不正常性行为与少女妊娠发生率升高的原因：性生理、心理发育提前；西方文化“性开放”思潮的冲击使青少年的性道德观和法制观淡薄；家庭缺少关爱，认为性很神秘，要通过普及正确的性知识使性不神秘；交友不慎导致性紊乱、卖淫，以致走上犯罪之路。 2. 知道青春期性行为和少女妊娠的危害：影响学习和工作；有负罪感、恐惧感等心理问题；若情感受挫，有轻生可能，给家庭、社会带来损失；青春期少女生殖道发育尚不成熟，易造成生殖器管道损伤及感染，患病后，不敢接受正规治疗延误病情；青春期性行为无计划性和保护性，易使人工流产率高，引起术后闭经或经量减少、宫腔粘连、慢性盆腔炎、继发不孕、子宫内膜异位症等；若继续妊娠，由于少女卫生保健意识缺乏，子宫骨盆正处于发育阶段，易导致早产、难产、产后大出血、妊娠期高血压疾病的发生，低体重儿、低能儿增多。 3. 知道避免青春期少女妊娠的方法：关键以预防为主，认识不正确的性行为与少女妊娠的危害；树立正确的婚恋观；性行为受法律和伦理道德的约束；要有对自己负责的责任感和羞耻感；要有信心和勇气拒绝不正常的性行为；学会保护自己。	1. 在调查询问性行为时，涉及个人隐私，掌握保密原则，对待不愿意说出自身问题的青春期少女在尝试沟通失败后，不可强制。 2. 调节气氛，放松情绪。 3. 观察学生的反应。 4. 不要滔滔不绝的说教，要结合实例。 5. 对前来咨询的青少年进行良好的服务和心理疏导，帮助解决问题，提供建议。 6. 对待受过创伤的青春期少女要进行充分沟通，必要时请专科心理医生进行辅导。
重要提示		**所需物品**
1. 父母及老师要监督和关心青春期少女，关注青春期少女的情感！ 2. 少女意外妊娠后应选择正确的处理方式！		教材、笔记本电脑、幻灯片等。

11.1.3 青春期生殖健康指导

【服务标准】

按照人民卫生出版社《妇女保健学》等有关青春期健康管理服务规范要求，由当地乡镇卫生院、社区卫生服务中心为辖区内的青春期女性提供生殖健康指导，性病、艾滋病防控知识，包括胸罩选择、乳房自查、月经期管理、保持会阴部卫生等指导。

【服务流程】

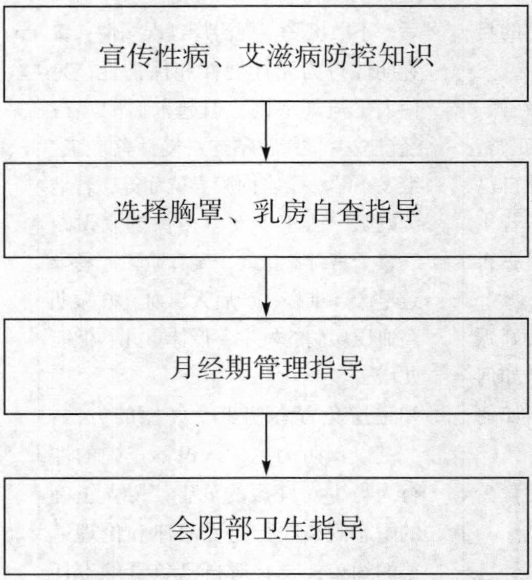

【操作说明】

11.1.3.1 宣传性传播疾病的防控知识以保护青少年健康

操作步骤	知识要求	态度要求
1. 询问是否懂得性传播疾病防控知识。 2. 讲解性传播疾病的基本知识。 3. 准备相关性传播疾病的宣传图册或视频。 4. 开展学校教育。 5. 宣传无保护性行为的危害。 6. 重点讲解安全套的正确使用方法。 7. 结束并且做记录。	1. 知道性传播疾病的相关知识：性病是以性行为作为主要传播途径的一组传染病，在我国主要包括梅毒、淋病、艾滋病、生殖道沙眼衣原体感染、尖锐湿疣、生殖器疱疹等。性病以性传播为主，还可通过母婴、血液传播，日常生活与工作接触不会感染性病，在少数情况下性病可通过污染的生活用具传播。 2. 艾滋病为获得免疫缺陷综合征，为人体免疫功能受到严重损伤后而产生的一系列症状和体征，目前世界上尚无治愈方法。传播途径主要包括性传播、血液传播和母婴传播。 3. 洁身自爱、遵守性道德、合理使用安全套可以有效预防性传播疾病。	1. 意识到宣传性传播疾病如艾滋病防治知识的重要性，态度严肃认真。 2. 消除青少年的害羞心理，具体地讲解安全套的使用方法。 3. 倡导关心、帮助、不歧视艾滋病人。

重要提示	所需物品
1. 掌握性传播疾病如艾滋病的传播途径及危害！ 2. 洁身自爱、遵守性道德、合理使用安全套可以有效预防性传播疾病如艾滋病！	教材、图片、笔记本电脑、幻灯等。

11.1.3.2 指导青春期女性选择合适胸罩及乳房自查以便掌握正确的乳房保健方法

操作步骤	知识要求	态度要求
1. 指导青春期女性用软尺测量胸围及乳房上底部经乳头至乳头下底部的距离，了解自己的乳房发育，以便选择合适的胸罩。 2. 指导青春期女性选择柔软、透气好的棉布制品胸罩。 3. 指导如何护理胸罩：勤洗勤换；睡觉时取下。 4. 示范正确的走姿、站姿、坐姿、睡姿：平时走路和坐立，要挺胸收腹，睡觉仰卧位。 5. 鼓励青春期女性每天早晨坚持做扩胸运动，两臂或两肘平展，尽力向后扩张，然后两臂上举，掌心向前，用力向后运动。 6. 局部按摩乳房：先用右手掌面在左侧乳房上部，即锁骨下方着力，均匀柔和地向下直推至乳房根部，再向上沿原路线推回，做20~50次后，换左手按摩右乳房20~50次。 7. 每月一次用手掌面自外上、外下、内下、内上各象限检查乳房，最后轻挤乳头，查看有无肿块及溢液。 8. 经常清洗乳头、乳晕、乳房。	1. 知道正常乳房生长发育及形态：乳房是青春期女性最早出现的第二性征，出现的时间有早有晚，大约在9~14岁。两侧大小对称，乳头在同一水平，先天乳头内陷为发育不良所致。 2. 知道束胸的危害及佩戴合适胸罩的益处：束胸会限制乳腺管及腺泡的发育并直接影响乳房发育；使胸内脏器受压，影响肺的呼吸和心脏的跳动；造成乳头内陷，影响哺乳。合适的胸罩支持乳房，使其更丰满，减轻心脏局部压力，防止乳房下垂，利于发育。 3. 知道正确的姿势、胸部运动及按摩乳房的好处：可促进乳房健美，使乳房挺拔而富有弹性。 4. 了解青春期乳房出现的异常现象 4.1 乳房过小，乳房不发育：青春期乳房发育开始的年龄差异颇大，早在9岁左右，迟至13~14岁。如果在14~15岁时乳房仍未开始发育就可能是异常现象，要及早请专科医生诊治。 4.2 两侧乳房大小不一，乳房包块：青春期少女真正有乳房包块的现象并不多见。由于乳房主要是由乳腺组成，用手摸时可能触及乳腺腺体，会有结节感。若感觉确为肿块，及早就诊。	1. 青春期女孩因乳房发育有焦虑或害羞心理，告诉她们女孩拥有丰满隆起的乳房是女性魅力所在，应该感到骄傲和充满自信。 2. 按摩乳房及自查乳房时要耐心、轻柔。 3. 若男性专业技术人员进行操作，要有女同事在场，要征得当事人的同意。

重要提示	所需物品
1. 14~15岁乳房仍不发育应及早就诊！ 2. 女孩在8岁以前出现第二性征应进行检查是否为性早熟！	软尺。

11.1.3.3 指导科学的月经期管理以便拥有健康的月经期行为习惯

操作步骤	知识要求	态度要求
1. 准备卡片、笔、尺子等物品，说明其用途。 2. 建立月经卡（附件 32），准备一张卡片，画成 12×31 表格形式。表头用斜线分隔，右上为日期，左下为月份；标注不同的符号代表不同的月经含义。 3. 指导如何使用月经卡。 4. 重点询问月经史。月经周期、行经天数、经血颜色、月经量及有无痛经。 5. 询问月经期间使用何种卫生用品及更换次数。要选择柔软、透气、清洁的卫生纸或卫生巾，要勤换。 6. 询问月经期间的运动、饮食及情绪状态。 7. 指导正确的月经期行为习惯、饮食、运动及易忽略的问题等。 8. 回答青少年提出的有关月经知识的问题，告诉其常遇到的问题及解决方法，并留下联系方式。 9. 结束并做相关记录。	1. 月经卡的作用及使用方法：月经卡用来记录自己的月经情况；观察月经是否规律，经量、经期是否正常。用√代表一个月经周期开始，用×代表结束；用●代表痛经有无；用+的个数代表每日经量多少，如第 1 天+，第 2 天++；做好相应的记录。 2. 月经的定义、特征和正常月经表现：月经是子宫内膜由于受卵巢激素影响出现的定期脱落称为月经。月经血不凝，暗红色，除血液外，还有子宫内膜碎片、宫颈黏液、脱落的阴道上皮等，以出血第 1 天为月经周期第 1 天，周期 21～35 天，经期 3～5 天，经量 30～50ml，超过 80ml 为月经过多。 3. 月经期间应该注意的问题：月经期阴道内酸性环境改变，宫颈口微张开，盆腔充血使生殖器官防御能力下降，且月经期全身抵抗力下降。要注意禁盆浴，可淋浴；保持心情愉悦；注意保暖；饮食卫生，不吃刺激性食物，勿饮酒，多喝白开水，保持大便通畅；避免过度劳累，适当运动等。 4. 青春期有关的月经病：宫血（异常子宫出血）、闭经（分原发性和继发性闭经）、多囊卵巢综合征（以月经稀发为主要表现）。	1. 青春期女性由于心理和生理的变化，在询问时可能涉及隐私，要耐心，采用委婉的方式获得所要的信息。 2. 记录月经周期是一个长期的，每天需要上的“必修课”，要持之以恒。 3. 月经期间要注意生活的各个方面，有时候会违背自己的意愿和喜好，因此要有一定的自制力，以保持健康的身体。 4. 在询问月经量时主观因素较强，要仔细询问，具体到用卫生巾的个数或卫生纸的量，以便达到较为准确的估计。 5. 青春期月经初潮后出现短期内月经不规律属正常现象，若出现其他月经过多、稀发等表现及早就诊。

重要提示	所需物品
1. 青春期出现月经异常及早就医！ 2. 如有痛经要及时就医。	碳素笔、卡片、尺子。

11.1.3.4 询问青少年日常生活习惯以便指导科学的会阴部护理方法

操作步骤	知识要求	态度要求
1. 与青少年进行交流，了解其对会阴部的日常护理习惯。 2. 了解青少年对于自己习惯的看法和评价。 3. 询问清洗外阴的次数，清洗外阴的盆、毛巾、水是否与洗脚、洗脸的盆、毛巾、水混用。 4. 询问内裤的选择及更换情况，看是否选择透气好的棉织品，而不是化纤的内裤。 5. 询问大便用纸习惯。大便后，手纸应由前向后擦，小便后用卫生纸擦干净。 6. 询问有无会阴部不适，如外阴瘙痒，阴道分泌物异常等。 7. 指出其不良的生活习惯的潜在危害，并说明理由和科学原理。 8. 指导科学的会阴部护理方法。 9. 告知避免去人多、不洁净的公共浴池泡澡，公共游泳池游泳，防止传染性疾病。	1. 青春期女性会阴部的解剖及生理特点：女性阴道与外界相通，外生殖器复杂，皱褶较多，易藏垢纳污，而且，青春期处于代谢旺盛阶段，汗腺和皮脂腺分泌多；卵巢功能活跃，阴道分泌液增多，阴道口离尿道口和肛门很近，易受尿液和粪便污染，造成青春期女性外阴瘙痒，也可引发继发性感染和毛囊炎。 2. 阴道分泌物的定义及正常阴道分泌物特点：阴道分泌物是由阴道黏膜渗出液、宫颈管及子宫内膜腺体分泌液等混合形成，与雌激素有关。正常阴道分泌物呈白色稀糊状或蛋清样，高度黏稠、无腥臭味，量少，随月经周期变化，在月经中期（排卵期）最多，稀薄呈拉丝状，排卵后逐渐减少。 3. 常见异常阴道分泌物的特点：分泌物量多，外阴部经常湿润和不适，甚至瘙痒灼热，或伴有颜色、性状、气味的改变，则为病理性阴道分泌物。如外阴阴道假丝酵母菌感染表现为外阴瘙痒、灼痛，还可伴有尿痛，小阴唇内侧及阴道黏膜附着白色膜状物，可见较多的白色豆渣样分泌物，可呈凝乳状。 4. 不良的卫生生活习惯易导致疾病：穿紧身化纤内裤、经期卫生巾不透气、免疫力低下、大量服用抗生素易导致阴道炎。 5. 科学的会阴部护理方法：要每天清洗外阴；清洗外阴的盆、毛巾不能与他人混用，要与洗脚、洗脸的盆、毛巾分开；内裤要选择透气好的棉织品，每天更换。	1. 青春期女性由于心理和生理的变化，且处于叛逆期，询问时要有耐心、循序渐进。 2. 对于青春期女性描述的阴道分泌物问题要仔细询问，避免因表达不清楚影响诊断，必要时可以查看阴道分泌物的性状。 3. 在查看时如有内裤卫生习惯不好，不要表现出厌恶、讥讽等表情，避免伤害她们的自尊。

重要提示	所需物品
1. 若发现阴道分泌物颜色或气味异常，应及时就诊，查阴道分泌物常规！ 2. 强调内裤每天要更换！	幻灯机。

11.1.4 了解月经是否异常以便早期发现和诊治疾病

操作步骤	知识要求	态度要求
1. 观察体型、第二性征的发育，是否为肥胖、多毛，脸上是否有痤疮，乳房是否发育。 2. 重点询问月经史，月经初潮年龄、月经是否规律、月经周期、月经量，行经天数、有无痛经、痛经是否可忍受、痛经时是否服用药物镇痛、是否建立月经卡等。 3. 了解、询问月经期间饮食情况、会阴部卫生、是否经常劳累、运动量如何。 4. 询问是否出现过与月经相关的疾病，是否去过医院诊治，患有哪些疾病，服用哪些药物治疗，有无手术治疗史。 5. 对于闭经者进行第二性征的检查，提前说明检查的原因、目的和方法，取得配合。必要时建议进一步做相关化验检查。 6. 对信息进一步核实确认，做好记录。 7. 解决青春期女性提出的问题。	1. 常见的青春期月经病：包括异常子宫出血、原发性痛经、原发性和继发性闭经、子宫内膜异位症、经前期综合征、多囊卵巢综合征等。 2. 异常子宫出血的发病机制：青春期下丘脑-垂体-卵巢轴发育不完善。表现为周期不规则，经期延长或缩短及经量过多或过少，多数于初潮后3年内发病，大多为无排卵型。需与生殖器结核或恶性肿瘤、异常妊娠及血液系统疾病鉴别。 3. 原发性痛经的定义：是指生殖器官无器质性病变的痛经，与前列腺素产生过多及精神心理因素有关。以中下腹部和腰部疼痛多见，常伴有多汗、食欲不振，需要与继发性痛经如子宫内膜异位症相鉴别，主要采用热敷垫、局部按摩等各种措施缓解疼痛。对重症者应给予药物治疗。 4. 闭经的定义：年满15岁，第二性征已发育月经尚未初潮者称为闭经，如年龄超过13岁，第二性征未发育称原发闭经；正常月经周期建立后停止6个月，按自身原有月经周期计算停止3个周期以上者称继发闭经，对于闭经需要找到病因及时诊治。 5. 多囊卵巢综合征的表现：持续无排卵、卵巢多囊改变为特征，常伴有胰岛素抵抗和肥胖，表现为月经稀发、多毛、痤疮、肥胖、不孕。	1. 询问月经史时，注意用语，若交流困难，避免应用术语，应用简单易懂或当地方言进行交流。 2. 向青少年承诺保护个人隐私。 3. 对于原发性痛经者，重视精神、心理辅导和月经期饮食卫生保健，尽量不影响自己的学习和生活。 4. 对于闭经者，检查第二性征时，态度须诚恳，男性专业技术人员检查时要有女同事在场。 5. 检查环境要密闭，光线要好。 6. 发现有生殖器畸形时转上级医疗保健机构做进一步检查。

重要提示	所需物品
1. 青春期异常子宫出血需要排除器质性病变所致，故需到正规医院检查，不可盲目治疗！ 2. 可以通过自我测定基础体温看有无排卵！ 3. 多囊卵巢综合征除药物治疗外，应重视运动、减肥改善内分泌紊乱！ 4. 养成建立月经卡的好习惯，坚持到绝经！	体温计。

11.1.5 端正对痤疮的认识以减轻青少年心理负担及避免不必要的治疗

操作步骤	知识要求	态度要求
1. 收集痤疮及易与痤疮混淆的皮肤病图片。 2. 选择适宜的场所，准备材料、物品和设备。 3. 安装多媒体设备，调整好放映状态。 4. 查看青春期少女有无痤疮，发生部位、形态、数量，有无脓疱。 5. 询问是否经过治疗，如何治疗的，效果如何。 6. 重点询问平时清洁脸部的次数，清洗时是否应用肥皂、洗面奶等。 7. 播放相关图片，讲解痤疮的发生原因及如何预防痤疮的发生。 8. 讲解结束，整理物品。 9. 进行互动，了解痤疮的发生是否对自己的心理状态产生了影响，产生了怎样的影响，解答青少年的疑问。 10. 指导正确的预防痤疮发生的方法。	1. 痤疮的发生原因：痤疮又叫青春痘、粉刺等，好发于面部、颈部、胸背部、肩膀和上臂。临床以白头粉刺、黑头粉刺、炎性丘疹、脓疱、结节、囊肿等为主要表现。由于青春期代谢过于旺盛，雄性激素水平显著提高，刺激皮脂腺大量分泌，加上皮肤没有彻底的清洁，毛囊皮脂腺导管堵塞，皮脂不能及时排出，淤积在毛囊内，痤疮棒状杆菌通过分解皮脂中的物质破坏毛囊壁，引起毛囊皮脂腺周围炎症反应，导致一系列痤疮症状。 2. 痤疮的预防：生活中保持皮肤清洁，用温水洗脸，避免用碱性大的肥皂，不用多油脂和刺激性强的化妆品，用一些中草药控油洁面乳。调整好心态，保持积极乐观；少吃辛辣油腻的食品及甜食，多吃蔬菜水果，保持大便通畅。 3. 痤疮治疗原则：坚持在症状较轻时外用药物治疗，症状重时加口服药物控制，要去医院诊治，切忌受一些广告的影响。	1. 加强对患有痤疮的青春期少女的心理辅导。告诉青春期少女青春期痤疮的发生是自然现象，是青春期代谢旺盛的表现。不必有太大的心理负担。 2. 查看痤疮时注意要洗手，避免引起感染。 3. 痤疮少女爱美心切，往往过于紧张、焦虑，要对其表示同情和安慰，并耐心讲解生活中保持皮肤清洁的必要性，以及预防痤疮的有效方法。 4. 对于痤疮严重者建议到上级医疗保健机构就诊。
重要提示		**所需物品**
症状较轻者可不予治疗，需注意面部清洁，较重者不可轻信广告乱用药，造成皮肤的不可逆损伤！		幻灯机。

11.2 心理卫生指导

【服务标准】

按照人民卫生出版社《妇女保健学》等有关青春期健康管理服务规范要求，由当地乡镇卫生院、社区卫生服务中心为辖区内的青春期女性提供青春期生长发育生理知识，了解青少年的情绪、情感，培养人际交往能力，树立正确的人生观、价值观、恋爱观。

【服务流程】

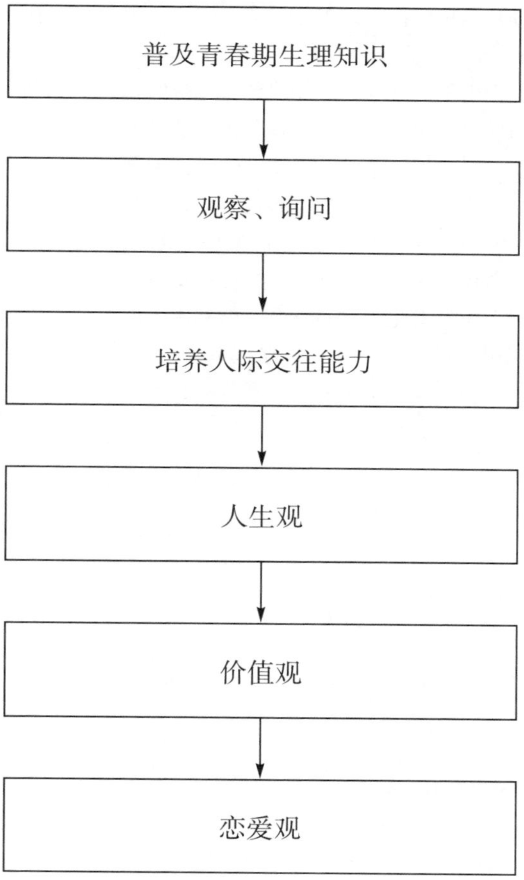

【操作说明】

11.2.1 宣传青春期生长发育的生理知识以便了解青春期发育特点

操作步骤	知识要求	态度要求
1. 制定开展女性青春期生理卫生知识宣传专题活动的计划。 2. 准备用于讲解生长发育知识的材料、物品和设备。材料包括青春期体重和身高的变化、男女第二性征的出现及性发育特点、男女模型及幻灯机。 3. 提前通知各个学校的学生此专题活动的时间、地点。 4. 告诉学生参加此次活动的目的、内容等。 5. 开始进行活动的主题，指出不健康的书籍及网络视频会诱导青少年对性发育的错误认识。 6. 与学生互动，解决疑问。 7. 讲解结束，整理物品。 8. 对学校表示感谢，征求学校意见张贴宣传画，宣传青春期生长发育生理知识、身体各方面的变化。	1. 能说出青春期男性、女性的生长发育特点。 2. 青春期少女在此阶段常见心理问题：抑郁、焦虑、人际关系敏感、情绪不稳定、心理不平衡、适应不良、强迫症状、对抗倾向、厌学、自闭症等。 3. 由于身体变化带给自己心理负担的疏导方法：要做到心胸开阔，知足常乐；科学地、客观地、勇敢地、愉快地接受自己的变化；能和周围的人建立起良好的关系；注意劳逸结合。	1. 在进行青春期生长发育的生理知识宣传时要自然、大方。 2. 性知识是极为敏感的话题，要严肃科学地对待，避免诱导。 3. 青春期以性成熟为主要内容的生理成长，对青春期少女的心理及社会方面有着重大的影响，所以开展性知识教育对于青春期少女非常有必要的，但宣传要适度。 4. 对有紧张、焦虑的青春期少女要给予适当的心理疏导。 5. 宣传画要科学、易于理解和接受。

重要提示	所需物品
强调不要受不健康书籍和视频的误导！	男、女模型，幻灯机。

11.2.2 观察和询问以便了解青少年心理及情感变化

操作步骤	知识要求	态度要求
1. 观察青少年穿衣风格、配饰、发型等初步了解青少年的喜好。 2. 询问其与父母的关系，是否常与父母的观点和想法不同，常常逆着父母的愿望做事情。 3. 调查、询问青少年的各科学习成绩及在班级的排名，了解其在各学期的成绩波动情况，有无明显的下降或提高。 4. 向老师了解、询问学生的上课情况，有无逃课、迟到、早退，上课时注意力是否集中；询问家长孩子对待学习的态度，有无厌学情绪。 5. 了解、询问青少年的学习态度，是否厌学，学习有无压力，如何缓解压力。 6. 了解、询问青少年的课余生活，是否沉溺于网络游戏等，以及对学习的影响。 7. 询问是否有早恋行为，家长持什么态度，学习成绩有何变化。 8. 通过交流了解青少年的个性、心理和情感。 9. 记录活动并总结。	1. 青少年心理及情感变化：情绪容易波动；想独立、脱离家长的束缚；情感拓展到对同学、老师、明星和领袖人物崇敬和追随；逻辑思维、创造性思维迅速发展，敢于挑战老师和家长；情感较脆弱易遭遇挫折，自信心易受挫。 2. 家长应该如何对待孩子的学习成绩：学习成绩只是衡量某一时期或某一方面优秀与否，不能决定人的一生，要以鼓励为主，激发他们的学习兴趣和潜能，重视过程，从不足中找到闪光点。 3. 如何正确对待早恋行为：早恋是双刃剑，必须提高自我保护意识；尽量不使早恋行为影响到正常的学业；不能让早恋行为给自己的身心带来伤害。确定是早恋后，首先要提高认识，着重疏导，不可盲目地批评和粗暴地扼杀；其次家校联合，加强沟通；再者开展活动，友爱互助，积极倡导同异性的健康交友，从而在早恋问题上做好正确的引导。 4. 与现代青少年进行良好沟通的技巧：尊重和信任；避免指令式的“教育”，要寻求意见；选择不同的沟通方式；保持冷静；开放自我，充分了解孩子。 5. 老师及家长在面对青春期问题时处理方法：要尊重其个人的价值观；要冷静，不发生冲突；从孩子的角度出发；学会与孩子沟通、交流；学会让孩子独立处理自己的问题，老师和家长的作用就是全面地帮助孩子分析利弊。	1. 在进行调查询问前，要做好准备工作，对所调查的学生、家长要有初步的了解，掌握不同的技巧。 2. 在和青少年沟通时，承诺保护隐私，不必有任何顾虑，尽可以打开心扉，畅所欲言，将心理积压的烦恼倾诉出来。 3. 在与老师及家长交流过程中，要了解他们对待孩子的学习和生活的态度。对孩子要求高的父母要委婉地告诉他要注意孩子的情绪和逆反心理，他们过高的要求对孩子可能产生的负面心理影响。 4. 询问青少年学习成绩、有无沉溺网络时，要注意其肢体动作、观察其表情变化。 5. 对待有学习或情感方面问题的青少年及时进行心理疏导。

重要提示
家长及老师切记勿以学习成绩来评判青春期少年的优与劣！

11.2.3 人际交往能力的培养

【服务标准】

按照人民卫生出版社《妇女保健学》等有关青春期健康管理服务规范要求，由当地乡镇卫生院、社区卫生服务中心为辖区内的青春期女性提供观察青少年的人际交往能力，培养表达能力、人际融合能力、解决问题能力，指导其与老师、家长、同学相处，寻找正确的途径解决情感问题等服务。

【服务流程】

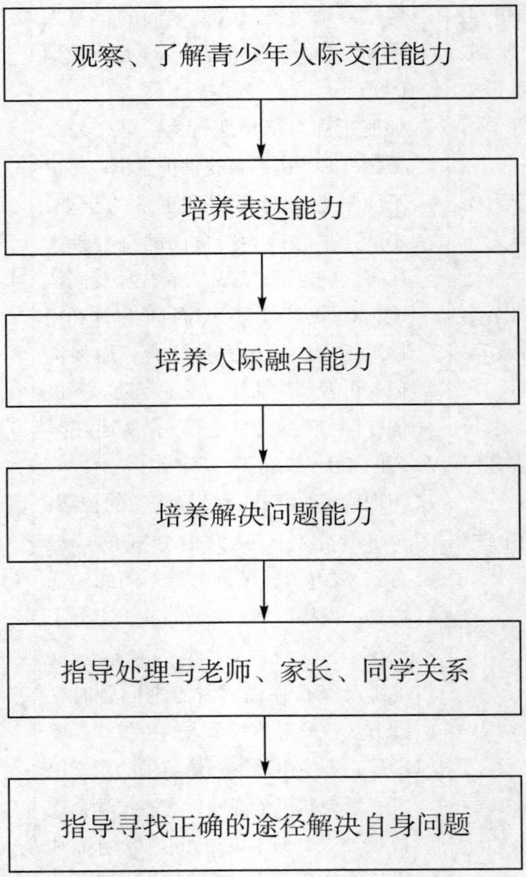

【操作说明】

11.2.3.1 观察、了解青少年人际交往能力以便提供正确的人际交往的方法

操作步骤	知识要求	态度要求
1. 加强对所有中学青少年进行人际关系重要性的认识。 2. 询问青少年与同学、老师、父母交往的情况。 3. 询问青少年对老师、其他同学的看法，了解与其相处情况。 4. 总结青少年在人际交往过程中存在的问题。 5. 准备所需的材料、物品和设备。 6. 提前通知各个学校帮助安排好时间、地点。 7. 告诉学生此次参加活动的目的、内容等。 8. 进行活动主题，阐述人际交往对青少年的重要性；人际交往的基本原则及人际交往所需要的技巧。 9. 多结合正反的具体实例说明人际关系决定前途或成败。 10. 与学生互动，提出具体的与老师、同学、父母交往的建议。 11. 讲解结束，整理物品。 12. 对学校表示感谢。	1. 青少年的心理发育特点与人际交往对青少年的重要性：青少年情绪易波动，容易受到人际关系的影响，良好人际交往有助于保持健康情绪，促进身心愉悦，是获取知识、培养技能的重要途径。 2. 人际交往的基本原则：平等、信任、宽容、理解。 3. 人际交往的技巧：称呼得当、举止大方、开朗、活泼、谦虚、待人和气、尊重他人、安慰受创伤的人、鼓励失败的人、赞美有成就的人、帮助有困难的人，处事果断、富有主见、精神饱满、充满自信。 4. 青少年主要存在人际交往问题：缺乏与父母有效沟通，得不到父母尊重和信任等。和同学关系不融洽，被欺负，被起绰号，被孤立，无法交到知心朋友等。看不惯老师的授课方式，不愿受老师管束，遇到问题不愿向老师反映等。 5. 与老师、同学、父母交往的建议和意见：要学会与老师课堂、课外交流，尊重老师；学会换位思考；要乐于助人，不背后议论人，尊重同学的隐私，己所不欲勿施于人，守信用，诚实，爱自己的班级。	1. 多结合生活中例子说明人际关系的重要性。 2. 有些青少年不善于表达或在很多人面前难以说出在人际交往过程中存在的问题，要提供时间和相对封闭的聆听场所，并加以指导。 3. 青少年倾诉时，承诺保护其隐私。 4. 注意观察学生的反应，并与学生互动，不可滔滔不绝地说教。

重要提示	所需物品
在人际交往过程中要有对环境的辨析能力，要适应不同社交环境、人物；有对别人心理状态的洞察力！	人际交往相关材料。

11.2.3.2 培养良好的表达能力以便提高青少年的人际交往能力

操作步骤	知识要求	态度要求
1. 先与青少年进行学习、兴趣、生活等方面的交流。 2. 交流时观察学生是否存在羞怯、面红耳赤、结结巴巴、拘谨、不敢正视对方的眼睛等。 3. 从交流中了解其表达沟通能力。 4. 询问是否经常参加演讲、竞选等在公众场合表达的活动，是否经常自卑、紧张不敢上台讲话。 5. 询问日常生活中与同学老师交流时自己的语言表达能力如何。 6. 设计几个特定的情景，要求青少年表达出其含义。 7. 对学生的表现做出评价，提出意见和建议。 8. 指导如何培养良好的表达能力。 9. 掌握表达所需的基本技巧。	1. 能说出良好的表达能力在人际交往过程中的重要性。 2. 良好的表达能力所需的基本技巧：要适时，说在该说时，止在该止处，这才叫适时；其次要适量，不同的关系不同的场合所需的音量不同；最后根据不同对象把握言谈的深浅度，根据场合把握言谈的得体度，根据自己的身份把握言谈的分寸度。另外肢体语言也要恰到好处。 3. 培养自己表达能力的方法：积极参加演讲、对话和辩论活动；在大庭广众面前勇于发表意见；在课堂讨论或分组讨论的活动中，应踊跃发言；可以通过在家中自己设定场景、照镜子等多种方式练习表达能力。 4. 青少年表达能力差的原因及克服方法 4.1 家长教育不当；缺乏自信和实践锻炼，因为自己没有迷人的外表，没有过人的本领，属能力平平之辈，不敢表达。 4.2 要正确评估自己，树立自信心；要勇于与人交往，特别是与陌生人交往，要学会放松紧张情绪；讲究谈话的技巧，在连续讲话中不要担忧中间会有停顿；凡事多看积极的一面；培养自己的良好情绪和情感，更重要的是要培养自己各方面的能力，增加自信心。	1. 不要讽刺、讥笑表达能力差的学生，要鼓励和赞美他们，增强其自信心。 2. 不要单纯地说教，要善于结合具体情境示范适宜的表达方式和内容。 3. 向家长和老师讲解良好的表达能力在人际交往过程中的重要性，教给家长培养青少年表达能力的有效方法，并在日常学习和生活中，鼓励和支持青少年积极参加课外活动和学校举办的辩论、演讲等活动。

重要提示	所需物品
培养自己的综合能力及多练习是提高表达能力的两大法宝！	

11.2.3.3 培养人际融合能力以提高青少年的人际交往能力

操作步骤	知识要求	态度要求
1. 制定计划对青少年进行人际融合能力的培养。 2. 进行问卷调查，了解青少年的思想品德、知识技能、学校活动参加情况，与同学、室友、老师、家长、异性等沟通和相处情况等。 3. 分发《青春期人际融合能力调查表》（附件33），并指导填写。 4. 对调查问卷的结果进行总结、分析。 5. 通过询问老师、同学和家长来了解青少年的融合能力。 6. 指导青少年提高自己的人际融合能力。 7. 对分析的结果中青少年易出现的问题进行重点指导。 8. 对前来咨询的青少年进行细心的指导或心理疏导。	1. 人际交往能力的重要性：人际交往能力与社会人思想品德、知识技能、活动能力、创造能力、处理人际关系能力以及健康状况等是密切相连，是一个人综合素质的体现。 2. 与老师、同学、家长、室友、异性等相处方法：对老师和家长要尊重、努力理解对方的苦心、经常沟通；对同学和室友不能处处以自我为中心，要真诚、要尊重别人的价值观、要学会换位思考，和同学在一起时多看别人的优点；与异性相处要自尊自爱等。 3. 融入社会所具备的心态和技巧：要端正自己的观念，勇敢地面对周围的环境和人，并用积极的心态接受美好的事物，保持健康、乐观、平和的心境。技巧方面要对人真诚，不要批评、指责或抱怨别人；多给人善意的微笑和鼓励；多参加学校和同学间的活动等。	1. 在交流时要充分考虑青少年的逆反心理，掌握沟通技巧，在青少年不想提及自己人际交往问题时，可以先从其感兴趣的问题聊起。 2. 调查问卷的问题设计要简单易懂，容易选出具体的答案。 3. 调查问卷的填写采用无记名方式，要求真实。 4. 对于正处于叛逆期的青少年的指导要循序渐进，不可操之过急。

重要提示	所需物品
通过调查、询问找到“个性青少年”；对于以自我为中心、与外界环境无法融入的个性青少年不能放任！	调查问卷。

11.2.3.4 培养解决问题能力以提高青少年的人际交往能力

操作步骤	知识要求	态度要求
1. 制定培养青少年解决问题能力的计划、课题。 2. 选择合适的场所和时间。 3. 先收集资料，结合青少年日常生活常见事件，理清问题，确定问题确实存在之后，将问题具体化，每个人可以针对一个或多个问题进行阐述。 4. 同学之间划分小组分析问题，将问题产生的原因分类，并且列出解决的优先顺序。 5. 要分析解决问题的方法，可能产生的结局，分析解决方法实施的可能性。 6. 剔除不能付诸行动的解决方案，对可实施的方案立即实施。 7. 追踪结果，对达到结果所需的时间、财力、效果做总结，选出最优的方案与之前的计划最优方案做对比。 8. 在实施过程中对计划不周全的无法实施下去的方案分析其原因。 9. 对此次活动做总结，评出最优小组。	1. 培养青少年解决问题能力的方法：首先要注重培养学生发现、提出问题的能力；其次注重培养学生运用多种方法解决问题，发展解题方法的多样化；再次要与他人合作，解决实际的问题；最后注重培养学生及时反思，养成对问题做出总结的习惯。 2. 老师和家长培养青少年解决问题能力的技巧：首先营造宽松氛围、激发学习兴趣。兴趣是最好的老师，作为教师，首先在于他能否把学生吸引在自己的周围，激发学生学习的兴趣，调动学生学习的积极性、自觉性。其次，注重实践活动，培养发现并解决问题的能力。必须在整个教学过程中加强实践活动，通过一系列的探索活动，让学生带着问题运用已有的知识、技能去参与实践，通过与他人进行交流、合作、分享，从而培养学生解决实际问题的能力和创新能力。	1. 选择课题要结合学生的日常生活，不能让学生不清楚课题所表达的含义。 2. 对于存在的问题要有多种解决的可能性，多种方法均可达到目的，但要求最优的方法是唯一的。 3. 结果的评判标准要统一。 4. 要培养青少年解决问题的能力，需要家长和老师的参与和支持，医务人员首先要教给家长和老师培养青少年解决问题能力的技巧，为青少年营造轻松、愉快的学习、生活氛围，激发青少年学习兴趣，培养解决问题的能力。

重要提示	所需物品
授课中要选择学生熟悉的、感兴趣的事件！	

11.2.3.5 指导学生处理好与家长、老师及同学间的关系以拥有良好的生活和学习氛围

操作步骤	知识要求	态度要求
1. 询问自己与家长、老师、同学的关系如何，融洽还是经常吵架。 2. 在与家长、老师意见不同时自己是如何处理的，是顺从他们还是按照自己的意愿做。 3. 询问自己与家长、老师沟通的方式是什么。 4. 询问是否愿意帮助同学解决遇到的困难。 5. 与老师和家长进行交流，了解青少年的学习和课余生活。 6. 指导处理与家长、老师、同学的关系，使自己处于一个轻松、愉悦的环境中生活和学习。 7. 做好记录，将“问题”青少年做重点关注。	1. 能够说出青少年与家庭、学校和朋友间可能出的问题。 2. 处理与老师、家长和同学关系的方法：最重要的一点就是学会交流和沟通，学会与老师沟通，老师才能真正了解自己的想法，家长才能对你的行为放心；要学会换位思考、理解对方，老师、家长的出发点都是为自己着想，若换位思考可以减少冲突；认真遵守学校的规章制度，按时完成老师的学习任务，理解和孝敬父母；同学之间相处时，做到互相关心，真诚待人，尊重他人隐私，学会倾听，勇于承认错误并道歉。在老师、家长、同学的关心和帮助下，才能快乐健康的成长。	1. 询问时态度和蔼、可亲，语言温和，耐心倾听青少年的倾诉。 2. 对于内向、不善于沟通的青少年，要给以鼓励，将心中的不满、困惑或与朋友关系出现的问题痛快的倾吐出来，医务人员帮助其分析问题所在，并指导解决方法。 3. 向青少年承诺保护其隐私。 4. 充分考虑青少年的逆反心理，充分了解青少年的内心世界，与其进行良好的交流和沟通。

重要提示	所需物品
处理好青少年与老师、家长和同学间的关系非一朝一夕，需要老师、家长和青少年的共同努力！	

11.2.3.6 指导青少年寻找正确的途径以解决自身存在的情绪和情感问题

操作步骤	知识要求	态度要求
1. 进行专题小讲座，加强对青春期心理特点的认识，让青少年认识到自己存在的情绪和情感问题属于正常的心理现象。 2. 询问青少年易出现哪些不良情绪上及情感上的问题。 3. 重点询问青少年通过哪些途径解除自身存在的情绪和情感问题。 4. 收集数据或视频资料，让老师和家长了解青春期出现的心理问题及其现状。尤其让家长和老师认识到因心理问题引发自杀行为发生率越来越高。 5. 找到正确解决情绪和情感问题的途径。	1. 青春期的心理变化特点：青少年情感萌动，容易产生对异性的爱慕之情；情绪容易波动，而且表现为两极性；想独立、脱离家长的束缚；情感拓展到对同学、老师、明星和领袖人物崇敬和追随；逻辑思维、创造性思维迅速发展，敢于挑战老师和家长；情感较脆弱易遭遇挫折，自信心易受挫。 2. 青春期女孩常见的情绪、情感问题：逆反心理，人际交往障碍，考试紧张综合征，自卑感，妒忌心理，忧郁情绪，逃学、厌学，自杀行为。 3. 解决自己的情绪和情感问题的方法：首先主动与家长、老师及朋友沟通，及时排解内心负面情绪以及遇到的情感问题；正确处理与异性朋友的关系，做到洁身自爱，用健康的心态结交异性朋友，区分爱情和友情；选择心理咨询师解决自己的不良情绪、情感问题。	1. 必须懂得青少年身心发展的规律，理解青少年所产生的情感和需要。 2. 指导过程中要尊重学生的人格、感情，承诺保护其隐私。 3. 细致、耐心地指导青少年正确处理与异性间的友谊，帮助学生划清友情与爱情的界限。 4. 农村或偏远地区的青少年对心理疾病的认识和心理咨询等存在误解，要向其解释，进行心理咨询的必要性。 5. 告诉家长和老师青春期少女常见的情绪和情感问题，要多关注、多沟通，帮助其解决自身的困惑和烦恼。

重要提示	所需物品
青少年心理问题严重时可妨碍学习和生活，家长和老师要充分认识并加强对青少年的心理问题的关注！	资料、视频。

11.2.4 指导认识正确的人生目标、人生态度及人生意义以达到拥有正确的人生观

操作步骤	知识要求	态度要求
1. 制定计划对所有中学的青少年进行正确的人生观教育。 2. 准备用于讲解的材料、物品和设备。 3. 提前通知各个学校帮助安排好时间、地点。 4. 结合实例指导如何制定正确人生目标，拥有什么样的人生态度。人生目标是一个人对自己人生的规划，这个目标必须是长期的、特定的、一定要远大、要逐步实践自己的目标。 5. 举出实例说出什么是错误的人生观。 6. 观察学生的反应，若内容乏味，多结合实际例子。 7. 与学生互动，了解每个人的人生目标，将其写在一张纸上，要写出分解的步骤，如何实现这一生目标。 8. 对学生的答案做总结，给出评语，提出意见和建议。 9. 讲解结束，整理物品。 10. 对学校表示感谢。	1. 正确的人生观：人生观是指对人生的目的、意义和道德的根本看法和态度。每个人都应该树立自己正确的人生观，并为之不懈的奋斗、努力。只有正确的人生观，才不会使人迷茫、迷失方向。正确的人生态度使人积极乐观地对待学习、友谊，错误的人生态度使人丧失人生奋斗目标；积极的人生态度使人保持较高的行为效率，而消极的人生态度则使人心灰意懒，散漫怠惰，于碌碌无为中浪费光阴和生命。 2. 常见的错误的人生观：享乐主义人生观是以享乐为主，自私自利；拜金主义人生观是视金钱、权势为人生的追求目标。 3. 拥有正确人生观方法：制定长远的人生目标，并为之奋斗，端正人生态度，正确地对待逆境和顺境，要自尊自爱，要淡化个人名利，做到“心底无私天地宽”，要有乐观的精神和积极的行动。要有远大的理想，为他人创造价值。	1. 向青少年讲解人生目标可以有很多个，但不能同时有多个目标，并且目标是具体的。 2. 在讲解时注意观察青少年的反应，不要滔滔不绝地讲理论，进行互动或结合生活实例。 3. 利用通俗易懂、青少年容易接受的语言重点加强对错误人生观的认识，帮助其建立正确的人生观。

重要提示	所需物品
拥有正确的人生观并用积极的人生态度去实践，在实现自我价值的同时，为社会创造价值和财富！	卡片、笔。

11.2.5 阐明现实与理想的关系及了解当前人们不同价值观，以便树立正确的价值观

操作步骤	知识要求	态度要求
1. 让青少年回顾自己小时候的理想。 2. 让青少年谈谈自己现在的理想。 3. 指导学生画出自己的理想树。可让学生在纸上画一棵树，留下足够的空间填写学业、事业、家庭、休闲、自我成长方面的目标。建议其保留这棵理想树。 4. 用知名人士或者身边的例子阐述他们小时候的理想与现实不同之处。 5. 交流总结现实不符合理想或者实现自己理想的内在和外在的因素。 6. 通过观看视频及书籍，了解拜金主义、享乐主义等个人主义价值观以及它对社会造成的危害。 7. 讲述什么是正确的价值观，如何实现理想。	1. 理想与现实的关系：理想是人们通过追求和奋斗而要达到的目标，缺乏理想，就缺少前进的动力，有了理想，人生就不会迷失方向。理想受现实的规定和制约，脱离现实而谈理想，理想就会成为空想，理想变为现实不是一蹴而就、一帆风顺的，理想的实现是一个过程，往往会遭遇波澜和坎坷。 2. 现实条件下实现理想的方法：理想和现实之间总会有些差距，要实现自己的理想，首先要付出艰辛的努力；其次需要对人生作出规划，规划尽可能长远，又要将长远目标分解成小目标，将目标与具体行动结合起来，明确现在做的事情对实现长远目标所具有的重要作用；最后要掌握正确的方法和策略，特别是要善于根据自己的实际情况对自己的具体理想作出适当的调整。 3. 现在存在的两种基本价值观：个人主义的人生价值观是自己的利益高于其他的利益；集体主义的人生价值是人民利益高于个人利益。	1. 鼓励青少年敢于说话、敢于表达，让青少年充分表达自己的观点，畅所欲言。 2. 当青少年的理想脱离现实时，不能嘲笑和讥讽青少年。 3. 告诉青少年，在画理想树时要充分表达自己内心的想法，自己怎样想的，就怎样画。 4. 面对一些问题青少年，告诉家长不要一味的要求孩子应该怎么做，更应该看看自己，是否给青少年树立了一个好的榜样，自己应该以身作则，潜移默化地影响青少年，从而树立正确的价值观。

重要提示	所需物品
1. 理想的实现要付出艰辛的努力！ 2. 个人利益要服从集体利益！	纸、笔。

11.2.6 了解爱情本质、拥有正确的恋爱动机及性道德观以便于正确看待恋爱

操作步骤	知识要求	态度要求
1. 了解青少年是否有恋爱的经历。青少年眼中的爱情是什么，爱情与友情有何不同。重点询问如何开始恋爱的，如何陷入“爱河”的，是出于什么心理开始恋爱的。 2. 询问青少年恋爱时如何与异性相处的，家长是否知道自己恋爱的，如何看待自己的恋爱行为的。 3. 告诉青少年爱情的本质，并指导青春期少女要正确的处理恋爱。首先告知恋爱对方自己的学业规划；心中的男生标准；并共同制定学习计划；最后须接受时间的考验，严禁发生婚前性行为及少女妊娠。	1. 爱情的本质：爱情是基于一定的社会基础和共同的生活理想，在各自的内心形成的互相倾慕，并渴望对方成为自己终生伴侣的一种强烈、纯真、专一的感情。性爱、理想、责任是构成爱情的三个基本要素。 2. 青春期恋爱动机和特点：青春期恋爱是由于自己身体发育，拥有对异性的好奇心理而产生的懵懂的恋爱情愫。青春期恋爱具有盲目性，偏激，易受挫。 3. 对待青春期恋爱行为的正确方法：首先不要轻易批评孩子，不要轻易地把孩子的这种交往、这种感情上升为道德品质问题；其次男女学生之间的正常交往，班主任应予以关心和了解，对于他们之间正常的交往不能大惊小怪或主观推测或当面责备，也不能放任不管、不闻不问，更不能以班主任的权威硬性禁止其交往；最后要把爱情教育作为人格教育的一部分，加强性生理、性心理、性预防和性道德教育。最后，尊重他们的情感，使其坦然与异性交往，并以高远的志向激励他们，使爱情成为他们前进的动力。	1. 青春期少女正处于叛逆时期，若有恋爱行为，常不会说出真实情况，保健人员首先要和她进行沟通，以朋友的身份，热情关心的态度去博得她的信任，以得到想要的真实信息。 2. 青春期少女对待自己的恋爱问题涉及隐私，要掌握保密原则。 3. 一般的同学、朋友关系易被误认为是早恋，要求家长和老师细致观察、分析，确定是否真的是在早恋。确定早恋后，要提高认识，给予关心，着重疏导，不可盲目地批评和粗暴地扼杀。 4. 发现犯有性失误的学生，首先是给予关怀、教育，要恰当处理，但一定是本着教育的目的出发。

重要提示	所需物品
家长和老师应该注意青少年日常行为及心理变化，及时发现青少年是否恋爱！	

11.3 营养指导

【服务标准】

按照人民卫生出版社《妇女保健学》等有关青春期健康管理服务规范要求，由当地乡镇卫生院、社区卫生服务中心为辖区内的青春期女性提供计算体重指数、调查询问饮食习惯、学习营养素功能、指导均衡饮食等服务。

【服务流程】

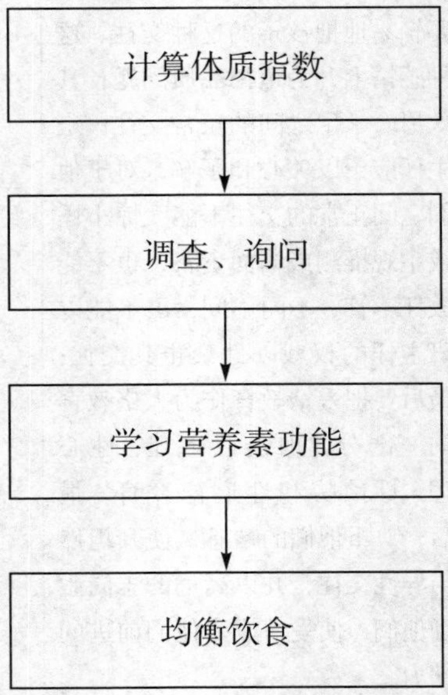

【操作说明】

11.3.1 计算体质指数以评估青春期女性营养状况

操作步骤	知识要求	态度要求
1. 登记个人的一般信息：姓名、年龄、性别、籍贯等。 2. 询问最近一段时期饮食是否规律、食欲如何。 3. 重点询问身体健康情况：有无慢性腹泻、肾脏病、结核病，有无手术史，月经是否过多，是否在减肥。 4. 观察体型是否匀称，精神状态如何。 5. 查体口唇、甲床黏膜是否苍白，是否存在营养不良。必要时要进行相应的实验室检查。 6. 测量体重（千克）、身高（米），计算体重指数 BMI。 7. 按照营养评价参考标准，根据 BMI 对青春期女性进行营养评价。 8. 将获得的信息记录在登记本上。	1. 体质指数的定义和计算方法：体质指数是世界卫生组织（WHO）推荐的国际统一使用的肥胖分型标准，其缺点是不能反映局部体脂的分布。其计算方法为：体质指数 BMI = 体重（千克）/身高（米^2）。需要指出的是，营养状况评价有多种指标联合，包括反应脂肪变化的皮褶厚度等。BMI 是最简便易行的方法。 2. 中国人体质指数的参考指标：成人标准：正常 18.5～23.9；超重 24～27.9；肥胖≥28；轻度瘦弱；17～18.4；中度瘦弱 16～16.9；重度瘦弱＜16。12～17 岁的标准：正常 18～21；超重>21；轻度肥胖>23；中度肥胖>25；重度肥胖>30。 3. 青春期常见营养性疾病的特点及典型的临床表现：营养性贫血在青春期功血女孩常见，可引起贫乏、无力，头发稀疏，精神症状等，维生素 A 缺乏引起眼干燥症，维生素 D 缺乏引起佝偻病，肥胖症者伴多毛可能是多囊卵巢综合征，单纯营养不良常见于减肥者或生活在贫困地区的青少年。	1. 体重测量要在清晨空腹排便后进行。 2. 身高测量宜在上午 10 时左右进行，足跟、骶骨部与两肩胛与立柱相接触，躯干自然挺直，头部正直，两眼平视前方，耳屏上缘与两眼眶下缘最低点呈水平位。 3. 严格按照标准方法测量各项指标。 4. 询问时取得良好的沟通，记录时认真、仔细，避免遗漏。 5. 青少年自尊心强，爱面子，对于超重或肥胖的青少年，不要鄙视或嘲笑，而是要尊重她，并通过采取合理饮食、适量运动等有效措施帮助其减肥。 6. 随着社会的发展，现在青少年的审美观有所改变，认为越瘦越苗条就越漂亮，已经很瘦了还盲目的追求更瘦，告诉青少年现在正是长身体的时候，健康是第一位的，并告诉其体重指数只要在正常范围，均属于正常。

重要提示	所需物品
体重测量时按照标准条件进行！	体重计、软尺、计算器、登记表、记录笔。

11.3.2 调查、询问以便于了解饮食习惯膳食状况

操作步骤	知识要求	态度要求
1. 制作调查问卷（附件34），在中学开展无记名形式的饮食习惯的调查活动。 2. 询问是否吃早餐，了解三餐的饮食时间及其饮食搭配，了解不吃早餐的原因。 3. 调查、询问了解零食食用情况，了解吃什么类型的零食，吃零食的频率，是否影响正常饮食，对体重的影响如何。 4. 调查有无不良的饮食习惯，如饭前是否洗手、是否细嚼慢咽、是否饭前喝汤，是否挑食、偏食、暴饮暴食等。 5. 既往或现在是否有节食行为，如何进行节食的。 6. 对调查的内容进行总结，并记录。 7. 指导正确的、科学的饮食行为习惯。	1. 不吃早餐的危害：不吃早餐对身体有百害而无一利，不吃早餐精力不集中，情绪低落；容易衰老；易引发肠炎；容易形成皮下脂肪堆积，易发胖，最影响身材；患心血管疾病的机会加大等。 2. 经常吃零食的危害：油炸食品、快餐中蛋白质和热量供给过量，脂肪和食盐过多，而钙、铁、锌、维生素A以及膳食纤维供给不足易引起必需元素缺乏，经常的摄取零食，肠胃得不到充分休息，消化液的分泌减少，引起肠胃功能失调；过多地吃甜食，糖在肠道中容易发酵产气，使肚子产生饱胀感，食欲大受影响，这样孩子就处在似饱非饱的饥饿状态，所需营养不足，阻碍了正常生长发育，导致营养不良；吃零食前，有时因手没洗干净而出现感染性疾病，如急性肠胃炎、肠虫症等。 3. 挑食、偏食、暴饮暴食的危害：没有一种食物能包含人体所需的全部营养。所以要均衡饮食。挑食、偏食势必会影响营养素的吸收，导致机体缺乏某一种或者某几种营养素从而引起疾病；暴饮暴食则会影响胃肠道的功能，易引起胰腺炎等。 4. 良好的饮食行为习惯：总体来说，早要吃好，午要吃饱，晚餐适量。早饭宜早，宜缓，要细嚼慢咽。宜少，少吃多餐；宜淡；宜暖；要饭前喝汤；营养要均衡，不挑食，不偏食；水果应在两餐间食用；瓜类蔬菜要单独食用，吃饭时心情舒畅，讲究卫生，饭前洗手，不吃腐烂变质的食物。 5. 合理的饮食结构：食物多样、谷类为主；多吃蔬菜、水果和薯类；每天吃乳类、豆类或其制品；经常吃适量鱼、禽、蛋、瘦肉，少吃肥肉和荤油；食量与体力活动要平衡，不能盲目节食。	1. 和青少年沟通时要态度和蔼，平易近人，以减少生疏感和距离感。 2. 将吃早餐的重要性以及不吃早餐的危害告诉青少年。 3. 对饮食习惯的调查结果进行总结。 4. 询问零食食用情况时要仔细、耐心，询问零食类型时，要了解该零食所含的物质，及对身体造成的危害，并将其危害向青少年一一解释，耐心劝阻少吃零食。 5. 对饮食行为习惯好的青少年给予鼓励，不好的不要一味地批评，要耐心地给予指导。
重要提示		所需物品
家长及老师要做好饮食习惯的监督！		纸、笔、调查问卷。

11.3.3　指导学习各种营养素的功能以便于认识各种营养素对生长发育的重要性

操作步骤	知识要求	态度要求
1. 制定对所有中学的青少年开展营养素相关知识讲座的计划。 2. 准备用于讲解的材料、物品和设备。 3. 提前通知各个学校帮助安排好时间和地点。 4. 告诉学生此次活动的目的、内容等，请家长参加。 5. 询问青少年和家长对营养及营养素功能的了解程度，尤其是对青春期营养素的需求了解多少。 6. 讲解各种营养素的功能，和青春期少女对营养素的需求特点。 7. 讲解各种营养素缺乏对身体造成的危害。 8. 放映营养素缺乏对身体造成危害的图片，强化营养素对身体发育的重要性。 9. 讲解结束，回答青少年和家长提出的问题，整理物品。	1. 各种营养素的功能：蛋白质主要是构成机体组织，维持生命活动和促进生长发育；脂肪是供给热能，供给必需脂肪酸；糖类供给热能，维持神经系统正常功能；维生素 A 维持上皮组织的完整性与视力正常；维生素 D 帮助钙和磷在肠道的吸收，促进骨骼和牙齿的发育；钙是构成骨骼、牙齿的主要成分，也可以促进血液凝固；维生素 K 促进血液正常凝固；铁帮助氧的运输等。 2. 各种营养素缺乏对身体造成的危害：缺少蛋白质对传染病抵抗力降低，创伤、骨折不易愈合；缺铁可致贫血、容易疲劳；维生素 A 缺乏导致夜盲症；维生素 C 缺乏导致维生素 C 缺乏病等。总之机体需要的蛋白质、糖类、脂肪、矿物质、维生素等都是生命活动所必需，缺乏后引起相应的症状。 3. 青春期少女营养素的需求特点：青春期少女正处于生长发育旺盛阶段，月经开始来潮对营养的需求量增多，经期会丢失部分蛋白质，因此要特别注意补充蛋白质；青春期对铁的需要量最高；维生素 C 可以协助胃肠道吸收铁质，故可多吃一些富含维生素 C 的食品；注意钙的补充，促进骨骼发育。	1. 询问时态度和蔼，方式多样，灵活多变，不可采取一问一答的机械形式。 2. 在向父母或青春期少女询问调查时使用的语言要通俗易懂。 3. 对于因膳食搭配不合理而导致营养素缺乏的青少年，要向其家长耐心解释重要营养素缺乏的危害，以及各种营养素的功能，并帮助其制定食补方案，必要时补充营养素片。 4. 讲解时内容要通俗易懂，结合具体的食物进行营养素功能讲解，营养素缺乏的图片要典型。 5. 回答问题时要耐心、认真。

重要提示	所需物品
营养素多且功能复杂，要选择重要的、容易缺乏的营养素进行讲解！	幻灯机、图片。

11.3.4 了解饮食中所含营养素成分以便合理均衡饮食

操作步骤	知识要求	态度要求
1. 调查、了解父母对各类食物所含营养素的了解程度。 2. 询问一日三餐的时间和食物种类。 3. 询问吃饭时是否注意搭配，是否跟随自己的喜好选择食物及食物的量，是不是喜欢的多吃，不喜欢的不吃。 4. 询问具体吃什么水果及频率，是偶尔吃还是经常吃。 5. 询问父母在日常为青春期少年准备食物时，是否注意营养素的合理搭配及必要营养素的补充。 6. 告诉父母和青春期少女合理的饮食结构。 7. 记录询问和指导内容。	1. 均衡饮食的定义和好处：均衡饮食是指每餐中所含的营养素种类齐全，数量充足，比例均衡。均衡的饮食既要满足对营养素的生理需要，避免营养缺乏症；又要避免某些营养素摄入过量而导致机体代谢和功能的紊乱。均衡的饮食促进了青少年正常发育和成长，使抵抗力较强；不均衡饮食，青少年容易患慢性病。 2. 常见食物中所含的营养成分：谷物是人体热能的重要来源。鱼类、肉类、禽类、蛋类及豆类等提供优质蛋白质；各种瘦肉、猪血、鸡/鸭血、木耳等含铁较多；牛奶、奶制品、豆制品等含钙高。 3. 合理均衡的饮食结构：食物多样、谷类为主；多吃蔬菜、水果和薯类；每天吃乳类、豆类或其制品；经常吃适量鱼、禽、蛋、瘦肉，少吃肥肉和荤油；食量与体力活动要平衡，不能盲目节食；吃清洁卫生、不变质的食物。	1. 询问时态度和蔼，方式多样，灵活多变，不可单一采用一问一答的机械形式。 2. 一些概念如营养素等词语要转化成通俗易懂的语言。 3. 对于贫困地区、智障或理解力较差的父母，应耐心解释，或将当地盛产食物所含主要营养成分以及如何合理搭配记录下来，告诉父母青春期少女一日三餐所需食品及量。 4. 对于肥胖的青春期少女，应告知她青春期正是生长发育的旺盛时期，营养素的需求量较多，应合理减肥，可帮其制定科学膳食、合理运动等减肥方案。

重要提示	所需物品
家长及老师要做好合理饮食的监督者！	

11.4 个人卫生指导

【服务标准】

按照人民卫生出版社《妇女保健学》等有关青春期健康管理服务规范要求，由当地乡镇卫生院、社区卫生服务中心指导辖区内的青春期女性进行合理安排学习与活动的时间、充足的睡眠、口腔和用眼卫生、体育锻炼、远离烟酒及毒品等指导。

【服务流程】

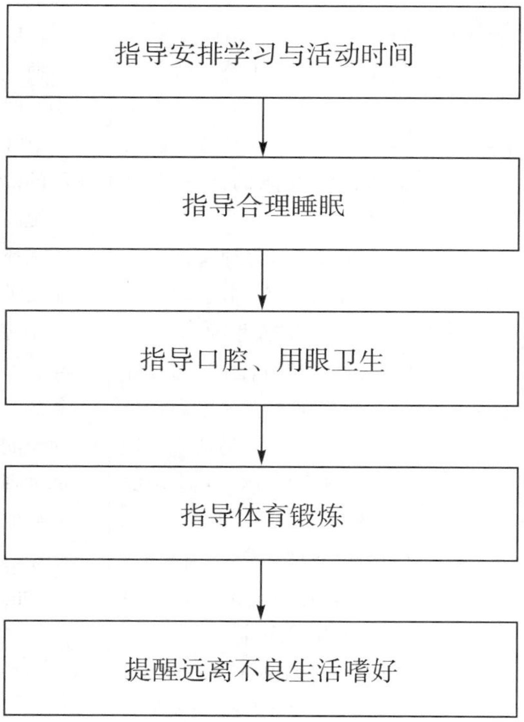

【操作说明】

11.4.1 指导青少年科学安排学习与活动时间以便培养良好的作息习惯

操作步骤	知识要求	态度要求
1. 与青少年就学习和生活等方面进行交流。 2. 询问学习成绩，成绩是否平稳，近期成绩上升或下降的原因是什么。 3. 询问日常学习和活动的时间，安排如何，是否规律、有计划性。 4. 指出不良生活习惯的潜在危害，并且说出理由和科学原理。 5. 指导青少年培养良好、规律的生活习惯。 6. 告知在形成规律、科学的生活习惯中可能面临的问题，并提供解决方法。 7. 留下联系方式。 8. 结束并记录活动。	1. 青少年对待学习的心理特点：当代青少年缺乏理想和信念，学习目的不明确。现在的教育环境导致很多青少年认为学习的目的就是考试，往往抱着急功近利的心态，但是达不到学习本身的目的。 2. 不科学的学习习惯对身心的影响：青少年不分昼夜地苦读，强制自己在疲劳的情况下坚持学习，常会出现颈、臂、背、肩与手指的酸痛不适和学习效率下降，所以要学会劳逸结合。另外青少年学习压力大，容易造成逆反心理，导致他们产生厌学情绪。 3. 能够说出如何合理安排每天的学习和活动的时间。 4. 制定计划的注意事项 4.1 学习计划要符合学期进度和自己的个性特点，学习任务要合适，过多，易造成心理压力，过少，达不到学习的目的。 4.2 计划要具体和全面，比如具体学习时间，吃饭、睡眠时间，娱乐时间等。 4.3 计划要贯彻执行，必须要有灵活性，否则等于浪费了时间。	1. 要充分考虑青少年的逆反心态，掌握沟通技巧，首先要暂时忘记自己的身份，要把自己当成青少年的朋友，坦诚地向他们介绍自己的基本情况，可以问她们最近怎么样，有什么奇闻趣事等等。不要吝啬赞美的语言，它会给青少年带来极大鼓舞。公平、公正、真诚的表扬是一种积极的强化，能增强学生的信心、勇气、责任感和荣誉。和青少年充分沟通，以便了解其生活、学习习惯。 2. 沟通时注意观察青少年的反应，调节气氛放松情绪，不要滔滔不绝的说教，要采取互动的方式，以提高青少年对谈话内容的关注和兴趣。 3. 不要批评或挖苦、讽刺、讥笑不善于表达或者问题尖锐的青少年，不要伤及有生理缺陷的青少年的自尊心。 4. 对于能够合理安排学习和活动时间的青少年给予鼓励，对于做得不好的人不能一味地批评，要给予耐心的指导，协助制定学习和活动的时间计划表。

重要提示	所需物品
要围绕青少年的学习目标制定计划！	记录本、笔。

11.4.2 指导青少年注意保证足够睡眠以提高学习效率

操作步骤	知识要求	态度要求
1. 与青少年进行交流，了解其睡眠时间与质量状况。 2. 告诉青少年不良睡眠习惯的危害。 3. 如果睡眠不足，帮助青少年找出导致睡眠不足的原因，与其讨论应如何保证足够、充分的睡眠。 4. 告诉在保证足够、充分的睡眠时要注意的问题。 5. 留下联系方式。 6. 结束并记录活动。	1. 青少年的睡眠现状：成年人平均每天需要8小时的睡眠，而正处于发育期的青少年每天至少需要9个小时的睡眠。但是由于课业负担重，很多青少年的睡眠时间远远<9小时，严重影响了青少年的身心健康发展。 2. 睡眠不足导致的身心疾病：睡眠不足影响大脑的创造性思维；影响青少年的生长发育；免疫力和抵抗力降低，引起神经衰弱、感冒、胃肠疾病等，严重者可诱发睡眠性高血压、糖尿病、心脏病、癌症等。 3. 指导青少年建立良好的睡眠习惯：坚持每天适当的锻炼，增强体质；调整思维方法，保持心态平和；睡前洗热水澡或泡脚半小时，听轻松愉快的音乐等。	1. 交流时要充分考虑青少年的逆反心态，掌握沟通技巧，掌握真实信息。 2. 指导过程中注意观察青少年的反应，如果表现不耐烦或无所谓，可以暂时转移话题，以引起其足够的兴趣。 3. 针对睡眠习惯不良者，不要一味说教或批评、挖苦、讽刺不善于表达或者问题尖锐的青少年，不要伤及有生理心理缺陷的青少年的自尊心。 4. 承诺保护咨询者的个人隐私。 5. 告诉家长为青少年提供安静、温馨的睡眠环境。

重要提示	所需物品
指出不良睡眠习惯对学习、生活的危害，特别是月经期要保证充足的睡眠和休息！	

11.4.3　指导青少年注意口腔、用眼卫生以预防口腔和眼部疾病

操作步骤	知识要求	态度要求
1. 观察青少年的口腔卫生，有无龋齿，询问是否坚持每天刷牙，一天刷几次，刷牙的时间。 2. 观察青少年是否近视或远视，询问近视或远视的度数，平时如何用眼，是否经常看电视或电脑，是否适度让眼睛休息。 3. 指出不良的口腔及用眼习惯，并强调可能造成的危害和疾病。 4. 对青少年进行科学的指导，告知科学的口腔、用眼卫生的要求与标准。 5. 对已有口腔及眼部疾病的青少年，要帮助其改变生活习惯，治疗疾病。 6. 留下联系方式。 7. 结束并记录活动。	1. 青少年易发的口腔与眼部疾病：青少年处于易患龋齿的时期，又是牙龈炎发病率的高峰期。青少年课业负担重、近距离用眼时间长以及长时间玩电脑、看电视引起视疲劳从而易导致近视。 2. 针对个体情况指出不良的口腔或用眼卫生习惯，并分析近期与远期危害：龋齿危害较大，炎症继续向牙根方向发展引起根尖周炎、牙根部肿痛，导致牙齿松动、咬痛、牙周流脓，严重的患者会有面部肿胀、发热、张口受限，细菌入血甚至可引起菌血症而危及生命。龋齿还会引起虹膜睫状体炎、类风湿关节炎、肾炎、风湿性心脏病或病毒性心肌炎等。 3. 口腔和眼部护理方法 3.1 口腔护理：在饮食中适当地选择一些粗糙的、含有纤维的食物，使牙面能获得良好的摩擦，促进牙面清洁；应该注意合理的营养，多吃含有钙、磷、维生素的食物，例如黄豆、豆制品、海产品、牛奶和含有大量维生素与无机盐的新鲜蔬菜及水果等。这些食物对牙齿的发育、钙化都有很大好处；养成良好的口腔卫生习惯，饭前洗手，饭后漱口，早晚刷牙，选择含氟牙膏。 3.2 眼部护理：平时养成良好的看书习惯，眼与书本保持一定的距离，要养成正确的坐姿看书，看书劳累时向远处观望以保护眼睛；少看电视、电脑，保持一定距离；坚持做眼保健操。	1. 针对青少年的心理特点，耐心讲解口腔、用眼不良卫生习惯导致的危害。 2. 对于坚持每天刷牙的青少年给予赞扬和鼓励，对于做得不好的青少年，不要一味说教或批评，要给予耐心的指导。 3. 对于农村较普遍的大黄牙、龋齿等疾病，要警示其危害，提高认知，指导正确的、规范的、科学的口腔卫生，鼓励其对周围的人进行科普宣传。 4. 对没有近视眼的青少年也应给予重视，耐心指导用眼卫生，预防近视眼的发生。

重要提示	所需物品
1. 发生牙周炎等口腔或眼部疾病时要到正规医院就诊！ 2. 要改变戴上眼镜是“有文化”的不良观念，并强调近视眼的危害，让家长监督青少年的用眼习惯！	

11.4.4 指导青少年进行适当的体育锻炼以促进身心健康

操作步骤	知识要求	态度要求
1. 询问青春期女性是否进行体育锻炼。 2. 询问体育锻炼的项目是什么，锻炼的地点是学校田径场还是其他地方，每天还是偶尔，每次锻炼的时间长短。 3. 锻炼是否包括体育课的项目，除去体育课的项目，自己主动锻炼的项目有哪些和多长时间。 4. 询问锻炼的目的是什么，为了减肥还是增强体质，或者只是娱乐。 5. 询问是否对学校体育课的锻炼项目满意，如果不满意，想要增加什么项目。 6. 询问月经期时是否进行体育锻炼。 7. 调查课余时间青少年的活动内容，看电视或者上网或者进行体育锻炼，有无其他的兴趣爱好。 8. 给青少年指导合适的体育锻炼项目。	1. 体育锻炼对青少年的身心影响：体育锻炼可以促进人体生长发育，培养健美体态，提高机体工作能力，消除疲劳，调节情感及防治疾病。 2. 常见的体育锻炼项目：常见的体育项目有跳绳、跑步、羽毛球、篮球等。 3. 针对不同人群介绍运动方法：锻炼内容和方法的确定及整个锻炼过程，都应遵循，因人而异，循序渐进，持之以恒的原则。	1. 鼓励青少年加强体育锻炼，尤其对于懒惰，不爱动的学生，要积极鼓励，重申体育锻炼的重要性，让其意识到锻炼的益处，激发兴趣。 2. 对于体弱和有残疾的青少年要提高他们的自信，从适合自身条件的活动中发掘兴趣爱好，制定合理方案。 3. 对于体胖的青少年，要告诫其可能的身心疾病及不运动的潜在风险，强调利害关系，敲响警钟，帮助制定科学有效方案，并监督指导。

重要提示	所需物品
要从学生的兴趣爱好中找出适合的运动项目并告知活动注意事项，预防意外的发生！	体育用品：羽毛球、乒乓球、跳绳、毽子、排球、篮球、足球等。

11.4.5 询问青少年是否有不良生活嗜好以便于指导健康的生活方式

操作步骤	知识要求	态度要求
1. 对青少年的健康生活方式进行培训和指导。 2. 询问是否吸烟、饮酒、吸毒等，吸烟的次数，如何学会吸烟的；饮酒的次数、量，是否酗酒，是啤酒还是白酒，如何学会喝酒的；询问是否认识毒品，是否参加过有关毒品的交易、是否沾染毒品。 3. 询问是否沉溺网络游戏，玩游戏的时间，是否影响学习。 4. 展示有烟酒毒品嗜好、沉溺网络游戏的实例，激发讨论。 5. 询问是否有过手淫，手淫的次数，有手淫后自身心理有何变化，是否感到自卑、羞耻感。 6. 了解他/她对自己的这些行为的看法和评价。 7. 指出不良的行为习惯的潜在危害，说明理由。 8. 指导科学的、健康的行为习惯。 9. 与其讨论健康的生活方式及如何形成。 10. 结束并且做记录。	1. 吸烟、饮酒、吸毒及沉溺网络游戏的危害：青春期是体格发育和生殖系统发育的关键时期，烟、酒、毒品中的有害物质可影响生长和生殖能力，使学习成绩下降，影响性功能、生育能力，还可能走上犯罪道路；网络游戏严重影响学习成绩、有损健康，有很多暴力行为引诱青少年犯罪。家长、老师、社会做好监督，做好表率，避免不良生活习惯残害青少年一生。 2. 正确对待手淫行为：手淫是在性刺激下以手或器械玩弄外阴诱发快感，以满足性兴奋和性冲动的行为，在青春期性发育过程中是正常的。偶尔手淫对身体没有影响，若频繁发生，则引起神经衰弱、痛经等，还可沉溺其中导致自卑、自责心理，影响身心发育。要正确认识它，多参加课外活动，转移注意力，努力克服。 3. 健康行为的形成：拥有健康的饮食习惯；良好的作息时间；注意个人卫生习惯；远离烟酒、毒品、网络游戏；适当的体育运动，健康的心理状态共同构成一个健康的行为习惯。	1. 要充分考虑青少年的逆反心理。 2. 要与青少年做好良好沟通、赢得信任才能获得真实的信息。 3. 对于有烟酒嗜好的青少年要严肃劝诫，晓以利害，并帮助其制定戒烟戒酒计划和方案。 4. 告诉家长或老师不要对青少年一味地指责或批评，在协助青少年戒烟戒酒改变不健康生活习惯的同时，也要从自身着手，查找原因。 5. 青少年好奇心重，又有从众心理，警示青少年不要对毒品有猎奇或尝试的心理。 6. 询问手淫等行为时，涉及个人隐私，难以启齿，要充分沟通，晓之以理，并保护他们的隐私，帮助疏导青少年的心理障碍，解除他们的羞耻感、自卑感；对频繁手淫者要劝其节制行为。 7. 注重心理疏导，要让青少年对自己的不良行为有自我认知，主动要求改正。 8. 要与行为过激的青少年进行充分沟通，必要时请专科心理医生进行辅导。

重要提示	所需物品
1. 告诉青少年对于烟酒毒品不要尝试，以免日后难以摆脱以致成瘾，严重影响身心健康！ 2. 父母及老师作为榜样，从小培养青少年养成良好的生活习惯！	教材。

12. 围婚期健康管理服务

【服务标准】

按照人民卫生出版社第八版《妇产科学》及《妇女保健学》等有关围婚期健康管理服务规范要求，由当地乡镇卫生院、社区卫生服务中心为辖区内的青年男女开展围婚期性与生育保健教育；婚前医学检查；告知患者医学意见；认识围婚期医学咨询的重要性。

【服务流程】

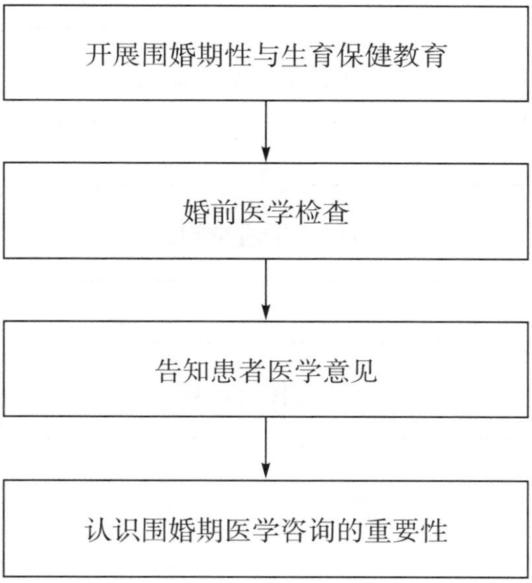

12.1　开展围婚期性与生育保健教育

【服务标准】

按照人民卫生出版社第八版《妇产科学》及《妇女保健学》等有关围婚期健康管理服务规范要求，由当地乡镇卫生院、社区卫生服务中心让辖区内的青年男女学习有关性卫生基本知识、了解新婚避孕知识及进行生育保健指导等。

【服务流程】

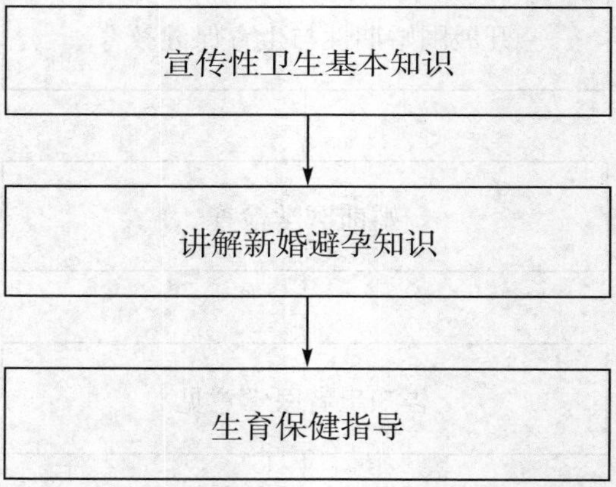

【操作说明】

12.1.1 宣传性卫生基本知识以便认识健康的性行为

操作步骤	知识要求	态度要求
1. 制定通过集体听课的方式开展性卫生基本知识宣传教育的计划。 2. 准备所需要的材料、物品与设备。 3. 选择场地和时间，以村为单位，通知村里的青年女性参加，由乡基层保健人员进行宣传教育。 4. 有幻灯机的单位可以通过幻灯片讲解性生理、性道德、性心理等知识，无幻灯机的单位发放一些宣传资料再进行讲解。 5. 回答咨询者的疑惑，并做出评估。 6. 讲解性卫生知识和不当性行为的危害，由生理知识到反面的具体案例，循序渐进。 7. 留下联系方式。 8. 整理物品和会场。	1. 性卫生的内容：性卫生包括性生理、性心理和性道德等多方面的内容。 1.1 性生理：人类正常的性生理活动不仅要有完整的生殖系统，而且要有神经系统调控及内分泌系统的调节。 1.2 性心理：人类的性行为不仅仅是生物的本能反应，而且也是包含情感等心理因素，以及责任、道德社会意识因素与生物因素相互作用的结果。 1.3 性道德：基本原则包括禁规原则、生育原则、婚姻原则等。 2. 指导和谐的性生活和生殖健康 2.1 和谐的性生活：动作轻柔、情绪放松、保持肌肉松弛；掌握对方性生活习惯和发展规律，互相默契配合，才会获得正常性生活的乐趣。 2.2 生殖健康：注意休息；保持外阴清洁；性生活后排尿1次，多饮水；性生活次数要适当；劳累期间不宜性生活；患病期要停止性生活；月经期要禁止性生活；妊娠期要慎行性生活；产褥期不应有性生活；哺乳期宜节制性生活；节育术后避免性生活等。	1. 把握好讲解尺度，讲解既不能太深奥，以免不能理解，也不能太通俗，显得不够科学和深刻，要正确引导对性卫生的认知，排除个人主观因素。 2. 如果有视频材料，一定要认真选择适宜的，有代表性的。 3. 科学指导，做到人性化，注意保护个人隐私。 4. 以朋友或亲人方式对待咨询对象，态度和蔼，可亲。 5. 注意健康教育场地的选择应相对封闭，另外设立单独咨询的独立场所，对于有羞耻感的咨询者鼓励其敢于提问并承诺保护隐私；对于有拒绝情绪的咨询者要谨慎选择案例，把握好尺度，减少负面作用。

重要提示	所需物品
1. 性是个极为敏感的话题，要严肃科学对待！ 2. 强调婚前性行为可能导致严重的结果！	会场、幻灯机、宣传资料。

12.1.2 讲解新婚避孕知识以便于开展计划生育

操作步骤	知识要求	态度要求
1. 制定通过集体听课的方式开展新婚期避孕知识宣传教育的计划。 2. 准备所需要的材料、物品与设备。 3. 选择宣传场地和时间，以村为单位，通知村里的青年男女参加，由乡基层保健人员进行宣传教育。 4. 有幻灯机的单位可以通过幻灯片讲解避孕相关知识，无幻灯机的单位发放一些宣传资料再进行讲解。 5. 对于前来咨询的新婚夫妇，先与咨询者进行一般计划生育方面知识的交流，了解避孕方式，了解他们对避孕的认识，给予正确的避孕指导。 6. 全面检查，了解身体状况，了解夫妻双方生活方面尤其性生活的不良习惯，指出潜在危害。 7. 告诉避孕失败的补救措施。 8. 留下联系方式。 9. 讲解结束，整理物品。	1. 避孕的重要性：搞好计划生育，做好避孕工作，对妇女的生殖健康有直接影响，是实现优生优育的根本，要做到避孕方法的知情选择。 2. 避孕主要控制的 3 个关键环节：抑制卵子与精子的产生；阻止精子与卵子结合；使子宫环境不利于精子获能、生存，或不适宜受精卵着床和发育。 3. 指导避孕方法及各种方法的利弊，做到知情选择，常见的避孕法：避孕药、避孕套、宫内节育器等方法。新婚夫妇年轻，尚未生育，应选择简便、不影响性生活质量、不影响生育能力和下一代健康的避孕方法，以男用避孕套、女服用短效口服避孕药为佳。 4. 避孕套的使用方法：性交时男方使用，每次应更换新的避孕套，并选择合适的型号，使用前吹气检验证实是否有漏孔，同时应排去小囊内空气；射精后在阴茎尚未软缩时，即捏住套口和阴茎一起取出，正确使用有效率可达 93%~95%。避孕套还具有防止性传播疾病的作用。 5. 避孕失败的补救措施：终止早期妊娠的人工流产方法包括手术流产和药物流产。负压吸引术适用于妊娠 10 周内要求终止者；药物流产适用于妊娠≤49 日、年龄<40 岁、有人工流产术高危因素的健康妇女。	1. 请新婚夫妇同时参加，不仅增进了感情，可以通过讲解使夫妻达成避孕的共识。 2. 讲解内容不宜过深，能够让新婚夫妇理解，并掌握如何避孕即可。 3. 新婚夫妇由于害羞，不善于说出自己存在的问题，医务人员要充分交流沟通，得到信任，才能得到所想要的信息。 4. 要保护咨询者的个人隐私。 5. 不要一味说教或批评、挖苦、讽刺不善于表达或者问题尖锐的咨询者，不要伤及有生理心理缺陷咨询者的自尊心。 6. 针对个人情况指导选择正确合适的避孕方法。

重要提示	所需物品
不建议使用安全期避孕法！ 避孕失败后选择流产必须在正规的医疗机构进行！	避孕套。

12.1.3 指导孕前生育保健以便于做好孕前准备

操作步骤	知识要求	态度要求
1. 对于前来咨询的夫妇进行良好的生育保健指导。 2. 先与咨询者进行一般孕前保健方面的交流。 3. 从交流中获得受孕前的准备、环境和健康的状况。 4. 指出不良生活习惯的潜在危害。 5. 告知孕前保健的主要内容。 6. 与其讨论规律、科学的孕前保健应如何养成。 7. 若有不良孕产史，此次应做好孕前准备，以减少高危妊娠和高危胎儿的发生。 8. 告诉要注意的问题及解决方法。 9. 留下联系方式。 10. 结束并记录。	1. 孕前保健的主要内容 1.1 近亲不能结婚。 1.2 婚前体检。 1.3 选择最佳年龄和时机怀孕。 1.4 消除影响优生的不健康因素，改善不利于优孕的工作和生活条件。 1.5 孕前饮食营养补充。 1.6 优良精子的培养。 1.7 遗传咨询。 1.8 婚育相关法规等。 2. 最佳的受孕年龄：选择适当的生育年龄有利于生育健康，女性≤18岁或≥35岁是妊娠的危险因素，易造成难产及产科其他合并症。35岁以上产妇发生胎儿染色体异常率升高。故25~29岁是最佳的生育年龄。 3. 受孕前的准备条件：双方身心健康，营养状况良好，避免生活中或职业中不良的环境因素如辐射等，有健康的生活方式，男子戒烟戒酒，重视合理营养，补充叶酸，有甲状腺、肝肾、传染病等疾病时要进行专业咨询后再妊娠，婚前未行医学检查的夫妇行孕前检查，查血尿常规、肝肾功能、盆腔B超、白带常规、宫颈细胞学检查等，对有遗传病家族史或遗传病、染色体病携带者或有生育过畸形儿、智力低下儿、死胎、死产史者要进行孕前遗传咨询。	1. 对咨询者讲述和教育要详细、客观，不添加个人主观因素。 2. 用通俗易懂的语言，科学的术语来说明专业词语，注意措辞，不要有暗示性、侮辱性的不文明用语。 3. 与咨询者耐心交流，循序渐进使其自我认知。 4. 对于计划受孕的新婚夫妇，告诉每年的夏末秋初是受孕的最佳时期。 5. 如果夫妇双方工作和生活环境中，存在高温、噪声、震动、放射线或某些农药等有害因素，告诉这些因素不利于妊娠的发展及胎儿的发育，受孕前应远离这些不利于胎婴儿生长发育因素，直至哺乳后。

重要提示	所需物品
合并心脏病或其他疾病的妇女一定要到专业医疗机构咨询后再妊娠，以免造成不良后果！	

12.2　婚前医学检查

【服务标准】

按照人民卫生出版社《妇女保健学》等有关围婚期健康管理服务规范要求，由当地乡镇卫生院、社区卫生服务中心对辖区内的青年男女进行患病史的询问、体格检查、辅助检查，鉴别婚检者是否患有婚前医学检查的主要疾病，婚前医学检查实行逐级转诊。

【服务流程】

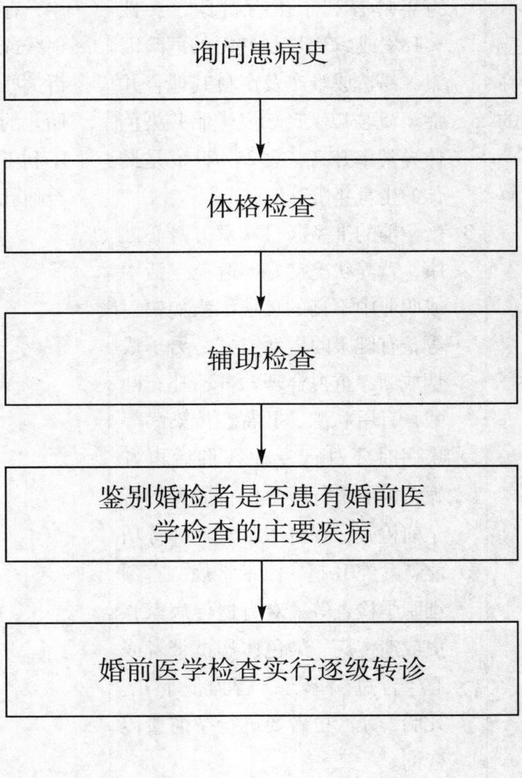

【操作说明】

12.2.1 询问夫妇双方病史及家族史以便于了解夫妇双方的基本健康状况

操作步骤	知识要求	态度要求
1. 计划好进行婚检的时间，在结婚登记前1~2个月，选择具备婚前医学检查资质的机构，女性避开月经期。 2. 与夫妇交流了解有无精神方面的疾病。 3. 询问双方基本健康状况，有无心脏病、血液病、传染病等。 4. 了解他（她）的家族史，尤其在直系亲属（父母、祖父母、外祖父母和兄弟姐妹）中有没有遗传性的疾病，家族中有无生育智力低下儿、畸形儿史。 5. 了解婚检双方的家族关系，是不是直系血亲或三代以内旁系血亲。对于有近亲血缘关系的婚配，应给予劝阻，询问家族中有无近亲婚配史。 6. 询问女性的月经史、孕产史，有无死胎、死产史，生育畸形儿、智力低下儿史和男方遗精情况。 7. 询问双方过去的婚育史，必要时承诺保护个人隐私。 8. 对婚检双方分别有重点的全面检查，了解身体状况。 9. 告诉其要注意的问题及解决方法。 10. 留下联系方式。 11. 结束并记录。	1. 婚前医学检查的内容和意义：婚前医学检查重点是对遗传病方面的调查和生殖器官的检查即对双方可能患有影响结婚和生育的疾病进行医学检查。意义是保证夫妇双方身体健康，提高婚姻质量，提高人口素质。 2. 病史采集的目的：能从病史中了解婚检者有无急、慢性传染病、心脏病、精神病、重要脏器及泌尿生殖系统疾病等；了解家族中有无精神病、痴呆、先天畸形、肿瘤及其他遗传疾病，从而为生育和是否能结婚提供医学意见。 3. 判断直系血亲和旁系血亲：直系血亲是指有直系关系的亲属，从自身往上数的亲生父母、祖父母或外祖父母等均为长辈直系血亲，从自身往下数的亲生子女、孙子女、外孙子女均为晚辈直系血亲。三代以内旁系血亲指同源于祖父母、外祖父母都是三代以内的旁系血亲，包括兄弟姐妹、堂兄弟姐妹、表兄弟姐妹，伯、叔、姑与侄子，舅、姨与外甥子女。	1. 对婚检双方的询问病史要尽量耐心、详细，以全面掌握婚检者身体基本情况。 2. 询问时运用人际交流技巧，态度热情、关心，忌用暗示性话语，不要添加个人主观因素。 3. 对羞于说出病情的婚检者要动之以情，晓之以理，让其了解消极对待婚检对双方近期和远期身体、心理伤害。 4. 保护咨询者隐私。

重要提示	所需物品
有死胎、死产及家族中有生育畸形儿、智力低下儿等遗传病的夫妇建议婚前进行遗传咨询！	

12.2.2 进行体格检查以排除生殖器官畸形与疾病

操作步骤	知识要求	态度要求
1. 向婚检者交待进行体格检查的意义、重要性及主要内容。 2. 从交流中获得婚检者个人自主的认知与认同，消除消极或抵触情绪。 3. 签署知情同意书，并承诺保护个人隐私。 4. 进行常规检查：测量身高、体重、血压，全身及神经系统发育情况。 5. 有重点地进行主要脏器的检查。 6. 有针对性地进行第二性征的检查：毛发分布、脂肪分布、喉结及乳房的发育。 7. 进行生殖系统的检查：内外生殖器官的发育情况，有没有先天畸形和其他情况。 8. 告诉查体中发现的问题及提供处理建议。 9. 留下联系方式。 10. 结束并记录。	1. 全面体格检查 1.1 发育是否成熟，身材是否特殊：矮小、巨大、过胖、过瘦。 1.2 第二性征是否发育良好。 1.3 精神、语言、体态、行为有无异常。 1.4 皮肤有无黄染，有无毛发分布、色素异常，有无麻风结节及其他传染性皮肤病。 1.5 有无特殊面容，如“满月脸”及“狮面”等，五官有无异常。 1.6 有无遗传性疾病，如近视、色盲、血友病、聋哑等。 1.7 血压是否正常。 1.8 心、肺、肝、脾及肾等重要器官有无严重疾病。 1.9 生殖器官检查须注意男女生殖器官发育是否良好，有无炎症、畸形及肿瘤等。一般对未婚妇女只做肛查，不做阴道窥视检查，也不做双合诊或三合诊检查。 2. 能说出每项检查的生理范围，并以此判断个体有无明显异常。 3. 男女生殖器官常见畸形：女性生殖器官畸形有阴道闭锁、阴道横隔、阴道纵隔、双角子宫及两性畸形；男性生殖器官畸形有包茎、阴茎短小等。	1. 婚检者双方应分别于独立相对封闭、安静的检查室进行体检，保护受检者个人隐私。 2. 不要一味说教或批评、挖苦、讽刺不善于表达或者问题尖锐的婚检者，不要伤及有生理心理缺陷婚检者的自尊心。 3. 遇到不配合、消极抵触的受检者，要告知其潜在疾病和疾病对夫妇双方及后代的危害与影响，语气和顺，不要激化矛盾。 4. 检查时动作要准确、轻柔，语气要温和、委婉，对于体检时发现问题的婚检者，应表示关心和同情，并给予正确的治疗或指导。 5. 查体时适当交流，缓解受检者心理压力和紧张情绪。

重要提示	所需物品
1. 对体格检查怀疑有内科或外科疾病的婚检者建议进一步检查！ 2. 对于有生殖器官畸形的婚检者建议去有资质的医院矫正或咨询！ 3. 女性婚检要避开月经期！	病历本、皮尺、听诊器、叩诊锤、血压计、体重秤。

12.2.3 进行辅助检查以便于筛查夫妇双方有无疾病

操作步骤	知识要求	态度要求
1. 对婚检者进行辅助检查内容与诊断意义的讲解与指导，获得受检者的知情同意。 2. 准备注射器、消毒用品、止血带等，受检者做好空腹准备。 3. 选择安静、相对封闭的场所进行辅助检查，女性进行血尿、白带常规、艾滋病抗体、梅毒螺旋体抗体、乙肝表面抗原的检查；男方进行血尿常规、艾滋病抗体、梅毒螺旋体抗体、乙肝表面抗原、精液的检查。 4. 从交流中获得病史及查体的情况并有针对性地进行辅助检查。 5. 待相关结果回报后，联系受检者，当面指出检查结果中明显异常的指标，指出可能的相关疾病，必要时建议其作进一步的检查，明确诊断。 6. 告知其可能的疾病或潜在疾病的危害。 7. 艾滋病、梅毒等传染病筛查结果阳性者，应转省疾病控制中心或指定机构进行确诊。 8. 告知生活中要注意的问题。 9. 留下联系方式。 10. 结束并记录。	1. 婚检辅助检查的项目：血常规、尿常规、凝血功能、肝功能、肾功能、梅毒螺旋体抗体、艾滋病抗体、乙肝表面抗原等；胸部X线等影像学检查；女性作阴道分泌物找滴虫、霉菌，必要时作淋菌涂片检查；男性精液检查，有过不良妊娠史的可以选择染色体核型分析检查。 2. 能详细讲解辅助检查的生理范围及其意义。 3. 能据结果分析可以排除的或可以考虑的疾病。 4. 能掌握相关辅助检查的临床诊断意义。 5. 能通过辅助检查联系相关病史与查体进行初步的筛查与判断。 6. 能够科学合理地与受检者的沟通，告知每项检查的意义与目的。	1. 要充分考虑受检者的心理，注意观察反应，调节气氛，放松情绪。 2. 耐心详细地向受检者讲解每项检查的指标与意义，争取他（她）的自我认知与同意。 3. 不要滔滔不绝地说教，不要批评或挖苦、讽刺、讥笑不善于表达或者问题尖锐的受检者，不要伤及有生理缺陷的受检者的自尊心。 4. 对于发现艾滋病、梅毒、乙肝等传染病患者，不要因怕传染而拒绝治疗，承诺保护婚检者的个人隐私。 5. 婚检者因害怕自己有病，不愿做检查，怕影响感情，要耐心地与他们交流，告知这是一种侥幸心理，这是对他们的考验，否则以后发现问题会对他们以后的生活造成不可弥补的阴影。 6. 针对结果异常者，要做到知情同意，并关心他们，科学地解释结果，提供正确的解决方法。

重要提示	所需物品
慢性肝炎的或是携带乙肝病毒者可以通过性生活传染给对方，要劝告对方注射乙肝疫苗，性生活中使用避孕套！	病历本、辅助检查仪器。

12.2.4 鉴别婚检者是否患有影响婚育的主要疾病以便给予医学建议

操作步骤	知识要求	态度要求
1. 向婚检者说明通过婚前医学检查可以发现不适合结婚的疾病。 2. 向婚检者说明不宜结婚的严重的遗传性疾病。 3. 向婚检者说明不宜结婚的指定传染病。 4. 向婚检者说明不宜结婚的精神病。 5. 向婚检者说明其他与婚育有关的疾病。 6. 结合病史、查体、辅助检查等进行鉴别诊断，并向婚检者说明鉴别的大致思路。 7. 对婚检者说明相关疾病对自身、家人以及后代的危害。 8. 简单说明相关疾病的治疗原则，鼓励其接受科学治疗。 9. 承诺保护个人隐私，并记录，登记联系方式。	1. 婚前医学检查的主要疾病 1.1 严重的遗传性疾病是由于遗传因素引起的，患者全部或部分丧失自主生活能力，子代再发风险高，医学上认为不宜生育，包括单基因遗传病和多基因遗传病。 1.2 某些传染病：艾滋病、淋病、梅毒以及医学上认为影响结婚和生育的其他传染病。 1.3 精神类疾病：精神分裂症、躁狂抑郁型精神病以及其他重型精神病。 2. 能根据问诊、查体、辅助检查等诊断是否患有以上疾病。 3. 能给予患者合理、人性化的建议，给以先治病后受孕的建议方案。	1. 要充分考虑受检者的情绪，注意观察反应，不要给对方造成心理负担。 2. 耐心详细地向受检者讲解相关疾病的情况。 3. 不要滔滔不绝地说教、批评或挖苦、讥笑问题尖锐的受检者，不要伤及有生理缺陷受检者的自尊心。 4. 承诺保护婚检者的个人隐私。 5. 不适合结婚的婚检者，要明确告知其病情，做到知情同意，并能够疏导宽慰，关心同情他们。 6. 积极劝导患有相关疾病的婚检者尽早及时合理的治疗，晓以利害。

重要提示	所需物品
使婚检者能在科学合理的指导下，决定婚配和生育，减少和避免出生缺陷的发生！	病历本。

12.2.5 对疑难病症实行逐级转诊以便于正确处理

操作步骤	知识要求	态度要求
1. 向婚检者说明婚前医学检查制度实施办法由省人民政府制定颁发。 2. 向婚检者介绍婚前医学检查制度实施办法的基本内容。 3. 向婚检者介绍逐级转诊制度的内容。 4. 按照流程逐级转诊，并随时向患者本人进行沟通交流，了解其意愿，向其说明流程的重要意义。 5. 记录本次咨询，承诺保护个人隐私。	1. 能说出执行婚前检查所具备的资格。 2. 逐级转诊流程 2.1 对不能确诊的疑难病症，应在主检医师复查后，出具婚前医学检查转诊单，告知服务对象前往有资质的医疗保健机构确诊。 2.2 接诊的医疗保健机构必须向原婚前医学检查机构出具书面诊断结果。 2.3 原婚前医学检查机构应根据确诊结果如实填写《婚前医学检查证明》，并保留原始资料。 2.4 在转诊表中粘贴被转诊者的照片。 2.5 对婚前医学检查结果有异议的，可申请母婴保健医学技术鉴定。 3. 能了解周边具备接诊资格的单位。接诊单位是社区的市级以上卫生行政部门指定的医疗保健机构。	1. 以严谨的态度，科学的用语与婚检者进行交流，并获得其认知与理解情况。 2. 注意与患者勤沟通，对于有疑难病症的患者，不要讥笑或嘲讽，更不要置之不理，应表示理解和同情，给予正确指导和转诊。 3. 不明白或不清楚的问题，要多向上级相关部门进行请示，严格遵守转诊制度要求。

重要提示	所需物品
对婚前医学检查结果有异议的，可申请母婴保健技术鉴定！	转诊单、婚前医学检查证明。

12.3 告知患者医学建议以便于婚检者做出正确选择

操作步骤	知识要求	态度要求
1. 告知婚检者，婚检单位应向接受婚检的当事人出具《婚前医学检查证明》。 2. 与婚检者进行沟通交流，向其说明婚检结果及相应的含义，获得理解。 3. 根据整个检查结果，在《婚前医学检查证明》上填写医学建议，表明建议不宜结婚、暂缓结婚、不宜生育或可以结婚但生育时需控制下一代性别，还是可以结婚。 4. 开具证明，告知婚检者大致流程。 5. 记录并承诺保护个人隐私。	1. 能掌握各种“医学建议”注明的适用条件。 2. 出具任何一种医学建议时，医师应当向当事人说明情况，并将指导与建议在医学意见栏内注明。 2.1 “建议不宜结婚”：双方为直系血亲、三代以内旁系血亲关系，以及存在医学上认为不宜结婚的疾病，如发现一方或双方患有重度、极重度智力低下，不具有婚姻意识能力；重型精神病，在病情发作期有攻击危害行为。 2.2 “建议不宜生育”：患有认为不宜生育的严重遗传性疾病或其他重要脏器疾病，以及医学上认为不宜生育的疾病。 2.3 “建议暂缓结婚”：患有指定传染病在传染期内、有关精神病在发病期内或其他医学上认为应暂缓结婚的疾病。 2.4 “建议采取医学措施，尊重受检者意愿”：在婚检中发现的可能会终生传染的不在发病期的传染病患者或病原体携带者，在出具婚前检查医学检查意见时，应向受检者说明情况，提出预防、治疗及采取其他医学措施的意见。若受检者坚持结婚，应充分尊重受检双方的意愿。 2.5 “未发现医学上不宜结婚的情形”：未发现2.1、2.2、2.3类情况，为婚检时法定允许结婚的情形。	1. 注意人性化的沟通交流，态度和蔼，语气温和，并使用通俗易懂的语言将医学建议解释给婚检者。 2. 对有抵触消极等情绪的婚检者耐心指导说明，获得其理解与认同。 3. 对于不宜结婚的婚检者应从感性上帮助，从理性上要求。

重要提示	所需物品
1. 牢记“建议不宜结婚”适用情况！ 2. 牢记“建议不宜生育”适用情况！ 3. 牢记“建议暂缓结婚”适用情况！	婚前医学检查证明。

12.4 宣传围婚期医学咨询的重要性以便于深入了解和针对性处理相关问题和疾病

操作步骤	知识要求	态度要求
1. 制定通过集体听课的方式宣传围婚期医学咨询相关知识的计划。 2. 准备所需要的材料、物品与设备。 3. 选择宣传场地和时间，以村为单位，通知村里的围婚期男女参加，由乡基层保健人员进行宣传教育。 4. 强调婚前检查的重要性，让围婚期青年自愿接受婚前检查。 5. 讲解哪些疾病需要进行医学咨询。 6. 对已经进行婚前检查，并具有《婚前医学检查证明》的青年，能够解释结果，给予处理意见。 7. 不能作出解释的建议去上级医疗机构进行咨询。 8. 留下联系方式。 9. 记录本次咨询，承诺保护个人隐私。	1. 围婚期进行婚前检查的意义及重要性：婚检一方面是对准新人进行全面的身体检查，由此发现一些疾病和异常情况，以便及早诊断、及时治疗，如发现性器官发育异常或患生殖器官疾病，能得到及时诊治，以免影响婚后性生活质量；婚检另一方面还可发现男女双方和家庭中有无遗传性疾病，医生可根据遗传病的性质，从医学、优生等角度提出有益的建议，帮助双方制定婚育决策，以减少和避免遗传病儿的出生。 2. 向咨询的婚检者给予正确的指导意见 2.1 妊娠合并心脏病要根据心脏病种类、病变程度、是否需要矫治、心功能级别综合判断，心脏病较重，心功能Ⅲ~Ⅳ级、既往有心力衰竭、肺动脉高压等情况时不宜妊娠。 2.2 感染慢性乙型病毒性肝炎者应在肝功能正常、血清 HBV DNA 低水平、肝脏超声无特殊改变时受孕。 2.3 有遗传病家族史、生育过智力低下儿、反复流产的咨询者建议进行遗传咨询。	1. 倡导咨询者接受婚前医学咨询，在沟通中理解产生抵触心理的缘由，告知婚检的重要性，争取自我认知及理解同意。 2. 注意人性化的沟通交流。 3. 可以在咨询场所设立宣传栏及解答的专业医护人员。

重要提示	所需物品
1. 注意从优生优育和遗传学角度谈及婚检的重要性！ 2. 我国新《婚姻法》取消了强制性婚前检查的要求，但不能忽视这些检查项目的重要性，通过婚前检查，可发现性传播疾病！	

13. 围产期健康管理服务

【服务标准】

按照第八版《妇产科学》、《国家基本公共卫生服务规范（2011版）》、《孕产期保健工作管理办法》、《孕产期保健工作规范》和《孕前和孕期保健指南（第1版）》孕产妇健康管理服务规范要求，由当地乡镇卫生院、社区卫生服务中心为辖区内孕产妇进行孕早期、孕中期、孕晚期、产褥期健康管理以及产后42天健康检查等。

【服务流程】

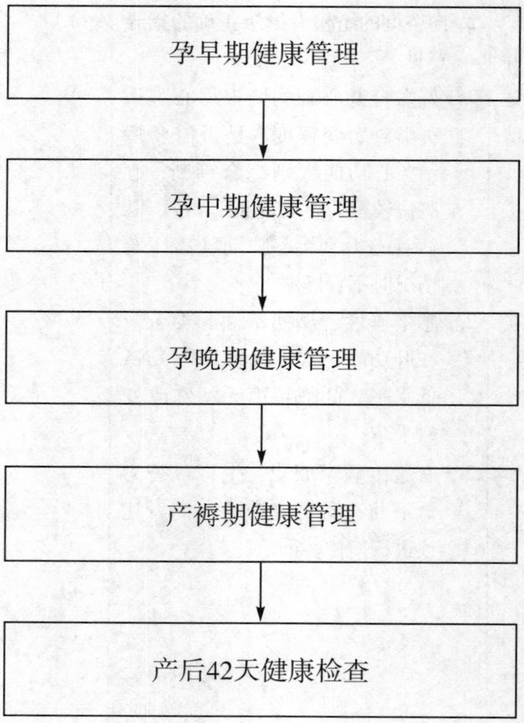

13.1 孕早期健康管理

【服务标准】

按照第八版《妇产科学》、《国家基本公共卫生服务规范（2011 版）》、《孕产期保健工作管理办法》、《孕产期保健工作规范》和《孕前和孕期保健指南（第 1 版）》孕产妇健康管理服务规范要求，由当地乡镇卫生院、社区卫生服务中心为辖区内孕 12 周前的孕妇建立《孕产妇保健手册》，并对孕妇健康状况进行评估、心理卫生指导、营养指导、个人卫生指导，开展产前筛查和产前诊断，并填写第一次产前随访记录表。

【服务流程】

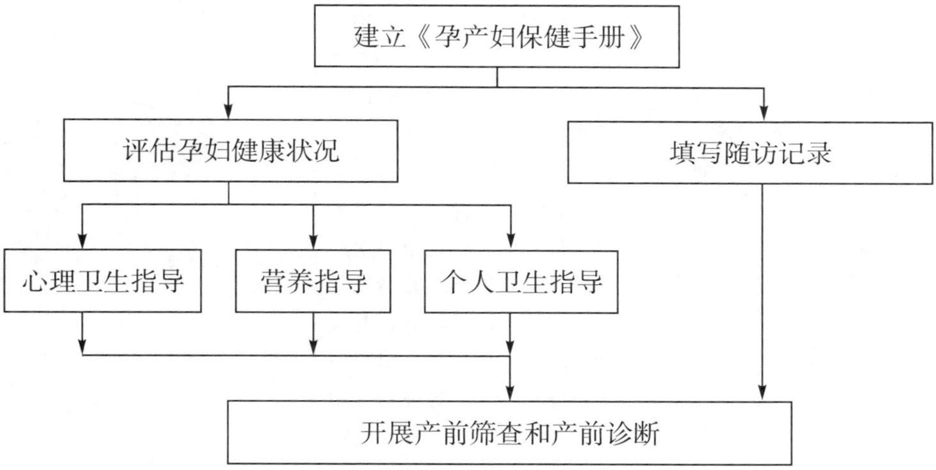

【操作说明】

13.1.1 建立《孕产妇保健手册》以便于记录和全面掌握整个孕产期的健康状况

操作步骤	知识要求	态度要求
1. 孕12周前由孕妇居住地的乡镇卫生院、社区卫生服务中心建立《孕产妇保健手册》。 2. 告知孕妇《孕产妇保健手册》是孕产妇的健康档案，从确诊早孕开始建册，系统管理直至产褥期结束（产后满6周），请妥善管理，不要丢失。 3. 初次就诊的孕妇配合完成《孕产妇保健手册》相关信息的填写，并进行第1次产前随访。 4. 按照《孕产妇保健手册》内容逐项填写，如实填写，如孕妇姓名、年龄、民族、职业、血型。 5. 制定产前检查计划，高危孕妇酌情增加产前检查次数。 6. 对咨询的孕妇给予详细的解答。 7. 再次核实填写内容。 8. 告诉孕妇及其家属注意事项及下次复诊时间。 9. 告知孕妇出现腹痛、阴道出血等异常情况时及时就医。 10. 整理孕妇资料，结束《孕产妇保健手册》建立工作。	1. 能够掌握填写《孕产妇保健手册》的方法，掌握基本术语，如停经、早孕反应、胎动等。 2. 产前检查内容：正确的产前计划，合理的产前检查次数及孕周不仅能保证孕期保健的质量，也能节省医疗卫生资源。根据目前我国孕期保健的现状和产前检查项目的需要，推荐的产前检查孕周分别是：妊娠 $6\sim13^{+6}$ 周、$14\sim19^{+6}$ 周、20~24 周、24~28 周、30~32 周、33~36 周、37~41 周。有高危因素者，酌情增加次数。每次产检包括常规检查及保健、必查项目和备查项目以及健康教育。 3. 管理《孕妇保健手册》及意义：保健手册从确定早孕开始建册，系统管理直至产后满6周，手册应记录每次产前检查时孕妇与胎儿情况及处理意见，在医院分娩时提交孕产妇保健手册，出院时需将分娩及产后母婴情况填写完整后将手册还给产妇，再交给基层医疗保健组织以便于产后访视。	1. 手册记录要清楚、完整，信息要真实，不可随意篡改。 2. 使用钢笔或碳素笔，不可用铅笔。 3. 认真填写，逐项询问、逐项检查，真实记录所询问的情况及所检查的数据。 4. 态度要和蔼、语言要温和，用通俗易懂的语言进行询问。 5. 制定产前计划要给孕妇交代清楚，保证孕妇能够听懂及时进行产前检查。 6. 保护孕妇个人隐私。

重要提示	所需物品
在筛查高危因素时，发现高危孕妇应及时在《孕产妇保健手册》加以标注，以便加强管理！	《孕产妇保健手册》。

13.1.2 评估孕妇健康状况

【服务标准】

按照第八版《妇产科学》、《国家基本公共卫生服务规范（2011 版）》、《孕产期保健工作管理办法》、《孕产期保健工作规范》及《孕前和孕期保健指南（第 1 版）》孕产妇健康管理服务规范要求，由当地乡镇卫生院、社区卫生服务中心为辖区内的孕妇进行观察、询问、体格检查，了解内外生殖器发育情况及进行实验室检查。

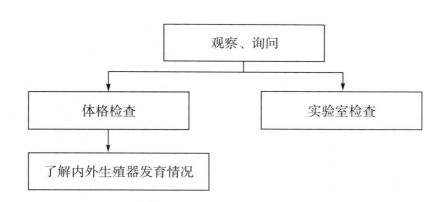

【服务流程】

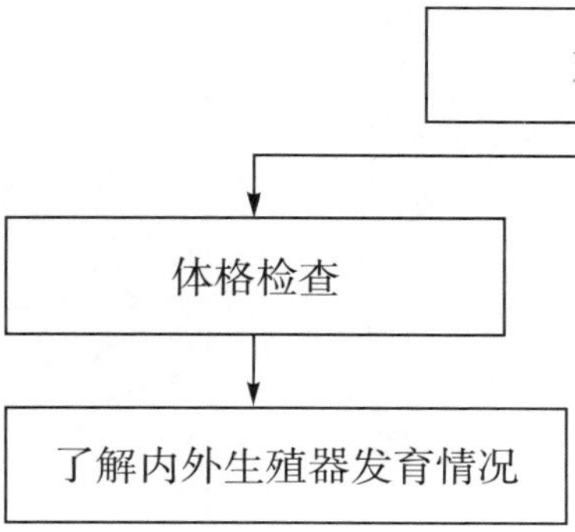

【操作说明】

13.1.2.1 观察、询问以便于了解孕妇的基本健康情况

操作步骤	知识要求	态度要求
1. 告知孕妇观察及询问的目的，取得孕妇的同意及配合。 2. 准备所需物品。 3. 观察要仔细，通过观察对孕妇基本健康情况，如孕妇的体型、面容、步态、发育及营养情况进行初步了解。 4. 体型消瘦者如属营养不良，要防止影响胎儿生长；体型如属肥胖，要防止孕期发生妊娠期糖尿病危及母婴。 5. 观察孕妇的皮肤黏膜，有无黄染、淤斑、淤点。 6. 观察孕妇的精神状态。 7. 询问年龄：年龄过小容易发生难产；>35 岁为高危产妇。 8. 询问孕妇饮食、睡眠、大小便等一般情况，饮食要营养丰富及合理，睡眠要充足。 9. 询问孕妇末次月经、早孕反应、孕早期感冒、发热及用药史等现病史；孕妇生活环境情况，有无家庭暴力。 10. 询问月经史和孕产史。月经周期规律可以协助判断孕周。初产妇了解孕次、流产史；经产妇了解有无难产史、死胎死产史、分娩方式及产后出血史，及出生时新生儿情况。 11. 询问既往史及家族史。了解妊娠前是否患有慢性疾病、传染病、手术外伤、输血及药物过敏。家族中有无妊娠合并症、双胎妊娠及其他遗传性疾病等。 12. 再次核实询问内容，评估妊娠期高危因素。 13. 对于有疑问的孕妇，给予正确解答。 14. 如实记录，交待下次复诊时间、注意事项。 15. 告知孕妇出现腹痛、阴道出血等异常情况时及时就医。	1. 孕妇肥胖或消瘦的危害：妇女肥胖增加了孕期发生妊娠高血压疾病及妊娠期糖尿病及巨大儿的风险；消瘦可能导致胎儿生长受限；孕妇如水肿，应排除心、肾疾病及营养不良等；孕妇若贫血，应排除血液性疾病；发生黄疸应排除肝胆疾病。 2. 准确推算预产期：按末次月经第一日起，月份减 3 或加 9，日数加 7。若末次月经记不清或哺乳期无月经来潮而妊娠者，应根据早孕反应、HCG 测定数值、胎动开始时间、宫底高度及 B 型超声测胎头双顶径/顶臀长度加以评估计算实际分娩日期。 3. 妊娠期的高危因素：不良孕产史如流产、早产、死胎、死产；生殖道手术史；曾出现过畸形胎儿或幼儿智力低下者；有妊娠合并症，如心脏病、血液病等。	1. 仔细观察，逐项询问、真实记录所询问的情况。 2. 询问时要态度和蔼可亲，语言温和。 3. 保护孕妇个人隐私。 4. 对于观察、询问出的结果做出正确的评价及处理。 5. 仔细询问末次月经，正确核实孕周。 6. 告知孕妇妊娠早期病毒感染、用药及发热等有致胎儿畸形的风险。

重要提示	所需物品
1. 不宜妊娠者应告知及时终止妊娠；高危孕妇继续妊娠者应评估是否转诊到上级医疗保健机构！ 2. 要询问配偶健康状况，有无遗传性疾病！	《孕产妇保健手册》、碳素笔。

13.1.2.2 进行常规体格检查以了解孕妇的身体情况

操作步骤	知识要求	态度要求
1. 向孕妇及家属说明检查目的，取得孕妇同意及配合。 2. 准备所需物品。 3. 协助孕妇上检查床。 4. 观察孕妇神志、面容、体态、发育、营养及精神状态。 5. 测量孕妇的身高、体重、血压、脉搏、呼吸、体温及进行全身体格检查。 6. 检查甲状腺是否肿大：正常甲状腺既看不到也触不到。如果发现甲状腺肿大，需进一步辅助检查或转上级医疗保健机构就诊。 7. 注意心肺有无病变，必要时行超声心动图检查。 8. 检查孕妇乳房发育情况、乳头大小及有无乳头凹陷及皲裂。 9. 检查脊柱及下肢有无畸形，是否影响分娩。 10. 记录检查结果。 11. 对于异常的检查结果做出正确的评价及处理。 12. 交待孕妇注意事项及下次检查时间。 13. 告知孕妇出现腹痛、阴道出血等异常情况及时就诊。	1. 注意发育、营养、步态、身高，身高 <145cm 常伴有骨盆狭窄。 2. 体质指数计算方法：体重每周增加不超过 500g，计算体质指数（BMI）评估营养状况，BMI＝体重（kg）/身高（m）^{2}，正常范围的 BMI 18.5～24.9，建议孕早期体重增加不超过 0.5～1.5kg。 3. 血压正常范围：正常血压不应超过 140/90mmHg，或与基础血压相比不超过 30/15mmHg。 4. 心功能分级：妊娠合并心脏疾病是孕产妇死亡的重要原因。心功能分级对于病情评价非常重要，依据患者对一般体力的耐受程度，将心脏病患者心功能分为Ⅰ～Ⅳ级：Ⅰ级为进行一般的体力活动不受限制；Ⅱ级为进行一般的体力活动稍受限制，活动后心悸、轻度气短、休息时无症状；Ⅲ级为一般的体力活动显著受限制，休息时无不适，轻微日常工作即感不适、心悸、呼吸困难，或既往有心力衰竭病史；Ⅳ级为不能进行任何体力活动，休息时仍有心悸、呼吸困难等心力衰竭表现。心功能Ⅰ～Ⅱ级，既往无心力衰竭病史，无其他合并症，心脏病变轻，可以妊娠，妊娠后严密监护。心功能Ⅲ～Ⅳ级，心脏病变较重的不宜妊娠。 5. 甲状腺肿大分度：不能看出肿大但能触及者为Ⅰ度；能看到肿大又能触及但在胸锁乳突肌以内者为Ⅱ度；超过胸锁乳突肌者为Ⅲ度。 6. 能说出孕妇居住附近具备检查条件的医疗保健机构。	1. 检查环境安静舒适，光线充足，温度适中。 2. 认真检查，逐项检查，不能遗漏细节，按规范操作，及时记录检查结果。 3. 如为男性检查人员，要有女同事在场。

重要提示	所需物品
与疾病有关的重要体征以及有鉴别意义的阴性体征均不可遗漏！	血压计、体重秤、听诊器。

13.1.2.3 了解内外生殖器的发育情况以排除生殖道畸形

操作步骤	知识要求	态度要求
1. 向孕妇及家属说明检查目的，取得孕妇同意及配合。 2. 准备所需物品，检查床放置一次性纸单、阴道窥器、无菌手套。 3. 检查前孕妇排空膀胱。 4. 协助孕妇上检查床，取膀胱截石位。 5. 消毒外阴，观察外阴发育及阴毛分布和浓密情况，大阴唇、小阴唇、阴蒂、尿道口等有无畸形。 6. 放置阴道窥器，观察阴道是否通畅、黏膜色泽，有无溃疡、赘生物、阴道隔或双阴道等；观察宫颈大小、颜色、外口形状、有无息肉或赘生物等。 7. 双合诊检查扪清阴道、宫颈、宫体、输卵管、卵巢、子宫韧带及宫旁结缔组织，查看有无畸形。 8. 行妇科超声检查：了解孕妇子宫是否正常，有无纵隔，宫颈管长度是否正常，有无子宫肌瘤及其大小，血供情况，了解孕囊、胎心搏动及胎儿情况。 9. 记录检查结果。 10. 如需增加规定以外的检查项目，特别是自费项目，要说明理由和依据，并取得同意。 11. 对异常结果做出正确的解释及处理。 12. 交待孕妇注意事项及下次检查时间。	1. 妇科检查：又称盆腔检查，范围包括外阴、阴道、宫颈、宫体及两侧附件。 2. 妇科检查方法 2.1 外阴部检查：观察外阴发育有无畸形等。 2.2 阴道窥器检查：将窥器前后叶前端闭合，涂润滑剂，一手拇指示指将小阴唇分开，另一手沿阴道斜行缓慢插入，边推进边将窥器转正并张开，暴露宫颈和阴道内壁。 2.3 双合诊：戴无菌手套，一手示、中两指蘸润滑剂，顺阴道后壁轻轻插入，检查阴道通畅度，再扪及宫颈，随后检查子宫体，将阴道向上向前方抬举宫颈时，腹部手往下往后按压腹壁，并逐渐向耻骨联合部位移动，通过内、外手指同时抬举和按压，相互协调，扪清子宫位置、大小、形状、软硬度、活动度及有无压痛，有无突出肿块，再将阴道内两手指移至一侧穹隆部，另一手从同侧下腹壁髂嵴水平开始，由上往下按压腹壁，与阴道内手指对合，触摸该侧附件区有无肿块、增厚和压痛，若扪及肿块应注意其位置、大小、软硬度、活动度，与子宫关系。	1. 检查环境安静舒适，光线充足，温度适中，天冷时要注意保暖。 2. 逐项检查，规范操作并及时记录检查结果。 3. 边检查边和患者进行交流，分散注意力，减轻紧张带来的不适，动作轻柔。 4. 对智力低下、精神异常患者，要更加耐心沟通，让家属协助进行详细检查。 5. 如果为男性检查人员，要有女同事在场。 6. 对卫生习惯不好的孕妇，应耐心给予正确指导。

重要提示	所需物品
1. 按照操作规范进行检查，动作轻柔，避免造成孕妇不适、紧张或害怕！ 2. 生殖道畸形者建议向上级医疗保健机构转诊！	手套、阴道窥器、B超检查仪、一次性纸单。

13.1.2.4 行实验室检查以完善孕早期检查

操作步骤	知识要求	态度要求
1. 向孕妇及家属说明实验室检查目的，取得孕妇同意及配合，请孕妇空腹，清晨进行实验室检查。 2. 准备所需物品。 3. 告知孕妇常规实验室检查为血常规、尿常规、血型、肝功能、肾功能、空腹血糖、乙型肝炎病毒表面抗原、梅毒螺旋体和 HIV 筛查、心电图等检查项目。有条件的地区建议孕早期进行甲状腺功能筛查。 4. 妊娠早期行 B 超检查子宫附件，判断有无妊囊，孕囊内必须见到卵黄囊才能确定宫内孕；有无胎心搏动；孕周的估计；确定胚胎数目和颈项透明层厚度，正常<3mm。 5. 妊娠 10~13^{+6}周进行母体血清学筛查。 6. 需增加规定以外的备查项目，特别是自费项目，要说明理由和依据，并取得同意，反复流产者应筛查甲状腺功能，Rh 阴性血型查抗 D 效价检查，条件不允许应去上级医院检查。 7. 对异常结果做出正确的解释。 8. 交待孕妇注意事项及下次检查时间。	1. 实验室检查的目的和意义：目的在于监护孕妇各系统变化，使胎儿有一个良好的宫内生长环境，以及评估胎儿情况。血液系统血容量增加，至 32~34 周达高峰，血液呈稀释和高凝状态。尿常规查是否有尿蛋白，肝肾功能查有无合并肝肾疾病。正常情况下空腹血糖<4.4mmol/L，若空腹血糖在 4.4～5.0mmol/L 之间，建议行 75g 口服葡萄糖耐量试验（OGTT），妊娠期糖尿病高危因素的孕妇首次检查应行 OGTT 检查。 2. 早期 B 超检查的意义：确定宫内妊娠和孕周，胎儿是否存活，胎儿数目或双胎绒毛膜性质，子宫附件情况；如胎儿颈项透明层厚度增加，应去上级医院进行进一步产前筛查或联合血清学筛查或有指征进行绒毛活检或在指定孕周行羊水穿刺。 3. 进行母体血清学筛查的意义：是对胎儿非整倍体染色体异常的筛查。 4. 给检查结果异常的孕妇下一步检查项目或处理意见或转诊：反复流产者应筛查甲状腺功能，Rh 阴性血查抗 D 滴度检查等，合并其他科室疾病请求会诊或转诊，不宜妊娠者及时终止，高危孕妇要及时转诊。	1. 告知孕妇进行实验室检查的重要性，态度和蔼可亲，语言温和。 2. 实验室检查要完善，依次记录结果，并做相关处理。 3. 空腹指禁食水 8～12 小时。 4. B 超仪器分辨率低时，如不能确定双胎绒毛膜，建议去上级医院复查。 5. 胎儿颈项透明层厚度的测量按照操作规范严格执行。 6. 发现艾滋病、梅毒感染的孕妇，24 小时内电话上报辖区内妇幼保健机构。

重要提示	所需物品
1. 抽血实验室检查应在清晨空腹进行！ 2. 发现 HIV、梅毒感染孕产妇，24 小时内电话上报辖区内妇幼保健机构，5 天内填写完成阳性孕产妇基本情况登记卡。 3. 国家免费开展 HIV 感染、梅毒感染和乙肝表面抗原阳性孕妇及所生儿童的相关干预服务。	注射器、酒精、棉球。

13.1.3　心理卫生指导以使孕妇保持乐观、稳定的心态

操作步骤	知识要求	态度要求
1. 与孕妇交流，观察孕妇精神状态，观察孕妇是否表现出担心、紧张或喜悦等。 2. 询问孕妇的心理变化，是否接受妊娠这一事件，有无早孕反应及是否影响了情绪，使情绪不稳定、焦虑等；有过流产史者是否担心流产或能否保胎成功；是否担心胎儿性别；是否担心原有疾病或正在患病会对胎儿有影响。 3. 向孕妇说明心理卫生指导的重要性及心理卫生不健康对胎儿的危害。 4. 对初产妇询问早孕反应，告知早孕反应会影响自身心理，造成情绪的不稳定。 5. 对于高龄孕妇、曾有过不良孕产史、服药史和受到外界因素刺激的孕妇，进行全面心理疏导，消除孕妇的焦虑和担心心理。 6. 对孕妇在妊娠早期的饮食、生活起居、用药等进行指导，使孕妇以一种有准备的、平和的心态去接受和面对妊娠。 7. 交待孕妇注意事项及下次检查时间。 8. 分发有关妊娠知识的宣传册，使孕妇对妊娠这个生理过程有一个正确的认识，并在健康的心理卫生条件下顺利妊娠。 9. 告知孕妇出现腹痛、阴道出血等异常情况及时就诊。	1. 孕妇心理卫生指导的重要性和不健康心理对胎儿的危害：孕妇不良情绪影响胎儿的躯干和脑神经系统的发育，导致胎儿发育迟缓、畸形、流产、早产、低体重及其他合并症。还可以影响胎儿的情绪，影响胎儿出生后的情绪或性格特点。 2. 孕早期的心理保健方法 2.1 医护人员可以与孕妇谈心，摸清其心理状况，有针对性地做好细致耐心的解释工作。 2.2 开设孕妇学校，加强孕期保健，使孕妇懂得妊娠的生理卫生知识、早孕的征象、孕期母体的变化，解除孕妇内心焦虑和茫然。 2.3 使配偶和家人理解关心孕妇，保证家庭和睦。 2.4 孕妇自我调整，生活要有规律，保持平和、放松的心态，适当的工作休息。 2.5 合并全身疾病的孕妇建议进行专业咨询，定期复查或调整孕期治疗方案，减少不必要的担心。	1. 询问时态度和蔼，语言温和通俗。 2. 孕妇有心理问题进行诉说时，要耐心倾听，给予正确的具体指导。 3. 对孕妇提出的问题要认真回答。 4. 鼓励孕妇提出问题，保护孕妇隐私，如孕妇提出性生活问题，向其告知性生活对胎儿无害，但不能刺激过强，如果有过流产、阴道出血史、前置胎盘，孕早期应避免。

重要提示
1. 合并全身疾病的孕妇要进行专业咨询，定期复查调整治疗方案！ 2. 对有过流产、阴道出血史、前置胎盘的孕妇告知孕期应避免性交！

13.1.4 搭配合理的孕期营养膳食指导以促进胎儿发育

操作步骤	知识要求	态度要求
1. 询问孕妇饮食情况，体重是否增加或减少，早孕反应是否严重，早孕反应进食情况，有无特殊口味。 2. 向孕妇说明营养指导的重要性，取得孕妇同意及配合。 3. 对孕妇进行合理全面的营养指导。 4. 进行早孕反应饮食指导。应改善生活习惯，少食多餐，避免过分油腻和刺激性强的食物，饭后应保持立姿，避免饭后弯腰和平躺。 5. 继续补充叶酸 0.4mg/d 至孕后3个月。 6. 告知孕妇适当控制体重与监测体重变化。 7. 对孕妇咨询的问题做出正确的回答。 8. 交待孕妇注意事项及下次检查时间。	1. 孕期营养的重要性：孕妇为适应妊娠期间增大的子宫、乳房和胎盘、胎儿生长发育需要，妊娠期所需要的营养必须高于非妊娠期。若出现营养不良，会直接影响胎儿生长和智力发育，导致胎儿器官发育不全、胎儿生长受限及低体重儿，容易造成流产、胎儿畸形和胎死宫内。 2. 孕早期营养原则 2.1 孕早期的膳食营养强调营养全面、合理搭配，避免营养不良或过剩，全面的营养可提供胚胎各器官发育需要的各种营养素，同时还应考虑早孕反应的特点，适合孕妇的口味。 2.2 保证优质蛋白质的供应。 2.3 适当增加热能的摄入。 2.4 确保矿物质、维生素的供给，为了补充足够的钙质，应多进食牛奶及奶制品。呕吐严重者应多食蔬菜、水果等碱性食物，少量多餐。 2.5 食物烹调清淡，避免食用过分油腻和刺激性强的食物。妊娠期需监测孕妇体重变化，较理想的增长速度妊娠早期共增长 0.5~2kg。	1. 询问时要态度和蔼可亲，语言温和。 2. 孕妇进行询问咨询时，要认真解答，用通俗易懂的语言进行回答。 3. 若孕妇发生便秘要指导补充含纤维素的食物，如麦麸、小麦等。 4. 孕期若发生痔疮，应指导多吃蔬菜和少吃辛辣食物。 5. 为预防孕期贫血可多食用含铁元素食物，如猪肝、猪腰、瘦肉、猪血等。

重要提示	所需物品
要注意避免营养过剩引起巨大儿和微量元素过剩引起中毒反应！	

13.1.5 个人卫生指导

【服务标准】

按照第八版《妇产科学》及《国家基本公共卫生服务规范（2011版）》孕产妇健康管理服务规范要求，由当地乡镇卫生院、社区卫生服务中心为辖区内的孕妇进行妊娠期口腔卫生指导、避免烟酒和毒品不良嗜好指导。

【服务流程】

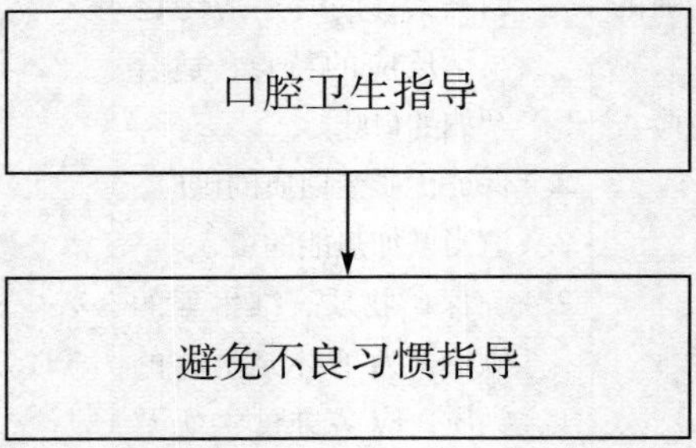

【操作说明】

13.1.5.1 重视妊娠期口腔卫生以避免影响母胎健康

操作步骤	知识要求	态度要求
1. 向孕妇及家属说明重视口腔卫生的重要性，取得孕妇配合。 2. 询问孕妇每日刷牙情况，有无饭后漱口习惯等。 3. 观察口腔卫生情况，进行必要的口腔检查。 4. 对孕妇进行全面的口腔卫生指导，做到有效刷牙。 5. 交待孕妇注意事项及下次检查时间。	1. 孕产妇口腔卫生的重要性：女性怀孕后，体内的雌性激素水平明显上升，尤其是黄体酮水平上升很高，会使牙龈中血管的通透性增强，容易诱发牙龈炎，这被称作“妊娠期牙龈炎”。妊娠后体质下降使口腔保健意识减弱及孕期食物中的含糖量以及进食的次数比较多，加之早孕反应的恶心、呕吐会导致口腔疾病的出现，并且孕妇内分泌改变导致唾液分泌减少，使孕妇的口腔自洁能力下降，如不注意口腔卫生，易造成牙髓炎和牙周炎等疾病的发生，影响母胎的健康。 2. 良好的口腔卫生习惯指导 2.1 坚持每日两次有效的刷牙，饭后要漱口，防止牙龈炎的发生。 2.2 如果早孕期呕吐频繁，可以适当的用含漱液，使口腔保持清洁和湿润，去除口臭，清新口腔，有效预防口腔疾病。 2.3 对蛀牙的孕妇，可以适当地使用一些局部的氟化物；应用口香糖来清洁牙齿，促进唾液分泌，减轻口腔的酸化，抑制细菌和清洁牙齿。 2.4 做好定期口腔检查，适时的口腔治疗，早发现早治疗口腔疾病，使病灶缩小。	1. 询问时态度和蔼、可亲，语言温和。 2. 对孕妇口腔卫生做得好的方面给予鼓励，不好的方面给予正确指导。 3. 孕妇咨询时，要用通俗易懂的语言进行解答。 4. 指导孕妇刷牙时，牙刷不蘸水，挤上牙膏慢慢刷；刷牙要在饭后30分钟以内，每次刷3分钟以上。

重要提示	所需物品
基层的孕妇易忽视口腔卫生，要强调口腔卫生的重要性！	压舌板、手电筒。

13.1.5.2 远离烟酒、毒品等不良生活习惯以避免影响胎儿发育

操作步骤	知识要求	态度要求
1. 询问孕妇是否有接触烟酒、毒品等不良生活习惯。 2. 询问孕妇的居住环境，是否有高强度、高噪声，是否有家庭暴力。 3. 向孕妇及家属说明烟酒、毒品等的危害。 4. 孕妇应避免去吸烟的场所，让家属尽量不吸烟，保证孕妇居住在无烟环境。 5. 询问是否应用了药物。 6. 询问孕妇有无接触猫、狗等宠物；接触放射线、农药、有毒有害物质。 7. 对于进行咨询的孕妇，要认真解答。 8. 交待孕妇注意事项及下次检查时间。	1. 烟酒、毒品对母儿的危害：可以危害母亲的健康，影响胎儿的发育。 1.1 酒精是一种强致畸剂，可影响女性生殖系统功能、破坏体内激素平衡、导致染色体畸变引起胎儿畸形；能迅速通过胎盘损害胚胎引起酒精综合征，其主要特征是胎儿出现特殊面容，四肢、泌尿系统、心血管系统缺陷，以及体力、智力发育异常。 1.2 吸烟与胎儿唇裂、腭裂、唇并腭裂有关，并且存在剂量效应。 1.3 毒品不仅危害孕妇的健康，对胎儿的危害更大。毒品能通过胎盘进入胎儿体内，大部分会进入神经系统，出现胎儿发育迟缓，胎儿畸形。 2. 指导健康的生活方式：孕早期是胚胎发育致畸的敏感期，尤其是妊娠前 8 周是胚胎组织器官分化、发育的关键时期，更应注意。孕期用药要慎重，必须用药时，应在医生指导下选择对胚胎、胎儿无害的药物；勤洗澡、勤换内衣，以淋浴为宜，避免盆浴，以防污水进入阴道造成感染；家中不宜养猫、狗等宠物，防止弓形虫和病毒感染；避免居住高强度、高噪声环境。	1. 询问时态度和蔼可亲，语言温和。 2. 孕妇咨询时，医生要认真地用通俗易懂的语言进行回答。 3. 向配偶解释二手烟对孕妇及胎儿产生的危害，强烈劝其戒烟。

重要提示
如孕妇为吸毒者，应到戒毒所接受正规戒毒！

13.1.6 宣传产前筛查和产前诊断知识以使孕妇按时进行产前筛查或诊断

操作步骤	知识要求	态度要求
1. 制作宣传册，将知识要求中的基本知识写入宣传册中发给孕妇。 2. 宣传册中包含开展产前筛查和产前诊断的目的及重要性。 3. 询问患者有无生过畸形儿、智力低下儿，有无死胎、死产史。 4. 告知出生缺陷和遗传咨询的相关知识。 5. 向孕妇说明进行各种产前筛查或产前诊断的时间和目的。 6. 有条件的机构可以进行孕早期的产前筛查，筛查非整倍体染色体异常和神经管畸形。 7. 妊娠 11～13^{+6}周 B 型超声测量胎儿 NT 厚度。 8. 血清学筛查异常或 NT 值厚的孕妇应进行转诊，在孕中期进一步产前筛查或诊断。	1. 出生缺陷相关知识：出生缺陷指出生前已经存在（在出生前或生后数年内发现）的结构或功能及代谢异常。分为 3 类：由于胎儿本身发育异常导致胎儿的结构和功能异常，如肢体挛缩；子宫内环境发生改变导致胎儿结构畸形，如羊水过少导致胎儿肢体畸形；发育正常的胎儿遭受外界损害，阻碍了正常发育。 2. 遗传咨询相关知识：遗传咨询是从事医学遗传的专业人员或咨询医师对咨询者就其提出的家庭中遗传性疾病的发病原因、遗传方式、诊断、预后、复发风险、防治等问题予以解答，并提出医学建议，从而减少遗传病儿出生，降低遗传性疾病的发生率，提高人群素质和人口质量。咨询对象有夫妇双方或家系成员有某些遗传病或先天畸形者，曾生育过遗传病患儿或先天畸形的夫妇；不明原因智力低下或先天畸形的父母；不明原因反复流产、死胎、死产的夫妇；孕期接触不良环境因素或慢性病的夫妇；常规检查或常见遗传病筛查发现异常者；35 岁以上高龄者；其他咨询者。 3. 产前筛查和诊断的意义：产前筛查是通过母体血清学、影像学等方法对妊娠妇女进行筛查，从中挑选出可能怀有异常胎儿的高危孕妇进行产前诊断，以提高产前诊断的阳性率，减少出生缺陷和不良妊娠结局，可产生良好的社会效益和经济效益，是出生缺陷二级干预的重要内容。 4. 产前筛查和诊断内容：母体血清学筛查胎儿非整倍体染色体异常和神经管畸形；妊娠 18～24 周超声进行胎儿各系统筛查，目的是对严重胎儿体表畸形及内脏畸形进行影像学诊断；羊水细胞培养及染色体核型分析对先天性或遗传性疾病作出诊断。 5. 孕早期产前筛查内容：通过对妊娠早期母血清中某些生化指标水平的检测和 B 超颈项透明层（NT）测量、有无鼻骨，是否无脑儿，筛选出胎儿非整倍体如 21-三体综合征、18-三体综合征的高危孕妇。	1. 强调产前筛查的重要意义，尤其是对高危孕妇和文化水平低的孕妇。 2. 宣传时要态度诚恳。 3. 孕妇进行询问咨询时，要认真解答，用通俗易懂的语言进行回答。 4. 筛查结果异常时告知患者不必紧张，按照产前筛查诊断的标准进行筛查和诊断，消除其顾虑。 5. 无条件的基层医疗机构建议孕妇转往上级医疗保健机构进行筛查。

重要提示	所需物品
产前筛查结果阳性只是说明胎儿患病的风险增高，筛查阴性不一定不患病，应按照程序按时进行产前检查！	

13.1.7 填写第1次产前随访服务记录表以便于发现高危孕妇并重点监护或转诊

操作步骤	知识要求	态度要求
1. 向孕妇及家属说明随访记录的目的，取得孕妇同意及配合。 2. 认真填写《第1次产前随访服务记录表》（附件35），按填表说明依次进行填写。 3. 为辖区内每次产检的孕妇进行高危因素筛查，并按照《高危妊娠评分标准》（附件36）对孕妇进行高危妊娠评分。 4. 通过询问孕妇的一般情况、既往史、孕产史，以及本次体格检查情况，进行高危妊娠评分，根据转诊条件进行转诊（附件37）。 5. 评分5分者一般由乡镇卫生院或社区卫生服务中心进行检查、监护、治疗。 6. 评分在10分以上者，转县级医疗保健机构检查、治疗，并上报县级妇幼保健机构，对高危孕妇进行动态管理。 7. 发现危重孕产妇及时转县级“孕产妇急救中心”或指定的省、地市级孕产妇急救机构。转诊需填写高危孕产妇转诊及反馈通知单。 8. 为筛查出的每一例高危孕妇建档管理，建立高危妊娠个案管理卡，并将高危因素在孕产妇保健手册上做好记录，由乡级妇幼保健专人负责追踪、随访，以加强管理。	1. 填写《第1次产前随访服务记录表》 1.1 本表由医生在第一次接诊孕妇（尽量在孕12周前）时填写。若未建立居民健康档案，需同时建立。随访时填写各项目对应情况数字。 1.2 填表孕周：为填写此表时孕妇的怀孕周数。 1.3 孕次：妊娠次数，包括本次妊娠。 1.4 产次：指此次妊娠前，孕期超过28周的分娩次数。 1.5 末次月经：此妊娠前最后一次月经的第一天。 1.6 预产期：可按照末次月经推算，末次月经日期的月份加9或减3，为预产期月份数；天数加7，为预产期日。 1.7 既往史：孕妇曾经患过的疾病，可以多选。 1.8 家族史：填写孕妇父亲、母亲、配偶、兄弟姐妹或其他子女中是否曾患遗传性疾病或精神疾病，若有，请具体说明。 1.9 个人史：可以多选。 1.10 体格检查、妇科检查及辅助检查：进行相应检查，并填写检查结果。最后进行总体评估和保健指导。若发现异常，具体描述异常情况，对高危孕妇评估是否转诊并交代下次随访日期。 2. 高危妊娠是指妊娠期有个人或社会不良因素及有某种并发症或致死因素可能危害孕妇、胎儿与新生儿或导致难产者。包括年龄<18岁或>35岁，有异常分娩史、用药史、阴道出血史，合并内科或外科疾病，妊娠并发症等。	1. 填写表要认真负责，依次填写，不要有遗漏。 2. 认真做好高危因素对孕妇和胎儿的健康危害等方面知识的宣教，提高孕妇及家属的卫生保健和安全防范意识。 3. 村卫生室执行高危孕妇月上报制度；重度高危实行随时报告，于接诊2小时内通过各种方式上报妇幼保健机构，评估后及时转诊。 4. 对高危孕妇做好后续的追踪、随访工作，随时记录高危因素的变化和处理等。

重要提示	所需物品
1. 不能忽视填写第1次产前随访服务记录表的重要性！ 2. 发现高危孕妇重点监护，必要时及时转诊，给予及早地干预治疗！	第1次产前随访服务记录表。

13.2 孕中期健康管理

【服务标准】

按照第八版《妇产科学》、《国家基本公共卫生服务规范（2011 版）》、《孕产期保健工作管理办法》、《孕产期保健工作规范》及《孕前和孕期保健指南（第 1 版）》孕产妇健康管理服务规范要求，由当地乡镇卫生院、社区卫生服务中心对辖区内孕中期孕妇的健康状况进行评估、营养指导，指导孕妇适当运动；教给孕妇自我监测；普及孕期并发症知识；开展产前筛查和产前诊断。

【服务流程】

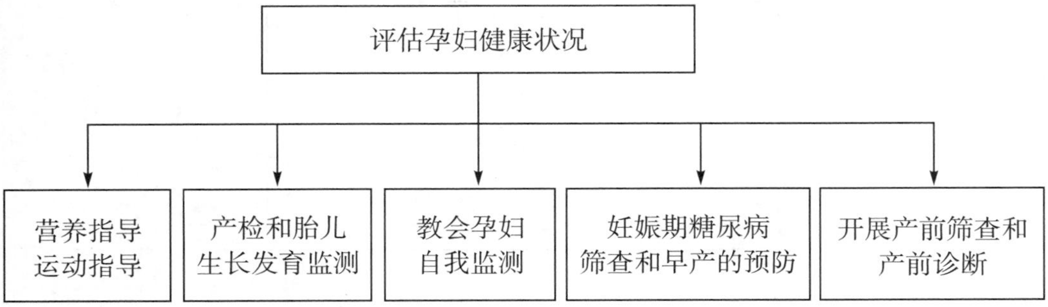

13.2.1 孕妇健康状况评估

【服务标准】

按照第八版《妇产科学》《国家基本公共卫生服务规范（2011 版）》、《孕产期保健工作管理办法》、《孕产期保健工作规范》及《孕前和孕期保健指南（第 1 版）》孕产妇健康管理服务规范要求，由当地乡镇卫生院、社区卫生服务中心询问辖区内的孕妇健康状况与胎动出现时间，并进行体格检查、实验室及超声检查。

【服务流程】

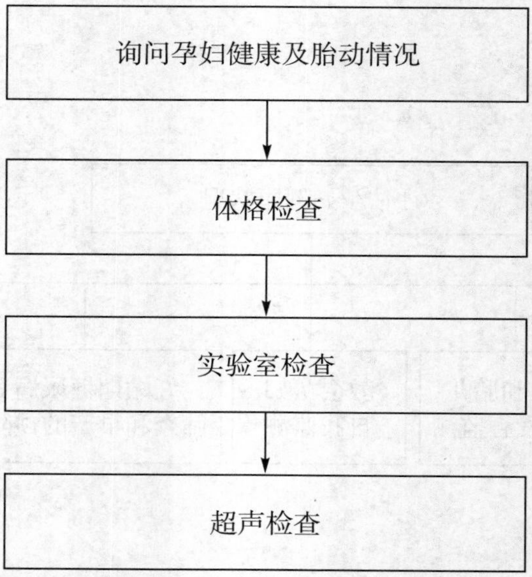

【操作说明】

13.2.1.1 询问孕妇健康状况与胎动出现时间以初步了解孕期情况

操作步骤	知识要求	态度要求
1. 正常孕妇在孕16~20周、21~24周时，由当地乡镇卫生院、社区卫生服务中心医务人员各进行1次产前随访。 2. 向孕妇及家属说明随访的目的，取得孕妇的理解和配合。 3. 询问孕妇身高、体重、饮食、睡眠、大小便情况。 4. 了解孕中期体重增加是否合理；有无营养不良；以防胎儿生长受限；饮食是否合理，肥胖的孕妇是否进行了适当的饮食控制；精神状态是否良好。 5. 询问孕周，询问孕妇是否有头痛、视物模糊、水肿、阴道流血、流液、腹痛等不适。 6. 询问孕期有无出现其他特殊不适，如阴道分泌物增多、外阴瘙痒、皮肤瘙痒等。 7. 询问胎动出现时间及目前胎动情况。 8. 询问内容要记录在《孕产妇保健手册》中的《产前随访记录表》(附件38)中。 9. 再次核实询问内容。 10. 交待下次就诊时间及注意事项。	1. 孕中晚期体重变化：妊娠中晚期每周增长0.3~0.5kg(肥胖者每周增长0.3kg)，总增长10~12kg(肥胖者孕妇增长7~9kg)，凡每周增长小于0.3kg或大于0.55kg者，应适当调整热量摄入，使每周体重增量维持在0.5kg左右。 2. 正确认识胎动：胎动监测是通过孕妇自测评价胎儿宫内情况最简便有效的方法。正常孕妇于妊娠18~20周开始自觉胎动，孕妇每日注意胎动，胎动好说明胎儿情况良好；胎动减少者提示胎盘功能下降，有胎儿缺氧可能。应立即采取措施，积极处理。 3. 常见的妊娠合并症和并发症典型症状：妊娠期高血压疾病患者会出现头痛、视力改变、上腹不适；妊娠期肝内胆汁淤积症患者会出现黄疸、瘙痒；妊娠期糖尿病孕妇体重增加明显，反复出现外阴阴道假丝酵母菌病，但大都无明显临床症状。	1. 与孕妇进行沟通，向孕妇告知询问的目的，取得理解、支持和配合。 2. 在询问过程中，态度要和蔼可亲。 3. 指导计数胎动，告知胎动的重要性，建议坚持进行监测直至孕期结束。 4. 对孕妇的不适症状给予重视，警惕妊娠合并症和并发症的发生。

重要提示	所需物品
进行胎动监测直至整个孕期结束!	产前随访记录表。

13.2.1.2 进行体格检查以便于监测孕妇健康状况和胎儿生长发育情况

操作步骤	知识要求	态度要求
1. 向孕妇及家属说明体格检查的目的，取得孕妇同意及配合。 2. 准备所需物品，如血压计、体重秤、血糖仪、软尺等。 3. 观察孕妇神志面容、体态、发育、营养及精神状态。 4. 测量孕妇的身高、体重、血压、脉搏、呼吸、体温等。 5. 检查孕妇乳房发育情况、乳头大小及有无乳头凹陷及皲裂。 6. 检查脊柱及下肢有无畸形，是否影响分娩，下肢有无水肿。 7. 进行产科检查：孕妇排尿仰卧在检查床上，头部稍垫高，暴露腹部，双腿略屈曲分开，检查者站在孕妇右侧。 8. 腹部视诊：注意腹部大小和形状。 9. 用软尺测子宫高度及腹围。 10. 行四步触诊法，初步了解子宫大小、胎产式、胎先露、胎方位。 11. 听胎心率：胎心在靠近胎背上方的孕妇腹壁上听得最清楚。 12. 将检查结果记录在《产前随访记录表》中。 13. 对于异常的检查结果做出正确的评价及处理。 14. 交待孕妇注意事项及下次检查时间。	1. 正确测量血压：测量前被测者至少安静静息 5 分钟，取坐位或卧位，肢体放松，袖带大小合适，通常测右上肢血压，正常妊娠血压不应超过 140/90mmHg。 2. 测量宫高：从下腹耻骨联合上缘处至子宫底之间的长度，描记宫高曲线图。 3. 测量腹围：腹围是平脐绕腹一周的数值。 4. 正确的腹部检查：如视诊腹部过大，宫底过高应想到双胎妊娠、巨大胎儿、羊水过多的可能；腹部过小，宫底过低应想到胎儿生长受限、孕周推算错误等情况。四步触诊：第一步，检查者两手置于宫底，手测宫底高度，评估胎儿大小与妊娠周数是否相符，两手指腹相互交替轻推，判断在宫底部分的胎儿是胎头还是胎臀；第二步，两手掌置于左右侧，轻轻深按，平坦为胎背，高低不平为胎儿肢体；第三步，右手拇指与其余 4 指分开，置于耻骨联合握住胎先露部，进一步查清胎头或胎臀；第四步，面向孕妇足端，沿骨盆入口深按，确定胎先露入盆程度。 5. 胎心率基线是指无胎动和无子宫收缩影响时，10 分钟以上的胎心率平均值，每分钟心搏次数正常值为 110~160 次。	1. 检查环境安静舒适，光线充足，温度适中。 2. 认真检查、逐项检查，及时记录检查结果。 3. 检查时每人准备一个纸单，避免交叉感染。 4. 各项检查按照操作规范进行，动作轻柔。 5. 孕周大的孕妇活动不便，应帮助孕妇上、下检查床。 6. 如血压、血糖异常，应进一步进行辅助检查，筛查是否有妊娠合并症和并发症的发生。 7. 爱护多普勒胎心仪，轻拿轻放，音量适中，及时关掉电源。

重要提示	所需物品
1. 妊娠期高血压疾病定义为同一手臂至少 2 次测量的收缩压≥140mmHg 和（或）舒张压≥90mmHg，首次发现高血压应间隔 4 小时或以上复测血压！ 2. 定期产检以评估胎儿发育状况！	血压计、体重秤、多普勒胎心仪、软尺、《产前随访记录表》等。

13.2.1.3 进行实验室检查以便于对孕妇健康状况进行评估

操作步骤	知识要求	态度要求
1. 向孕妇及家属说明实验室检查的目的，取得孕妇同意及配合。 2. 准备所需物品，如棉签、酒精、注射器等。 3. 告知孕妇应检查的项目，并说明理由和依据，取得同意，尤其是自费项目。 4. 常规实验室检查为血常规、尿常规。 5. 第一次产前检查未行甲状腺功能、血型、空腹血糖、肝功能、肾功能、乙型肝炎病毒表面抗原、梅毒螺旋体和HIV抗体检测的孕妇要行相应检查。 6. 对妊娠期高血压疾病的孕妇行凝血功能、血脂、心电图检查，B型超声检查胎儿、胎盘和羊水；酌情去上级医院检查血气分析、心脏彩超、脐动脉血流指数，24小时尿蛋白定量检查。 7. 妊娠24～28周空腹血糖>5.1mmol/L时直接诊断妊娠期糖尿病，4.4mmol/L≤空腹血糖<5.1mmol/L行葡萄糖耐量试验（OGTT）。 8. 检查结果记录在《产前随访记录表》中。对阳性结果做出正确的解释，对于结果异常的孕妇做出正确的处理。 9. 交待孕妇注意事项及下次检查时间。	1. 能说出孕妇居住附近具备检查条件的医疗保健机构。 2. 妊娠4～6个月血清促甲状腺激素（TSH）正常参考值为0.2～3.0mU/L。 3. 妊娠期高血压疾病的实验室检查：高危孕妇每次均应检测尿蛋白，蛋白尿≥0.3g/24h或随机尿蛋白（+）为轻度子痫前期；蛋白尿≥5.0g/24h或随机尿蛋白≥（+++），低蛋白血症，血小板呈持续性下降并<100×10^9/L，血肌酐>106μmol/L等为重度子痫前期。 4. 妊娠期糖尿病的实验室检查：OGTT前1日晚餐后禁食至少8小时至次日晨（最迟不超过上午9时），实验前连续3日正常体力活动、正常饮食，检查期间静坐、禁烟。5分钟内口服含75g葡萄糖液体300ml，抽取服糖前、服糖后1小时、2小时静脉血，测定血浆葡萄糖水平。75g OGTT诊断标准：空腹及服糖后1小时、2小时血糖值分别为<5.1mmol/L、10.0mmol/L、8.5mmol/L。糖尿病合并妊娠者空腹血糖≥7.0mmol/L，糖化血红蛋白≥6.5mmol/L，伴有典型的高血糖或高血糖危象，任意血糖≥11.1mmol/L。	1. 检查时要态度和蔼，文明礼貌，和孕妇充分沟通，使其理解各项检查的意义及其必要性，积极配合各项辅助检查，排除妊娠合并症。 2. 实验室检查要完善，依次记录结果，并做相关处理。 3. 检测尿蛋白时要取中段尿。 4. 严格执行血压、OGTT检测的前提条件。 5. 无实验室条件的机构为明确诊断，孕妇需及时转上级医疗保健机构进一步检查，以早期发现疾病和早期干预。

重要提示	所需物品
1. 选取尿标本时要选取中段尿，避免阴道分泌物或羊水污染尿液！ 2. 妊娠前未行血糖检查但有糖尿病高危因素者，如肥胖、一级亲属患2型糖尿病、多囊卵巢综合征和巨大儿史的孕妇，首次检查必须明确是否存在妊娠期糖尿病！	尿杯、血糖仪、《产前随访记录表》等。

13.2.1.4 行胎儿超声检查以监测胎儿生长发育情况

操作步骤	知识要求	态度要求
1. 向孕妇及家属说明超声检查目的和内容，取得孕妇同意及配合。 2. 准备所需物品，B超仪器、耦合剂等。 3. 协助孕妇上检查床。 4. 行产科超声检查，逐项检查。 5. 将检查结果记录在《产前随访记录表》中。 6. 如需增加规定以外的检查，特别是自费项目，要说明理由，并取得同意。 7. 如超声分辨率低致筛查出畸形但无法确诊时，建议去上级医疗保健机构进行筛查。 8. 对超声结果进行分析和相应处理。若超声结果有异常要联合产前筛查，在有产前诊断指征时行产前诊断，或进一步观察定期产检。 9. 交待孕妇注意事项及下次检查时间。	1. 超声检查分四个层次，基层医院要求能做到第一个层次，内容包括确定胎儿数目、是否有胎心搏动、胎方位和胎动情况，如为多胎，测量双顶径、胎心搏动次数、腹围、股骨长以估计胎儿大小和体重；最大羊水池深度或羊水指数、胎盘位置、形态、成熟度以及胎盘厚度；第二个层次为产科常规超声检查，对胎儿畸形进行初筛，疑有异常者，应建议孕妇进行第三个层次即系统胎儿超声检查。第四个层次为针对性超声检查，如胎儿超声心动图。 2. 能够说出妊娠18~24周超声应诊断的致死性畸形包括无脑儿、严重的脑膨出、严重的开放性脊柱裂、严重胸腹壁缺损内脏外翻、单腔心、致死性软骨发育不全。 3. 有关羊水的相关知识：孕妇羊水指数范围为8~24cm，羊水深度的正常值范围3~8cm，最大羊水垂直深度（AFV）≥8cm为羊水过多，AFV≤2cm为羊水过少；羊水指数（AFI）≥25cm为羊水过多，AFI≤5cm为羊水过少。 4. 母胎血流监护：脐动脉收缩期峰值和舒张末期流速之比（S/D），S代表收缩期峰值流速，反映血流量，D代表舒张末期流速，反映胎盘血管阻力；PI代表搏动指数；RI代表阻力指数。子宫动脉、脐动脉血流从孕中期开始，随孕周增加，阻力逐渐下降，PI、RI、S/D值逐渐下降。	1. 检查环境安静舒适，光线充足，温度适中。 2. 检查时动作轻柔，逐项检查，记录检查及测量结果。 3. 若发现无脑儿畸形，超声报告要做具体说明，并转诊做确诊检查。 4. 有时因为胎位、羊水量、母体因素的影响，超声检查并不能很好地显示胎儿情况，超声报告要说明哪些结构显示欠清。 5. 建议上级医疗保健机构进行胎儿畸形的筛查。 6. 爱护超声仪器，按照操作规范开机、关机，按时清洗，出现故障请专业技术人员修理。

重要提示	所需物品
1. 坚决制止性别鉴定！ 2. 超声检查技术具有一定的局限性，不是一种万能的检查！	B超仪、产前随访记录表。

13.2.2 对孕妇进行营养指导以满足孕妇及胎儿生长发育的需要

操作步骤	知识要求	态度要求
1. 询问孕妇饮食及食欲、体重增减情况、大小便情况，有无便秘等。 2. 向孕妇及家属说明营养指导的目的和意义，取得孕妇配合。 3. 查看孕妇实验室检查的各项指标，有无贫血、钙等物质的缺乏。 4. 测量体重，并与之前的体重进行对比，了解体重增加是否在正常范围内。 5. 告知患者适量增加进食量，保证充分的热量摄入。 6. 告知孕妇保证优质蛋白质的摄入。 7. 指导孕妇微量元素铁、钙、维生素的摄入。 8. 告知孕妇少食多餐，监测体重变化。 9. 针对孕妇出现的饮食问题给予指导。 10. 对于前来咨询的孕妇，要给予正确的解答。 11. 将指导内容记录在《产前随访记录表》中，对于饮食结构严重不均衡的孕妇应定期随访。 12. 交待孕妇注意事项及下次检查时间。	1. 孕中期营养的重要性：孕中期正是胎儿生长发育阶段，需要各种营养素。孕妇要进食营养丰富食物，保证体重每周增加0.3~0.5kg。营养不足对母体可造成缺铁性贫血、水肿；孕中期是胎儿生长发育关键时期，若此时母体缺乏蛋白质，可引起胎儿生长迟缓，围产儿死亡率增高。 2. 补充各种营养素的方法 2.1 孕中期基础代谢增加，胚胎发育加快，所需热量增加，所以要适当增加热量摄入。 2.2 蛋白质每日应增加15g，因此要保证孕妇蛋白质摄入量，尽量选用易消化吸收的优质蛋白，如奶、蛋、鱼、禽畜肉类等。 2.3 建议妊娠4个月开始补铁，每日60~100mg。 2.4 建议自妊娠16周每日补钙600~900mg。 2.5 由于脂肪可促进脂溶性维生素A、维生素D、维生素E、维生素K等的吸收，孕妇可以每天吃2~3个核桃或者一小勺芝麻。 3. 指导孕期营养的常见问题：孕期易发生便秘，应调节饮食，例如多吃易消化含纤维素的食物，如蔬菜、水果，多饮水，适当运动，每天按时排便。少吃辛辣食物。预防孕期贫血应多食用含铁丰富的食物，如猪肝等。	1. 询问时要和孕妇做好沟通交流，得到孕妇的信任。 2. 如果血红蛋白<105g/L，补充元素铁60~100mg/d。 3. 进行孕妇营养指导时要耐心，用通俗易懂的语言告知，保证孕妇能理解。 4. 将蛋白质、微量元素的补充换算成具体的食物供孕妇选择。

重要提示	所需物品
补充铁的同时补充维生素C，以促进铁的吸收！	产前随访记录表。

13.2.3 指导孕妇适当运动以防止孕期体重增加过多过快

操作步骤	知识要求	态度要求
1. 询问孕妇日常运动情况，是否从事体力劳动，劳动强度如何，并作记录。 2. 向孕妇及家属说明孕期适当运动的重要性。 3. 询问孕妇有无腰背痛，若有，询问发作的频率、严重程度，缓解方式等。 4. 指导孕妇如何选择运动。 5. 对于前来咨询的孕妇，要给予正确的解答。 6. 必要时可以给予示范运动，以便容易学习。 7. 将指导内容记录在《产前随访记录表》中，交待孕妇注意事项及下次检查时间。 8. 告知孕妇运动时如出现腹痛，阴道出血等异常情况及时就医。	1. 孕妇适当运动的好处：从妊娠12周开始一直到分娩，孕妇都应该适当运动，进行适量运动，能保持身体的活力，控制孕期体重，防止体重增加过多过快。有助于保证胎儿健康成长，有利顺产。 2. 适宜孕妇的运动：孕妇适宜散步：散步能增加胎盘血氧含量，增加孕妇盆腔的收缩功能，防止胎儿胎位不正，增加孕妇腹肌的弹性，让孕妇分娩时更顺利。 3. 孕期运动的注意事项：运动前先做准备活动；运动强度要适度，不要让自己感到疲劳；不宜进食，最好空腹进行，如果感到饥饿，在运动前1小时左右进一些清淡的食物；先排尿排便；锻炼结束后30分钟再进食。	1. 进行指导时态度和蔼可亲，语言温和，要耐心指导。 2. 强调孕期运动的重要性。要改变孕妇的认识误区，认为运动可能导致流产，告知孕妇如不做适量运动，不利于胎儿和自身的健康，对自然分娩也有一定的影响。 3. 必要时耐心地给予示范动作或手把手的教授。

重要提示	所需物品
若孕妇出现宫缩、头晕等症状时立即停止运动，向医生咨询！	产前随访记录表。

13.2.4 指导孕妇自我监测以便早期发现异常

操作步骤	知识要求	态度要求
1. 向孕妇及家属说明自我监测胎动的重要性，取得孕妇配合。 2. 询问胎动情况，并指导孕妇学会自我监测胎动。 3. 教会孕妇如何进行宫底高度的监测。 4. 教孕妇自我计数胎心率。 5. 示范具体自我监测过程，以便容易学习。 6. 告知孕妇自我监护后做记录，以便及时发现改变。 7. 对于前来咨询的孕妇，要给予正确的解答。 8. 告知孕妇如出现腹痛，阴道出血等异常情况及时就医。	1. 能够说出孕妇自我监护方法。包括监护宫底高度，听胎心和注意胎动。 2. 监测宫底高度的变化：孕妇可监护宫底情况，腹部的 3 个标记，耻骨上缘、脐及胸骨剑突（心窝下）。妊娠 3 个月，宫底在耻骨上缘；妊娠 4 个月，在耻骨和肚脐之间；5 个月时，在肚脐下 2 横指；6 个月时，在脐水平；7 个月时，脐上 3 横指；8 个月时，脐和剑突之间；9 个月时，达剑突部；10 个月时，反而会下降。 3. 正常的胎心音：听胎心音可以观察胎儿在宫内的情况，胎心率基线指无胎动和无子宫收缩时，10 分钟以上的胎心率平均值。正常的胎心率基线为每分钟 110～160 次。增快或减慢 10 分钟以上都属于异常。 4. 胎动监测：胎动监测是通过孕妇自测评价胎儿最简便有效的方法之一。随着孕周增加，胎动逐渐由弱变强，至妊娠足月时，胎动又因羊水量减少和空间减少而逐渐减弱。胎动无异常说明胎儿情况良好；若胎动异常，表明胎盘功能下降或胎儿缺氧，应及时采取处理措施。	1. 指导时态度和蔼可亲，语言温和。 2. 用简单通俗的语言教会孕妇进行自我监护。 3. 示范要规范，操作要方便。 4. 如果胎心率增快，告诉孕妇看是否有胎动、宫缩等刺激，这是胎心率一过性变化，很快恢复到基线水平，告知孕妇不必紧张。

重要提示	所需物品
监测胎动是最重要的监护方法！	计时表、胎心仪。

13.2.5 普及早产和妊娠期糖尿病知识以便于预防

操作步骤	知识要求	态度要求
1. 选择交通便利的地方，准备好会场、选择合适的时间，有计划地进行几次早产和妊娠期糖尿病知识的普及教育。 2. 准备所需物品，如扩音器、黑板、粉笔等。 3. 告知孕妇时间和地点，请孕妇按时参加，家属也可以参加。 4. 向孕妇及家属讲述妊娠期糖尿病的危害。 5. 讲解妊娠期糖尿病的相关知识。 6. 讲解早产的相关知识和预防。 7. 指导孕妇如何进行监测和处理方法。 8. 讲解结束，整理物品。	1. 早产的定义：早产是指妊娠28~37周分娩者，早产分为自发性早产、未足月胎膜早破早产和治疗性早产。 2. 早产的临床表现：表现为子宫收缩，最初为不规则宫缩，常伴有少许阴道流血或血性分泌物，以后可发展为规则宫缩，临床上可分为先兆早产和早产临产。先兆早产指有规则或不规则宫缩，伴有宫颈管的进行性缩短；早产临产需符合下列条件：出现规则宫缩（20分钟≥4次，或60分钟≥8次），伴有宫颈的进行性改变；宫颈扩张1cm以上；宫颈展平≥80%。 3. 早产的防治措施 3.1 治疗：卧床休息，<34周促胎肺成熟，抑制宫缩治疗，控制感染。 3.2 预防：定期产前检查，指导孕期卫生，积极治疗泌尿道、生殖道感染；加强对高危妊娠管理，积极治疗妊娠合并症和并发症等。 4. 妊娠期糖尿病的定义：妊娠中晚期，孕妇体内拮抗胰岛素样物质增加，使孕妇对胰岛素的敏感性下降，妊娠前糖代谢正常，妊娠期出现了糖尿病。 5. 妊娠期糖尿病的危害 5.1 对孕妇的影响：容易发生流产、早产和死胎，孕期易发生妊娠期高血压疾病等；羊水过多和巨大儿发生率增加；在分娩时出现难产和产伤的机会将增多。 5.2 对胎儿的危害：可导致胎儿畸形、死胎、巨大儿、胎儿生长受限、流产和早产。 5.3 对新生儿的影响：出现新生儿肺透明膜病、新生儿低血糖，严重时危及新生儿生命。 6. 妊娠期糖尿病的诊疗措施：空腹血糖≥5.1mmol/L可直接诊断为妊娠期糖尿病，75g OGTT诊断标准：空腹及服糖后1小时、2小时血糖值分别<5.1mmol/L、10.0mmol/L、8.5mmol/L，任何一项异常即可诊断。首先通过饮食控制，控制不达标者改用胰岛素控制血糖。血糖控制标准：空腹血糖控制在3.3~5.3mmol/L，餐后2小时血糖控制在4.4~6.7mmol/L，夜间血糖控制在4.4~6.7mmol/L，餐前30分钟血糖控制在3.3~5.3mmol/L。	1. 讲解内容要通俗易懂，讲解要认真。 2. 鼓励孕妇和家属参加。 3. 可以按照文化程度的不同分成不同组，划分时间段进行普及。 4. 讲解饮食疗法时，可选择食物进行对照比较，使讲解更生动有趣。

重要提示	所需物品
1. 妊娠期糖尿病需要胰岛素治疗时要到正规医院！ 2. 早产高危因素者可超声监测宫颈长度以早期预测！	扩音器、产前随访记录表等。

13.2.6 开展产前筛查和产前诊断以预防出生缺陷

操作步骤	知识要求	态度要求
1. 向孕妇及其家属说明产前筛查和产前诊断的目的及重要性。 2. 告知孕妇产前筛查和产前诊断的风险，签署知情同意书后进行筛查或诊断。 3. 孕15～20周进行母体血清学胎儿非整倍体检查，筛查唐氏综合征和神经管畸形。 4. 孕18～24周去上级医院对胎儿进行系统超声检查，筛查胎儿畸形。 5. 如基层医院不具备产前筛查或产前诊断资质，告知孕妇到具有资质的单位进行产前筛查或产前诊断。 6. 对疑有畸形或高龄孕妇的胎儿进一步到有资质的机构进行产前诊断。 7. 将筛查结果记录相应表中。	1. 产前筛查的意义：产前筛查是防治出生缺陷的重要步骤。对发病率高、病情严重的遗传性疾病（如唐氏综合征）或先天畸形（神经管畸形等）进行筛查。 2. 孕中期唐氏综合征的筛查：包括孕妇血清学检查、超声检查及二者结合。血清学检查指标有游离绒毛膜促性腺激素（Free-β-hCG）、甲胎蛋白（AFP）和游离雌三醇（E_3）；超声检查的指标有胎儿颈项透明层（NT）厚度和胎儿鼻骨（NB）。 3. 染色体疾病的高危因素：孕妇>35岁的单胎妊娠；孕妇年龄>31岁的双卵双胎妊娠；夫妇一方染色体易位；夫妇一方染色体倒置；夫妇非整倍体异常；前胎常染色体三体史；妊娠早期反复流产，产前超声检查发现胎儿存在严重的结构畸形。 4. 产前诊断的对象：≥35岁的高龄孕妇；羊水过多或过少，胎儿发育异常或胎儿有可疑畸形；孕早期接触过可能导致胎儿先天缺陷的物质；夫妇一方患有先天性疾病或遗传性疾病，或有遗传病家族史；曾分娩过先天性严重缺陷婴儿。目前最常用、最可靠的产前诊断胎儿染色体病的方法是取绒毛或羊水胎儿细胞培养进行染色体核型分析。 5. 产前诊断的疾病有：染色体数目和结构异常引起的疾病；性连锁遗传病，以X连锁隐性遗传病居多，如红绿色盲、血友病等；先天性代谢缺陷病；先天畸形，包括全身各器官系统的结构异常，如唇腭裂、神经管缺陷、脑积水、先天性心脏病等。	1. 宣传要广泛，对于前来咨询的孕妇要态度和蔼可亲，语言温和。 2. 高危孕妇一定要进行产前筛查和产前诊断。 3. 胎儿非整倍体畸形常伴有结构畸形，如果超声发现与染色体有关的结构畸形，建议行胎儿染色核型分析。

重要提示	所需物品
1. 禁止用产前筛查和产前诊断方法诊断胎儿性别！ 2. 产前筛查不是确诊，筛查阳性意味着患病风险升高，并非患病！	产前随访记录表。

13.3 孕晚期健康管理

【服务标准】

按照第八版《妇产科学》、《国家基本公共卫生服务规范（2011 版）》、《孕产期保健工作管理办法》、《孕产期保健工作规范》及《孕前和孕期保健指南（第 1 版）》孕产妇健康管理服务规范要求，由当地乡镇卫生院、社区卫生服务中心督促辖区内孕妇孕晚期常规产检、自我监护、进行孕晚期营养指导、母乳喂养、新生儿护理指导、普及有关分娩前准备及临产相关知识和针对高危孕妇重点监护，必要时及时转诊。

【服务流程】

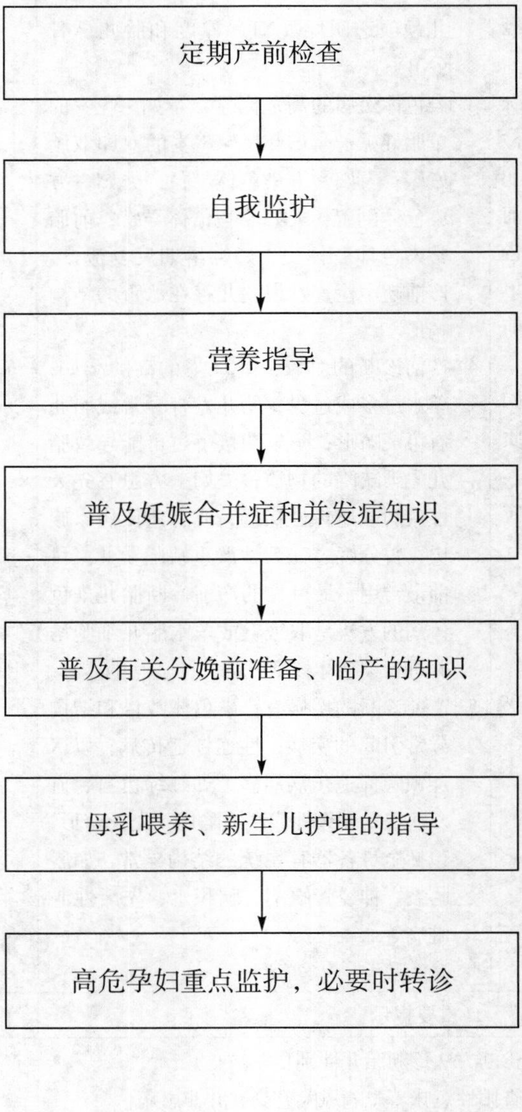

13.3.1　定期产前检查

【服务标准】

按照第八版《妇产科学》、《国家基本公共卫生服务规范（2011 版）》及《孕前和孕期保健指南（第 1 版）》孕产妇健康管理服务规范要求，由当地乡镇卫生院、社区卫生服务中心为辖区内的孕妇进行一般体格检查、腹部检查、骨盆测量、超声检查、复查有关实验室指标及胎儿电子监护等。

【服务流程】

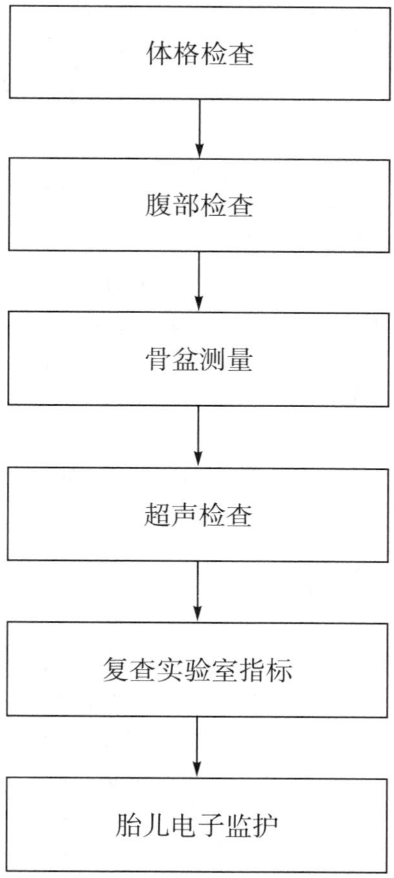

【操作说明】

13.3.1.1 对孕妇常规体格检查以了解母体健康状况

操作步骤	知识要求	态度要求
1. 告知孕妇在孕28~36周、37~40周去有助产资质的医疗保健机构各进行1次随访。 2. 孕妇由家属陪同做好产前检查准备。 3. 准备血压计、体重秤等，检查床放置一次性垫单，帮助孕妇上检查床。 4. 观察孕妇神志、面容、体态、发育、营养及精神状态。 5. 询问孕周，核实预产期。 6. 询问孕妇身体健康状况，是否有头痛、视物模糊、水肿、腹痛及阴道出血等不适。 7. 询问胎动情况。 8. 查看孕妇是否存在水肿。 9. 测量孕妇的身高、体重、血压、脉搏、呼吸、体温及进行全身体格检查。 10. 注意心肺有无病变，必要时行超声心动检查。 11. 检查孕妇乳房发育情况、乳头大小及有无乳头凹陷及皲裂。 12. 检查下肢有无水肿。 13. 将检查结果记录在《产前随访记录表》中。 14. 对于异常的检查结果做出正确的评价及处理。 15. 交待孕妇注意事项及下次检查时间。	1. 孕晚期各项检查指标的正常值：孕晚期体重增加每周不>0.3~0.5kg。正常血压不应>130/90mmHg。 2. 妊娠晚期孕妇的生理变化 2.1 腹部增大更加明显，足月时子宫容量达5000ml，重约1100g，妊娠晚期子宫右旋，增大的子宫压迫下腔静脉，形成仰卧位低血压综合征，鼓励孕妇侧卧位休息。 2.2 受孕激素影响，增大的子宫压迫膀胱，孕妇尿频及易患急性肾盂肾炎。 2.3 受雌激素影响，齿龈肥厚，容易充血、水肿、出血，孕激素使胃部出现烧灼感和上腹饱胀感。 2.4 午后水肿加重，清晨减轻。 2.5 妊娠中期后可出现无痛性不规律宫缩。 2.6 妊娠晚期关节、韧带松弛，导致腰背部或下肢疼痛，活动受限，产后消失。	1. 检查环境安静舒适，光线充足，温度适中，天冷时要注意保暖。 2. 逐项检查，动作轻柔，并及时记录检查结果。 3. 如孕妇未能定时产前检查，电话随访询问原因，并告知尽快进行产检。 4. 妊娠晚期孕妇活动不便，要让家属协助，医务工作者提供帮助和人文关怀。 5. 边检查边和患者进行交流，分散注意力，减轻紧张不适。 6. 对孕妇妊娠晚期的不适应给予耐心的解释和指导。

重要提示	所需物品
每次产检时要监测孕妇血压，注意妊娠期高血压疾病的筛查。	体重秤、血压计、产前随访记录表等。

13.3.1.2 行产科检查以确定孕妇和胎儿健康状况

操作步骤	知识要求	态度要求
1. 告知孕妇行腹部检查的目的，使孕妇配合检查，嘱孕妇排空膀胱，准备行腹部检查。 2. 准备检查床、一次性纸单、软尺等物品。 3. 协助孕妇上检查床，充分暴露腹部。 4. 观察腹部的形状和大小。 5. 测量：用软尺从宫底到耻骨联合上缘测量的距离为子宫长，平脐绕腹一周测量的值为腹围。 6. 进行四步触诊法检查子宫大小、胎产式、胎先露、胎方位及胎先露是否衔接。 7. 听胎心音。 8. 记录检查结果在相应表中。 9. 检查结束，协助孕妇下检查床。 10. 交待孕妇注意事项及下次检查时间。	1. 腹部检查胎方位、胎产式等定义：胎产式是指胎体纵轴与母体纵轴的关系；胎先露是指最先进入骨盆入口的胎儿部分；胎方位是胎儿先露部的指示点与母体骨盆的关系；衔接是胎头双顶径进入骨盆入口平面，颅骨最低点接近或达到坐骨棘水平。 2. 四步触诊方法：第一步：两手置于宫底部，触摸宫底高度，估计胎儿大小与妊娠周数；然后两手指腹相对交替轻推，判断宫底部的胎儿部分。胎头硬，有浮球感，胎臀大软且形状略不规则；第二步：两手分别置于腹部左右两侧，一手固定，另一手轻轻深按，两手交替，平坦饱满为胎背，凹凸不平的是胎儿肢体；第三步：右手拇指与其余 4 指分开，置于耻骨联合上方握住胎先露部，进一步判断先露部是胎头还是胎臀，左右推动以确定是否衔接。若衔接，则不能被推动。第四步：左右手分别置于胎先露部的两侧，向骨盆入口方向往下深按，进一步确诊胎先露及胎先露部入盆的程度。 3. 不同妊娠周数的宫底高度及子宫长度：孕 12 周末手测宫底在耻骨联合上 2~3 横指；孕 16 周末在脐耻之间；孕 20 周末在脐下 1 横指，尺测子宫的长度为 18cm（15.3~21.4cm）；孕 24 周末在脐上 1 横指，尺测子宫的长度为 24cm（22.0~25.1cm）；孕 28 周末在脐上 3 横指，尺测子宫的长度为 26cm（22.4~29.0cm）；孕 32 周末在脐与剑突之间，尺测子宫的长度 29cm（25.3~32.0cm）；孕 36 周末在剑突下 2 横指，尺测子宫的长度 32cm（29.8~34.5cm）；孕 40 周末在脐与剑突之间或略高，尺测子宫的长度 33cm（30.0~35.3cm）。	1. 检查环境安静舒适，光线充足，温度适中，天冷时要注意保暖。 2. 检查体位为孕妇排尿后仰卧位于检查床上，双腿略屈曲，稍分开，腹肌放松。 3. 检查者站在孕妇右侧。 4. 宫高和腹围测量按照规范操作。 5. 妊娠晚期孕妇活动不方便，医务人员要耐心，给予人文关怀。

重要提示	所需物品
四步触诊是产前检查很重要的一个方法。	软尺、胎心仪、产前随访记录表等。

13.3.1.3 进行骨盆测量以评估胎儿是否能自然分娩

<table>
<tr><th>操作步骤</th><th>知识要求</th><th>态度要求</th></tr>
<tr>
<td>1. 告知孕妇及家属行骨盆检查的目的，取得孕妇同意及配合。
2. 准备检查床、骨盆测量器、一次性纸单。
3. 协助孕妇上检查床，取伸腿仰卧位，暴露腹部和会阴。
4. 进行骨盆外测量，分别测量髂棘间径、髂嵴间径、骶耻外径、坐骨结节间径（下口横径）、下口后矢状径、耻骨弓角度。综合评估，是否可以自然分娩。
5. 取膀胱截石位，进行骨盆内测量，包括对角径、坐骨棘间径、坐骨切迹。
6. 阴道检查或肛门指诊检查，并在孕 37 ~ 41^{+6} 周进行 Bishop 评分。
7. 如果骨盆狭窄，胎儿不小，考虑不能分娩者应告知孕妇及家属，并做好手术终止妊娠的心理准备。
8. 记录检查结果。
9. 对于异常的检查结果做出正确的评价及处理。
10. 向孕妇交待注意事项及下次检查时间。</td>
<td>1. 骨盆外测量
1.1 髂棘间径是两髂前上棘的距离，正常值为 23~26cm。
1.2 髂嵴间径是两髂嵴外缘最宽的距离，正常值为 25~28cm。
1.3 骶耻外径是孕妇取左侧卧位，右腿伸直，左腿屈曲，测量第 5 腰椎棘突下至耻骨联合上缘中点的距离，正常值为 18~20cm，此径线可间接推测骨盆上口前后径的长度。
1.4 坐骨结节间径（下口横径）为孕妇取仰卧位，两腿向腹部弯曲，双手抱双膝，测量两坐骨结节内缘的距离，正常值为 8.5~9.5cm。
1.5 下口后矢状径为坐骨结节间径中点至骶骨尖端的长度，检查者戴手套的右手示指伸入孕妇肛门向骶骨方向，拇指置于孕妇体外骶尾部两指共同找到骶骨尖端，用骨盆下口测量器一端放在坐骨结节间径的中点，另一端放在骶骨尖端处，即可测出后矢状径，正常值为 8~9cm，其与坐骨结节间径值之和>15cm 时，表明骨盆狭窄不明显。
1.6 耻骨弓角度为两手拇指指尖斜着对拢放置于耻骨弓下缘，左右两拇指平放在耻骨降支上面，测量两拇指间的角度为耻骨弓角度。正常值为 90°。
2. 能够了解骨盆内测量。包括对角径、坐骨棘间径和坐骨切迹。
3. 能够判断宫颈成熟度。

Bishop 评分法
<table>
<tr><th rowspan="2">指标</th><th colspan="4">分数</th></tr>
<tr><th>0</th><th>1</th><th>2</th><th>3</th></tr>
<tr><td>宫口开大（cm）</td><td>0</td><td>1~2</td><td>3~4</td><td>≥5</td></tr>
<tr><td>宫颈管消退（%）</td><td>0~30</td><td>40~50</td><td>60~70</td><td>≥80</td></tr>
<tr><td>先露位置</td><td>−3</td><td>−2</td><td>−1~0</td><td>+1~+2</td></tr>
<tr><td>宫颈硬度</td><td>硬</td><td>中</td><td>软</td><td></td></tr>
<tr><td>宫口位置</td><td>后</td><td>中</td><td>前</td><td></td></tr>
</table>
</td>
<td>1. 检查环境安静舒适，光线充足，温度适中，天冷时要注意保暖。
2. 测量时告知孕妇的体位变化，充分与孕妇沟通交流，体位摆放要正确。
3. 如果为男检查人员，要有女同事在场。
4. 对于卫生习惯不好的孕妇，应耐心给予正确指导。
5. 保护孕妇个人隐私。
6. 准确记录结果。</td>
</tr>
<tr><th colspan="2">重要提示</th><th>所需物品</th></tr>
<tr><td colspan="2">骨盆测量要准确，要在正确的体位测量。</td><td>骨盆测量器。</td></tr>
</table>

13.3.1.4 进行超声检查以了解胎儿情况和胎盘成熟度及位置

操作步骤	知识要求	态度要求
1. 向孕妇及家属说明超声检查目的，取得孕妇同意及配合。 2. 准备 B 超仪、耦合剂等物品。 3. 按照产科规范操作进行检查。 4. 协助孕妇上检查床。 5. 行产科超声检查，逐项检查，如发现异常，再次核实。 6. 记录检查结果，并核实是否有遗漏的检查部位。 7. 如需增加规定以外的检查，特别是自费项目，要说明理由，并取得同意。 8. 对于异常结果，要对孕妇及家属说明。 9. 交待孕妇注意事项及下次检查时间。	1. 超声检查包含以下内容：确定胎儿数目、是否有胎心搏动、胎方位和胎动情况，如为多胎，测量双顶径、胎心搏动次数、腹围、股骨长以估计胎儿大小和体重；最大羊水池深度或羊水指数、胎盘位置、形态、成熟度以及胎盘厚度。 2. 彩色多普勒超声检查进行母胎血流监护的意义：妊娠 36~37 周以后监测脐动脉血流状况，脐动脉血流阻抗分三级：1 级：S/D 值<3.0，脐动脉血流阻抗处于正常水平；2 级：S/D 值>3.0，但<4.0，不会引发急性胎儿窘迫，应及时治疗，防止病情恶化；3 级：S/D 值>4.0，可能导致围产儿预后不良。 3. 胎盘的成熟分级：胎盘的成熟度共分四级：0 级为胎盘未成熟，多见孕中期；Ⅰ级为开始趋向成熟，多见于孕 29~36 周；Ⅱ级为成熟期，多见孕 36 周以后；Ⅲ级为胎盘已成熟并趋向老化，多见于孕 38 周以后。0~Ⅰ级表示胎盘功能良好；Ⅰ~Ⅱ级表示胎盘功能正常，但稍有下降；Ⅱ~Ⅲ级表示胎盘功能下降。	1. 检查环境安静舒适，光线充足，温度适中。 2. 检查时动作轻柔，逐项检查，记录检查及测量结果。 3. 按照超声规范进行操作。 4. 有时因为胎位、羊水量、母体因素的影响，超声检查并不能很好地显示胎儿结构，超声报告要说明哪些结构显示欠清。 5. 爱护超声仪器，按照操作规范开机、关机，按时清洗、保养、维护，出现故障请专业技术人员修理。

重要提示	所需物品
1. 超声检查具有一定的局限性，不是万能的检查。 2. 孕晚期超声检查主要是用来评价胎儿宫内情况，胎儿成熟度、胎盘情况，为分娩方式做出评估。 3. 坚决制止胎儿性别鉴定。	B 超仪、耦合剂。

13.3.1.5 复查有关实验室检查指标以筛查妊娠合并症和并发症

操作步骤	知识要求	态度要求
1. 向孕妇及家属说明实验室检查的目的，取得孕妇同意及配合。 2. 准备所需物品。 3. 告知孕妇复查血常规、尿常规、肝功能、肾功能、凝血常规、心电图、乙型肝炎表面抗原和阴道分泌物等项目，以排除缺铁性贫血、感染、妊娠合并血液系统疾病等内科合并症及妊娠期高血压疾病等妊娠期特有疾病。 4. 有条件的地区建议孕期进行甲状腺功能、糖化血红蛋白检查，未做过梅毒血清学试验、HIV 抗体检测的孕妇应进行检测。 5. 有条件的地区孕 35~37 周行 B 族链球菌筛查。 6. 怀疑妊娠合并肝内胆汁淤积症的孕妇查肝功能和胆汁酸。 7. 记录检查结果。 8. 如需增加规定以外的检查项目，特别是自费项目，要说明理由和依据，并取得同意。 9. 对阳性结果做出正确的解释。对于异常的孕妇做出正确的处理。 10. 交待注意事项及下次检查时间。	1. 各项实验室检查的意义：血常规了解有无妊娠期贫血或其他血液系统疾病；尿常规通过看有无尿蛋白，查是否患妊娠期高血压疾病；肝功能异常提示 HELLP 综合征（以溶血、转氨酶升高及血小板减少为特点）；妊娠期肝内胆汁淤积症的孕妇转氨酶和胆汁酸升高。 2. 甲状腺功能检查：妊娠 7~9 个月血清促甲状腺激素（TSH）的正常参考值为 0.3~3.0mU/L，不同的试剂公司和地区正常参考值稍有不同。 3. 能说出孕妇居住附近具备检查条件的医疗保健机构。	1. 与孕妇进行交流，态度和蔼可亲，语言要温和。 2. 向孕妇及家属解释复查的必要性。 3. 实验室检查要完善，并最终能做出诊断，若无法做出诊断要建议去有资质的医疗保健机构检查，防止漏诊。

重要提示	所需物品
与前次实验室检查结果进行对比。	注射器、生化实验室、产前随访记录表等。

13.3.1.6 进行电子胎儿监护以评估胎儿宫内状况

操作步骤	知识要求	态度要求
1. 向孕妇及家属说明电子胎心监护的重要性，取得孕妇及家属的同意及配合。 2. 检查电子胎儿监护仪是否正常，准备耦合剂、纸单等。 3. 协助孕妇上检查床，取半卧位，暴露腹部。 4. 四步触诊法查清胎方位，确定胎心位置。 5. 监护开始前在记录单上记录姓名、床号、住院号、日期、孕周和入院诊断及操作者。 6. 打开电源，用涂有耦合剂的多普勒探头确定胎心位置，弹力腹带固定。 7. 将宫缩探头置于宫底，腹带固定。 8. 教会孕妇在胎动时按一下胎动手动按钮。 9. 监测 20 分钟，结束后，取下探头和腹带，擦掉耦合剂，关掉电源，取下记录单。 10. 分析胎心监护的结果。	1. 高危儿：孕龄<37 周或≥42 周；出生体重<2500g；巨大儿；生后 1 分钟 Apgar 评分≤4 分；产时感染；高危孕产妇胎儿；手术胎儿；新生儿兄姐有新生儿死亡；双胎或多胎。 2. 胎儿电子监护可了解胎心与胎动及宫缩之间的关系，评估胎儿宫内安危情况，妊娠 34 周开始监护，高危孕妇可酌情提前。 3. 胎儿电子监护结果分析 3.1 监测胎心率：胎心率基线（BFHR）是指在无胎动和无子宫收缩影响时，10 分钟以上的胎心率平均值。包括每分钟心搏次数及 FHR 变异，正常的 FHR 为 110~160 次/分。FHR>160 次/分或<110 次/分，历时 10 分钟，称为心动过速或心动过缓。胎心率加速指宫缩时胎心率基线暂时增加 15 次/分以上，持续时间>15 秒，是胎儿良好的表现。胎心率减速指宫缩出现的暂时性胎心率减慢。分为早期减速、变异减速和晚期减速。早期减速的特点是 FHR 曲线下降几乎与宫缩曲线上升同时开始，FHR 曲线最低点与宫缩曲线高峰相一致，即波谷对波峰，下降幅度<50 次/分，持续时间短，恢复快，子宫收缩后迅速恢复正常；变异减速的特点是胎心率减速与宫缩无固定关系，下降迅速且下降幅度大，持续时间长短不一，但恢复迅速；晚期减速的特点是 FHR 减速多在宫缩高峰后开始出现，即波谷落后于波峰，时间差多在 30~60 秒，下降幅度<50 次/分，恢复时间较长，一般认为是胎盘功能不良、胎儿缺氧的表现，出现晚期减速应及时处理。 3.2 预测胎儿宫内储备能力。无应激试验（NST）依据 2007 加拿大妇产科医生协会（SOGC）指南根据胎心率基线、变异、加速和减速分为有反应型 NST、可疑型 NST 和无反应型 NST；缩宫素激惹试验（CST）了解胎盘于宫缩时一过性缺氧的负荷变化。 4. 胎心监护结果要按照 DR C BRVADO 来解读胎心监护曲线。DR C BRAVADO 指风险确定、宫缩、基线心率、变异、加速、减速和总体评估。	1. 进行胎心监护时室内环境安静，音量大小适中。 2. 最好在孕妇休息后、血压平稳、有胎动时进行。 3. CST 要求宫缩次数每 10 分钟内 3 次即为有效宫缩。 4. 操作时耐心指导孕妇计数胎动。 5. 医务人员不可离开孕妇以防胎儿变动，胎心消失或其他情况。 6. 爱护胎心监护仪，按时护理，轻拿轻放，及时关掉电源。

重要提示	所需物品
胎心监护若无胎动或胎心率基线变异小应延长监测时间！	胎心监护仪。

13.3.2　教会孕妇自我监护以保障孕晚期安全

操作步骤	知识要求	态度要求
1. 向孕妇及家属说明自我监护的重要性，取得孕妇的配合。 2. 询问孕妇胎动情况。 3. 指导孕妇自我监护胎动。 4. 教孕妇自我监护宫底高度。 5. 教孕妇监测胎心率。 6. 对孕妇的疑问做出正确的回答。 7. 交待孕妇注意事项及下次检查时间。 8. 告知孕妇出现腹痛，阴道出血等异常情况及时就医。	1. 监测宫底高度变化的方法：孕妇可通过触摸到一个半圆形的隆起监护宫底情况，妊娠3个月，在耻骨上缘妊娠4个月，在耻骨和肚脐之间；5个月时，在脐下2横指；6个月时，在脐水平；7个月时，脐上3横指；8个月时，脐和剑突之间；9个月时，达剑突部；10个月时，反而会下降，因胎头降入骨盆内。 2. 正常的胎心音：听胎心音可以观察胎儿在宫内的情况，胎心率基线指无胎动和无子宫收缩时，10分钟以上的胎心率平均值。正常的胎心率基线为每分钟110~160次。增快或减慢10分钟以上都属于异常。 3. 胎动监测方法：胎动监测是通过孕妇自测评价胎儿最简便有效的方法之一。随着孕周增加，胎动逐渐由弱变强，至妊娠足月时，胎动又因羊水量减少和空间减少而逐渐减弱。胎动正常说明胎儿情况良好；胎动异常表明胎盘功能下降或胎儿缺氧，应及时采取处理措施。	1. 与孕妇交流时态度和蔼可亲，语言温和。 2. 示范要规范，讲解要通俗易懂。 3. 如出现胎心或胎动异常，及时就诊以便早发现早处理，确保母儿的安全。

重要提示	所需物品
孕晚期的自我监护很重要，监测胎动、胎心可以及时发现异常，及时处理。	胎心监护仪。

13.3.3 指导孕妇在孕中期饮食基础上适当调整以确保孕晚期营养摄入充足

操作步骤	知识要求	态度要求
1. 询问孕妇饮食情况，体重增加还是减少，查看孕妇的血常规等化验单，看是否有贫血等。 2. 向孕妇及家属说明营养指导的重要性，取得孕妇同意及配合。 3. 告知孕妇合理全面营养的原则。 4. 补铁剂以预防缺铁性贫血，可多食动物肝脏、瘦肉、绿色蔬菜等。 5. 孕晚期胎儿骨骼发育快，孕妇需要摄入适量的钙，每日需 900mg 左右，可多食牛奶、鱼和虾。 6. 增加蛋白质、必需脂肪酸的摄入，应多食动物蛋白和大豆蛋白，即瘦肉、海鱼、大豆类食品。 7. 热量不需补充太多，尤其是最后一个月要适当限制饱和脂肪酸和碳水化合物，即限制肥肉和谷物的过多摄入，以免胎儿过大，影响分娩。 9. 记录此次指导过程，对于孕妇咨询的问题做出正确的回答。 10. 交待孕妇注意事项及下次检查时间。	1. 孕晚期营养的重要性：孕晚期（28~40 周）胎儿生长很快，其中又以 32~38 周生长最快，在此阶段，需要体内贮存充足的各种营养素，应特别重视妊娠最后 3 个月的营养补充。 2. 孕晚期各种营养素的需求特点：孕妇要进食丰富的食物。体重每周增加 0.3~0.5kg。妊娠期间每日至少增 100~300kcal 热量；孕晚期蛋白质应增加 25g/d；尽量选用易消化、好吸收的优质蛋白，如牛奶、鸡蛋、奶酪、鱼、禽畜肉类等，能提供最佳搭配的氨基酸，尤其是牛奶；矿物质和维生素在胎儿生长发育中不可忽视，补充适当的铁、钙等，钙增加至 1500g/d；孕妇体内缺乏维生素 A，会发生夜盲、贫血、早产、胎儿可能畸形（唇裂、腭裂、小头畸形）；维生素 B_1 缺乏致孕妇呕吐，分娩时收缩乏力，产程延长；维生素 C 为骨骼发育所必需，建议口服维生素 C 200mg，每日 3 次；维生素 D 缺乏可影响胎儿骨骼发育，可多食肝、蛋黄等。	1. 询问时要和孕妇做好沟通交流，得到孕妇的信任。 2. 进行孕妇营养指导时要耐心，用通俗易懂的语言告知，保证孕妇能理解。 3. 将蛋白质、微量元素的补充换算成具体的食物供孕妇选择。

重要提示	所需物品
要重视孕晚期营养指导，营养不足和营养过剩均对胎儿有影响。	产前随访记录表。

13.3.4 普及妊娠期并发症和合并症方面的知识以便于及时发现高危孕妇

操作步骤	知识要求	态度要求
1. 选择交通便利的地方，准备好会场、选择合适的时间，有计划地进行妊娠期特有疾病知识的普及教育。 2. 准备所需物品，如扩音器、黑板、粉笔等。 3. 告知孕妇时间和地点，请孕妇按时参加，家属也可以参加。 4. 向孕妇及家属讲述妊娠期特有疾病的危害。 5. 讲解妊娠期高血压疾病的相关知识。 6. 讲解胎膜早破的相关知识。 7. 讲解产前出血的相关知识。 8. 讲解胎儿窘迫的相关知识。 9. 讲解结束，整理物品。	1. 妊娠期高血压疾病的相关知识：包括妊娠期高血压、子痫前期以及慢性高血压并发子痫前期和慢性高血压合并妊娠。基本病理变化是全身小血管痉挛，内皮损伤及局部缺血。主要临床表现是血压高、头痛、视物模糊、蛋白尿、胎儿生长受限，严重时发生抽搐。基本治疗原则是静息、镇静、解痉，有指征地降压、利尿，密切监测母胎情况，适时终止妊娠。 2. 胎膜早破主要症状：临产前突感较多液体从阴道流出，窥器检查阴道后穹隆有羊水积聚或有羊水自宫口流出，原则上妊娠<24 周终止妊娠，28~35 周胎肺不成熟，无感染和胎膜窘迫时可期待，否则终止妊娠。要积极治疗下生殖道感染预防胎膜早破。 3. 产前出血原因包括胎盘早剥和前置胎盘。胎盘早剥为妊娠 20 周后或分娩期，正常位置的胎盘于胎儿娩出前，全部或部分从子宫壁剥离，典型症状为妊娠中期突发持续性腹痛，伴或不伴阴道出血，严重时血压下降，出现休克和弥散性血管内凝血，要早期识别，及时终止妊娠，防止产后出血、胎儿死亡、肾衰竭等并发症；前置胎盘是孕 28 周后胎盘附着于子宫下段，下缘甚至达到或覆盖宫颈内口，位置低于胎先露部，典型症状是妊娠晚期无痛性阴道出血，原则是绝对卧床抑制宫缩、止血、纠正贫血和预防感染，孕 34~36 周以上，孕妇出现反复多量出血等情况时及时终止妊娠。 4. 胎儿窘迫是指胎儿在子宫内因急性或慢性缺氧危及其健康和生命者，临床表现为胎心率异常或胎心监护异常、羊水粪染、胎动减少或消失。	1. 讲解内容要通俗易懂，讲解要认真。 2. 鼓励孕妇和家属参加。 3. 可以按照文化程度的不同分成不同组，因人施教。 4. 重点讲解各种并发症和合并症的临床表现，使孕妇能够重视并及时就诊。
重要提示		**所需物品**
要认识到妊娠期并发症和合并症对母胎双方的危害！		产前随访记录表。

13.3.5 普及有关分娩前准备、临产信号出现的知识以便于分娩前做充分准备

操作步骤	知识要求	态度要求
1. 向孕妇及家属普及分娩前准备、临产先兆出现的知识。 2. 分娩前对孕妇进行心理指导，减轻孕妇面临分娩的紧张焦虑心理。 3. 通过病史、体格检查、辅助检查，筛查影响妊娠的一些危险因素，筛查出高危孕妇并进行相应的管理。 4. 事先确定好分娩的医院，以及去医院的路线和方式，准备好交通工具，高危孕妇应选择有资质的医疗保健机构。 5. 准备好物品，临产后带好物品及时去医院。 6. 讲解临产、先兆临产的知识。 7. 告知孕妇临产出现后正确处理方法。 8. 记录此次指导过程，对孕妇咨询的问题，给予正确的回答。 9. 交待孕妇注意事项及下次检查时间。	1. 孕妇的心理卫生指导：可缓解分娩的紧张焦虑情绪。孕妇由于一些信息的影响，害怕和恐惧分娩，怕痛、怕出血、怕难产等。首先让孕妇了解分娩是一个自然的生理过程，做好分娩前的充分准备，这样有助于减轻孕妇的焦虑心理；其次家人要给予孕妇支持、鼓励和信心；最后医护人员利用支持、鼓励、解释等方式改变孕妇的认知，建立良好的医患关系，可以预防或减轻不良情绪的发生。 2. 先兆临产的症状 2.1 假临产：孕妇在分娩发动前常出现假临产。假临产的特点：宫缩持续时间短（小于30秒）且不恒定，间歇时间长且不规律，宫缩强度不增加；宫缩时宫颈管不缩短，宫口不扩张；常在夜间出现，清晨消失；给予强镇静药物能抑制宫缩。 2.2 胎儿下降感：即轻松感，多数孕妇自觉上腹部较前舒服，进食量较前增多，呼吸较前轻快，系胎先露部进入骨盆，使宫底位置下降而致。 2.3 见红：是指大多数孕妇在临产前24~48小时，因宫颈内口附近胎膜与该处的子宫壁剥离，毛细血管破裂有少量出血并与宫颈管内黏液相混，经阴道排出。是分娩即将开始比较可靠的征象。 3. 临产开始的征象：为规律且逐渐增强的子宫收缩，持续约30秒，间隔5~6分钟，同时伴随进行性宫颈管消失、宫口扩张和胎先露部下降。	1. 讲解时态度要和蔼可亲，语言要温和。 2. 讲解要条理清晰，通俗易懂，易于理解记忆。 3. 做好高危孕妇的筛查，建议到有资质的医疗保健机构分娩。 4. 重视心理卫生的指导。

重要提示	所需物品
若阴道出血量较多，超过平时月经量，应排除妊娠晚期出血，如前置胎盘、胎盘早剥。	产前随访记录表。

13.3.6 进行母乳喂养、新生儿护理指导以便于顺利进入哺乳期

操作步骤	知识要求	态度要求
1. 向孕妇及家属说明母乳喂养的重要性及指导孕妇如何进行新生儿护理。 2. 准备一个婴儿模型、奶嘴等，要求丈夫和孕妇同时参加。 3. 演示母乳喂养时母亲和婴儿的正确体位。 4. 演示正确的含接姿势。 5. 告知孕妇记录新生儿出生情况、生长发育监测，进行预防接种、新生儿听力筛查及两病筛查知识的普及。 6. 讲解新生儿常见的疾病症状和体征，使孕妇能及时发现。 7. 记录此次指导过程。	1. 母乳喂养的重要性：母乳含有婴儿生长发育需要的水分、蛋白质、脂肪、碳水化合物、矿物质、维生素及酶等。母乳中乳清蛋白含量高，是婴儿生长发育最适合的蛋白，易于消化；所含糖分都是乳糖，也易为婴儿吸收；母乳中脂肪多为中性液脂，也易于消化；母乳还含有抗体，能增强婴儿对疾病的抵抗力和免疫力，有助于亲子关系和婴儿发育，有助于推迟母亲再次妊娠，保护母亲健康。 2. 正确的母乳喂养姿势：原则是产妇早接触、早吸吮、早开奶。哺乳前要对乳房热敷及按摩，母亲以舒服放松的体位躺着或坐着均可；婴儿头和颈得到支持，使头、颈、身体呈一条直线，婴儿身体贴近母亲，面向母亲的乳房，并使鼻子对着乳头，让母亲用乳头接触婴儿的嘴唇，等待婴儿嘴张大，使婴儿迅速靠近乳头，并使婴儿的下唇低于乳头，含住乳头及大部分乳晕，上唇上面有更多的乳晕，下唇向外翻，婴儿下颌贴近乳房，应尽量让新生儿吸吮达到满足为止，持续15~20分钟。 3. 新生儿护理方面的知识：记录新生儿的出生情况，是否顺产等；出生后乙肝、卡介苗的接种；记录新生儿出生体重、身长以及生后吃奶、睡眠、大小便的情况，要观察皮肤颜色，注意新生儿黄疸，观察脐部预防新生儿脐炎等疾病；进行新生儿听力筛查、新生儿两病（甲状腺功能低下、苯丙酮尿症）筛查。	1. 讲解通俗易懂，态度要和蔼可亲，语言要温和。 2. 对于孕妇做得好的方面给予支持和鼓励，不好的方面手把手给予正确指导。 3. 新生儿黄疸是新生儿期常见疾病。生理性黄疸不需特殊处理，临床观察即可。而高胆红素血症可引起胆红素脑病，严重影响新生儿健康，甚至可能导致新生儿死亡。一定和家长将其重要性讲清楚。

重要提示	所需物品
新生儿溶血与孕妇的血型有关，一旦发生应及时转上级医疗保健机构就诊。	产前随访记录表。

13.3.7 对高危孕妇进行重点筛查和监护以便于及时转诊确保母儿安全

操作步骤	知识要求	态度要求
1. 通过病史了解、体格检查、辅助检查，筛查出影响妊娠的一些危险因素，重点是筛查妊娠合并症、妊娠并发症，确定是否高危孕妇，若是，纳入高危孕妇的管理。 2. 向高危孕妇及其家属交待病情，告知风险及需要重点监护，取得孕妇的理解及配合。 3. 给予高危孕妇重点监护，增加产检次数。 4. 定时查看监护结果，并做相关记录，以便及时发现病情变化。 5. 若孕妇病情发生变化需要转诊，告知高危孕妇及家属取得同意。 6. 签知情同意书，并告知孕妇及家属转诊过程中的风险，及时转诊。 7. 对于情绪紧张的孕妇，给予安抚，必要时应用药物控制烦躁紧张的情绪。 8. 转县级医疗保健机构进一步检查和治疗，并对高危孕妇进行动态管理。 9. 发现危重孕产妇及时转县级“孕产妇急救中心”或指定的省、地市级孕产妇急救机构。 10. 填写高危转诊记录单（附件 37）。	1. 识别高危孕产妇：高危孕产妇是指凡妊娠期因某种因素可能危害孕妇、胎儿与新生儿或导致难产者，包括妊娠早期不良孕产史如流产、早产、死胎、死产史；生殖道手术史；婴幼儿智力低下史；有慢性高血压、心脏病、肝肾疾病、血液病和精神神经疾病等内科合并症，妊娠期高血压疾病、妊娠期糖尿病、胎儿生长受限、胎盘和羊水异常者。 2. 对高危妊娠进行监护管理方法 2.1 对高危孕妇进行登记造册、专案管理，并在孕产妇保健手册上作特殊标记，实行定期随访。 2.2 随访举例：妊娠合并心脏病的孕妇，需要加强产前检查，根据心脏病的类型和心功能情况及合并症酌情增加产前检查次数；轻度子痫前期可在门诊治疗，加强孕期保健，酌情增加检查的次数，主要是监测神经系统、消化系统的一些症状，关注血压、尿蛋白、肝功能、肾功能、血小板的变化，及时诊断重度子痫前期；重度子痫前期要及时住院治疗，综合评估重要脏器是否受累，受累程度；前置胎盘期待治疗的医疗机构应备血源，有紧急手术的条件。对于没有血源的机构，应该及时将孕妇转移到有条件输血的地方。 2.3 要提高高危妊娠的监护手段，加强对孕妇生命体征的监测及胎儿监护。开设高危孕妇门诊，确定合理治疗方案，选择对母儿有利的分娩方式，决定适时分娩，确保母儿平安。 2.4 高危孕妇注意产后访视。	1. 向孕妇及家属沟通时，态度要和蔼可亲，语言要温和，得到家属和孕妇的信任。 2. 详细耐心地解释母儿的情况，引起孕妇足够的重视，告知处理意见，防止引起恐慌。 3. 对高危孕妇要按时进行产前检查，酌情增加产检次数，让孕妇主动来产检，观察病情变化。 4. 凡高危孕妇均应住院分娩。如高危孕妇病情危重，应及时转诊。 5. 告知孕妇出现异常情况随时就诊。

重要提示	所需物品
1. 重症监护的高危孕妇应及时转诊。 2. 转诊过程中应监测病情，准备好抢救物品。	产前随访记录表。

13.4 产褥期健康管理

【服务标准】

按照第八版《妇产科学》、《孕产期保健工作管理办法》、《孕产期保健工作规范》、《孕前和孕期保健指南（第1版）》及《国家基本公共卫生服务规范（2011版）》孕产妇健康管理服务规范要求，由当地乡镇卫生院、社区卫生服务中心对辖区内产妇进行观察、询问和检查，了解产妇的恢复情况，进行心理卫生、产后营养、适当运动、母乳喂养指导，对产褥异常者及时诊治，必要时转诊。

【服务流程】

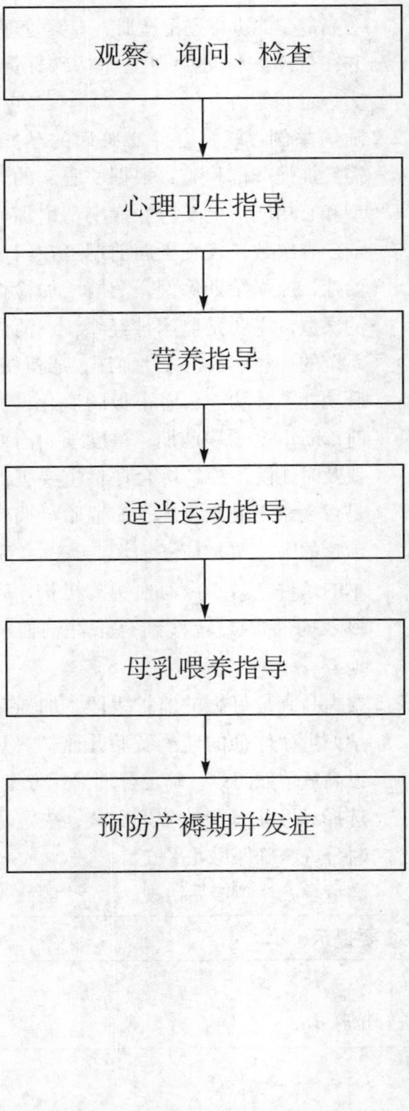

13.4.1 观察、询问和检查以了解产妇的恢复情况

【服务标准】

按照第八版《妇产科学》及《国家基本公共卫生服务规范（2011 版）》孕产妇健康管理服务规范要求，由当地乡镇卫生院、社区卫生服务中心的保健人员对辖区内出院后 3~7 日、产后 14 日及产后 28 日产妇的休息、饮食及大小便等一般情况进行询问，监测血压、体温、脉搏及呼吸等生命体征，查看产妇的腹部切口或会阴部切口情况，观察产妇子宫收缩及恶露情况，检查产妇乳房及指导乳房护理。

【服务流程】

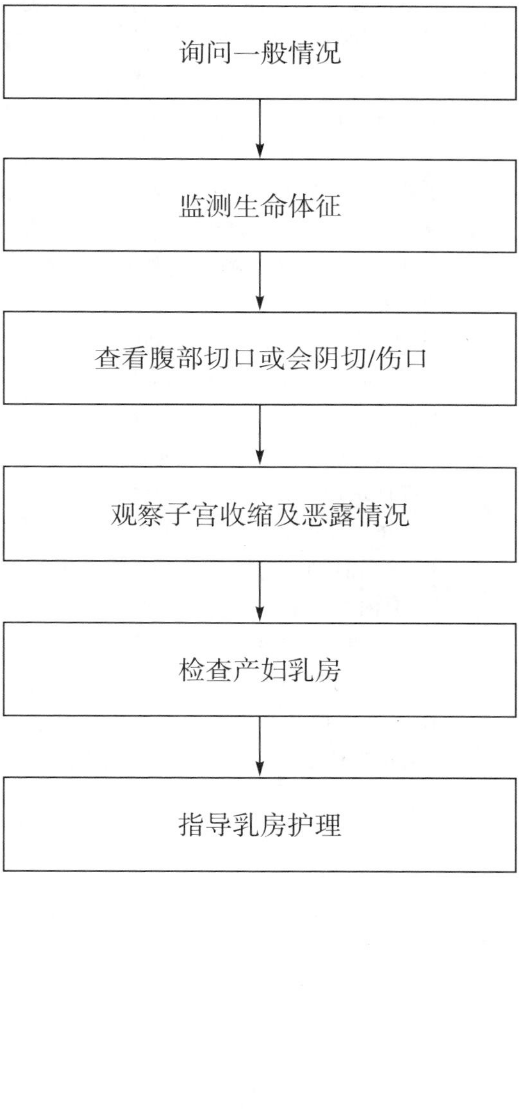

【操作说明】

13.4.1.1 询问产妇休息、饮食及大小便等情况以了解产后恢复情况

操作步骤	知识要求	态度要求
1. 观察孕妇的居住环境是否安静；光线是否充足；温度是否适宜；被褥是否干净。 2. 观察孕妇精神状态。 3. 询问孕妇休息、睡眠、是否进食，进食量，是否已排尿及是否排便、排气等，如为自然分娩，告知产妇尽快自行排尿。 4. 如果一般情况不好，应帮助查找原因，特别要注意心理因素，如发生产后抑郁，及时进行心理指导。 5. 对于产妇的疑虑给予解答。 6. 将询问结果记录在“产后访视记录表”中（附件39），交待注意事项。	1. 产褥期消化系统和泌尿系统生理变化：妊娠期胃肠蠕动及肌张力均减弱，胃液中盐酸分泌量减少，产后1~2周逐渐恢复。产后1~2天产妇常感口渴，喜进流食或半流食，产褥期活动减少，肠蠕动减弱，加之腹肌及盆底肌松弛，容易便秘。妊娠期体内潴留的水分主要经肾排出，产后1周尿量增多。产后24小时内，膀胱肌张力降低，对膀胱内压的敏感性下降，加之外阴切口疼痛、不习惯卧床排尿，增加尿潴留的发生。 2. 指导产后一般情况：询问一般情况可以对产妇健康状况进行初步评估，包括饮食、睡眠、大小便、精神状态等，饮食健康合理、睡眠充足有助于产妇体能的恢复，精神状态一定要保持良好，预防产后抑郁，产后1~2小时让产妇进流食或清淡半流食，多进食蛋白质、热量丰富的食物，并适当补充维生素和铁剂，推荐补充铁剂3个月。鼓励产妇4小时内尽早排尿、鼓励产妇坐起排尿和心理指导，若排尿困难，用热水冲洗外阴，诱导排尿。鼓励多吃蔬菜，早日下床活动防止便秘。	1. 询问时要态度和蔼可亲，语言温和。 2. 认真、详细、真实地记录产妇一般情况，要字迹清楚，记录完整，不缺项漏项。 3. 对于产后一般情况较好的产妇给予支持和鼓励，对于一般情况较差的产妇应帮助其寻找具体原因，并给予行之有效的关怀及帮助。 4. 对于家庭环境或卫生条件差的产妇，不要指责或埋怨，也不要置之不理，要耐心询问，给予各方面指导和帮助。 5. 产妇情绪不好，抱怨，提出一些不合理的要求时，要给以安抚情绪，并给以疏导。

重要提示	所需物品
排尿困难使用各种方法无效时应予导尿，留置导尿管1~2日，并给予广谱抗生素预防感染！	产后访视记录表。

13.4.1.2 监测产妇血压、体温、脉搏及呼吸以了解产妇生命体征

操作步骤	知识要求	态度要求
1. 告知产妇进行生命体征监测的目的，取得产妇的配合。 2. 准备所需物品。 3. 检查血压、脉搏、体温、呼吸等生命体征。正常血压不应>130/90mmHg，若孕期为子痫前期，产后血压高而不降，注意产后子痫的发生，考虑是否为妊娠合并慢性高血压。 4. 协助产妇完成检查。 5. 在相应表格中记录检查结果。 6. 对于异常的结果做出正确的解释。 7. 交待孕妇注意事项。	1. 生命体征是用来判断患者的病情轻重和危急程度的指征。 2. 鉴别妊娠高血压的类型：血压高的产妇，产后必须监测血压，可以观察血压控制情况及鉴别高血压类型。重度子痫前期患者产后继续使用硫酸镁 24~48 小时，预防产后子痫，产后 3~6 天是产褥期血压高峰期，高血压和蛋白尿仍反复出现或加剧，应每日监测血压和尿蛋白，如血压≥160/110mmHg，应降压治疗。妊娠期高血压是妊娠期出现收缩压≥140mmHg 和（或）舒张压≥90mmHg，产后 12 周内恢复正常；妊娠合并慢性高血压是妊娠 20 周前收缩压≥140mmHg 和（或）舒张压≥90mmHg，妊娠期无明显加重，妊娠 20 周后首次诊断高血压持续到产后 12 周以后。正常血压不应>130/90mmHg。 3. 能说出产妇居住附近具备检查条件的医疗保健机构。 4. 能够正确操作血压、脉搏、体温、呼吸生命体征检查方法。	1. 检查环境安静舒适，光线充足，温度适中，冬天要注意孕妇保暖。 2. 血压、体温、脉搏、呼吸是生命体征，应逐项检查，认真记录检查结果。 3. 检查时力度适中，操作规范。 4. 对于贫困家庭、残疾人，或文化水平低、理解能力差的产妇，要进行充分的交流和沟通，并将生命体征情况耐心地向产妇和家人进行解释。

重要提示	所需物品
分娩后 2 小时内要严密观察产妇的生命体征，防止严重并发症的发生。	血压计、体重秤、听诊器、体温计、产后访视记录表。

13.4.1.3 查看产妇的腹部切口或会阴部切/伤口以了解切口恢复情况

操作步骤	知识要求	态度要求
1. 向产妇及家属说明检查目的，取得产妇同意及配合。 2. 准备手套、换药包、消毒棉球等物品。 3. 协助产妇上检查床，并暴露切口。 4. 检查产妇腹部切口，了解是否红肿，有无异常渗出物，有无硬结等。 5. 查看会阴部切口有无红肿、硬结、分泌物等，有无逐渐加重的肿块，以及肿块颜色，有无触痛，有无肛门坠胀感。 6. 记录检查结果。 7. 告知拆线时间，对产妇的疑问做出详细的回答。 8. 交待产妇注意事项。	1. 手术切口分类：清洁切口用“Ⅰ”代表，指缝合的无菌切口，如甲状腺部分切除术；可能污染切口用“Ⅱ”代表，指术时可能带有污染的缝合切口，如胃大部分切除术。皮肤不易彻底灭菌部位，6 小时内的伤口经清创缝合，新缝合的切口又再度切开者，都属此类；污染切口，用“Ⅲ”代表，指邻近感染区或组织直接暴露于感染物的切口，如阑尾穿孔的切除术。 2. 手术切口愈合分 3 级：甲级愈合用“甲”字代表，指愈合优良，无不良反应的初期愈合；乙级愈合用“乙”字代表，指愈合欠佳，愈合处有炎症反应，如红、肿、硬结、血肿、积液，但未化脓；丙级愈合用“丙”字代表，指切口化脓需切开引流。 3. 记录：如甲状腺部分切除术后愈合优良，则记以“Ⅰ/甲”，胃大部分切除术后切口发生血肿，则记以“Ⅱ/乙”，余类推。 4. 腹部切口和会阴部切口的护理：按时给腹部切口换药，监测体温；早期硬结给予理疗，已化脓者，应拆除缝线进行彻底清创引流，按时换药；鼓励患者进食，增强体质。若为会阴部切口，应保持会阴部卫生，每日清洗 2 次，及时更换会阴纸垫，防止恶露等感染切口或伤口；鼓励早期下床，促进恶露排除和切口愈合；每日检查切口，监测体温；及早发现会阴部血肿。	1. 检查环境安静舒适，光线充足，温度适中。 2. 检查时动作要轻柔，不要给产妇造成不适。 3. 边检查边询问产妇是否不适。 4. 对于会阴部卫生好的产妇或早期下床活动的产妇给予支持和鼓励，做得不好的产妇耐心指导，鼓励其早期下床，促进切口愈合。 5. 对于贫困家庭、残疾人，文化水平低、卫生条件差的产妇，要注意有无贫血等影响切口愈合的因素。 6. 如果为男检查人员，要有女同事在场。

重要提示	所需物品
有低蛋白血症、贫血或糖尿病的产妇，应酌情延期拆线。	换药包或拆线包、敷料、产后访视记录表。

13.4.1.4 观察产妇子宫复旧及恶露情况以预防产褥期并发症

操作步骤	知识要求	态度要求
1. 向产妇及家属说明观察子宫收缩及恶露情况的目的，取得产妇同意及配合。 2. 准备所需物品。 3. 协助产妇上检查床。 4. 腹部触诊产妇子宫位置，了解子宫复旧是否良好，局部有无压痛。 5. 询问及观察恶露情况，了解恶露的量、颜色及气味，若有异常恶露，应监测体温，查看会阴部切口有无红肿等，警惕产褥感染的发生。 6. 对于高危产妇及难产产妇，由于其子宫复旧比自然分娩者慢，应严密观察产妇子宫底的高度、硬度，恶露的量、颜色以及有无臭味，子宫底或宫旁有无压痛，以及时发现生殖道感染。 7. 记录检查结果。 8. 对产妇的询问给予正确解答。 9. 交待孕妇注意事项。	1. 产褥期子宫变化：胎盘娩出后子宫收缩到约 17cm×12cm×8cm 大小，分娩结束时重量约 1000g，产后 1 周时降为 500g，产后 2 周时降为 300g，产后 6 周一般恢复至产前大小，产后 1 天略上升至脐平，以后每天下降 1～2cm，产后 10 天降至盆腔内。 2. 恶露的定义：恶露是产后随着子宫收缩，血液、坏死蜕膜等组织经阴道排出。 3. 恶露的分类：恶露因其颜色、组成及时间不同而分类。血性恶露：因含大量的血液，色鲜红，量多，有时有小血块，镜下见大量的红细胞、坏死蜕膜及少量胎膜，持续 3～4 天，出血减少，浆液增加，转变为浆液恶露；浆液恶露：因含浆液多，色淡红。镜下见较多坏死蜕膜组织、宫腔渗出液、宫颈黏液，少量红细胞及白细胞，且有细菌，持续 10 天左右，逐渐减少，白细胞增多，变为白色恶露；白色恶露：因含大量的白细胞，色泽较白，质黏稠，镜下见大量白细胞，坏死蜕膜组织、表皮细胞及细菌等，持续 3 周干净。 4. 产褥期并发症包括产褥感染和晚期产后出血。产褥感染临床表现为发热、疼痛和异常的恶露，因此，当发现有异常恶露时要警惕产褥感染的发生；分娩 24 小时后，在产褥期发生的子宫大量出血，称为晚期产后出血，子宫复旧不佳，扪及子宫增大、变软等体征时要注意晚期产后出血的发生。	1. 检查环境安静舒适，光线充足，温度适中。 2. 产后检查时要不怕脏不怕累，让产妇感受到医务人员的真挚感情。尤其对家庭经济条件差或居住环境不良的产妇，不能有嫌弃或讥讽的表现，需耐心的给予帮助和指导。 3. 检查时要细心、耐心、热心，认真观察产妇的临床表现，并进行卫生宣教。 4. 如果为男检查人员，要有女同事在场。 5. 若孕妇情绪不好，提出一些不合理的要求，要安抚情绪后再行检查。 6. 注意保护产妇个人隐私。

重要提示	所需物品
1. 子宫复旧不佳注意阴道出血量和有无贫血、休克！ 2. 有异常恶露时仔细询问病史及检查腹部、会阴，确定感染部位和严重程度！	产后访视记录表。

13.4.1.5 检查产妇乳房及指导乳房护理以防发生乳腺炎

操作步骤	知识要求	态度要求
1. 向产妇及家属说明检查乳房及指导乳房护理的目的，取得产妇同意及配合。 2. 准备所需物品。 3. 检查乳房情况：乳房的充盈程度，乳量多少；局部有无红肿、硬结，乳头有无皲裂。 4. 查看孕妇佩戴的乳罩是否为棉质，大小是否合适。 5. 指导产妇乳房护理方法：每次哺乳前后，均用温水毛巾擦洗乳房及乳头，并帮助其正确哺乳方法，哺乳完毕后，应挤出一滴乳汁涂抹于乳头。 6. 记录检查结果和指导内容。 7. 产妇进行咨询时，给予解答。 8. 交待产妇注意事项。	1. 乳房护理的目的：母乳喂养是喂养婴儿的最佳方式，为确保乳汁分泌通畅，乳房护理尤为重要，乳房的清洁及乳汁的排出可预防乳腺炎的发生。清洁乳房和乳头；使乳头强韧，预防产后哺乳造成乳头裂伤；矫正凹陷的乳头；适当按摩乳房有利于产后乳汁产生并使输乳管、输乳窦开放，有助于减少产后乳汁充盈。 2. 乳房护理方法：将双手洗净，用肥皂在乳头外以环形法擦洗至乳房基底部（锁骨处），再分别清洗左、右侧的乳房。乳头应避免用肥皂清洗，以免洗去外层的保护性油脂，同时注意清洗痂皮。清洗后可以用手托住乳房，自锁骨下乳房基底部以中指和示指向乳头方向按摩，以拇指和食指揉捏乳头以增加乳头韧性。 3. 鉴定乳头过短的方法：将乳头夹于拇指和示指间，若超过指头之宽度则为凸出，不见乳头则须进行矫正。 4. 矫正平坦或凹陷乳头方法：将左、右两手的示指置于乳头两侧水平对称位置（如时钟 3 点及 9 点的位置），以盖印指纹的方式轻柔地将乳头往外推，依顺时钟方向做完整个乳头一圈；或以一拇指和示指捏住乳头轻轻转动并向外拉，另一手撑开乳晕；也可戴乳头护套使凹陷的乳头突出。擦干乳房后可将乳房暴露于空气中约 30 分钟，以避免产后乳头皲裂。	1. 检查环境安静舒适，光线充足，温度适中。 2. 检查时手法轻柔，并作相关记录。 3. 进行指导时态度要和蔼可亲，语言要温和。 4. 对于能经常清洗乳房的产妇给予支持和鼓励，做得不好的产妇也不应责怪，要耐心指导。 5. 对于贫困家庭、残疾人，文化水平低、卫生条件差、理解能力差的产妇，要更加耐心进行指导。 6. 如果为男检查人员，要有女同事在场。 7. 初产妇进行乳房检查时，易羞怯，应做好沟通，取得产妇的信任和配合。 8. 认真检查乳房，有异常情况给予相应处理或转诊。

重要提示	所需物品
1. 产妇因病不能哺乳时尽早退奶。 2. 发生乳腺炎时及时去医院就诊，遵医嘱是否继续哺乳。	产后访视记录表。

13.4.2 了解产妇心理状况以防产褥期抑郁症的发生

操作步骤	知识要求	态度要求
1. 向产妇及家属说明心理卫生指导的目的，取得孕妇同意及配合。 2. 观察产妇的精神状态。 3. 询问产妇家属，是否有异常表现，有无情感淡漠，不愿见人等表现，是否经常伤心、流泪等。 4. 与产妇进行交流，观察有无焦虑、担心；询问饮食、睡眠情况；询问与丈夫和家人的关系，是否对生活缺乏自信等。 5. 进行心理指导。 6. 严重的产褥期抑郁症产妇转至专业机构进行治疗。 7. 将指导结果及处理情况记录到“产后访视记录表”中。 8. 交待产妇注意事项。	1. 产褥期抑郁症的诊断标准：美国精神学会（1994）在《精神疾病的诊断与统计手册》一书中，制定了诊断标准。在产后 4 周内发病，具备下列症状的 5 条或 5 条以上，且持续 2 周以上可以诊断产褥期抑郁症。症状为： 1.1 产妇出现忧郁情绪。 1.2 几乎对所有事物失去兴趣。 1.3 食欲改变（或大增或大减）。 1.4 睡眠不足或严重失眠。 1.5 精神焦虑不安或呆滞。 1.6 疲劳或虚弱。 1.7 不恰当的自责或自卑感，缺乏自信心。 1.8 思想不集中，综合能力差。 1.9 有反复自杀企图。 2. 产褥期抑郁症发病因素 2.1 患有内科合并症或产科合并症的孕产妇，如甲状腺功能减退、糖尿病、子痫前期等。 2.2 产前诊断有异常，或有不良的妊娠分娩史，担心胎儿的安危，出现焦虑和压抑情绪。 2.3 高龄产妇和小年龄产妇易发生。 2.4 过去有过抑郁型精神病者产后复发机会增高，也有在妊娠中期发生的。 3. 产褥期抑郁症的预防 3.1 对妊娠不同时期的特殊心理状态进行安慰及劝导。 3.2 鼓励孕妇到孕妇学校上宣传课，增进对分娩知识的了解，消除对分娩的恐惧，加强孕妇间的交流。 3.3 孕期注意精神健康状态，仔细询问病史。 3.4 对有合并症的孕妇，应掌握妊娠指征，帮助树立信心。 3.5 掌握药物应用指征，不滥用成瘾药物。 4. 产褥期抑郁症的治疗：采用心理治疗，消除致病的心理因素，为产妇提供更多的关心和情感支持，指导产妇调节情绪和正常生活，调整好家庭关系，指导养成良好的睡眠习惯；中重度抑郁者及心理治疗无效者选用不通过乳汁排泄的药物治疗。	1. 重视心理指导，交流时态度要和蔼可亲，语言要温和，耐心，鼓励产妇诉说自己的焦虑和恐惧，告知她们产褥期是个正常的生理过程。 2. 对产妇在产褥期的饮食、生活起居、用药等给予指导，使产妇以一种平和的心态面对自己各个方面的变化。 3. 告诉产妇要以乐观的心态接受自己的变化，积极的管理自己的生活，预防产后抑郁症的发生。 4. 产妇情绪不好，提出一些不合理的要求时，要安抚情绪后进行指导，若情绪依然无法控制，建议就诊心理科。

重要提示	所需物品
药物治疗产褥期抑郁症时应在专科医师指导下用药为宜。	产后访视记录表。

13.4.3 进行产后营养指导以避免营养不均衡

操作步骤	知识要求	态度要求
1. 询问产妇饮食情况，体重增加或减少情况。 2. 向产妇及家属说明营养指导的目的，取得产妇同意及配合。 3. 对产妇进行合理全面的营养指导。食物应富含营养、足够热量及水分。哺乳产妇更宜多进高蛋白和汤类食物，并适当补充维生素、钙剂和铁剂，不应偏食、挑食。 4. 对产妇咨询的问题给予正确的指导。 5. 记录指导内容。 6. 交待产妇注意事项。	1. 产褥期产妇正确的营养指导：高热能（比平时高 800kcal/d）、高蛋白（比平时高 15g/d）、低脂肪、低糖，注意增加奶类，多喝汤水，食物多样，少食多餐，注意粗细粮搭配，重视蔬菜水果摄入。 2. 产妇在饮食上不应吃得太精细，太精细易造成营养丢失，导致产妇便秘。因此要粗细粮结合吃，多吃一些富含纤维的食物。 3. 蔬菜的作用：蔬菜中的纤维可以促进肠道蠕动，防止便秘。 4. 分娩后数小时内产妇最好不要吃过多鸡蛋，因为在分娩过程中产妇体力消耗较大，出汗多，体液不足，消化能力也会下降，若分娩后立即吃过多的鸡蛋增加胃肠负担。	1. 营养指导时，态度要和蔼可亲，语言要温和。 2. 讲解要通俗易懂，生动形象，并告诉产妇及家属合理饮食的重要性。 3. 对于贫困家庭、残障人，文化水平低、卫生条件差、理解能力差的产妇，不要用刻薄或讥讽的语言批评产妇，告知产妇要加强营养。 4. 对于因害怕产后肥胖而控制饮食的产妇，要告知产妇只要合理饮食，不仅不会影响自己的身材，还会促进产后身体的恢复和产生充足的奶量。 5. 产妇情绪不好，提出一些不合理的要求时，要安抚情绪后进行指导。

重要提示	所需物品
营养素的摄入要合理，避免不科学“坐月子”。	产后访视记录表。

13.4.4 指导产妇适当运动以促进产后恢复

操作步骤	知识要求	态度要求
1. 询问产妇日常运动情况。 2. 向产妇及家属说明产褥期适当运动的重要性，取得产妇同意及配合。 3. 对产妇进行合理的运动指导 3.1 脚踩踏板运动：踝部用力，将两脚向上弯，再向下弯，经常锻炼下肢肌肉，以促进静脉回流，预防下肢或盆腔静脉血栓。 3.2 盆底肌肉运动：仰卧，两膝弯曲，双脚平放，用力收缩肌肉，持续片刻后放松，重复10次。 3.3 腹部肌肉运动：呼气时收缩腹部肌肉，持续数秒后放松。 3.4 向后弯体运动：坐直，两腿弯曲并稍分开，两臂在胸前合拢。呼气时，骨盆稍向前倾斜，逐渐将身体向后弯，尽量保持此姿势，并进行正常呼吸。 3.5 侧向转体运动：仰卧，两臂平置于身体两侧，手掌向大腿外侧靠拢。头部稍抬起，身体向左侧偏转，左手向小腿方向滑动。再仰卧，休息片刻，然后向右侧转体以锻炼腹肌及腰肌。 3.6 向前弯曲运动：仰卧，两膝弯曲，两脚稍分开，两手放在大腿上。呼气时，抬起头部及两肩，身体向前弯，使两手触及双膝。然后吸气，放松以锻炼腹肌。 4. 对产妇进行咨询的给予正确的指导。 5. 将指导内容记录，交待产妇注意事项及下次检查时间。	1. 产妇适当运动的好处：有利于恢复体力及排尿及排便；避免或减少静脉血栓的发生，使盆底及腹肌张力恢复；控制产褥期体重，防止体重增加过多过快；调整产妇情绪，增加孕妇血液中的含氧量，增强抵抗力。 2. 产妇产后尽早运动，经阴道自然分娩的产妇，产后6~12小时即可起床轻微活动，产后第2日可在室内走动，按时做产后健身操。 3. 行会阴切开的产妇或剖宫产的产妇，可适当推迟活动时间。	1. 根据产妇身体状况进行适当的运动指导，态度要和蔼可亲，语言要通俗易懂。 2. 对于懒动或不喜欢运动的产妇，不要板起面孔，甚至训斥产妇的懒惰或不配合，应面带微笑，耐心、委婉地解释适当运动的好处。 3. 对于残障人、文化水平低或理解能力差的产妇，可以将产后运动的宣传图片发放给产妇，或直接进行示范，使其能直观理解、掌握运动方法。 4. 运动前打开窗户，保持室内空气畅通，穿宽松衣服，排空膀胱。 5. 运动要循序渐进，避免过度劳累。 6. 运动易出汗，要及时补充水分。 7. 避免饭前饭后1小时内做运动。 8. 给产妇具体示范运动方法。

重要提示	所需物品
1. 锻炼一定要根据自身情况选择适当的方式。 2. 妊娠合并严重的内科疾病或血压高时不建议做幅度大的运动。 3. 运动过程中，有任何不适立即停止。	产后访视记录表。

13.4.5 母乳喂养指导

【服务标准】

按照第八版《妇产科学》及《国家基本公共卫生服务规范（2011 版）》孕产妇健康管理服务规范要求，由当地乡镇卫生院、社区卫生服务中心帮辖区内产妇树立信心坚持母乳喂养，指导产妇正确的喂奶姿势，按需哺乳，教会产妇如何哺乳。

【服务流程】

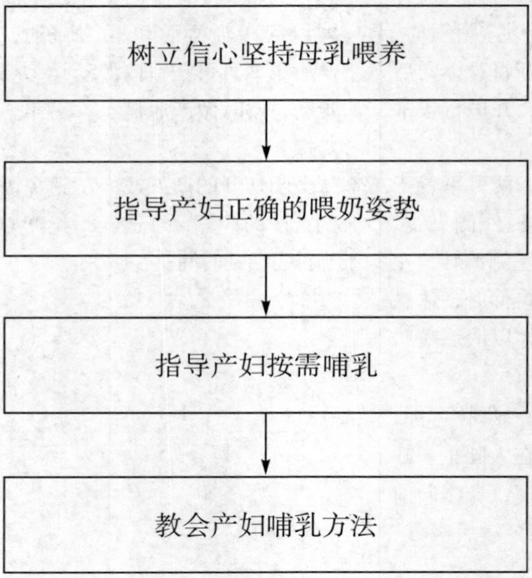

【操作说明】

13.4.5.1　宣传母乳喂养的好处以便于产妇选择母乳喂养

操作步骤	知识要求	态度要求
1. 宣传母乳喂养的好处及重要性。鼓励母亲在6个月内进行纯母乳喂养，6个月后继续母乳喂养的同时添加辅食。 2. 对产妇进行心理指导，使其树立能够母乳喂养的信心。 3. 如果母乳不足，教会母亲刺激射乳反射的有效方法，如抱着婴儿，尽可能进行皮肤接触；喝一些热的有安神作用的饮料；热敷乳房；轻柔按摩或拍打乳房；或者请其他家属帮助按揉母亲后背，以刺激乳房反射。 4. 对咨询的产妇应给予正确的指导。 5. 将指导内容记录，交待产妇注意事项及下次检查时间。	1. 纯母乳喂养的定义：指只给婴儿喂母乳，而不给其他任何的液体和固体食物，甚至不给水。可以给予维生素或矿物质补充剂和药物滴剂或糖浆。 2. 母乳所含成分：含有婴儿生长发育需要的各种成分，包括水分、蛋白质、脂肪、碳水化合物、矿物质、维生素及酶等。 3. 母乳喂养的好处 3.1 母乳中含有必需脂肪酸，是婴儿脑、眼及健康的血管所必需的。 3.2 母乳中所含蛋白质一半以上是乳清蛋白，是婴儿生长发育最适合的蛋白，易于消化，能增强婴儿对疾病的抵抗力和免疫力。 3.3 所含糖分都是乳糖，能完全溶化于乳汁中，易为婴儿吸收，母乳中脂肪以中性液脂居多，也易于消化。 3.4 有助于亲子关系。 3.5 有助于推迟母亲再次妊娠。 4. 母乳喂养原则：推荐母乳喂养，按需哺乳，母婴同室，做到早接触、早吸吮、早哺乳。	1. 对产妇进行母乳喂养指导时，态度要和蔼可亲，语言要温和、通俗易懂。 2. 有的母亲担心乳房小而不能产生足够乳汁，可以告诉母亲不用担心，大乳房和小乳房包含同样数量的乳腺组织，所以它们能够产生足够量的乳汁，鼓励其坚持母乳喂养。 3. 告诉家属要支持和鼓励产妇坚持母乳喂养，对于做得好的产妇要给予表扬。 4. 对于因担心影响自己的身材而拒绝母乳喂养的产妇，要更加有耐心地讲解母乳喂养的重要意义。 5. 产妇情绪不好，提出一些不合理的要求时，安抚情绪后进行指导。

重要提示	所需物品
坚持母乳喂养，产后半小时内开始哺乳，乳量虽少，通过新生儿吸吮动作刺激，乳量会逐渐增多。	产后访视记录表。

13.4.5.2 指导产妇正确的喂奶姿势以确保婴儿舒适吮吸母乳

操作步骤	知识要求	态度要求
1. 鼓励母乳喂养（正常足月新生儿生后半小时内即可母亲哺乳）。 2. 告知产妇及家属正确喂奶姿势的重要性，取得孕妇同意及配合。 3. 请母亲为新生儿哺乳，观察哺乳的整个过程。 4. 重点观察母亲和新生儿的体位是否正确，如不正确，告知并演示哺乳时正确的体位：哺乳时母亲以舒服放松的体位躺着或坐着；新生儿头和颈得到支持，头、颈、身体呈一条直线，身体贴近母亲，面向母亲的乳房，并使鼻子对着乳头。 5. 观察新生儿含接乳头姿势是否正确，如不正确，告知母亲正确的姿势：哺乳时让母亲用乳头接触婴儿的嘴唇，等待新生儿嘴张大时，使新生儿迅速靠近乳头，含住乳头及大部分乳晕，上唇上面有更多的乳晕，下唇向外翻，新生儿下颌贴近乳房，尽量让新生儿吸吮达到满足为止，15~20分钟。 6. 记录指导内容，交待注意事项。	1. 产妇喂奶姿势正确以确保婴儿舒适的吮吸母乳。 2. 正确的喂奶姿势：母亲可以任意选择坐位或卧位喂哺婴儿，但必须使自己轻松、舒服。抱婴儿时应注意使婴儿面向乳房，鼻子对着乳头；婴儿的腹部紧贴母亲，要抱住婴儿的肩背部，而不只是托着头或后脑勺，头和身体呈直线，颈部不要扭曲。母亲的手应是“C”字形支托乳房，手指不应呈剪刀状向胸壁方向压迫乳房，也不必在喂奶时用一手指放在婴儿鼻子旁。 3. 喂奶时注意事项：如果不注意喂奶姿势，或者是喂奶时注意力不集中，都有可能引起婴儿吸吮不适或引起乳头被咬破等。除了正确的姿势以外，乳母还应亲切地注视婴儿，吸吮时婴儿应将母亲整个乳头及部分乳晕都含在嘴里，乳头应在婴儿舌头的上部，这样婴儿就可以顺利吸吮大量的乳汁而不至于损伤母亲的乳头。	1. 运用咨询技巧全面询问喂养史，观察母乳喂奶过程并检查喂奶时的姿势和含接乳头是否正确，了解亲子关系。 2. 在发现母乳喂养问题时，不要一味地指责母亲，首先要表扬母亲在母乳喂养方面做得好的地方，使其对母乳喂养充满信心，减轻紧张焦虑情绪，然后找出问题出现的原因，并以朋友的方式，针对性的对母亲给予正确指导。 3. 演示正确的喂奶姿势，边演示边讲解。指导结束后，询问母亲对指导内容的理解程度，如果仍有疑问，要继续解释指导直至产妇做的正确。

重要提示	所需物品
哺乳前母亲应洗手并用温水清洁乳房及乳头。	产后访视记录表。

13.4.5.3 按需哺乳以满足婴儿需要

操作步骤	知识要求	态度要求
1. 告知产妇及家属按需哺乳的重要性，取得产妇配合。 2. 询问产妇哺乳频率、哺乳时间，根据什么进行哺乳，每次哺乳时新生儿的反应等。询问夜间哺乳次数。 3. 询问、观察新生儿皮肤弹性、有无脱水、大小便如何以了解新生儿是否能够得到足够的母乳，如果不够，帮助母亲查找原因。 4. 如乳汁不足，要鼓励产妇树立信心，指导正确的哺乳方法，夜间哺乳，调节饮食，喝营养丰富的肉汤。 5. 记录指导内容，交待注意事项。	1. 新生儿的哺乳遵循按需哺乳的原则。哺乳的时间与频率取决于新生儿的需要及乳母感到奶胀的情况。出生后 24 小时内每 1~3 小时喂一次，也可更多一些，出生 2~7 天是母亲泌乳过程，喂奶次数应频繁些。当婴儿睡眠时间较长或母亲感到奶胀时，应唤醒婴儿进行喂哺，间隔不要>3 小时，以后通常每 24 小时内喂 8~12 次。 2. 婴儿没有得到足够母乳的可靠指征：新生儿每月体重增长<500g；尿量少且浓，每日少于 6 次。 3. 导致婴儿没有得到足够母乳的常见原因 3.1 母乳喂养因素：开奶迟；固定喂奶次数；喂奶次数不够；夜间不喂奶；喂奶时间短；含接不良；用奶瓶或奶嘴喂奶；喂辅食；喂其他液体（水、饮料）。 3.2 母亲心理因素：信心不足，忧虑，紧张；不愿母乳喂养；婴儿拒绝母乳，疲劳。	1. 指导产妇进行母乳喂养时，态度要和蔼可亲，语言要温和。讲解要通俗易懂。 2. 在发现母乳喂养问题时，找出问题出现的原因，并以朋友的方式，针对性的对母亲给予正确指导。 3. 有些年轻夫妇，夜间睡眠较沉，疏忽或忘记哺乳；有些夫妇认为夜间孩子在睡眠，没有哭闹，没有必要哺乳，应将夜间哺乳和按需哺乳的重要性讲解给他（她）们，鼓励母亲夜间喂奶，增加喂奶次数。 4. 鼓励母亲要保持精神愉悦，情绪乐观，充分休息和睡眠。指导母亲摄入充足营养，多吃营养丰富的食物和汤类，促进乳汁分泌。

重要提示	所需物品
婴儿没有得到足够母乳的原因除了母体原因外，还要注意婴儿是否有疾病、畸形，如果有，尽快转往上级医疗保健机构。	产后访视记录表。

13.4.5.4 教会产妇如何哺乳以掌握正确的哺乳方法

操作步骤	知识要求	态度要求
1. 向产妇及家属说明正确哺乳方法的重要性，取得产妇同意及配合。 2. 询问产妇哺乳前是否洗手及清洗乳房和乳头。 3. 观察母乳喂养全过程，注意体位是否在舒服的位置，乳头及大部分乳晕是否在新生儿口中，乳房是否堵住新生儿鼻孔，哺乳后是否拍背。 4. 观察新生儿是否有溢奶、打嗝等。 5. 观察产妇佩戴乳罩大小是否合适。 6. 示范正确的哺乳方法。 7. 记录指导内容。	1. 描述及演示正确的哺乳方法 1.1 母亲可以任意选择坐位或卧位喂哺婴儿，但必须使自己轻松、舒适，抱婴儿时应注意使婴儿面向乳房，鼻子对着乳头，婴儿的腹部紧贴母亲，要抱住婴儿的肩背部，而不只是托着头或顶部，头和身体呈直线，颈部不要扭曲，母亲的手应是“C”字形支托乳房，手指不应呈剪刀状向胸壁方向压迫乳房，也不必在喂奶时用一手指放在婴儿鼻子旁。 1.2 将乳头和大部分乳晕放入新生儿口中，用手托住乳房，防止乳房堵住新生儿鼻孔。 1.3 让新生儿吸空一侧乳房后，再吸空另一侧乳房。 1.4 哺乳后，将新生儿抱起轻拍背部 1~2 分钟，以防吐奶。 2. 影响乳汁分泌的相关因素：催乳素可以促使泌乳细胞分泌乳汁，夜间哺乳，催乳素分泌较多；婴儿吸吮的次数越多，产生的催乳素越多，乳房产生的乳汁越多；母亲美好的感受，心情愉快等有助于射乳反射；而母亲焦虑、紧张、疼痛会抑制射乳反射，使乳汁不能流出。 3. 帮助母亲刺激射乳反射：请母亲脱去上衣，使乳房松弛下垂，医务人员或家属双手握拳，伸出拇指，用双拇指在母亲脊柱两侧从上向下点压、按摩、移动，再自颈部移到肩胛骨，持续按摩 2~3 分钟。 4. 哺乳后遇到的问题和解决方法 4.1 乳胀：哺乳前用湿热毛巾敷 3~5 分钟，按摩、抖动乳房，频繁哺乳，排空乳房。 4.2 退奶：因病不能哺乳，停止哺乳，不排空乳房，少食汤汁。 4.3 乳头皲裂：轻者可以哺乳，哺乳期湿敷 3~5 分钟，挤出少量乳汁，使乳晕变软，哺乳后挤少许乳汁涂在乳头和乳晕上，短暂暴露和干燥。	1. 对产妇进行母乳喂养指导时，态度要和蔼可亲，语言要温和。 2. 观察哺乳过程要仔细、认真，不能遗漏细节。 3. 对产妇要做好沟通和交流，得到产妇的同意方可观察哺乳过程。 4. 鼓励母亲夜间喂奶，增加喂奶次数；鼓励母亲要保持精神愉悦，情绪乐观，充分休息、睡眠；指导母亲摄入充足营养，多吃营养丰富的食物和汤类，采取科学的喂养方法。 5. 对于贫困家庭、残障人，文化水平低、卫生条件差、理解能力差的产妇，要更加有耐心进行指导。

重要提示	所需物品
1. 哺乳期以 12~24 个月为宜。 2. 乳汁确实不足时，应及时补充配方奶。	产后访视记录表。

13.4.6 监测产褥期产妇的变化以便于及时发现产褥期并发症

操作步骤	知识要求	态度要求
1. 告知产妇及家属安全度过产褥期的重要性，取得产妇的配合。 2. 观察产妇居住室内是否通风，是否处于高温、高湿状态。 3. 询问产妇恶露有无异味，剖宫产切口或会阴部切口有无疼痛，有无发热。 4. 询问阴道出血情况，出现的时间、颜色、量等，有无伴发寒战、低热等。 5. 询问产妇饮食、睡眠及大小便情况，观察精神状态。 6. 监测体温、血压，查看腹部切口和会阴部切口有无红肿及分泌物渗出，阴道出血量等。 7. 必要时查血常规、B 超等辅助检查了解有无感染和贫血。如有，转县级医疗保健机构进一步检查和治疗，并对高危产妇进行动态管理。 8. 对危重产妇应交待病情后及时转诊，及时转县级“孕产妇急救中心”或指定的省、地市级孕产妇急救机构。	产褥期并发症的相关知识： 1. 产褥感染：指分娩及产褥期生殖道受病原体侵袭，引起局部感染或全身感染；产褥病指产妇分娩结束 24 小时以后 10 天内，每天用口表测 4 次体温，每次间隔 4 小时，其中有 2 次体温达到或超过 38℃。产褥病常由产褥感染引起。营养不良、孕期贫血、胎膜早破等因素为诱因，表现为发热、疼痛和异常恶露。 2. 晚期产后出血：产妇分娩结束 24 小时后，在产褥期内发生的子宫大量出血，考虑晚期产后出血，应及时就诊，及时转诊。胎盘、胎膜残留为阴道出血最常见原因，常伴有感染。如出血量大，或无法控制的出血，要转诊到血源充足的医疗保健机构。 3. 产褥期抑郁症：产褥期产妇易发生精神疾病，特别是产褥期抑郁症，多表现为心情压抑、沮丧、情感淡漠、不愿与人交流，要进行心理治疗。 4. 产褥中暑：产褥期间产妇在高温、高湿和通风不良的环境中体内余热不能及时散发，引起以中枢性体温调节功能障碍为特征的急性发热。表现为高热、水电解质代谢紊乱、循环衰竭和神经系统功能损伤等，应及时就诊，必要时转诊。常见原因为旧风俗怕产妇“受风”要求关门闭窗，包头盖被，使身体处于高温高湿状态，影响散热，导致体温调节中枢功能障碍。	1. 产褥期定期随访，发现异常及时就诊，必要时及时转诊。 2. 产褥期抑郁症的发生受社会因素、心理因素及妊娠因素的影响。因此，加强对孕妇的精神关怀，利用孕妇学校等多种渠道普及有关妊娠、分娩常识，减轻孕妇对妊娠、分娩的紧张、恐惧心理，完善自我保健。 3. 重视产妇产褥期中暑的预防，应加强孕期、产后的健康宣教，改变陈旧思想观念，开窗通风，避免高温高湿环境，产妇衣着应宽大透气，有利于散热。 4. 要详细询问、观察、检查，重视产褥期出现的各种异常情况。

重要提示	所需物品
定期随访，发现产褥期异常，及时处理，病情危重者及时转诊。	产后访视记录表、体温计、血压计。

13.5 产后42天健康检查

【服务标准】

按照第八版《妇产科学》及《国家基本公共卫生服务规范（2011版）》孕产妇健康管理服务规范要求，由当地乡镇卫生院、社区卫生服务中心调查、询问辖区内的产妇妊娠期、分娩期、产褥期情况，对产妇进行一般体检、妇科检查及必要的辅助检查，并进行计划生育指导、母乳喂养、婴幼儿喂养等方面的指导。

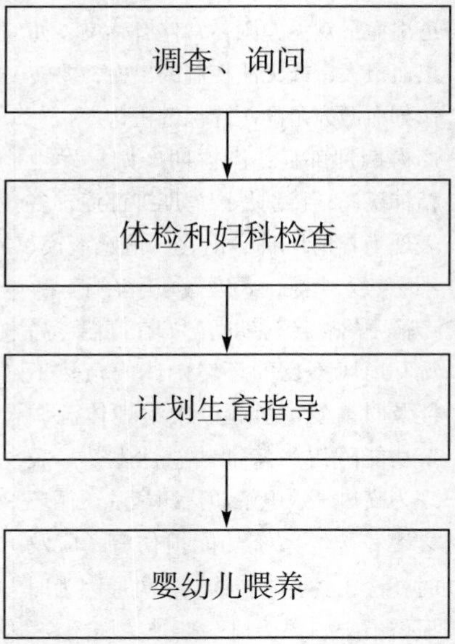

【操作说明】

13.5.1 询问产妇以了解妊娠期、分娩期及产褥期情况

操作步骤	知识要求	态度要求
1. 乡镇卫生院、社区卫生服务中心为产后 42 天正常产妇做产后健康检查，异常产妇到原分娩医疗保健机构检查。 2. 向产妇及家属说明询问的内容和目的，取得产妇的配合。 3. 询问妊娠期是否出现并发症或合并症，做了哪些处理，目前的情况如何等。 4. 询问分娩期是否出现子宫破裂、羊水栓塞及产后出血等。 5. 询问产褥期是否有产褥感染，是否有晚期产后出血等。 6. 将询问内容记录《产后 42 天健康检查记录表》（附件 40）中。 7. 再次核实询问内容。 8. 交待注意事项。	了解妊娠期、分娩期和产褥期的情况： 1. 了解妊娠期有无阴道出血病史；有无妊娠期高血压疾病、妊娠合并心脏病、血液病等合并症；有无胎膜早破病史等。妊娠期高血压疾病的产妇要监测血压；合并心脏病史的产妇要减少体力活动。 2. 分娩期异常情况：死胎：妊娠 20 周以后，胎儿在子宫内死亡。早期胎儿死亡是孕周<20 周，中、晚期胎儿死亡分别指孕周 20~27 周及 28 周以上；死产：指妊娠满 28 周及以上（如孕周不清楚，可参考出生体重达 1000 克及以上）的胎儿在分娩过程中死亡的；子宫破裂：指在妊娠晚期或分娩过程中子宫体或子宫下段发生的破裂，是直接威胁产妇及胎儿生命的产科严重并发症；羊水栓塞：指分娩过程中羊水进入母体血循环后引起的肺栓塞、休克、弥散性血管内凝血、肾衰竭等一系列病理改变，是极严重的分娩并发症。 3. 产后出血：指胎儿娩出后 24 小时内阴道出血量超过 500ml，剖宫产时出血超过 1000ml。 4. 产褥感染：指产褥期内外生殖道受病原体侵袭而引起局部或全身的感染。 5. 晚期产后出血：指分娩结束 24 小时后，在产褥期内发生的子宫大量出血，临床表现为持续或间断阴道流血，有时是突然阴道大量流血，可引起失血性休克，多伴有寒战、低热。	1. 询问时要态度和蔼、可亲，语言温和。 2. 逐项询问，详细记录。必要时查看孕产妇保健手册或病历记录，以全面了解产妇整个孕产期身体状况。 3. 如产妇情绪不好，提出一些不合理的要求时，要耐心解释、情绪稳定后再进行询问。

重要提示	所需物品
对于妊娠期、分娩期及产褥期异常者，应加强随访。	产后 42 天健康检查记录表。

13.5.2 产后42天健康检查以便于对产妇恢复情况进行评估

操作步骤	知识要求	态度要求
1. 向产妇及家属说明产后42天健康检查内容和目的，取得产妇同意及配合。 2. 准备所需物品，检查床放置一次性垫单。 3. 检查前嘱孕妇自行排尿。 4. 协助产妇上检查床。 5. 观察产妇营养及精神状态。 6. 测量体温、脉搏、呼吸、心率、身高、体重、血压等。如果原来有妊娠期高血压疾病，继续监测血压和尿蛋白直至产后12周，如果原来血压正常，而本次检测血压升高≥140/90mmHg，考虑血压异常，需进一步检查确诊。 7. 检查乳房发育情况、乳头大小及有无乳头凹陷，是否有红肿及硬结，预防乳腺炎的发生。 8. 进行妇科检查 8.1 消毒外阴，使用无菌器械和手套，进行妇科检查以防感染。 8.2 观察阴道、宫颈是否有裂伤，会阴切口恢复情况。 8.3 双合诊检查扪清阴道、宫颈、宫体、输卵管、卵巢、子宫韧带及宫旁结缔组织。 9. 将检查结果记录在《产后42天健康检查记录表》中。 10. 如需增加规定以外的检查项目，特别是自费项目，要说明理由和依据，并取得同意。 11. 对异常结果做出正确的解释及处理。 12. 交待产妇注意事项。	产后42天检查的目的：包括全身检查及妇科检查。前者包括测血压、脉搏，查血、尿常规看产妇是否仍有尿蛋白，是否贫血，若有需进一步检查排除肾脏疾病及血液系统疾病或营养不良等，还包括其他患有内科合并症或产科合并症的复查，了解哺乳情况；后者观察盆腔内生殖器是否已恢复至非孕状态。 1. 产妇分娩后，体重会发生阶段性的变化，正常情况下，会在几个月内逐渐恢复到孕前水平。但由于传统的“坐月子”的习惯，产后过度偏高的营养和偏少的活动量往往会使体重不减反增。一旦超过限度会带来很多健康隐患。体重测量可以监测产妇营养摄入情况和身体恢复状态。 2. 乳房健康关系到母亲能否正常喂养。乳胀、乳房疼痛，可能出现腺炎，一方面威胁乳房健康，另一方面影响泌乳。 3. 怀孕后体内激素的改变；子宫增大对盆底肌肉的压迫；分娩时对盆底肌肉神经的损伤，都可能导致女性在产后面临一系列问题。因此，应注意盆底功能恢复锻炼。	1. 检查环境安静舒适，光线充足，温度适中，天冷时要注意保暖。 2. 逐项检查，并及时记录检查结果。 3. 边检查边和产妇进行交流，分散注意力，减轻不适。 4. 对于产妇做得好的方面给予支持和鼓励。 5. 对于贫困家庭、残障人，文化水平低、卫生条件差、理解能力差的产妇，要更加有耐心地进行沟通及详细的检查。 6. 如果为男检查人员，要有女同事在场。 7. 卫生习惯不好的，应耐心给予正确指导。 8. 有生殖器官疾病，特别是性传播疾病时，注意卫生，避免交叉感染。

重要提示	所需物品
重视产后复查有助于产后恢复。	血压计、体重秤、听诊器等。

13.5.3 计划生育指导

【服务标准】

按照第八版《妇产科学》及《国家基本公共卫生服务规范（2011 版）》孕产妇健康管理服务规范要求，由当地乡镇卫生院、社区卫生服务中心为辖区内的产妇进行避孕和避孕失败后补救措施的指导。

【服务流程】

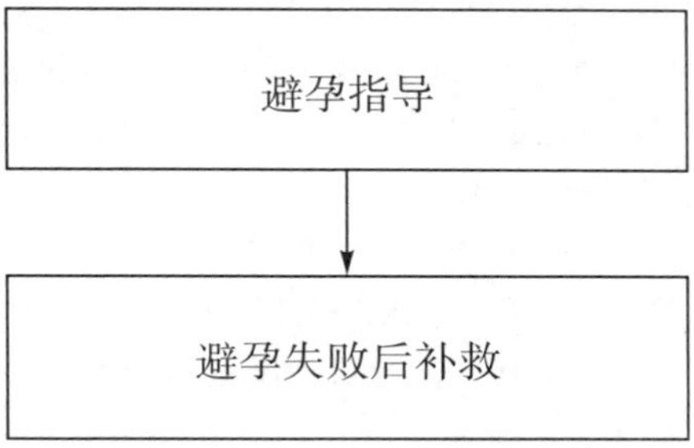

【操作说明】

13.5.3.1 指导避孕以便于做好计划生育防止意外妊娠

操作步骤	知识要求	态度要求
1. 向产妇告知避孕指导的目的，取得产妇的配合。 2. 准备好检查床、一次性纸单等物品，产妇排空膀胱做好准备。 3. 询问产妇是否已恢复性生活及时间，性生活时是否采取了避孕措施，避孕方法是什么。 4. 询问产妇是否哺乳、乳汁的分泌量，是否已月经来潮，恶露是否干净，如何进行会阴部护理。 5. 询问产妇的分娩方式，剖宫产还是阴道分娩，新生儿是否健康。 6. 请产妇上检查床。 7. 行妇科检查，观察外阴是否清洁，阴道分泌物的量、颜色、有无异味，若有，行阴道分泌物检查。 8. 向产妇及其家属进行性保健、避孕知识宣教和指导。 9. 指导产妇适合的避孕方法。	1. 正确的计划生育指导：产后42天健康检查未见异常后，告知产妇可以恢复性生活，但应进行避孕，避免意外怀孕；如为剖宫产产妇，告知应避孕2年，如在此期间怀孕，发生子宫破裂的风险增高。 2. 正确的避孕方法指导：哺乳者首选避孕方法是使用避孕套，不哺乳者可采用药物避孕方法，放置宫内节育器是一种高效、安全、可长期使用的方法，但应在产后6周或剖宫产后8~10周，检查恶露已净，会阴伤口已愈合，子宫恢复正常后可放置宫内节育器；剖宫产者半年后，排除早孕者可放置宫内节育器。 3. 避孕套使用方法及作用：性交时男性使用，每次应更换新的避孕套，并选择合适的型号，使用前吹气检验证实是否有漏孔，同时应排去小囊内空气；射精后在阴茎尚未软缩时，即捏住套口和阴茎一起取出，正确使用有效率可达93%~95%。避孕套还具有防止性传播疾病的作用。 4. 药物避孕禁忌证 4.1 重要器官病变：急、慢性肝炎或肾炎、严重心血管疾病，冠状动脉粥样硬化、高血压。 4.2 血液及内分泌疾病：各型血液病或血栓性疾病、内分泌疾病如糖尿病、甲状腺功能亢进症。 4.3 恶性肿瘤、癌前病变、子宫病变或乳房肿块患者。 4.4 精神病患者生活不能自理者。 4.5 月经稀少或年龄>45岁者。 4.6 年龄>35岁的吸烟妇女不宜长期服用，以免卵巢功能早衰。 4.7 哺乳期、产后未满半年或月经未来潮者。	1. 向产妇及家属说明产褥期避孕的重要性，取得产妇及其家属的同意及配合。 2. 宣教时应选择安静、舒适的房间，初产妇，尤其是年轻的产妇，可能对避孕知识羞于提问，医务人员应用通俗易懂的语言，耐心、详细的讲解，直至她们理解为止。 3. 避孕节育应采取知情选择，医务人员应根据每对夫妇的具体情况，指导妇女选择最适宜的避孕方法，以达到节育的目的。 4. 卫生习惯不好的产妇给予耐心的指导，卫生习惯好的产妇给予鼓励。

重要提示	所需物品
哺乳期卵巢功能低下，且正在哺乳，不宜采用避孕药避孕。	避孕套、产后42天健康检查记录表。

13.5.3.2 教给产妇避孕失败的补救方法以防止意外怀孕

操作步骤	知识要求	态度要求
1. 询问产妇性生活的时间及月经周期，仔细核对是否处于安全期。 2. 询问性生活是否采取了避孕措施及失败原因。 3. 询问性生活后采取了何种措施。 4. 指导正确的紧急避孕方法。 5. 指导避孕失败后的补救措施。	1. 产妇紧急避孕适应证 1.1 适用于避孕失败，包括避孕套破裂、滑脱；未能做到体外排精，错误计算安全期，漏服避孕药，宫内节育器滑落。 1.2 在性生活中未使用任何避孕方法。 1.3 遭到性暴力。 2. 教给产妇紧急避孕方法 2.1 宫内节育器：带铜宫内节育器，在无保护性生活后5天（120小时）之内放入，作为紧急避孕方法，有效率可达99%以上。特别适合希望长期避孕而且符合放环者。 2.2 紧急避孕药：在无保护性生活后3天（72小时）之内服用，适用于仅需临时避孕者。激素类药物：复方炔诺孕酮事后避孕片（炔诺孕酮0.5mg+炔雌醇0.05mg），首剂2片，12小时后再服2片。炔诺孕酮，首剂半片，12小时后再服半片。53号抗孕片，性交后即服1片，次晨加服1片。非激素类药物米非司酮，单剂量600mg。 3. 紧急避孕的不良反应：可能会出现恶心、呕吐、不规则阴道流血，但非激素类药米非司酮的不良反应少而轻，一般不需特殊处理。 4. 避孕失败的补救措施：人工流产终止早期妊娠，方法包括手术流产和药物流产。负压吸引术适用于妊娠10周内要求终止者；药物流产适用于妊娠≤49天、年龄<40岁、有人工流产术高危因素的健康妇女。	1. 对产妇进行产褥期避孕指导时，态度要和蔼可亲，语言要温和。对于产妇恢复好的方面给予支持和鼓励。 2. 向产妇详细讲解紧急避孕方法，对于理解力较差的人不要指责或批评，应耐心解释，或告诉家里其他人，或用纸笔将用法和用量记录下来，以备使用。 3. 加强产后避孕的宣传，使产妇做好避孕。 4. 告知紧急避孕失败可能导致意外妊娠。

重要提示	所需物品
1. 避孕节育应知情选择。 2. 药物流产必须在有正规抢救条件的医疗保健机构进行。	产后42天健康检查记录表。

13.5.4 指导婴幼儿喂养及一般护理知识以确保婴幼儿健康生长发育

操作步骤	知识要求	态度要求
1. 向产妇及家属说明母乳喂养的重要性，建议纯母乳喂养6个月。 2. 询问新生儿体重的增长情况、食欲、大小便情况，了解有无喂养困难。 3. 若有喂养困难，应检查是否患有疾病，注意心脏有无病变，听诊有无病理性杂音，必要时超声心动图检查。 4. 告诉产妇6个月后继续母乳喂养的同时添加辅食。 5. 指导产妇添加辅食的原则：从一种到多种，从少量到多量，从稀到稠，从细到粗。 6. 对产妇的咨询给予正确的指导。 7. 告知产妇新生儿的内衣及尿布以柔软易吸水的棉布为主，勤洗勤换。接触新生儿要先洗手。 8. 交待注意事项。	1. 能够说出母乳喂养的好处。母乳喂养约6个月，适时对婴幼儿添加辅食以确保婴儿健康的生长发育。 2. 各月龄儿童添加辅食的方法：婴儿6个月时，开始添加辅食，稠粥、鱼泥、菜末等糊状的食物，2~3勺（每勺10ml），每日2次；7~8个月期间，稠粥、烂面、饼干、鱼、全蛋、肉末、肝泥等每餐逐渐增加至2/3碗（每碗250ml），每日3次；9~11个月期间，切得很碎或泥糊状食物，以及儿童能用手抓的食物，每餐3/4碗，每日3餐，再加1次点心；12~24个月，每餐1碗，每日3餐，两餐间加1次点心。 3. 婴幼儿辅食配方原则 3.1 主食作为主要成分，最好用谷类粥或烂面等面食。 3.2 蛋白质辅助食品，可用植物或动物蛋白质，如豆类、乳类、肉类、禽类、鱼、蛋。 3.3 含有矿物质及维生素的辅助食品，深绿色蔬菜和黄色水果及蔬菜。 3.4 供给热量的辅助食品，脂肪、油类或糖，以增加混合膳食所供给的热量。	1. 营养是保证儿童生长发育及健康的先决条件，必须及时对家长和有关人员进行有关母乳喂养、断乳期婴儿的其他食物的添加、婴幼儿正确的进食行为培养的指导。向母亲认真解释辅食添加的重要性，指导家长如何选用合适的食材，制作适合婴幼儿的辅食，必要时为儿童制作带量食谱。 2. 对产妇进行母乳喂养及适时添加辅食的指导时，态度要和蔼可亲，语言要温和。讲解要通俗易懂，生动。 3. 对持有当地风俗且不科学的婴幼儿喂养方式，要通过详细解释和用科学依据给予说服，特别对不同民族的习俗要给予尊重，同时，制定出适合的方案。

重要提示	所需物品
如因各种原因不能进行母乳喂养，在选择人工喂养时也要掌握正确的喂哺技巧。	产后42天健康检查记录表。

14. 围绝经期保健

【服务标准】

按照人民卫生出版社第八版《妇产科学》、《妇女保健学》及《2010年围绝经期管理（科普版）》的妇女健康管理服务规范要求，由当地乡镇卫生院、社区卫生服务中心为辖区内的围绝经期妇女进行围绝经期相关知识的普及教育、心理卫生指导、营养指导、个人卫生指导、节育指导、定期体检、自我检测、围绝经期常见健康问题的管理和规范激素替代治疗等服务。

【服务流程】

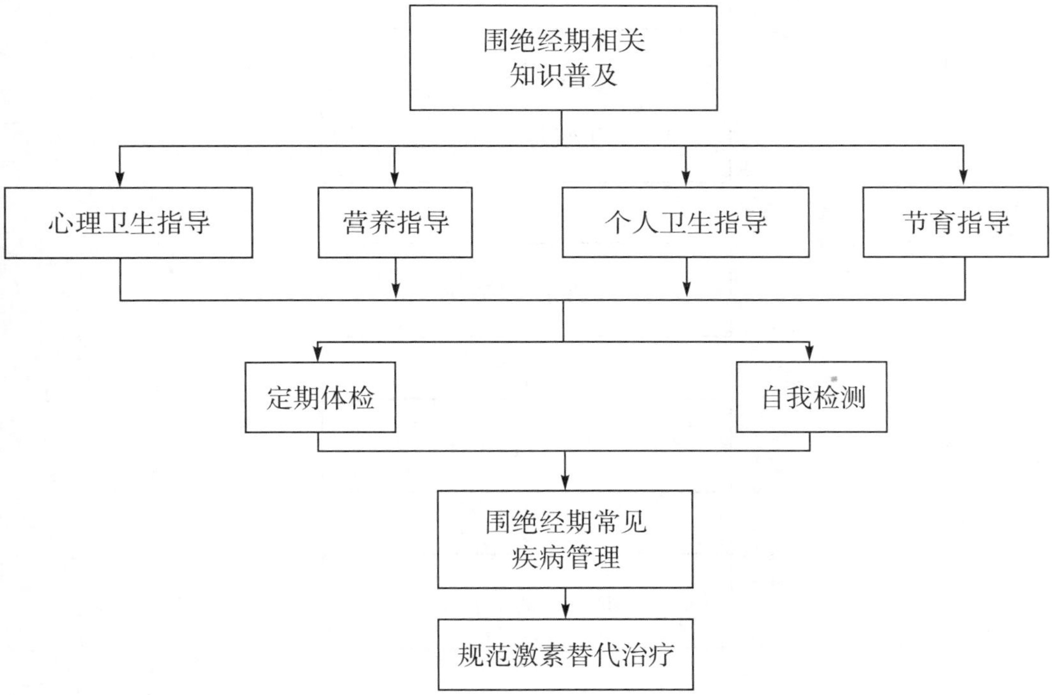

14.1　通过各种方式广泛进行围绝经期有关知识的健康教育

【服务标准】

按照人民卫生出版社第八版《妇产科学》、《妇女保健学》及《2010年围绝经期管理（科普版）》的妇女健康管理服务规范要求，由当地乡镇卫生院、社区卫生服务中心为辖区内的围绝经期妇女开展关于围绝经期内分泌生理知识改变、生殖器官功能改变、盆底组织结构改变、绝经对骨骼和心血管影响和围绝经期综合征知识普及等服务。

【服务流程】

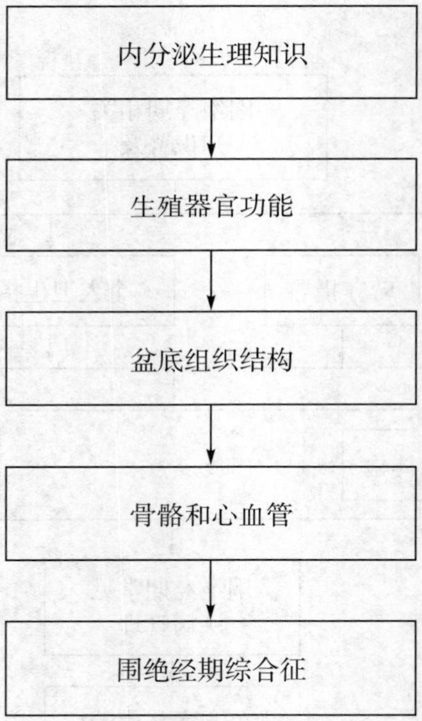

【操作说明】

14.1.1 讲解围绝经期基本知识以了解围绝经期妇女内分泌改变

操作步骤	知识要求	态度要求
1. 制定计划，定期进行围绝经期基本知识的健康教育，制作围绝经期基本知识的宣传册。 2. 准备用于讲解的材料、物品和设备。 3. 选择时间和场所，选择村里围绝经期妇女为代表，组织到规定场所听课。 4. 讲解围绝经期女性内分泌改变的知识。 5. 结合妇女的反应，调整讲课速度及内容的深浅，要循序渐进。 6. 讲解结束，整理物品。 7. 对乡、村领导表示感谢，并征求乡村领导意见，张贴基本生理知识的相关宣传画。 8. 请妇女代表给同村妇女发放宣传册，并进行宣传和知识的普及。	1. 绝经期内分泌改变：首先了解下丘脑-垂体-卵巢轴，下丘脑分泌促性腺激素释放激素（GnRH），调节垂体分泌促性腺激素促卵泡素（FSH）和黄体生成素（LH），作用于卵巢分泌雌激素与孕激素，而雌、孕激素可反馈调节下丘脑-垂体引起激素释放的改变；围绝经期由于卵巢功能衰退，雌激素分泌逐渐减少，孕激素分泌停止，卵巢间质分泌雄激素，但不能转化为雌激素，由于雌激素水平下降，对下丘脑的抑制作用减弱，FSH 和 LH 水平升高。 2. 雌激素的生理作用：雌激素促进卵巢发育，维持女性的第二性征，使女性有生殖能力；维持阴道的润滑度；维持骨密度；调节肝脏胆固醇生成；减少冠脉斑块堆积，协助维持体温；与记忆力有关。	1. 询问时要和妇女进行充分的沟通，态度要和蔼可亲，语言要温和。 2. 要用通俗易懂的语言讲解相关知识。 3. 在讲解相关知识的同时应关注妇女的反应，询问妇女是否理解。 4. 若妇女有疑问，给予耐心地讲解。 5. 鼓励更多的女性或男性听课。 6. 尽量选择表达能力好的妇女为代表。

重要提示	所需物品
讲解围绝经期基本知识要通俗易懂，结合症状更容易理解。	黑板、粉笔或幻灯机。

14.1.2 讲解围绝经期基本知识以了解围绝经期妇女生殖器官结构和功能的改变

操作步骤	知识要求	态度要求
1. 制定计划，定期进行围绝经期基本知识的健康教育。 2. 准备用于讲解的材料、物品和设备。 3. 选择时间和场所，选择村里围绝经期妇女为代表，组织到规定场所听课。 4. 讲解围绝经期女性生殖器官的变化。 5. 观察并结合妇女的反应，调整讲课速度及内容的深浅，要循序渐进。 6. 讲解结束，整理物品。 7. 对乡、村领导表示感谢，并征求乡村领导意见张贴基本生理知识的相关宣传画。 8. 请妇女代表给同村妇女发放宣传册，并进行宣传和知识的普及。	1. 女性生殖系统解剖结构及卵巢功能：女性生殖系统包括内、外生殖器。内生殖器位于骨盆内，包括阴道、子宫、输卵管及卵巢。阴道是性交器官，也是月经血排出及胎儿娩出的通道；子宫是孕育胚胎、胎儿和产生月经的器官；输卵管为卵子和精子结合场所及运送受精卵的通道；卵巢能分泌影响月经周期的雌激素和孕激素和产生卵细胞，是女性生殖能力的关键。 2. 女性围绝经期生殖器官的变化：女性进入围绝经期，阴道黏膜萎缩、变薄，弹性下降；子宫缩小，在激素作用下，月经紊乱；卵巢体积缩小，功能衰退，原始卵泡几乎耗尽，少数卵泡对促性腺激素刺激又不敏感，以致不再排卵，生殖能力下降。 3. 生殖器官改变的临床表现 3.1 卵巢的改变主要表现为月经的改变，卵巢功能降低，出现无排卵，导致子宫内膜受单一雌激素刺激无孕激素对抗，出现异常子宫出血。 3.2 阴道的改变主要是出现萎缩性阴道炎，表现外阴瘙痒、灼热，出现分泌物增多，性交疼痛等。	1. 选择非农忙时节进行讲解。 2. 尽量用简单易懂的语言讲解。 3. 讲解生殖器官解剖结构的时候尽量准备解剖图，能让妇女更直观了解女性内外生殖器官。 4. 尽量选择表达能力好的妇女代表。 5. 结合具体症状和病例讲解，能与妇女进行互动，结合妇女自身出现的情况加以知识的讲解。 6. 对妇女提出的问题要耐心回答。 7. 爱护模具，用后保护好放回原处。

重要提示	所需物品
围绝经期出现异常子宫出血首先需除外器质性疾病。	女性生殖器官解剖图谱、女性生殖器官模型、黑板、粉笔等。

14.1.3 讲解盆底解剖结构基本知识以了解围绝经期盆底功能障碍性疾病

操作步骤	知识要求	态度要求
1. 制定讲解围绝经期妇女泌尿生殖系统变化及泌尿生殖器官毗邻关系等相关知识的计划。 2. 准备用于讲解的材料、物品和设备。 3. 选择时间和场所，选择村里围绝经期妇女为代表，组织到规定场所听课。 4. 询问是否从事长期站立、重体力活动；是否阴道分娩；有无产伤；有无慢性腹压增高疾病及饮食习惯；是否有腰酸、下坠感、能否感到有肿物脱出、有无压力性尿失禁、尿急、尿痛等。 5. 讲解盆底组织结构和常见的盆底功能障碍性疾病。 6. 对有症状患者进行妇科检查，泌尿系症状严重者做血、尿常规、阴道分泌物等检查。 7. 指导盆底肌肉锻炼的方法。 8. 讲解结束，整理物品。	1. 盆底组织的解剖结构：骨盆底有多层肌肉和筋膜构成，承托并保持着盆腔器官（内生殖器、膀胱及直肠）于正常位置，其中肛提肌起最重要的支持作用。而女性生殖器官与输尿管（盆腔段）、膀胱以及乙状结肠、阑尾、直肠在解剖上相邻，生殖器官的结构改变会影响邻近器官结构的变化。 2. 盆底功能障碍性疾病包括的种类及危险因素：包括子宫脱垂、阴道前壁膨出、阴道后壁膨出、压力性尿失禁等。危险因素有长期站立产生的压力对盆底肌肉、神经及结缔组织产生压迫使其薄弱；慢性咳嗽、腹腔积液使腹压增高；分娩时的产伤对盆底组织的损伤等。 3. 能够说出盆底肌肉锻炼的方法，要避免盆底功能障碍性疾病发生的高危因素。嘱患者做收缩肛门运动，用力收缩盆底肌肉 3 秒以上后放松，每次 10～15 分钟，每日 2～3 次。	1. 询问时要和妇女进行充分的沟通，态度要和蔼可亲，语言要温和。 2. 检查时，如发现卫生习惯不好，不要指责或嫌弃，应耐心给予正确指导。 3. 向广大围绝经期妇女和老年妇女推广盆底肌肉锻炼的方法。

重要提示	所需物品
1. 妇女如有严重影响生活质量的盆底疾病需进行手术治疗。 2. 有慢性咳嗽患者应先治疗原发病。	盆底肌肉解剖图谱、妇科检查所用物品等。

14.1.4 讲解雌激素对骨骼和心脑血管的作用以了解围绝经期的远期并发症

操作步骤	知识要求	态度要求
1. 制定计划，讲解雌激素对骨骼和心脑血管的作用。 2. 准备用于讲解的材料、物品和设备。 3. 选择时间和场所，选择村里围绝经期妇女为代表，组织到规定场所听课。 4. 询问妇女的全身症状，有无呼吸困难；是否有腰背疼痛或周身骨骼疼痛，负荷量增加时疼痛是否加重或活动受限，身高是否缩短；有无便秘、食欲减退等，是否出现过骨折。 5. 查看妇女是否驼背。 6. 对出现过骨折的人要进行骨密度、X线片、肝肾功能、血钙、磷等检测。 7. 告知雌激素对心脑血管和中枢神经系统的保护作用。 8. 指导防治骨质疏松和心脑血管疾病的方法。 9. 讲解结束，整理物品。	1. 雌激素对骨组织和心脑血管的作用：雌激素刺激成骨细胞，促进其增殖与分化，增加钙盐及磷酸盐的沉积，加速骨组织的合成，并抑制破骨细胞的功能，减少骨组织的吸收；雌激素有抗氧化作用，保护血管内皮免受损伤，抑制胆固醇沉积、血小板黏附凝聚，改善胰岛素抵抗，对心脑血管具有保护作用。 2. 雌激素降低对骨骼和心脑血管的危害：绝经后雌激素缺乏，导致骨转化增加，骨吸收形成均增加，骨的吸收大于形成，导致骨的丢失，导致骨量下降，骨的微结构损坏，骨脆性增加，发生骨折。骨质疏松症主要分为原发性和继发性，原发性分为Ⅰ型和Ⅱ型，Ⅰ型又称为绝经后骨质疏松，Ⅱ型又称为老年性骨质疏松。对心脑血管可造成血脂升高、心脑血管意外危险增加，记忆力减退，老年痴呆症等。 3. 防治骨质疏松和心脑血管疾病的方法 3.1 对心脑血管疾病：排除禁忌证后，可进行激素替代治疗。 3.2 对骨质疏松：高危人群（吸烟、饮酒、低钙饮食者等）避免发生第1次骨折，已发生骨折的避免二次骨折；调整生活方式，饮食富含钙、低盐和适量蛋白，增加户外活动和日照时间，避免嗜烟、酗酒，慎用药物；补充钙剂，绝经后妇女和老年人钙推荐量1000mg/d，除去饮食，应补充500~600mg/d，若应用其他药物或激素替代应请示上级医疗保健机构规范用药。	1. 询问时要和妇女进行充分的沟通，态度要和蔼可亲，语言要温和。 2. 骨质疏松症是一种隐匿发生的疾病，绝经后普遍发生，给个人和社会增加了负担，在没有发生骨折之前，往往没有任何症状，一旦发现驼背、身材变矮或骨痛时，常是已经发生了骨质疏松。 3. 患者出现身体变矮或驼背等情况时，要全面检查有无骨折，若化验室无相应项目或影像学不能确诊，建议转诊。 4. 已发生骨质疏松者，日常生活要注意自我防护以避免骨折。

重要提示	所需物品
1. 骨质疏松症在围绝经期妇女中较为普遍，很多人往往发生骨折后才引起重视。 2. 骨质疏松的诊断需要排除甲状旁腺病、甲状腺疾病、类风湿性关节炎、药物影响等情况。	骨骼X线片等。

14.1.5 宣传围绝经期综合征的基本知识以使妇女正确认识围绝经期综合征

操作步骤	知识要求	态度要求
1. 联合乡镇等机构制作宣传画，在村里宣传栏进行张贴，宣传妇女围绝经期的基本知识。 2. 针对40岁以上的妇女进行教育和宣传，询问妇女是否出现月经紊乱、异常子宫出血、潮热、盗汗、失眠等血管舒缩症状、性交困难、围绝经期尿失禁等症状，绝经后妇女有无心脑血管疾病、骨折等。 3. 讲解围绝经期综合征的临床表现和危害。 4. 如实记录围绝经期妇女的症状。	1. 围绝经期的定义：围绝经期开始的标志是发生两次月经周期长度改变（与以前月经周期长度相比＞7天），围绝经期是经前的这段时间开始（即从出现接近绝经的症状和体征）至绝经后的第1年。 2. 围绝经期的病理生理改变：由于卵巢功能的减退，生殖激素出现波动性变化，卵巢储备下降加速，出现了围绝经期一系列的症状和体征。 3. 围绝经期的症状和危害：早期出现月经紊乱、潮热、盗汗、失眠、抑郁、记忆力减退等；中期出现阴道干燥和性生活疼痛、压力性尿失禁等；远期可能出现心脑血管疾病、骨质疏松。这些围绝经期症状严重影响了妇女的生活质量和身心健康。	1. 取得乡镇卫生领导的支持与配合，完成宣传画的工作。 2. 询问时要和妇女进行充分的沟通，态度要和蔼可亲，语言要温和。 3. 40岁以下妇女若出现月经紊乱等疑为卵巢早衰，及早检查和治疗。 4. 围绝经期妇女若出现紧张，应给予心理安慰，告知其可安全度过。 5. 对于异常子宫出血的患者要排除生殖器官肿瘤，必要时转上级医疗保健机构治疗。 6. 对出现潮热、盗汗等症状的妇女要排除结核病、肿瘤等疾病。 7. 围绝经期妇女若症状严重，要求治疗，建议到上级医疗保健机构给予激素替代治疗。

重要提示	所需物品
出现围绝经期症状时应与类似围绝经期症状的器质性病变鉴别，以防延误治疗。	

14.2 心理卫生指导

【服务标准】

按照人民卫生出版社第八版《妇产科学》和《妇女保健学》的妇女健康管理服务规范要求，由当地乡镇卫生院、社区卫生服务中心加强辖区内的围绝经期妇女的心理卫生知识普及、兴趣爱好及健康的生活方式的培养、调整情绪及性心理卫生指导等服务。

【服务流程】

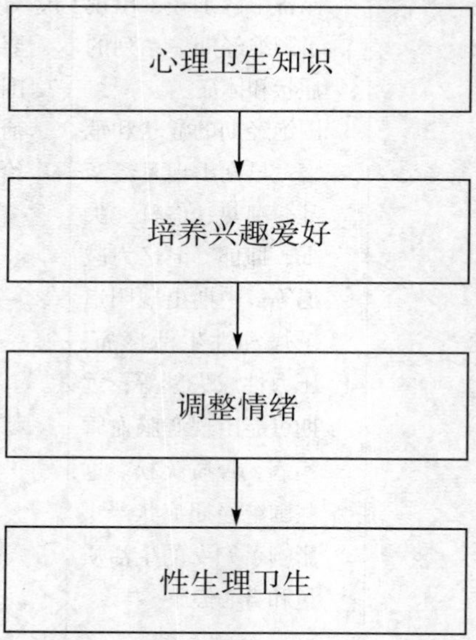

【操作说明】

14.2.1 向围绝经期妇女普及心理卫生知识以拥有良好的心态

操作步骤	知识要求	态度要求
1. 以村为单位，准备场地，组织围绝经妇女开展一次讲座，并制作围绝经期心理卫生知识的宣传手册。 2. 通过症状自评量表（SCL-90）（附件41）对围绝经期妇女的心理情况进行评估、总结，了解围绝经期妇女的心理状况。是否有焦虑、抑郁、情绪不稳定，出现潮热、失眠、疲劳、记忆力下降、感到恐惧不安等症状；是否出现敏感、多疑、自私、狭隘等个性行为的改变。 3. 询问是否有性心理障碍。是否对性生活产生了恐惧；是否出现外阴瘙痒、阴道干涩、性交痛、尿痛、排尿困难。 4. 如有条件可开展心理咨询，专门对围绝经期妇女进行心理疏导。 5. 对调查和评估结果如实记录并进行总结，了解多数妇女存在哪种心理问题，有针对性地进行疏导。 6. 整理打扫会场。	1. 围绝经期妇女心理卫生特点：由于体内雌激素水平显著降低，引起神经体液调节紊乱，导致绝经前后出现心理障碍，主要是抑郁、焦虑及情绪不稳定、身心疲劳、孤独、个性行为改变，随着机体逐步适应，内分泌环境重新建立平衡，这些心理反应也会消失。 2. 影响心理健康的因素 2.1 雌激素水平下降可直接导致一系列的精神心理症状，是影响心理健康的主要原因。 2.2 家庭、社会的影响：围绝经期妇女往往面临上有双亲要赡养，下有儿女要上学或就业等，心理压力大，易出现情绪焦虑、抑郁等症状。 2.3 经济和文化因素的影响。 2.4 心理因素的影响：性格孤僻、内向固执等不良心理因素的妇女容易出现心理障碍。 3. 能够说出使用症状自评量表（SCL-90）的方法。	1. 询问时要和妇女进行充分的沟通，态度要和蔼可亲，语言要温和。 2. 对于情绪不稳定的妇女；不善于沟通、甚至孤僻的妇女，医务人员要耐心倾听。 3. 与妇女沟通时要注意观察其情绪变化，对性生活等问题，妇女难以启齿，承诺保护个人隐私。 4. 耐心指导症状自评量表的使用。

重要提示	所需物品
1. 评分只是说明自我感觉症状严重与否，不能说明心理存在严重问题，需进一步交谈，心理问题严重者建议专门进行心理咨询。 2. 围绝经期症状严重者建议向上级医疗保健机构咨询激素补充治疗方法。	纸张、笔、症状自评量表（SCL-90）等。

14.2.2 培养兴趣爱好及健康的生活方式以拥有平和的心态

操作步骤	知识要求	态度要求
1. 询问妇女近期的心理变化情况，有无焦虑、多疑、抑郁、情绪不稳定等。 2. 询问有无兴趣爱好，比如唱歌或跳舞等；询问饮食情况，是否规律，是否患有某种慢性疾病需要特殊饮食；询问睡眠质量如何等。 3. 告知围绝经期妇女良好的兴趣爱好和健康的生活方式对身心的益处。 4. 开设更多娱乐设施使围绝经期妇女有更多的兴趣爱好，农村妇女跳广场舞也有助于心理健康。 5. 指导健康的生活方式。拥有良好的饮食习惯，如低脂、低盐、低糖饮食，适当的运动和充足的睡眠。 6. 与家属沟通，减少高强度体力活动和家务活动，培养她们的兴趣爱好，使她们拥有健康的生活方式。	兴趣爱好和健康的生活方式对心理健康的益处： 1. 兴趣和爱好可以激发围绝经期妇女对生活的兴趣，能协调、平衡神经系统的活动，对延缓衰老、预防老年痴呆都有积极的作用，同时也调节内脏功能，促进新陈代谢。 2. 健康的生活方式均有利于提高自身免疫力，减少肥胖、心血管疾病、糖尿病等疾病，从而保持良好的身心状态。 3. 养花、养鱼、下棋使静与动的结合，有利于身心健康，可陶冶性情，松弛肌肉、平稳血压、调整呼吸，并可防治神经官能症、高血压、溃疡等多种疾病。打乒乓球等使肌肉强壮有力，增进细胞的新陈代谢，改善老年人骨骼脱钙现象，会增强心脏、血管、肺、胃肠等器官的功能，减缓器官的衰老。	1. 多同围绝经期妇女交谈，要热情诚恳，使她们对绝经期有正确的认识，树立安全度过的信心。 2. 给妇女提供兴趣爱好的建议时，结合自身的身体状况和经济条件，给予合适的建议。 3. 对于不善于沟通、甚至孤僻的妇女，医务人员更要耐心交流，用通俗易懂的语言将培养兴趣和爱好的益处解释给她听，使其充分理解，并积极采纳医务人员的建议。

重要提示	所需物品
强调兴趣爱好及健康的生活方式对拥有良好心态的重要性。	

14.2.3 指导围绝经期妇女调整情绪以保持心理平衡

操作步骤	知识要求	态度要求
1. 选择舒适的场所，与围绝经期妇女交流，询问她的情绪变化，是否经常抑郁、烦躁等。 2. 对围绝经期妇女的情绪变化做出正确判断和处理。 3. 与家属进行沟通，请家属支持、鼓励围绝经期妇女，帮助她们调整情绪。 4. 指导几种正确的调整情绪的方法。 5. 对情绪不好的围绝经期女性进行随诊。	1. 情绪对于心理健康的意义：情绪是指人能表现出与环境协调一致的情绪反应。积极情绪，如快乐、幸福、满意等，有助于身心健康；而消极情绪，如烦闷、痛苦、不满意等有害于身心健康。如果不良情绪在较长的时间内得不到缓解或转变，就容易出现心理问题或心身疾病。 2. 调节情绪的方法 2.1 勇敢地认识和接受自己的情绪，正确对待所遇到的问题，改变自身观念。 2.2 在情绪低落时要善于转移注意力，学习培养兴趣爱好，参加有益的朋友聚会和社会活动，这些都是有效改善情绪的方法。 2.3 适当宣泄，向朋友、家人甚至陌生人倾诉。	1. 询问时要和妇女进行充分的沟通，态度要诚恳，语言要温和。 2. 医务人员首先要耐心倾听她们的抱怨、诉说。 3. 给予妇女心理疏导，如果情绪特别不好，症状严重，建议咨询专门的心理门诊。 4. 向家属告知围绝经期妇女心理健康问题的重要意义和家属在调节情绪方面的重要性。 5. 调整情绪的方法因人而异，要结合患者的具体情况进行相应的指导。

重要提示	所需物品
宣泄必须合理，以不伤害他人为前提。	

14.2.4 关注围绝经期妇女的性心理卫生以维护家庭和睦

操作步骤	知识要求	态度要求
1. 选择相对安静的场所，尽量不暴露患者隐私。 2. 询问患者的夫妻关系是否紧张、性生活情况，包括性生活次数、是否满意，有无恐惧等心理，与之前比较有无改变。 3. 向患者解释什么是性心理，性心理是由于围绝经期性生理变化引起的，在围绝经期出现是正常现象。 4. 进行妇科检查，查看有无萎缩性阴道炎。 5. 向对方解释围绝经期性生理变化，使其理解并配合，共同努力度过这一时期。 6. 记录患者信息。	1. 围绝经期性心理：性心理是指在性生理的基础上，与性征、性欲、性行为有关的心理状态与心理过程。围绝经期妇女出现月经紊乱、阴道炎、性交疼痛等症状时，对性生活产生了恐惧、消极心理，认为性能力下降，最终影响夫妻感情。 2. 围绝经期性生理、心理特征：性心理是由于围绝经期性生理变化引起的，在围绝经期出现是正常现象，要对性生理、性心理、性功能变化有正确认识，认识到和谐的性生活有利于妇女的身心健康，增进夫妻间的感情，从而消除性心理障碍。 3. 性心理产生的原因：围绝经期，体内雌激素水平不断下降，出现生殖器官萎缩，盆腔血流量减少，盆底肌肉张力降低，阴道萎缩和干燥，阴道润滑作用减低，造成妇女性交疼痛或性欲减低。另外由于雌激素的缺乏，易发生萎缩性阴道炎，造成性交疼痛或不适。 4. 补救办法：包括性激素补充疗法和人工润滑剂的使用。在严重影响性生活的夫妻中可以选用以上任意一种。	1. 询问时要和妇女进行充分的沟通，态度要和蔼可亲，语言要温和。 2. 涉及性生活隐私，大多数患者会隐瞒病史，在交流时要委婉、含蓄，耐心交流。 3. 要向患者保证不会向他人透露其隐私。 4. 对于贫困家庭、残障人，文化水平低、卫生条件差、理解能力差的妇女，要彼此尊重，并更加有耐心地进行交流。 5. 妇科检查步骤按规范操作，动作轻柔。

重要提示	所需物品
围绝经期症状严重的患者应就诊于上级医疗保健机构，酌情应用激素补充治疗！	

14.3　营养指导

【服务标准】

按照人民卫生出版社第八版《妇产科学》、《妇女保健学》及《中国居民膳食指南》（2011 全新修订）妇女健康管理服务规范要求，由当地乡镇卫生院、社区卫生服务中心为辖区内围绝经期妇女讲解如何合理控制饮食、健康搭配膳食及加强钙的摄入。

【服务流程】

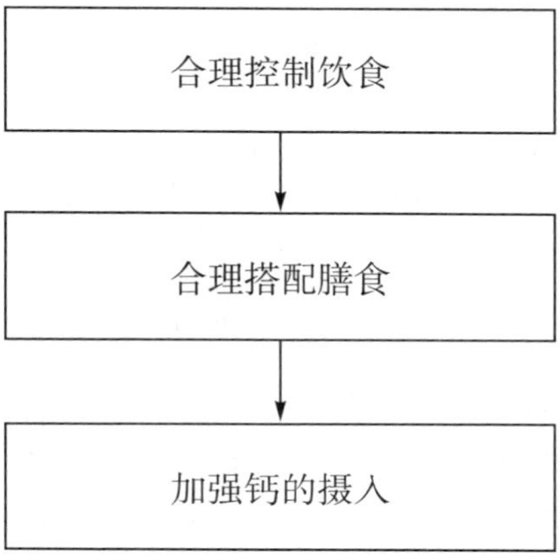

【操作说明】

14.3.1　指导合理控制饮食以预防代谢综合征

<table>
<tr><th>操作步骤</th><th>知识要求</th><th>态度要求</th></tr>
<tr>
<td>1. 告知围绝经期妇女合理饮食的重要性，取得其同意及配合。
2. 准备身高、体重测量仪，也可准备软尺、体重秤。
3. 观察妇女的体型和营养状况，是否营养过剩或为腹型肥胖。
4. 询问妇女饮食、睡眠、大小便情况，近期有无体重减轻或增加，对体重明显减轻者进行重点检查，排除是否患有疾病如肿瘤等。
5. 测体重，量身高。
6. 计算标准体重及体质指数。
7. 根据体重状况和体力活动强度，计算每日需要的总能量。
8. 提供合理的膳食建议。
9. 检查完毕，整理物品。</td>
<td>1. 饮食控制对代谢综合征的意义：代谢综合征是以中心性肥胖、高血压、血脂紊乱、高血糖等聚集出现的临床症候群，治疗的基本策略是改善胰岛素抵抗，治疗方式包括生活方式干预、饮食控制和运动治疗，无效时才考虑使用药物，其中饮食控制是非药物治疗的基础。围绝经期女性营养的核心问题是“能量平衡”中能量入大于出，剩余部分转变为脂肪储存于体内，可致女性超重或发生中心性肥胖，远期发生代谢综合征。
2. 体重指标的计算和能量的计算方法
2.1 体重指标计算
理想体重(kg)=［身高(cm)−100］×0.9
体质指数 BMI=体重(kg)÷［身高(m)］^{2}
BMI　≥28　肥胖
24~27.9　超重
18.5~23.9　正常值
<18.5　体重过低
2.2 根据体重状况和体力活动强度，确定每日需要的总能量。
<table>
<tr><th></th><th>轻体力</th><th>中体力</th><th>重体力</th></tr>
<tr><td>体重正常</td><td>30</td><td>35</td><td>40</td></tr>
<tr><td>超重/肥胖</td><td>20~25</td><td>25~30</td><td>30~35</td></tr>
<tr><td>偏轻/消瘦</td><td>35</td><td>40</td><td>45</td></tr>
</table>
注：以每千克理想体重计（kcal）
3. 日常生活中注意饮食调整：要以谷类为主，避免高能量、高脂肪，减少烹调油用量，清淡少盐，多吃蔬菜水果和薯类；适量摄入蛋白质；食不过量；适量运动。</td>
<td>1. 身高、体重的测量按规范操作。
2. 每日摄入的总能量计算，可依据农村主要食物种类计算出一份大致的食谱，供围绝经期妇女参考。
3. 对超重或肥胖妇女，不要鄙视或讥讽，要强调运动的重要性。</td>
</tr>
<tr><th colspan="2">重要提示</th><th>所需物品</th></tr>
<tr><td colspan="2">强调肥胖是代谢综合征危险因素，要早期预防。</td><td>身高、体重测量仪、计算器等。</td></tr>
</table>

14.3.2 指导合理搭配膳食结构以保证饮食均衡

操作步骤	知识要求	态度要求
1. 告知围绝经期妇女什么是“平衡膳食”，以及“平衡膳食”的重要意义。 2. 询问围绝经期妇女日常饮食情况。 3. 如果妇女膳食搭配合理，给予鼓励和支持；如果膳食搭配不合理，应教给妇女如何健康搭配膳食。 4. 解释平衡膳食的构成，以及中国居民平衡膳食宝塔等相关知识。 5. 根据妇女个人情况建议每日膳食构成。 6. 如实记录并核实内容。 7. 交待下次就诊时间及注意事项。	1. 平衡膳食：包括6大原则，即调配得当；品种多样；产热营养素（蛋白质、脂肪和碳水化合物）之间的比例适宜；非产热营养素与产热营养素之间的协调；无机盐之间的协调；营养素组成成分间的协调。简而言之为“全面、均衡、适度”。平衡膳食的意义在于避免由不合理的膳食带来疾病。 2. 中国居民平衡膳食宝塔的分层：分为5层，由下至上分别为：第1层为谷类、米、面等每日主食，为维持生命的基础营养物质，每日需300~500g；第2层为水果、蔬菜，是补充人体所需非产热营养素及维生素、膳食纤维和矿物质的主要来源，每日最好食水果100~200g，蔬菜400~500g；第3层为蛋、禽、肉、鱼等富含动物蛋白质的食品，能为机体提供多种必需氨基酸，每日50~100g；第4层由豆类及豆制品、乳类及乳制品组成，这两类食品分别为机体提供丰富植物蛋白质和钙质；第5层为油脂和糖，是需要适当限制的食物，特别是动物油脂，每日不宜超过25g。 3. 调配日常生活饮食结构方法：要食物多样化，以谷类为主，粗细搭配；多吃蔬菜水果和薯类；每天吃奶类、大豆或其制品；减少烹调油用量，清淡少盐；每天足量饮水；戒烟、限酒；多运动。	1. 询问时态度要和蔼可亲，语言要温和、简单易懂。 2. 对于不配合健康指导或有错误健康意识的妇女，不要指责或排斥，要耐心解释平衡膳食的重要性。 3. 可根据要求制定一份具体的食物构成食谱，供参考。 4. 嘱其家人配合妇女的饮食。 5. 已确诊的2型糖尿病患者或高血压病患者要按照慢性病的管理进行营养指导。 6. 强调运动的重要性。 7. 注意偏瘦人群的膳食指导，避免营养不良和贫血的发生。

重要提示	所需物品
对于短期内体重明显减轻者注意恶性肿瘤等疾病的发生。	平衡膳食宝塔图。

14.3.3 指导加强钙的摄入以防止骨质疏松

操作步骤	知识要求	态度要求
1. 解释骨质疏松的常见症状及围绝经期妇女补钙的重要性。 2. 询问妇女有无呼吸困难等；是否有腰背疼痛或周身骨骼疼痛，负荷量增加时是否疼痛加重或活动受限；是否驼背，身高是否缩短；有无便秘、食欲减退等；是否出现过骨折。 3. 对存在上述症状的妇女要进行骨密度测定，骨骼 X 线片、血尿常规、肝肾功能、钙磷等检查。 4. 根据询问和检测结果，评价妇女是否存在骨质疏松，是否需要补钙治疗。 5. 指导如何进行补钙治疗和饮食中如何加强钙的摄入。 6. 详细记录检查结果。	1. 钙对于围绝经期妇女的重要意义：围绝经期雌激素下降，减少钙盐及磷酸盐的沉积，引起骨质丢失，发生骨质疏松，围绝经期妇女有必要增加钙的摄入。 2. 如何加强钙的摄入 2.1 我国营养学会规定绝经后妇女和老年人钙推荐量标准为 800～1000mg。膳食调查平均饮食钙为 400mg/d，应补充钙量为 500～600mg/d。钙主要存在于牛奶、鸡蛋、鱼、瘦肉、豆制品等食物中且易吸收，菠菜、茭白、竹笋等蔬菜中含草酸盐高，钙不易被利用。 2.2 可以服用维生素 AD，帮助钙的吸收。 2.3 多到室外阳光下活动，适量吸收紫外线，有助于钙的吸收。	1. 询问时要和妇女进行充分的沟通，态度要和蔼可亲，语言要温和。 2. 强调补钙的重要性。 3. 不能确诊骨质疏松的患者建议到上级医疗保健机构再次检查。

重要提示	所需物品
补钙可减少发生骨折的危险。	骨骼 X 线机等。

14.4 个人卫生指导

【服务标准】

按照人民卫生出版社第八版《妇产科学》、《妇女保健学》妇女健康管理服务规范要求，由当地乡镇卫生院、社区卫生服务中心加强辖区内围绝经期妇女的个人卫生指导，要培养良好的生活习惯；拥有充分的睡眠；坚持适度的锻炼；避免吸烟和大量饮酒及注意阴部卫生。

【服务流程】

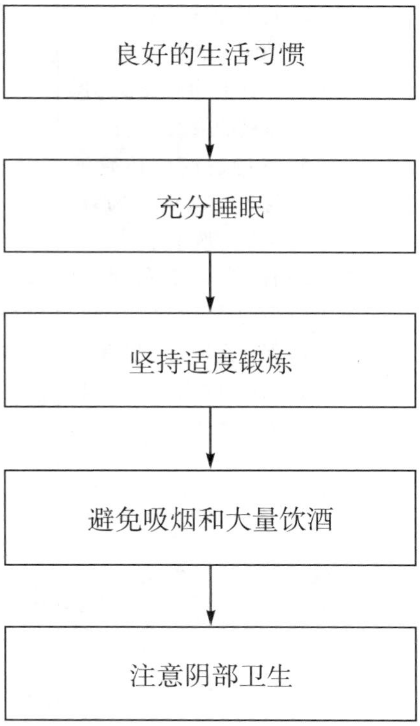

【操作说明】

14.4.1 指导围绝经期妇女养成良好的生活习惯以拥有健康的生活方式

操作步骤	知识要求	态度要求
1. 向围绝经期妇女强调良好的生活习惯的重要性。 2. 询问围绝经期妇女的日常饮食结构，睡眠情况，工作或劳动的时间、种类、强度、娱乐活动等。 3. 帮助妇女如何搭配食物，必要时制定带量食谱。 4. 帮助妇女建立合理的运动安排表，将运动项目、时间安排记录清楚。 5. 若妇女具有良好的生活习惯，应给予支持和鼓励；反之，给予良好生活习惯具体指导。 6. 记录询问结果。	良好的生活习惯： 1. 进入围绝经期，妇女牙齿开始松动，应养成良好的口腔卫生习惯。 2. 围绝经期皮肤的保护作用减弱，应经常洗澡，勤换内衣，不用肥皂洗澡，以防皮肤油脂过多丢失，引起感染。 3. 每天冲洗外阴部，预防阴道炎。 4. 饮食上均衡膳食，保证钙的摄入。 5. 坚持适度的体育锻炼，可以跳广场舞、散步、慢跑等。 6. 保证一定的脑力劳动。 7. 保证充足的睡眠。 8. 保持良好心态，乐观面对生活。	1. 询问时态度要和蔼可亲，围绝经期妇女容易情绪化，在其激动或烦躁时，不要和其大声争吵或辩论，等其情绪稳定后，再摆事实、讲道理。 2. 一定要让妇女知道良好生活习惯的重要性，它可以使人身心健康。 3. 对运动不感兴趣的妇女，要鼓励家属与其一起运动，逐渐培养妇女的兴趣和爱好。 4. 对失眠的妇女可建议睡前听放松的音乐。

重要提示	所需物品
良好的生活习惯贵在坚持。	笔、纸、计划表。

14.4.2 指导围绝经期妇女拥有充足的睡眠以保持饱满的精神状态

操作步骤	知识要求	态度要求
1. 询问围绝经期妇女的睡眠情况，是否存在失眠或睡眠质量差等问题。 2. 观察妇女的精神状态。 3. 告知围绝经期妇女只有拥有充足的睡眠，才会拥有饱满的精神状态。 4. 对围绝经期妇女睡眠情况做出正确判断。 5. 对存在睡眠问题妇女提供改善睡眠质量的办法。 6. 如实记录并核实内容。 7. 随诊。	1. 造成睡眠障碍的原因及危害：睡眠障碍是围绝经期妇女出现的主要健康问题之一，是由于自主神经功能紊乱引起的，长期低质量的睡眠将围绝经期女性置于多种疾病的险境中，如抑郁、心血管疾病、肥胖等。围绝经期妇女睡眠质量低下与潮热现象有关，雌激素可以影响人体的体温调节，低雌激素水平可以使外周体温和中心体温增加，引起围绝经期潮热，影响睡眠。 2. 养成良好睡眠习惯的方法：每天保证睡眠时间7~8小时；早睡早起；避免熬夜，熬夜本身对人体生物钟就有着不良影响，容易使生物钟紊乱；有正确的睡姿，平卧或稍微侧卧；养成午睡的好习惯；睡前不要喝刺激性饮料，避免情绪激动；睡觉时衣服要宽松，被褥厚薄适中等。	1. 询问时要和妇女进行充分的沟通，态度要和蔼可亲，语言要温和。 2. 若患者睡眠较差，交流时多有焦虑情绪，医务工作者要安慰患者，使其放松。 3. 若患者失眠，建议睡前听轻松音乐，缓解紧张焦虑的情绪。 4. 严重睡眠质量差者应就诊于专门科室给予治疗。

重要提示	所需物品
围绝经期女性同样需要充足的睡眠。	

14.4.3 指导围绝经期妇女坚持适度的体育锻炼以保证身心健康

操作步骤	知识要求	态度要求
1. 观察妇女的体型，是否肥胖或消瘦。 2. 测量身高、体重，并计算体质指数。 3. 询问锻炼情况，包括每天的锻炼项目、一周锻炼几次、每次锻炼时间、有无疾病等。 4. 询问、调查围绝经期妇女喜欢做的运动项目，以及想要做的但是没有条件无法进行的运动项目。 5. 结合妇女的体型、体质指数和运动项目的调查结果制定出适合该妇女体育锻炼计划表。 6. 对于体型匀称、坚持锻炼的妇女给予鼓励和支持，继续坚持体育锻炼。 7. 记录指导内容。	1. 适度的体育锻炼的好处：适量运动可以帮助围绝经期女性增强体质，以改善机体血液循环，维持神经系统的稳定性。 2. 农村围绝经期妇女可以参加的运动项目及运动指导：运动的目的在于增强体质，预防疾病。运动项目可以有踢毽子、打羽毛球、乒乓球、慢跑，农村妇女可以组织广场舞，镇上有条件的妇女也可以游泳。	1. 运动指导是围绝经期保健的重要内容之一，要耐心解释适度的体育锻炼的重要意义。 2. 询问时要和围绝经期妇女进行充分的沟通，态度要和蔼可亲，语言要温和。 3. 调查表的制作要通俗易懂，不识字的妇女让其家属协助完成。 4. 对于残障人，不要歧视或讽刺，可以建议做些简单、力所能及的运动项目。 5. 告知围绝经期妇女，运动贵在坚持。 6. 运动场所要安全，防止骨折等意外发生。

重要提示	所需物品
有慢性病患者提醒运动强度不宜过大。	体重计、软尺。

14.4.4 指导妇女避免吸烟及大量饮酒以防各种疾病的发生和加重

操作步骤	知识要求	态度要求
1. 询问围绝经期妇女是否有吸烟、酗酒等不良习惯，如有，应继续询问妇女每日吸烟、酗酒的量，以判断是否为嗜烟、酗酒。 2. 向围绝经期妇女强调吸烟、酗酒的危害，并发放相关的宣传图册。 3. 树立戒烟戒酒恒心，告知戒烟戒酒从现在开始。 4. 制定戒烟戒酒计划，教给戒烟戒酒的措施。 5. 与家属进行沟通，得到家人的支持和帮助。 6. 随诊。	1. 吸烟、酗酒的危害 1.1 烟草中含有数百种复杂的化学成分，大部分对人体有害，其中焦油、尼古丁、酚类、醇类、酸类、醛类等40种是有毒和有致癌作用的物质。吸烟妇女患支气管炎、肺气肿、乳腺癌等癌症风险增加。 1.2 酒精损害食管和胃黏膜，会引起黏膜充血、肿胀和糜烂，导致食管炎、慢性胃炎、溃疡病以及出现严重的肝脏损害；酒精使血脂升高，增加了心脑血管疾病发病的风险。 2. 戒烟戒酒方法：戒烟戒酒从现在开始，丢掉所有的香烟、打火机或火柴；不去吸烟人多的场所，如打牌的地方，尽量不去参加没有必要的聚会；餐后喝水、吃水果或散步，摆脱饭后抽烟的想法；烟瘾酒瘾来时，做深呼吸活动，或咀嚼无糖分的口香糖；在生活中注意饭后漱口，穿干净没烟酒味的衣服；用筷子取代手持香烟的习惯动作。	1. 采用沟通技巧和妇女进行充分交流，以掌握围绝经期妇女是否吸烟、喝酒。 2. 在和围绝经期妇女交流时态度要和蔼可亲，语言要温和、通俗易懂。 3. 对于长期吸烟或酗酒的妇女，即不可一味地指责、批评，甚至训斥其不良嗜好，也不可强制性的要求其突然戒断烟酒，医务人员可为其制定可行性的戒断计划，使其逐渐减少每日吸烟、喝酒的量，直至完全脱离。 4. 嘱家属多关心、爱护妇女，在其想吸烟或喝酒时，可以通过培养其他有益的兴趣或爱好转移注意力。 5. 有些妇女认为吸烟、喝酒是人生一大乐趣，不应该受限制，医务人员一定要认真强调吸烟、酗酒的危害。

重要提示	所需物品
戒烟戒酒要有恒心，对严重酗酒的妇女，戒酒期间要注意戒断综合征的发生。	吸烟、喝酒有害的宣传图册。

14.4.5 指导围绝经期妇女注意阴部卫生以预防感染

操作步骤	知识要求	态度要求
1. 询问妇女有无周身不适、发热等全身症状，有无外阴灼热、瘙痒及阴道分泌物增多、颜色、气味改变等，有无尿频、尿急、尿痛等症状。 2. 询问围绝经期妇女如何护理个人卫生，尤其是阴部卫生。 3. 准备阴道窥器、棉签、生理盐水、一次性纸单、无菌手套等物品。 4. 协助妇女上检查床，协助患者取截石位配合检查，使其臀部置于台缘，头部略抬高，两手平放身旁，使腹肌松弛。 5. 观察外阴是否干净，放置窥器，在打开窥器时边打开边观察阴道壁有无萎缩、充血、出血点、溃疡等。 6. 观察阴道分泌物性状包括量、颜色、气味，若有改变，用沾有生理盐水的棉签在阴道侧壁上 1/3 处轻轻刮取分泌物送检。 7. 查看尿道口有无红肿充血，查血、尿常规等。 8. 告知围绝经期妇女如何注意阴部卫生情况。 9. 记录化验结果，若有萎缩性阴道炎或尿道炎等给予相应药物治疗。	1. 注意阴部卫生的意义：由于围绝经期女性外生殖器开始萎缩，抵抗力下降，外阴部易发生局部的细菌性感染，并易上行发生阴道炎、尿道炎和膀胱炎，因此围绝经期女性应特别注意个人卫生，养成良好的卫生习惯。 2. 养成良好的阴部卫生习惯的方法：每天晚上睡觉之前用温开水冲洗一下阴部，在性生活之前和之后都要进行清洗，用清水就可以。最好采用淋浴，用温水冲洗，如果无淋浴条件，可以用盆代替，但要专盆专用。清洗顺序：先洗净双手，然后从前向后清洗外阴，再洗大、小阴唇，最后洗肛门周围及肛门。	1. 询问时要和妇女进行充分的沟通，态度要和蔼可亲，语言要温和。 2. 强调注意阴部卫生的重要性，嘱咐要勤换内裤。 3. 若妇女年龄较大，应协助其上检查床，防止摔伤。 4. 对于阴部卫生习惯不好、有异味的妇女，不要嘲笑或鄙视，应耐心讲解注意阴部卫生的重要性，以及不良卫生习惯所造成的严重后果。 5. 耐心指导妇女养成良好阴部卫生习惯的正确方法。 6. 认真填写，逐项询问、逐项检查，真实记录询问和检查结果。 7. 如不能确诊，建议到上级医疗保健机构再次检查。

重要提示	所需物品
检查要仔细，规范操作。	妇科检查床、一次性手套。

14.5　节育指导

【服务标准】

按照第八版《妇产科学》妇女健康管理服务规范要求，由当地乡镇卫生院、社区卫生服务中心为辖区围绝经期妇女指导避孕、宫内节育器管理等服务。

【服务流程】

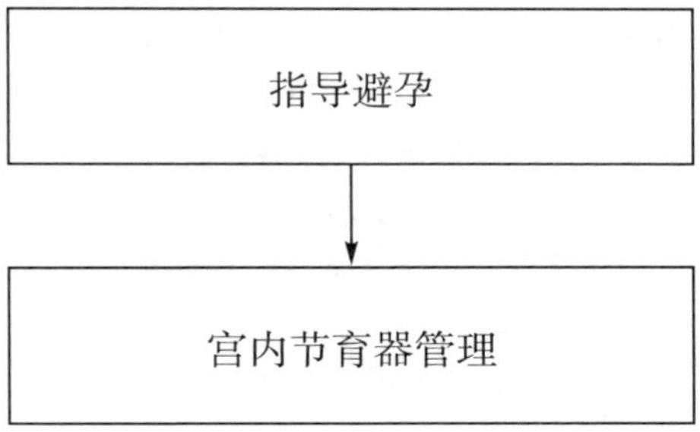

【操作说明】

14.5.1 指导围绝经期妇女如何进行避孕以防止意外怀孕

操作步骤	知识要求	态度要求
1. 向围绝经期妇女进行避孕知识宣教。 2. 询问围绝经期妇女是否避孕，如妇女未采取任何避孕措施，应向其说明避孕的必要性。 3. 告知围绝经期妇女如何正确避孕，并帮其选择适宜的避孕方法。 4. 如妇女避孕措施正确，应给予鼓励和支持。 5. 如实记录指导内容。 6. 交待下次就诊时间及注意事项。	1. 围绝经期妇女避孕的必要性：进入围绝经期的女性卵巢功能趋向衰退，排卵无规律，月经紊乱。有的人认为不会怀孕。这种想法不够全面，因为偶然排卵也可以意外怀孕。所以围绝经期妇女不宜采用安全期避孕。 2. 围绝经期妇女避孕的方法 2.1 可以选择宫内节育器避孕。已经放入的宫内节育器，在更年期出现月经紊乱时不要急于取出，待闭经半年到一年时取出最好。围绝经期不建议重新放置宫内节育器，因放置后早期出血症状可能掩盖宫颈癌、子宫内膜癌等疾病。 2.2 可以选用避孕栓等外用避孕药。这类药在体温条件下可以溶化，围绝经期妇女使用既可以避孕又能润滑阴道。 2.3 口服避孕药或避孕针可能会引起不规则阴道流血，对脂肪和糖代谢亦有一些影响，故而不宜在围绝经期采用。	1. 向围绝经期妇女及家属用通俗易懂的语言，耐心、详细的说明避孕的重要性，取得妇女及其家属的同意及配合。 2. 宣教时应选择安静、温馨、舒适的房间。沟通时态度和蔼可亲。 3. 避孕节育应采取知情选择，医务人员应根据每对夫妇的具体情况，指导妇女选择最适宜的避孕方法，以达到节育的目的。 4. 避孕方法很多，要详细向患者讲解各种避孕方法及药物避孕的禁忌证。

重要提示	所需物品
1. 血栓性疾病、心脑血管疾病高危因素及40岁以上吸烟女性慎用口服避孕药。 2. 意外怀孕应到正规医院就医。	节育宣传资料。

14.5.2 告知围绝经期妇女绝经半年应将宫内节育器取出以防止节育器嵌顿或穿孔

操作步骤	知识要求	态度要求
1. 询问妇女采用何种避孕方式，是否宫内节育器避孕。 2. 如妇女为宫内节育器避孕，告知宫内节育器应在绝经半年后去除，以防止节育器嵌顿、穿孔或发生断裂。 3. 对需要取节育器者，行超声检查确定节育器的位置和类型，有无移位。 4. 排除生殖道感染，取膀胱截石位，行妇科检查。 5. 常规消毒后，有尾丝者，用血管钳夹住尾丝轻轻牵引取出；无尾丝者先用探针探宫腔深度，然后用取环钩取出。 6. 请患者查看取出的宫内节育器。 7. 如实记录操作过程。 8. 交待取出宫内节育器后注意事项。保持外阴清洁，避免重体力劳动，避免性生活和盆浴 2 周，应用其他的方法避孕。	1. 围绝经期妇女绝经半年取出宫内节育器的原因：围绝经期卵巢逐渐萎缩，排卵减少，渐至停止。子宫失去雌激素的刺激，逐渐缩小，子宫重量和宫腔容积也减少，但节育器却不会缩小，故很容易发生穿孔，引起腹痛，甚至穿出子宫外，刺激腹腔而产生不良反应。节育器在子宫内属异物，绝经后容易损伤子宫内膜表层，导致子宫内膜的非特异性炎症。 2. 取节育器时间：围绝经期女性在绝经半年后至一年内取环为宜，此时雌激素水平虽已下降，但子宫尚未明显萎缩，不但取环操作过程简单，而且痛苦小。如果任其留在子宫里，日久，子宫颈与子宫体逐渐萎缩，宫腔变小、颈口变狭窄，将会增加取器的难度。 3. 宫内节育器取出术 3.1 患者排空膀胱，取膀胱截石位。 3.2 严格按照大、小阴唇、阴阜、大腿内上 1/3、肛门顺序消毒，最后消毒阴道两遍。 3.3 术者带帽子、口罩及无菌手套。 3.4 在外阴部铺无菌巾。 3.5 阴道窥器暴露宫颈，再次消毒宫颈及宫颈口。 3.6 宫颈钳夹持前唇，用子宫探针探测宫腔长度。 3.7 用长血管钳夹持尾丝向外牵拉直至取出，若无尾丝，按子宫屈度将取环钩偏向一侧放置宫底，再将钩头转向前或后以钩住节育器下缘，轻轻牵拉取出。	1. 取节育器前要确定是否绝经半年，有无生殖道炎症，若有先治疗炎症后再取。 2. 取节育器时动作要轻、快、稳。 3. 若出现异常子宫出血，随时取出宫内节育器，同时行诊断性刮宫，刮出组织送病理，排除子宫内膜性病变。 4. 反复取不到时，不要执意乱钩取。请有经验的医师处理，部分器体嵌入子宫肌壁或阻于宫颈口时，在超声引导下或宫腔镜取出。 5. 超声确定节育器在宫腔外时应到上级医疗保健机构经腹或在腹腔镜下取出。

重要提示	所需物品
取节育器前必须进行超声检查，确定节育器是否在宫腔内，同时了解节育器的类型。	超声仪器、妇科检查所用物品、取环包。

14.6 定期体格检查

【服务标准】

按照人民卫生出版社第八版《妇产科学》及《妇女保健学》妇女健康管理服务规范要求，由当地乡镇卫生院、社区卫生服务中心为辖区内围绝经期妇女提供妇女常见疾病和妇科恶性肿瘤的普查及全身体检筛查疾病等服务。

【服务流程】

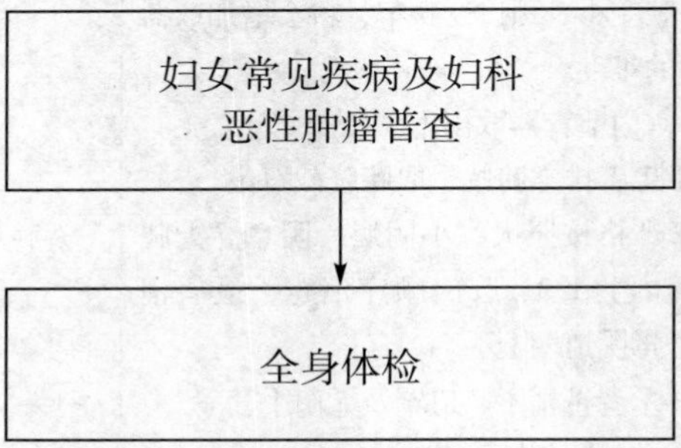

【操作说明】

14.6.1 定期进行妇女常见疾病和妇科恶性肿瘤的普查以便早发现早诊断

操作步骤	知识要求	态度要求
1. 建立35岁以上妇女的《围绝经期妇女健康体检表》(附件42),告知患者每1~2年普查一次。 2. 填写普查妇女的基本信息和一般情况。包括姓名、年龄、身高、体重、血压、月经史、既往史等。 3. 嘱妇女排空膀胱,更换一次性纸单,协助妇女上检查床取膀胱截石位。 4. 观察外阴,注意皮肤和黏膜色泽或色素减退及质地变化,有无增厚等,放置阴道窥器,并检查阴道,观察阴道前后壁及穹隆颜色、皱襞多少,有无赘生物,注意阴道分泌物量、性质、色泽、有无臭味,若有异常应取分泌物送检。 5. 充分暴露宫颈后,观察宫颈大小、颜色、外口性状,观察有无出血、肥大和糜烂样改变等,未行宫颈细胞学检查者可做宫颈涂片,实验室条件许可时可联合HPV检测。 6. 戴无菌手套,一手示、中两指蘸润滑剂,顺阴道后壁轻轻插入,检查阴道通畅度,再扪及宫颈大小、形状,有无接触性出血,随后检查子宫体,将阴道向上向前方抬举宫颈时,腹部手往下往后按压腹壁,并逐渐向耻骨联合部位移动,通过内、外手指同时抬举和按压,相互协调,扪清子宫位置、大小、形状、软硬度、活动度及有无压痛,有无突出肿块,再将阴道内两手指移至一侧穹窿部,另一手从同侧下腹壁髂嵴水平开始,由上往下按压腹壁,与阴道内手指对合,触摸该侧附件区有无肿块、增厚和压痛,若扪及肿块应确定其位置、大小、软硬度、活动度,与子宫关系。 7. 妇科检查扪及肿块或异常情况时行超声进一步检查。 8. 将结果按照妇科检查顺序记录在保健手册里。 9. 查看检查结果,宫颈细胞学出现阴道镜指征或超声不能确诊肿块性质时需转诊上级医疗保健机构。 10. 交待下次就诊时间及注意事项。	1. 知道如何填写《围绝经期妇女健康体检表》,知道妇科查体包括妇科检查、阴道分泌物检查、宫颈细胞学检查、超声检查等。 2. 阴道自净作用及常见的异常白带:生理情况下雌激素使阴道上皮增生变厚并增加细胞内糖原含量,上皮细胞分解单糖,阴道乳杆菌将单糖转换为乳糖,维持阴道内环境,产生自净作用。正常白带呈白色稀糊状或蛋清样,黏稠、量少,无腥臭味。灰黄泡沫状稀薄白带见于滴虫阴道炎;凝乳块状或豆腐渣样白带见于假丝酵母菌阴道炎等。 3. 宫颈细胞学检查的意义:是目前广泛检查宫颈癌最有效的筛查方法,与人乳头状瘤病毒基因(HPV-DNA)联合检测更有意义。 4. 妇科查体和联合超声检查对于妇科疾病诊断的意义:可诊断出子宫肌瘤、子宫腺肌症、腺肌瘤、卵巢肿瘤等。	1. 认真填写信息,告知体检的重要性,坚持定期体检。 2. 盆腔检查要在月经干净3~5天后、检查24小时前无性生活。 3. 排空膀胱、动作要轻柔、规范。若双合诊未扪清,可进行三合诊或肛诊。 4. 如因某种原因不能确诊时要及时去上级医疗机构复查;宫颈细胞学等检查结果按照指南转诊。 5. 要爱护超声仪器。保持干燥的工作环境,定时清洗、测试,有问题请专业技术人员修复。

重要提示	所需物品
1. 如果出现异常子宫出血,应随时行妇科检查。 2. 宫颈组织出现肿块疑似宫颈癌时应向上级医疗保健机构及时转诊。	体检表、超声仪等。

14.6.2 按时全身体检以便于筛查疾病

操作步骤	知识要求	态度要求
1. 嘱围绝经期妇女带上《围绝经期妇女健康体检表》。 2. 询问围绝经期妇女基本的健康状况、体力活动、饮食、吸烟、饮酒、既往史、月经史、所患疾病的情况、治疗及目前用药。 3. 进行体格检查。包括体温、脉搏、呼吸、血压、身高、体重、腰围、皮肤、浅表淋巴结、心脏、肺部、腹部等。 4. 进行辅助检查，包括血、尿常规、肝、肾功能、血脂、血糖和心电图。 5. 告知健康体检结果并进行相应健康指导。 6. 第1次发现收缩压≥140mmHg和（或）舒张压≥90mmHg应复查血压，非同日3次血压高即可诊断高血压，对已确诊的原发性高血压患者纳入高血压患者健康管理。对可疑继发性高血压患者，及时转诊；对于血糖异常者也应按照糖尿病进行筛查和管理。 7. 告知围绝经期妇女的常见病包括潮热、失眠、月经紊乱、泌尿系症状、性交痛、萎缩性阴道炎，远期可发生心脑血管疾病、老年性痴呆、骨质疏松。处理和预防见相关目录。 8. 填写体检结果，交待下次就诊时间及注意事项。	1. 定期按时体检的重要性：定期按时体检是一种保障健康的有效手段。如果能做到定期体检，就可及早发现潜在的致病因素、早期病灶或功能异常等情况，达到早期发现、早期诊断、早期治疗的目的。 2. 体格检查和辅助检查的目的和意义：主要针对围绝经期妇女或老年妇女易患疾病的筛查如高血压、糖尿病、血脂异常、肿瘤等。 3. 能够对体检结果进行相应处理和健康指导。对体检中发现有异常的围绝经期妇女建议定期复查；对发现已确诊的原发性高血压和Ⅱ型糖尿病等患者纳入相应的慢性病患者健康管理规范进行管理；避免绝经后妇女发生骨折，已发生骨折者避免再次骨折及应用一些药物如双膦酸盐类等。	1. 加强宣传，告知体检的服务项目和重要性，争取围绝经期妇女自愿按时体检。 2. 医务人员主动与未按时体检围绝经期妇女联系，保证体检的连续性。 3. 医务人员检查时态度和蔼，尊重患者；血压、血糖的测量按照规范操作，被检查者体位要正确。 4. 建议每年至少测量1次空腹血糖。高危人群每半年至少测量1次血压。条件允许应免费提供血压和血糖监测的用品和场所。 5. 体检中发现有异常的围绝经期妇女建议定期复查。 6. 爱护血压计、血糖仪等，用后放在规定地方。 7. 医务人员高度警惕肿瘤疾病的早期发现。

重要提示	所需物品
1. 有骨质疏松高危因素者应去上级医疗保健机构进行骨密度等测定和相应检查。 2. 对肿瘤疾病高度怀疑者，向上级医疗保健机构转诊。	血糖仪、血压计、心电图机及围绝经期妇女健康体检表等。

14.7 坚持自我检测

【服务标准】

按照人民卫生出版社《妇女保健学》和《乳腺癌诊治指南与规范》（2011 版）妇女健康管理服务规范要求，由当地乡镇卫生院、社区卫生服务中心告知辖区内的围绝经期妇女定期测量体重；计算腰围臀围比值；记录月经卡及指导自查乳房。

【服务流程】

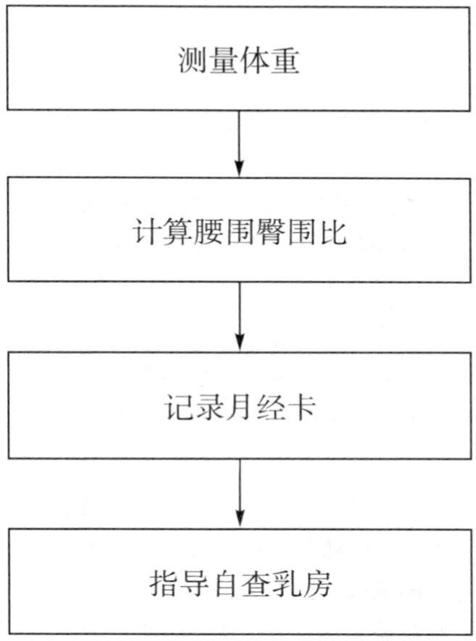

【操作说明】

14.7.1 定期测量体重以防止肥胖

操作步骤	知识要求	态度要求
1. 询问围绝经期妇女是否知道自己目前的身高和体重；和以往比体重是增加了，还是降低了。 2. 询问家中或村卫生室是否有测量体重、身高的仪器。 3. 询问妇女自己是否会测量体重、身高。并告诉妇女定期监测体重的重要意义以及肥胖对身体健康造成的危害。 4. 矫正身高、体重测量仪。 5. 为妇女进行体重、身高测量，计算肥胖度。 6. 将测量、计算方法教给妇女，嘱其定期监测。 7. 如妇女超重或肥胖，建议减肥控制体重。 8. 如实记录并核实内容。 9. 交待下次就诊时间及注意事项。	1. 造成肥胖的原因：肥胖是指一定程度的明显超重与脂肪层过厚，是体内脂肪，尤其是三酰甘油积聚过多而导致的一种状态。由于食物摄入过多或机体代谢的改变而导致体内脂肪积聚过多，造成体重过度增长并引起人体病理改变。 2. 肥胖度计算公式：肥胖度=（实际体重-标准体重）÷标准体重×100% 肥胖度： ~10%　　正常适中 >10%　　超重 >20%~30%　　轻度肥胖 >30%~50%　　中度肥胖 ≥50%　　重度肥胖 3. 围绝经期妇女肥胖的原因：进入围绝经期后，女性的卵巢功能逐渐衰退，雌激素水平明显下降。而雌激素参与女性体内的脂质代谢，会促使人体将多余的胆固醇代谢掉排出体外。故围绝经期妇女胆固醇、三酰甘油会逐渐升高，尤其在绝经后2年上升最快。另外随着年龄的增长以及体力的下降，活动量也相对减少，热量需要的少了，基础代谢也降低，体内储存的蛋白质、脂肪相对增多也是引起肥胖的原因。 4. 肥胖的危害：肥胖是代谢综合征的危险信号，可诱发高血压、心血管病、动脉粥样硬化、糖尿病等，严重危害人类健康。	1. 询问时要和妇女进行充分的沟通，态度要和蔼可亲，语言要温和。 2. 肥胖者往往有自卑心理，所以不能嘲笑或鄙视，要耐心解释围绝经期体重增加的原因，以及日后注意事项。 3. 对于文化水平低、理解能力差的妇女，要更加有耐心地进行交流，并给予正确的健康指导。如果妇女仍学不会体重测量或计算肥胖度方法，嘱其定期到村卫生室进行监测。 4. 告知要求减肥的妇女，减肥是一个缓慢的过程，需要持之以恒的决心。 5. 生活习惯不好的应耐心给予健康生活方式的指导。

重要提示	所需物品
肥胖有害，应拥有健康的生活方式防止肥胖。	身高、体重测量仪。

14.7.2 计算腰围、臀围比值以便预防代谢综合征

操作步骤	知识要求	态度要求
1. 为围绝经期妇女测量腰围：取被测者髂前上棘和第12肋下缘连线中点，水平绕腹一周，皮尺应紧贴软组织，但不压迫，测量值精确到0.1cm。 2. 测量臀围：经臀部最隆起部位测得身体水平的周径。 3. 计算腰臀比。女性理想的腰臀比值在0.67~0.80。 4. 比值过大者，询问患者有无全身或局部症状，并进行有针对性的检查；疑有高血压患者应测量血压，若血压高应另选时间复查，直至可以排除或诊断为高血压病，若诊断为高血压病则按照高血压疾病的管理方法管理；若疑为糖尿病则应查空腹血糖，然后按照糖尿病管理进行管理；心电图看有无心肌缺血等情况；若有其他异常情况及时检查。 5. 告知围绝经期妇女腰围及臀围测量方法，及定期测量的意义。 6. 正确对妇女可疑情况做出判断及处理。 7. 如实记录并核实内容。 8. 交待下次就诊时间及注意事项。	1. 腰围臀围比测量的意义：在于评价身体脂肪的分布状况，可以预测被测者是否有患心脑血管疾病和糖尿病的危险。脂肪堆积在腰腹部要比堆积在大腿和臀部对身体的危害要大得多。腰腹部肥胖很容易导致糖尿病、高血压、心脑血管疾病和高脂血症等疾病的发生。 2. 正确测量腰围、臀围及腰臀比计算方法：腰围是髂前上棘和第12肋下缘连线中点，水平绕腹一周，皮尺应紧贴软组织，但不压迫，测量值精确到0.1cm；臀围是臀部最隆起部位测得身体水平的周径。	1. 告诉围绝经期妇女腰臀比是腰围和臀围的比值，是判定中心性肥胖的重要指标，应定期进行测量。 2. 应耐心地教会围绝经期妇女准确测量腰围及臀围的方法。对于年龄较大妇女，应协助其测量腰围和臀围或教会其家人测量方法。 3. 腰臀围比值只能看作是对体重粗略测算，使患代谢综合征的风险增高，不能认为比值高一定会患代谢综合征。

重要提示	所需物品
腰围、臀围测量方法要正确。	皮尺、计算器。

14.7.3 记录月经卡以便早期发现妇科肿瘤

操作步骤	知识要求	态度要求
1. 询问围绝经期妇女月经变化情况，如月经频率、月经周期、行经天数、经量的变化。 2. 准备卡片、笔、尺子等物品，说明其用途。 3. 建立月经卡，准备一张卡片，画成13×32表格形式。表头用斜线分隔，右上为日期，左下为月份；标注不同的符号代表不同的月经含义。 4. 出现与既往不同的月经情况，月经紊乱无规律、经量增多、经期延长等，或绝经后又出现不规则出血应立即进行超声检查、妇科检查等排除子宫肌瘤或恶性肿瘤的发生。 5. 指导月经期卫生，避免感染。	1. 记录月经卡的意义：月经的改变是围绝经期的一个重要标志，也是妇科肿瘤发生的早期信号，由于围绝经期妇女也是妇科肿瘤好发的年龄段，因此围绝经期记录月经卡有助于早期发现早期诊断疾病，起着疾病筛查作用。 2. 月经卡的作用及使用方法：月经卡用来记录自己的月经情况。观察月经是否规律，经量、经期是否正常。用√代表一个月经周期开始，用×代表结束；用●代表痛经有无；用+的个数代表每日经量多少。如第1天+，第2天++；做好相应的记录。 3. 妇科肿瘤出现的月经改变：宫颈癌表现为接触性出血，即性生活或妇科检查后阴道出血，也可表现为不规则阴道出血，或经期延长、经量增多，老年患者为绝经后不规则阴道出血；子宫肌瘤表现为经量增多、经期延长；子宫内膜癌为绝经后阴道出血，量不多，尚未绝经者月经过多、经期延长或月经紊乱。功能性卵巢肿瘤可出现不规则阴道出血或绝经后出血。	1. 询问时要和妇女进行充分的沟通，态度要和蔼可亲，语言要温和。 2. 耐心指导围绝经期妇女制作月经卡，并指导如何填写月经卡。 3. 对于贫困家庭、残疾人，文化水平低、卫生条件差、理解能力差的妇女，要尊重，耐心进行交流，给予正确的健康指导。 4. 不能确诊者应建议去上级医疗保健机构复查。

重要提示	所需物品
1. 高度重视绝经后阴道出血。 2. 功能失调性子宫出血的诊断首先排除器质性疾病引起的出血。	月经卡、笔。

14.7.4 指导围绝经期妇女自查乳房以防止乳腺癌发生

操作步骤	知识要求	态度要求
1. 询问有无乳房局部疼痛、乳腺病史、月经婚姻史、乳腺癌家族史。 2. 采用坐位或立位，对下垂型乳房或乳房较大者，亦可结合仰卧位。先视诊后触诊，两侧是否对称，皮肤有无发红、水肿或橘皮样改变，乳头有无内陷、溢液，触诊先健侧后患侧，触诊时应采用手指指腹侧，循序对乳房外上、外下、内下、内上各象限及中央区和乳头做全面检查，不遗漏检查部位。 3. 发现肿块后，注意大小、硬度、光滑、是否活动。 4. 对于有乳房局部疼痛、有肿块的患者或有乳头红肿溢液等情况时要进行乳腺 X 线片检查，对乳腺 X 线片定性困难的乳腺病变进行乳腺 B 超检查。 5. 不能确诊者去上级医疗保健机构进行活检，确诊为乳腺癌患者去上级医院进行手术分期和后续治疗。 6. 告知围绝经期妇女每月进行一次自我乳腺查体。	1. 乳腺癌的高危人群：包括以前患过乳腺癌或有良性乳腺肿瘤史的患者；有乳腺癌家族史者；第 1 次妊娠年龄>30 岁的女性；进食过多的动物脂肪，绝经后体重超重的女性；患某些慢性乳腺病（如导管上皮不典型增生、乳头状瘤病等）；月经初潮年龄在 12 岁以前或停经在 55 岁以后的女性；应用雌激素以控制围绝经期症状的女性（富含雌激素的药物会增加患乳腺癌的风险），这些女性要进行提前筛查，要临床和辅助检查相结合进行筛查。 2. 自我乳腺检查的方法：采用坐位或立位，对下垂型乳房或乳房较大者，亦可结合仰卧位。先视诊后触诊，两侧是否对称，皮肤有无发红、水肿或橘皮样改变，乳头有无内陷、溢液，触诊先健侧后患侧，触诊时应采用手指指腹侧，循序对乳房外上、外下、内下、内上各象限及中央区和乳头做全面检查，不遗漏检查部位。	1. 询问时要和妇女进行充分的沟通，态度要和蔼可亲，语言要温和。 2. 绝经前妇女最佳的乳腺触诊时间应建议选择月经来潮后 7~10 天，此时乳腺比较松软，容易发现异常。 3. 基层医务人员每月向妇女讲授 1 次乳腺自我检查的方法。40 岁以上妇女应每年 1 次乳腺 X 线检查，乳腺癌高危人群可将筛查起始年龄提前到 20 周岁。 4. 检查时尽量做到规范、仔细、认真，不能疏忽任何一个环节。 5. 如不能确诊，要建议到上级医疗保健机构再次检查。

重要提示	所需物品
定期自查乳房，发现乳腺病变要就诊。	乳腺 X 线机。

14.8 围绝经期女性常见健康问题的管理

14.8.1 通过了解月经的变化以便于管理功能失调性子宫出血

操作步骤	知识要求	态度要求
1. 详细询问围绝经期妇女是否有子宫出血，子宫出血的表现、发病时间、病程经过、目前出血情况、发病前有无停经史、以往治疗经过等，注意年龄、婚育史、避孕措施，有无服药史，是否可能存在血液病、甲状腺疾病等。 2. 必要时行全身检查和妇科检查，查看有无贫血、突眼等，以排除有无甲亢或甲减；妇科检查排除阴道、宫颈和子宫器质性病变。 3. 若妇女出现异常子宫出血或其他症状体征，应进行血常规、凝血功能、宫颈细胞学、超声检查或诊断性刮宫，必要时进行激素测定。 4. 对确诊为功能失调性子宫出血的患者给予治疗。 5. 如实记录并核实内容。 6. 交待下次就诊时间及注意事项。	1. 异常子宫出血的定义和分类：任何偏离正常月经的频率、周期、经量以及经期的子宫出血称为异常子宫出血。新异常子宫出血（FIGO-AUB）分类：息肉、子宫腺肌症、子宫肌瘤、恶性肿瘤、凝血异常、排卵异常、子宫内膜增生、医源性、未分类。 2. 功能失调性子宫出血病因和临床表现：功能失调性子宫出血简称功血，是由于调节生殖的神经内分泌机制失常引起的异常子宫出血，而全身及内外生殖器官无器质性病变。50%患者发生于绝经前期。围绝经期由于卵巢功能衰退，不排卵，体内受单一雌激素刺激无孕酮对抗，子宫内膜增生，可发生突破性出血或卵泡闭锁后，体内雌激素水平突然下降，发生撤退性出血。临床表现子宫不规则出血，月经周期紊乱，经期长短不一，经量不定或增多，甚至大出血，可继发贫血。 3. 功血是排除性诊断，应与其他出血性疾病鉴别。包括妊娠相关出血、生殖器官肿瘤、感染、血液系统疾病及肝肾疾病、甲状腺疾病。 4. 功血的治疗原则：围绝经期的功血以止血、调整周期、减少经量，防止子宫内膜病变为治疗原则。激素治疗前必须排除子宫内膜病变。 4.1 止血：少量出血最低剂量，大量出血要 8 小时见效，24~48 小时出血基本停止，96 小时无效，考虑功血诊断，应用雌孕激素联合用药服雌孕激素联合药物（去氧孕烯炔雌醇片），每次 1~2 片，每 8~12 小时 1 次，血止 3 日后逐渐减量至每日 1 片，维持至 21 日周期结束；单雌激素、单孕激素或刮宫迅速止血。 4.2 调整月经周期，采用雌孕激素序贯法、联合法。 4.3 对药物疗效不佳或不宜用药、无生育要求者，尤其不宜随访、年龄较大者考虑手术进行子宫内膜切除术或子宫切除术。	1. 询问时要和妇女进行充分的沟通，态度要和蔼可亲，语言要温和。 2. 做盆腔检查前，排空膀胱。否则膀胱充盈会直接影响检查效果。 3. 给患者做诊断性刮宫时应该解释检查目的，消除患者的紧张情绪。 4. 功能失调性子宫出血是排除性诊断，若不能排除，建议转上级医疗保健机构进一步检查。 5. 若大量出血，及时止血，如出血不止转上级医疗机构就诊。

重要提示	所需物品
诊断功能失调性子宫出血应先排除妊娠或子宫内膜病变。	窥器、无菌手套、棉签等。

14.8.2 进行妇科查体和阴道分泌物检查以便及早发现萎缩性阴道炎

操作步骤	知识要求	态度要求
1. 患者排空膀胱，准备好妇科检查床、阴道窥器、棉签、无菌手套、一次性纸单等物品。 2. 采集病史。询问有无全身症状，有无外阴灼热不适、瘙痒及阴道分泌物增多、颜色、气味改变等，是否绝经，既往有无卵巢手术史、盆腔放射治疗史或药物闭经史等。 3. 协助妇女上检查床并取截石位检查，使其臀部置于台缘，头部略抬高，两手平放身旁，松弛腹肌。 4. 观察外阴发育及阴毛多少和分布，有无溃疡、肿块、赘生物、皮肤有无色素脱失，有无增厚等，然后消毒外阴，使用无菌手套分开小阴唇查看尿道口周围黏膜色泽及有无赘生物。 5. 放置窥器时，先将其前后叶两端并合，表面涂润滑剂，一手拇指示指将小阴唇分开，另一手斜行沿阴道侧后壁缓慢插入阴道内，边推边将窥器两叶转正并逐渐张开，暴露宫颈、阴道壁及穹隆部，最后旋转窥器固定。在打开窥器时边打开边观察阴道壁有无萎缩、充血、出血点、溃疡等。 6. 观察阴道分泌物性状是否稀薄、量、颜色、气味有无改变，若出现上述任意情况，用沾有生理盐水的棉签在阴道侧壁上 1/3 处轻轻刮取分泌物送检。 7. 检查宫颈及双合诊。 8. 按解剖部位先后顺序记录检查结果。	1. 萎缩性阴道炎的定义及临床表现：萎缩性阴道炎常见于自然绝经或人工绝经后的妇女，也可见于产后闭经或药物假绝经治疗的妇女，因卵巢功能衰退，雌激素水平降低，阴道壁萎缩，黏膜变薄，阴道内 pH 值上升，局部抵抗力降低，致病菌容易入侵繁殖引起炎症。临床表现为外阴灼热不适、瘙痒及阴道分泌物增多。阴道分泌物稀薄，呈淡黄色，感染严重时为脓血性，可伴性交痛。检查见阴道呈萎缩性改变，上皮皱襞消失、萎缩、菲薄。阴道黏膜充血，有散在小出血点或点状出血斑，有时可见浅表溃疡。 2. 治疗原则：酌情补充雌激素，增强阴道抵抗力，抗生素抑制细菌生长。雌激素软膏局部涂抹。每天 1~2 次，连用 14 日，同时需要口服性激素补充治疗的患者建议向上级医院咨询如何应用。局部应用抗生素如诺氟沙星 100mg，放置阴道深部每日 1 次，连用 7~10 天，也可选用中药保妇康栓。	1. 询问时要和妇女进行充分的沟通，态度要和蔼可亲，语言要温和。 2. 对年龄较大的妇女，应搀扶其上检查床，帮助其摆好体位。 3. 避免经期做检查，若有阴道异常流血应必须检查。 4. 做盆腔检查前，排空膀胱，否则膀胱充盈会直接影响检查效果。 5. 为避免交叉感染，纸单应一人一换，一次性使用。检查前消毒外阴。 6. 盆腔检查按正规操作顺序和规范进行。 7. 若患者紧张，可边检查边交谈，使其张口呼吸，避免腹肌紧张。 8. 如出现血性白带，常规做宫颈细胞学检查，必要时分段诊刮。 9. 检查过程中若无法查清解剖关系，不要强行检查，及时向上级医疗机构转诊。

重要提示	所需物品
1. 出现异常白带及时向上级医疗机构转诊，排除恶性肿瘤。 2. 向性激素补充治疗患者详细询问血栓等病史以排除禁忌证。	阴道窥器、棉签、一次性纸单等。

14.8.3 检查盆底功能以便发现盆底功能障碍性疾病

操作步骤	知识要求	态度要求
1. 嘱患者憋尿做好检查准备，并准备好妇科检查床、阴道窥器、棉签等。 2. 询问患者有无腰酸、下坠；有无尿频、尿急、尿痛、尿失禁；有无性交困难和外阴疼痛；询问既往史、家族史、用药史，询问大便情况并记录。 3. 患者取膀胱截石位，观察有无阴道壁膨出或子宫脱垂，嘱患者用力屏气，观察阴道壁或子宫的位置，触诊是否柔软，进行临床分度诊断或依据盆腔器官脱垂定量分度法（POP-Q）界定盆腔器官的脱垂程度。 4. 嘱患者咳嗽，看有无尿失禁，若有，则托住膨出的阴道壁复位后再次咳嗽，若无尿失禁，可进行指压试验，如截石位无尿液流出，应在站立位重复压力试验观察，并与急迫性尿失禁鉴别以明确诊断，有条件可进行尿动力学检查，如无条件向上级医院转诊。 5. 用一手指放到阴道或直肠内向检查者方向轻拉会阴体，看移动度，若>1cm，提示会阴体移动度过大。 6. 评估会阴体长度和厚度。 7. 进行肛门指诊查看肛门括约肌功能。 8. 指导正确的日常生活方式，预防盆底功能障碍性疾病。 9. 对压力性尿失禁和子宫脱垂患者进行盆底训练的指导。 10. 向患者说明治疗原则，如需手术，向上级医院转诊。	1. 盆底功能障碍的定义及包含的疾病：女性盆底组织因退化、创伤等因素导致盆底支持薄弱，从而发生盆底功能障碍，包括阴道前壁膨出、阴道后壁膨出、子宫脱垂、压力性尿失禁、生殖道瘘。 2. 盆腔器官膨出的危险因素：慢性咳嗽、便秘、长期站立及高强度体力活动、阴道分娩损伤、雌激素缺乏等。 3. 能够说出盆腔器官的临床分度及POP-Q分度方法（附件43）。 4. 压力性尿失禁的诊断方法：压力试验是膀胱充盈时，患者取截石位嘱其咳嗽，如果每次咳嗽均伴尿液不自主溢出可提示该病。尿动力学检查包括膀胱内压测定和尿流速测定。 5. 盆底训练方法；嘱患者做收缩肛门运动，用力收缩盆底肌肉3秒以上后放松，每次10~15分钟，每日2~3次。 6. 治疗原则：阴道前壁、后壁膨出无症状者无需治疗，伴有症状者要去上级医院进行手术修补。子宫脱垂和压力性尿失禁可采用非手术和手术治疗。非手术为进行盆底肌肉锻炼和（或）放置子宫托；脱垂超出处女膜且有症状者、重度压力性尿失禁患者可转上级医院手术。	1. 尊重患者，耐心倾听患者对自身症状的描述。 2. 按照妇科检查操作规范要求进行检查，动作要轻柔，充分得到患者配合，并注意询问和观察患者有无不适感。 3. 妇科检查能明确诊断和分度，分度检查应在最大屏气状态下进行。 4. 强调应坚持进行盆底功能锻炼，对重体力劳动者应避免负重的体力活动。

重要提示	所需物品
1. 怀疑肿瘤不能确诊者，及时向上级医疗保健机构转诊。 2. 对慢性咳嗽、便秘患者应注重原发病的治疗。	妇科检查床。

14.8.4 筛查宫颈癌以便早发现早转诊

操作步骤	知识要求	态度要求
1. 患者排空膀胱，24 小时前禁性生活、阴道检查、阴道灌洗及用药，宫颈刮片、宫颈管涂片和 HPV 检测必须无菌干燥，其他物品同妇科查体。 2. 询问月经史；询问有无阴道流液、接触性出血；询问饮食、大小便、体重变化等。 3. 协助患者上检查床取截石位，妇科查体步骤和放置窥器方法见相关目录，阴道窥器充分暴露宫颈。 4. 观察宫颈大小、颜色、外口形状，有无出血、肥大、糜烂样改变、息肉，宫颈管有无出血或分泌物。 5. 没有宫颈管涂片的单位可用宫颈刮片，在宫颈外口鳞柱交界处以宫颈外口为圆心，将木质铲形小刮板轻轻刮取一周。可进行薄层液基细胞学检查（TCT）的单位将细胞刷置于宫颈管内，达宫颈外口上方 10mm 左右，在宫颈管内旋转 360° 后取出，立即固定于保存液中，一次取材可同时用于高危型 HPV DNA 检测。 6. 进行双合诊检查，操作步骤见相关目录。 7. 将处理方法和检查结果按照外阴、阴道、宫颈、宫体、附件顺序记录。 8. 结果依据《2012 第 2 版 NCCN 宫颈癌筛查指南》（附件 44）中筛查方法进行筛查或进行阴道镜检查及宫颈活检的“三阶梯”程序的转诊。 9. 整理物品，告知结果查询时间，并随诊。	1. 子宫颈上皮内瘤变（CIN）及与宫颈癌的关系：宫颈上皮内瘤变是与宫颈浸润癌密切相关的一组子宫颈病变，低级别 CIN 可自然消退，但高级别 CIN 可能发展为浸润癌，被视为癌前病变。 2. CIN 和宫颈癌的发病因素：高危型人乳头瘤病毒（HPV）的持续感染、多个性伴侣、性生活过早（<16 岁）、性传播疾病是 CIN 的发病因素，其中人乳头状瘤病毒（HPV）16、18 型与宫颈癌密切相关。 3. 能够说出转化区是 CIN 及宫颈癌的好发部位，能够辨认位于子宫颈鳞状上皮与柱状上皮交接部转化区。 4. CIN 分级及各级别处理原则 4.1 CIN 分为 3 级。Ⅰ级：轻度异型累及上皮下 1/3 层；Ⅱ级：中度异型累及上皮下 1/3～2/3 层；Ⅲ级：重度异型和原位癌，病变占 2/3 层以上或全部上皮层。 4.2 CINⅠ可观察随访，CINⅡ和 CINⅢ均需要治疗。 5. TCT 报告 5.1 未发现上皮病变包括微生物和炎症改变。 5.2 发现上皮细胞异常：不典型鳞状细胞包括没有明确意义的不典型鳞状细胞（ASC-US）、无法排除高度病变的不典型鳞状细胞（ASC-H），低度鳞状上皮内病变（LSIL）包括 HPV 感染/轻度瘤变/CINⅠ，高度鳞状上皮内病变（HSIL）包括中度及重度瘤变、原位癌、CINⅡ和 CINⅢ等。	1. 尊重患者，态度和蔼。 2. 在做盆腔检查前，排空膀胱。 3. 动作轻柔，按操作规范进行操作，如果在取材时分泌物多，先用无菌干棉球轻轻擦净黏液。 4. 子宫颈有明显病灶者可直接进行活组织检查，如果没有条件及时向上级医院转诊。 5. 细胞学检查为 ASC-US 并高危 HPV DNA 检测阳性者，或 LSIL 及以上，应去上级医院行阴道镜检查。

重要提示	所需物品
严重宫颈病变者直接取材易引起大出血，要向上级医疗机构转诊。	宫颈管涂片。

14.8.5 筛查子宫和卵巢疾病以便早转诊早发现早治疗

操作步骤	知识要求	态度要求
1. 询问全身症状及有无下腹部疼痛，询问月经史、有无阴道流液、经量增多、经期延长、绝经后阴道出血、食欲、大小便、体重变化等。 2. 检查前患者排空膀胱，24小时前禁性生活、阴道检查、阴道灌洗及用药。 3. 协助患者上检查床，取截石位，三合诊行妇科检查。 4. 行妇科超声检查了解子宫大小，有无肌瘤或腺肌症、卵巢肿瘤等。 5. 对于肥胖、不育、长期应用雌激素的妇女在绝经过渡期或绝经后阴道出血者应行诊断性刮宫，或行宫腔镜观察宫腔情况。 6. 将检查结果按照外阴、阴道、宫颈、宫体、附件顺序记录。 7. 对疾病做出诊断，并做出相应处理。	子宫和卵巢常见疾病的临床表现和诊治： 1. 子宫肌瘤：症状有经量增多、下腹包块、白带增多，也可以有压迫症状如尿频、尿急、排尿困难和（或）下腹部坠胀，查体可触及子宫增大，表面不规则，有单个或多个结节状突起。肌瘤易发生玻璃样变、囊性变、红色样变、肉瘤样变和钙化。绝经期妇女无症状者一般不需要治疗，每3~6个月随访，有症状的近绝经年龄的应用药物治疗，药物无效或继发贫血者行手术切除，无生育要求或怀疑恶变者行子宫切除术。 2. 子宫内膜癌：主要症状有阴道流血，量一般不多，阴道排液及下腹部疼痛；早期可能无任何体征，晚期子宫增大，浸润宫旁时可触及不规则结节状物。主要治疗方法是手术、放疗及化疗药物治疗。 3. 卵巢肿瘤：良性肿瘤查体时发现，双合诊和三合诊在子宫一侧或双侧触及圆形或类圆形肿块；恶性肿瘤早期无症状，晚期为腹胀、腹部肿块、腹腔积液，并有消瘦、贫血等，三合诊可在直肠子宫陷凹触及质硬结节，活动差，与子宫分界不清。卵巢肿瘤一经发现，应手术。	1. 尊重患者，态度和蔼。 2. 在做盆腔检查前，排空膀胱，否则膀胱充盈会直接影响检查效果。 3. 动作轻柔，按操作规范进行。 4. 对不能确诊的病例转上级医疗保健机构进一步检查。

重要提示	所需物品
绝经后阴道出血要警惕子宫内膜癌。	超声仪。

14.8.6 筛查有无骨质疏松以预防老年性骨折

操作步骤	知识要求	态度要求
1. 询问妇女是否有腰背疼痛或周身骨骼疼痛；负荷量增加时是否疼痛加重或活动受限；是否驼背，身高是否缩短；有无便秘、食欲减退等，是否出现过骨折。 2. 进行骨质疏松的风险评估，询问是否绝经；询问饮酒、体力活动、饮食情况；询问有无甲状腺疾病和用药史。 3. 辅助检查包括骨骼X线片、血尿常规、肝肾功能、血钙磷、碱性磷酸酶等，如有异常应去上级医疗机构检查。 4. 指导如何防治骨质疏松。 5. 如实记录并核实内容。 6. 交待下次就诊时间及注意事项。	1. 骨质疏松发生的原因：围绝经期骨质吸收速度大于骨质生成速度，促使骨质丢失而致骨质疏松，骨质疏松症大约出现在绝经后第9~13年。 2. 骨质疏松的临床表现 2.1 疼痛：腰背疼痛或周身骨骼疼痛，负荷增加疼痛或活动受限。 2.2 脊柱变形：身高缩短和驼背，脊柱畸形，胸椎压缩影响心肺功能，腰椎变形致便秘、腹痛等。 2.3 脆性骨折：低能量或非暴力骨折，跌倒或因日常活动骨折，常见于胸、腰和髋部。 3. 骨质疏松的诊断：发生了脆性骨折及通过骨密度测定可以确定诊断。 4. 骨质疏松的防治 4.1 无骨质疏松但有高危因素者，延缓或防止发展为骨质疏松症并避免发生第一次骨折。 4.2 已有骨质疏松者或已发生过骨折避免再次骨折。 4.3 调整生活方式包括多摄取富含钙、低盐的饮食和适量蛋白质饮食，适当日照，戒烟限酒，采用防跌倒的各种措施，慎用影响骨代谢药物。 4.4 补充钙剂和维生素D，绝经后妇女和老年人钙推荐量为1000mg/d，饮食包括400mg/d，应额外补充500~600mg/d。 4.5 酌情应用抗骨质疏松药物如双膦酸盐类、降钙素类、雌激素类等。	1. 询问时态度要和蔼可亲，取得妇女的充分信任，以获取真实可靠的信息。 2. 强调骨质疏松症的危害及补钙的重要性。 3. 避免骨质疏松高危因素的发生，改变生活方式如饮食习惯等。 4. 在不能确诊的时候，要建议到具备条件的医疗保健机构再次检查。

重要提示	所需物品
1. 对已发生过骨质疏松的妇女或有高危因素的妇女告知家属应做好防护措施，避免发生骨折。 2. 应用钙剂、双膦酸盐类和性激素时应注意使用的禁忌证。	骨骼X线片。

14.9 指导规范化性激素补充治疗以缓解围绝经期症状和预防远期并发症

操作步骤	知识要求	态度要求
1. 询问围绝经期妇女年龄、绝经期症状、月经史，询问既往有无乳腺癌、子宫内膜癌、高血压、糖尿病病史。 2. 通过病史采集判断该妇女处于绝经过渡期还是绝经后期。 3. 测量身高、体重、血压，乳腺查体、妇科检查。 4. 查空腹血糖、血脂、肝肾功能、盆腔B超、乳腺钼靶X线片，无条件者去上级医院检查。 5. 判断激素应用的适应证、禁忌证。 6. 决定是否需要激素补充治疗和进行健康指导。 7. 分别于用药1个月、3个月、半年、1年及以上随诊，了解身体情况和围绝经期症状有无缓解。 8. 交待下次就诊时间及注意事项。	1. 围绝经期妇女使用激素补充治疗（HRT）的益处：可以有效改善围绝经期症状，如焦虑、潮热出汗、阴道干涩等，提高了生活质量，远期可预防骨质疏松和心脑血管疾病，尤其在绝经早期开始激素治疗受益更大。 2. HRT适应证、禁忌证和慎用情况 2.1 适应证：围绝经期相关症状包括月经紊乱、潮热出汗、抑郁焦虑、阴道干涩、性交疼痛、反复泌尿系感染、存在骨质疏松高危因素或绝经后骨质疏松。 2.2 禁忌证：已知或怀疑妊娠；原因不明的阴道出血；已知或怀疑乳腺癌；已知或怀疑患有性激素相关的恶性肿瘤；血栓性疾病。 2.3 慎用情况：子宫肌瘤、子宫内膜异位症、子宫内膜增生病史、尚未控制的糖尿病及严重高血压、有血栓形成倾向、胆囊疾病、哮喘、乳腺良性疾病、乳腺癌家族史、系统性红斑狼疮等。 3. HRT健康指导：健康指导包括规律运动，保持正常体重，健康饮食，注意钙和维生素D的补充，戒烟、控制饮酒，增加社交和脑力活动。 4. HRT处理原则 4.1 已切除子宫者单用雌激素。 4.2 有子宫者，在绝经过渡期雌孕激素周期方案，仅有月经紊乱单用孕激素；绝经后期维持月经周期者雌孕激素周期方案，不维持月经周期者雌孕激素连续联合方案。 4.3 仅改善生殖道症状可选用局部用药。	1. 询问时要和妇女进行充分的沟通，态度要和蔼可亲，语言要温和，详细询问病史。 2. 在确诊需要激素补充治疗时，须严格按照指征使用。 3. 向妇女解释利弊，知情选择是否应用及选用何种方式。 4. 随访解释最初3个月正常用药后反应有乳腺胀痛、阴道出血、消化道症状，鼓励坚持。如症状严重调整用药。 5. 用药12个月进行体检，重新评估用药及方案。

重要提示	所需物品
凡接受激素补充治疗者，应每3个月门诊复查或信访1次。	血压计、血糖仪等。

老年人保健

【服务标准】

按照《国家基本公共卫生服务规范》老年人健康管理服务规范要求，由当地乡镇卫生院、社区卫生服务中心为辖区内的老年人进行相关知识的普及、健康管理、常见病管理及常见症状的处理等。

【服务流程】

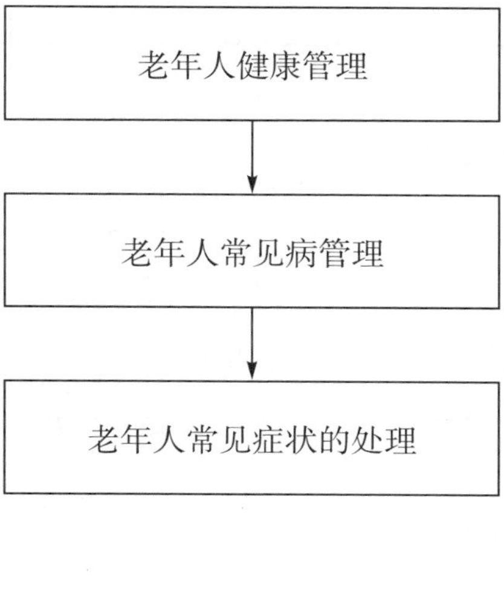

15. 老年人健康管理

【服务标准】

按照《国家基本公共卫生服务规范》老年人健康管理服务规范要求，由当地乡镇卫生院、社区卫生服务中心为辖区内的老年人每年进行一次健康体检、健康评估以及健康指导等工作。

【服务流程】

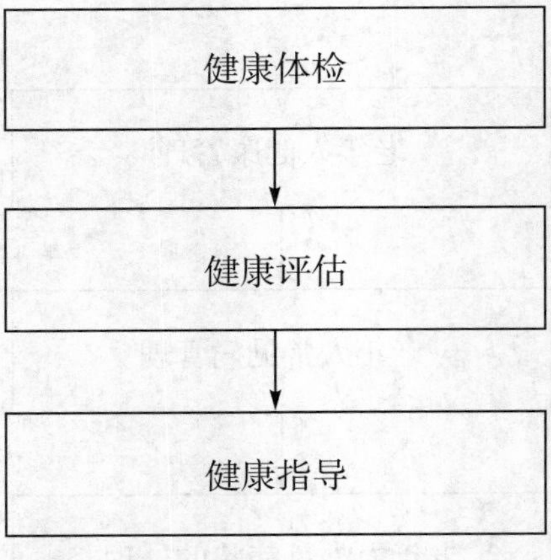

15.1 老年人健康体检

【服务标准】

按照《国家基本公共卫生服务规范》老年人健康管理服务规范要求，由当地乡镇卫生院、社区卫生服务中心为辖区内的老年人建立健康档案，组织每年健康体检，识别阳性体征，排除老年疾患。

【服务流程】

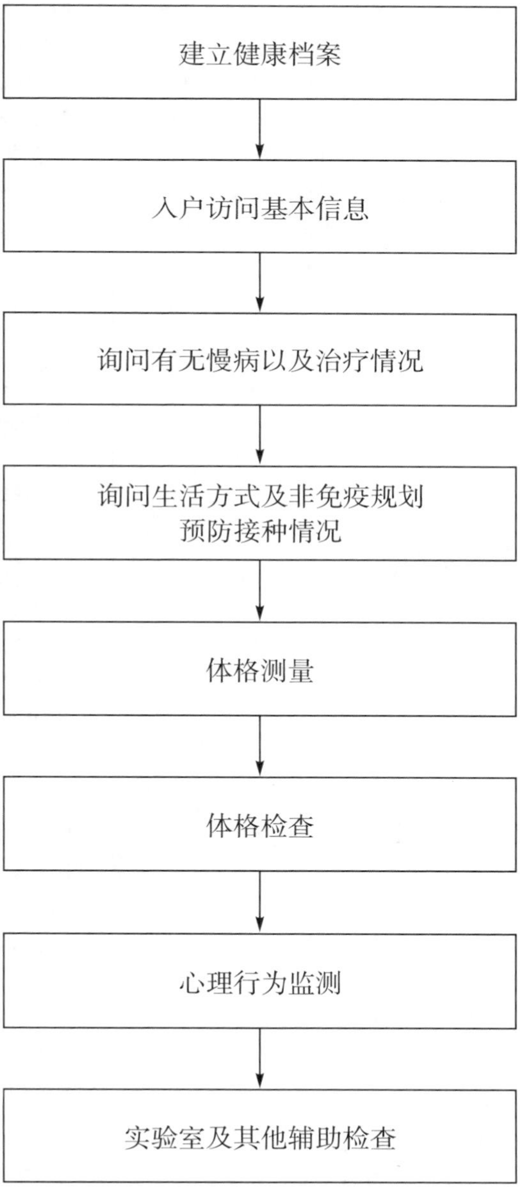

【操作说明】

15.1.1 预约以安排老年人健康体检并建立健康档案

操作步骤	知识要求	态度要求
1. 当地乡镇卫生院或社区卫生服务中心应对辖区65岁以上常住老年人建立健康档案。 2. 确定建档对象 2.1 到派出所、村民委员会、村卫生室等机构了解辖区居住老人情况。 2.2 属于建档对象范畴同时又自愿建立健康档案者确定为健康建档对象。 2.3 利用广播、电视、告示、通知等方式提前向辖区居民说明老年人健康检查的安排。 2.4 在乡村医生协助下逐人核实，摸清是否外出人员及外出时间等影响按计划接受健康体检的情况。 3. 预约健康体检时间 3.1 提前预约以安排合适时间。 3.2 预约时间应精确到30分钟时间段内。 4. 预约详细的服务地点 4.1 条件允许时尽可能到卫生服务机构进行年度健康体检。 4.2 为方便服务对象也可以选择到村卫生室。 4.3 对因各种原因不能到卫生服务机构者，可以预约入户服务。需要携带便携式检查设备。 5. 将预约时间、地点和服务对象姓名记录在预约登记本上，做出标记。 6. 填写居民健康档案信息卡（附件45）。	1. 能够解释健康档案的概念和基本项目。 2. 能够阐述建立健康档案的意义。 3. 能够说出沟通的基本方法与技巧。 4. 能说出老年人健康体检预约的方法、技巧和注意事项。 5. 健康档案的建立要遵循的原则：自愿与引导相结合的原则，要循序渐进，不要强求。	1. 为居民建立健康档案体现卫生服务均等化的原则，要认真对待，把对老年人的关怀落实到具体行动中。无论老年人家境状况如何，都要一视同仁。 2. 目前，一些居民对于建立健康档案的意义认识不足，有时不积极配合，因此要耐心讲解建立档案的必要性和对居民的意义，使其能够积极配合，完成好建档工作。 3. 与派出所、村民委员会、村卫生室等工作人员沟通时，要说明建立居民健康档案是国家实现基本公共卫生服务均等化的重要组成部分，以便取得他们的理解和支持。 4. 对态度犹豫的居民，要及时跟进，说明收集健康信息会遵循保密原则，打消他们的顾虑，积极争取建立健康档案。 5. 对文化水平低或未接受过文化教育的老年人，要耐心讲解，帮助完成填写内容。 6. 对于行动不便甚至卧床的老年患者要上门服务。 7. 一天内预约较多的老年人进行健康管理服务时，应注意合理调整时间、区间，以免服务对象等候时间过长。

重要提示	所需物品
1. 预约一旦列入计划就要严格遵守约定时间。 2. 如果需要空腹检查，要提前告知并且准备早餐以便老年人体检后食用。	1. 预约单。 2. 健康档案各种表、单。 3. 档案袋或档案盒。

15.1.2 入户访问以获得老年人基本信息和生活起居状况

操作步骤	知识要求	态度要求
1. 入户后根据老年人健康状况和理解表达能力确定询问对象，如果服务对象表达有困难，可以通过其身边人员介绍情况。 2. 告诉入户访问的目的和主要内容。 3. 询问老年人一般信息：包括姓名、性别、出生日期、籍贯、民族、信仰、血型、文化程度、职业、收入水平、婚姻状况、家庭状况、工作单位、家庭住址、联系电话、医疗保障情况等。 4. 询问生活习惯及嗜好：如是否吸烟、饮酒，是否参加体育锻炼。 5. 询问饮食和睡眠情况：是否经常吃新鲜蔬菜、新鲜水果、奶及奶制品、粗粮及制品、豆制品、蛋类、肥肉、咖啡及茶等；能否自然入睡、睡眠质量如何、每天睡眠时间。 6. 询问既往健康状况：包括家族史、患病史、现病史、药物过敏史、月经史、生育史、手术史等。 7. 询问心理健康状况：包括对健康和疾病的认知、患病期间的情感、情绪变化、人格、气质等。 8. 询问有关生活事件：如失业、车祸、离婚、家庭成员死亡等对生活产生严重影响的事件。 9. 询问是否进行定期健康检查，以及间隔时间，浏览相应记录。 10. 进一步确认关键信息和不明确的信息。 11. 将询问到的信息准确记录到居民健康档案个人基本信息表上。	1. 能够说出与老年人沟通的注意事项。 2. 能够解释籍贯、民族、信仰、血型、文化程度、职业、收入水平、婚姻状况、家庭状况、医疗保障情况等概念。 3. 能够解释家族史、患病史、现病史、药物过敏史、月经史、生育史、手术史等含义。 4. 能够解释情感、情绪变化、人格、气质等心理学概念。	1. 要善于和老年人沟通，对于文化水平较低或理解力欠佳的老人，用老人容易接受的语气和语言进行交流。 2. 老年人一般听力下降，沟通时要语言清晰、语速缓慢、声音足够大。重要的信息不仅要重复告知，还需要对方能复述以确保获得准确信息。 3. 老年人视力下降，要配备老花镜，或由工作人员协助采集资料。 4. 如遇老年痴呆的患者，应与家人取得配合，完成档案建立。 5. 遇孤僻老年人，应耐心周到做好解释及疏导工作。 6. 要耐心地对老年人及其家人解释检查结果，特别是当发现异常情况时，要给予正确、适当的说明。 7. 对长期卧床或者患有老年痴呆、有精神问题的老年人，要表现出爱心、同情心，细致全面逐项完成检查，不应该敷衍。

重要提示	所需物品
1. 如老年人认为某项内容为个人隐私，不予强求填写。 2. 意思要明确，是老年人的信息还是家人的信息。 3. 问询和体检一定要全面、准确。	个人健康档案记录表、笔、花镜。

15.1.3 询问病史以填写老年人健康体检表

操作步骤	知识要求	态度要求
1. 通过询问患者或者其家人获得慢性病常见症状及住院治疗的相关信息。 2. 询问有无慢性病常见症状：有无头痛、头晕、心悸、胸闷、胸痛、慢性咳嗽、咳痰、呼吸困难、多饮、多尿、体重下降、乏力、关节肿痛、视物模糊、手脚麻木、尿急、尿痛、便秘、腹泻、恶心、呕吐、眼花、耳鸣、乳房胀痛，以及老人自述的其他症状。 3. 询问所患疾病及就诊治疗过程 3.1 现已明确诊断的疾病有哪些？如有病历记录，可以查验以证实。 3.2 曾经就诊过的医院及在这些医院实施的检查项目。 3.3 最近1年内的住院治疗情况。 4. 目前应用药物情况，如方便可以逐一查验药盒、包装及其他有用信息 4.1 对长期服药的慢性病患者了解其最近1年内的主要用药情况。 4.2 用药时间，指在此时间段内一共服用此药的时间，单位为年、月或天。 4.3 询问患者是否按照医嘱用药、有无中断或者自行改变药量、服用时间、给药途径。 4.4 将以上信息确认后记录在健康档案中。西药填写化学名（通用名）而非商品名，中药填写药品名称或中药汤剂，用法、用量按医生医嘱填写。 5. 询问病史时要回答服务对象提出的相关问题。	1. 能够解释头痛、头晕、心悸、胸闷、胸痛、慢性咳嗽、咳痰、呼吸困难、多饮、多尿、体重下降、乏力、关节肿痛、视物模糊、手脚麻木、尿急、尿痛、便秘、腹泻、恶心、呕吐、视物模糊、耳鸣、乳房胀痛的概念。 2. 能够说出询问病史的内容和顺序。 3. 熟悉基本药物的化学名（通用名）及与之相对应的商品名。 4. 能说出慢性病常见的症状和体征。 5. 服药依从性：指对此药的依从情况。即严格按照医嘱用药的程度。“规律”为按医嘱服药，“间断”为未按医嘱服药，频次或数量不足；“不服药”即为医生开了处方，但患者未使用此药。	1. 沟通过程中要体现耐心、细致、负责、尊重的态度。 2. 语言要通俗易懂，应避免使用老人难懂的专业术语。 3. 不要表现不耐烦的言语、动作和表情，以致使老人产生不信任，影响询问效果。 4. 在询问过程中，如果老年人回答问题离题，要耐心引导，不要粗暴打断其陈述。 5. 遇有陈述不清、表达凌乱、甚至情绪激动、不愿配合的老人及其家人，要耐心给予解释，帮助其回顾病史。 6. 信息记录要准确、规范，书写工整、清楚、符合要求。

重要提示	所需物品
1. 一些关键信息如果不准确核实，容易造成错误判断。 2. 信息记录不规范、不清楚，易影响健康档案的使用效果。	老年人健康管理年度体检表。

15.1.4 询问生活方式及非免疫规划预防接种情况以填写老年人健康体检表

操作步骤	知识要求	态度要求
1. 询问老人运动和活动情况：如是否参加户外活动、体育锻炼，活动、锻炼的方式、频率、每次持续时间以及运动后的自我感觉，已经坚持运动的时间。 2. 询问日常饮食情况 2.1 询问以荤食为主还是以素食为主，或是均衡饮食。 2.2 询问有无嗜盐、嗜油、嗜糖以及偏食、异食、暴饮暴食习惯。 3. 询问吸烟情况 3.1 询问有无吸烟，如吸烟，进一步询问每天吸烟多少支，开始吸烟的年龄。 3.2 如不吸烟，应问清楚是从来不吸烟还是已经戒烟，戒烟需要询问曾日吸烟量，开始吸烟年龄、戒烟年龄。 3.3 从不吸烟者不必填写日吸烟量、开始吸烟年龄和戒烟年龄。 4. 询问饮酒情况 4.1 询问是否饮酒，如饮酒要问清楚饮酒频率、日饮酒量、是否戒酒、开始饮酒年龄、饮酒种类。 4.2 “从不饮酒者”、“偶尔饮酒者”不必填写其他有关饮酒情况项目。 4.3 “日饮酒量”应折合相当于白酒“××两”。白酒1两折合葡萄酒4两、黄酒半斤、啤酒1瓶、果酒4两。 5. 非免疫规划预防接种情况 5.1 只填写最近1年内接种的疫苗的名称、接种日期和接种机构。 5.2 疫苗名称填写应完整准确。如：流感疫苗、气管炎疫苗、破伤风疫苗、狂犬病疫苗等。 6. 再次核实以上信息，对于关键信息要准确确认。检查记录是否完整、清楚。 7. 预约查看体检结果、接受健康指导的时间 7.1 预约的时间要兼顾医师和老年人双方的时间。 7.2 预约时间要具体到某日的某段时间。 7.3 如有变更，应提前1~2天通知对方。	1. 能阐述问诊的方法、技巧和注意事项。 2. 能说出常见非免疫规划预防接种的种类。 3. 能指导农民老年人如何进行体育锻炼。 4. 能够解释以下概念：均衡饮食、嗜盐、嗜油、嗜糖以及偏食、异食、暴饮暴食、偶尔饮酒、非免疫规划。 5. 能够阐述吸烟、饮酒、嗜盐、嗜油、嗜糖以及偏食、异食、暴饮暴食等对健康的影响。	1. 询问过程中要体现耐心、细致、认真负责的态度，对老年人要表现足够的尊重。 2. 语言要通俗易懂，应避免老年人难懂的专业术语。 3. 对于思路不清，叙述混乱的老年人，可作适当的提示或引导，但是要避免逼问或诱问，以免影响结果的真实性。 4. 为了更加明确地得到老人的正确回应，询问前应该准备些图片、“道具”、老花镜、写字板等，帮助理解。 5. 询问语言要贴近当地农村居民生活实际，有的专业术语要用当地习惯语言表达。 6. 当遇有老人与家人的回答不一致时，应该智慧作出判断，不应该断然否定一方意见。 7. 要了解不同家庭和生活状况下的老人心理，创造开心、放松的气氛，因势利导得到配合。

重要提示	所需物品
对于语言表达不清者，可向家属询问，但要向服务对象求证。	老年人健康管理年度体检表。

15.1.5 体格测量

15.1.5.1 体格测量以获得老年人体格检查数据

操作步骤	知识要求	态度要求
1. 准备检查工具 1.1 准备身高、体重测量仪。 1.2 将体重计放在平整的地面上，确定踏板下的挂钩连接完好。 1.3 告诉检查对象要检查的项目，请其做相应准备，如排大小便，配合完成体检。 2. 测量身高 2.1 帮助脱去鞋、帽子、外衣，取立正姿势，站在踏板上；嘱咐挺胸收腹，两臂自然下垂，脚尖分开约60°，双膝并拢挺直，两眼平视正前方，脚跟、臀部和两肩胛角间3个点同时接触立柱，头部保持正立位置。 2.2 读取标尺数据，记录到0.1cm。 3. 测量体重 3.1 检查体重计零点：把游锤放到"0"刻度上，观察杠杆是否水平居中，若不居中（偏高或偏低）可调节杠杆侧端螺丝。当体重计改变位置时应重新检查"0"点。 3.2 被测者脱去鞋、帽子、外衣，仅穿背心（或短袖衬衫）、短裤站立在体重计踏板上。 3.3 测量：将体重秤上下面的粗游码置于接近被测者体重的整数刻度位置上，再调节上面的细游码直至杠杆呈正中水平位置，读取两游码数值，两数相加即为被测者体重，精确到0.1kg，测量完毕后将两游码归零。 4. 测量腰围 4.1 告诉调查对象尽量身体立直，腹部放松，两臂自然下垂，双足并拢。 4.2 测量者立于被测者正前方，以腋中线肋弓下缘和髂脊连线中点的水平位置为测量点，在双测量点做标记，重复测两遍，记录平均值，确保两次测量误差<2cm。 5. 测量体温 5.1 先检查体温表内水银柱是否已甩至35℃以下。 5.2 然后把体温表放在被检测者腋窝深处紧贴皮肤，如有汗液则须擦干后测体温，并嘱被测者用上臂将体温表夹紧。 5.3 5分钟后取出，读取数据。 6. 计算体质指数：BMI=体重（kg）/身高（m^2）。 7. 把检查结果准确记录在体检表的相应空格上。 8. 帮助被测者整理好衣服。	1. 能够说出中国人正常的身高值、正常人体温变动范围，不同身高的适宜体重。 2. 能够解释体温的形成机制。 3. 能够计算体重，确定适宜体重。 4. 身高测量仪校正方法：校正要求保证立柱与踏板垂直，靠墙置于平整地面。滑测板应与立柱垂直，滑动自如。 5. 体重计的校正方法：以10L水为参考物校正体重秤，应在每次移动体重秤后进行校准，误差不超过±0.1kg。 6. 站立困难的老年人，可以平卧位测量腰围。	1. 耐心细致地讲解测量要求，对行动不便的老年人，尽量和家属协助测量，以便完成相关表格的填写。 2. 对有疑义的数据，要重新测量，以掌握最准确的数据。 3. 操作过程中动作轻柔，并耐心解答老年人提出的相关问题。 4. 认真、完整、真实的记录检测结果。 5. 对于患有严重疾病的老人，不必强求检查。 6. 体检尽量选择在气温适宜的季节，避开寒冷时节，检查时，要注意保暖。

重要提示	所需物品
1. 身高测量以cm为单位，精确度为0.1cm。 2. 体重测量以kg为单位，精确到0.1kg。	身高体重测量计、皮尺。

15.1.5.2 测量血压以排除老年人血压疾病

操作步骤	知识要求	态度要求
1. 做好测量前准备，如符合要求的座椅，适宜的照明，检查血压计有无问题。 2. 告诉被测者测量前 30 分钟内禁止吸烟和饮咖啡，排空膀胱，测量前适当休息，保持放松状态。 3. 根据被测者身高安置符合规范的体位，准备被测上肢。 4. 被检测者取坐位，最好坐靠背椅；裸露右上臂，肘部位于与心脏同一水平。 5. 使用大小合适的袖带，袖带内气囊至少应包裹 80%上臂，大多数人的臂围 25~35cm，宜使用宽 13~15cm、长 30~35cm 规格的气囊袖带，肥胖者或臂围大者应使用大规格袖带。 6. 测量方法：将袖带紧贴在被测者上臂，袖带下缘应在肘弯上 2.5cm。将听诊器的探头置于肘窝肱动脉处（在肱二头肌肌腱的内侧，肘窝向上 2cm 臂内侧，可以用拇指按在上面的位置感觉一下波动，一只胳膊没有可以换另一只胳膊），测量时快速充气，气囊内压力应达到桡动脉消失并再升高 30mmHg，然后以恒定速率缓慢放气，心率较慢时放气速率也较慢。获取舒张压读数后迅速放气至零。应相隔两分钟重复测量，取两次的平均值记录。 7. 如果认为数据不准确，可以在 2 分钟后重复测量。 8. 记录血压值。	1. 能够说出血压形成的生理学基础及影响血压的有关因素。 2. 能够指出上肢血管的走行与体表位置。 3. 能够正确进行血压测量。 4. 能够说出血压的正常值。	1. 多数老年人的血压值偏高，有的属于正常范围，有的属于异常状态，因此，要给予区别，告诉老年人随着年龄增加血压也会适当升高，避免因误判增加心理压力。对异常血压，要进行一段时间观察，不要轻易诊断。 2. 测量血压时，要严格按照操作步骤进行，检查前调整老年人情绪至稳定状态，尽量使检查室的布置适合老年人特点。 3. 如因精神紧张而致呼吸增快，血压升高，应做好解释工作，并嘱老年人静息 10~15 分钟后重复测量。 4. 如老年人对测量结果表示异议，应耐心解释，平静 5 分钟后，再次测量。 5. 如在检查中老年人出现不适，应给予及时的检查处理，对心理有压力的给予安慰。 6. 如果发现血压异常，要做好老人的思想工作，帮助开出行为干预处方。

重要提示	所需物品
1. 临床常在上臂肱动脉测血压，如果在其他部位测，需加以注明。 2. 测量血压时肘部应和心脏保持同一水平位置。 3. 如果 2 次测量的收缩压或舒张压读数相差>5mmHg，需相隔 2 分钟后再次测量，然后取 3 次读数的平均值。	血压计。

15.1.6 体格检查

15.1.6.1 检查老年人头颈部以发现有无异常

操作步骤	知识要求	态度要求
1. 协助被检查者取坐位，检查者站在其右侧。告诉需要配合的环节与注意事项。 2. 准备检查器械。 3. 调整室内光线满足检查需要。 4. 观察被检查者头发、头颅外形，有无脱发、方颅、小头等异常；检查头颅有无压痛、包块、损伤等。 5. 检查眼睛 5.1 观察眼球的外形有无突出或内陷，双侧瞳孔是否等大等圆。 5.2 对光反射检查：直接对光反射检查：将光源直接照射被检查者瞳孔，观察瞳孔变化。间接对光反射检查：光线照射一眼时，另一眼瞳孔立即缩小，移开光线，瞳孔扩大，间接对光反射检查时，应以一手挡住光线，以防光线照射到要检查眼而形成直接对光反射。 6. 检查耳部 6.1 观察耳郭有无畸形、结节或触痛，观察外耳道的皮肤及有无溢液，检查乳突有无压痛。 6.2 听力检查：在被检查者耳旁轻声耳语："你叫什么名字"，判断被检查者听力状况。能说出自己名字的记录为"1"，不能说出自己名字的记录为"2"。 7. 观察鼻部皮肤和外形：检查者用左手拇指将鼻尖上推，借助手电光观察鼻前庭和鼻腔；用手指压闭一侧鼻翼，请受检者呼吸，以判断通气状态。同样方法检查另一侧。 8. 检查额窦、筛窦和上颌窦有无压痛：用双手固定受检查的两颞侧，将拇指置于眶上缘内侧同时向后压，询问有无压痛，用左手拇指压右侧鼻根部与眼内之间，两侧有无差异，将手下移，接着用左手拇指压右侧鼻根与眼内之间，向后内方按压，询问有无压痛，再将两手下移，拇指置于颞部同时向后按压，询问有无疼痛，两侧有无差别。 9. 把检查结果记录在健康体检表中，对于阳性体征，应该进行确认（附件46）。	1. 能够描述头颅的解剖形态结构。 2. 能够说出头部常见的异常情况，并且用生理病理学知识给予解释。 3. 能够准确指出额窦、筛窦和上颌窦的体表位置。 4. 能够说出瞳孔对光反射的机制。	1. 认真负责，态度和蔼可亲，耐心、细致。 2. 老年人动作缓慢，检查运动功能时，要采取必要的防护措施，以防意外。 3. 对心情不好，脾气急躁、配合不好的老年人要有耐心，鼓励其配合完成各项检查。 4. 对老年人的提问要耐心解释，语气和蔼，语速缓慢，直至老人理解、满意。 5. 检查时站在老人右侧，并自我介绍、简短交谈，建立良好的医患关系。 6. 检查时应用自然光，环境应温暖，安静。 7. 被检查部位充分暴露，未被检查部位适当遮盖。 8. 检查眼部动作要轻柔，避免意外损伤眼球。

重要提示	所需物品
做听力检查时，检查者的脸应在受检者的视线之外。	听诊器、手电筒、压舌板等。

15.1.6.2 检查老年人视力以发现有无异常

操作步骤	知识要求	态度要求
1. 视力检查：检查前向受检者讲解检查视力的目的、意义和方法，取得合作。 2. 检查器材：标准对数视力表。悬挂高度应使视力表 5.0 行视标与多数受检对象的双眼呈水平位置。视力表的照度约 300~500 勒克斯。(每个灯箱内有两盏 30W 的日光灯)。 3. 检查方法 3.1 配戴眼镜者摘去眼镜（包括隐形眼镜），检查裸眼视力。戴平时常用眼镜测量矫正视力。 3.2 受检者距离视力表 5 米处站立，用遮眼板轮换将双眼轻轻遮上，先查左眼，后查右眼，均为裸眼视力。 3.3 先从 5.0 行视标认起。如果看不清逐行上查，如辨认无误则逐行下查。每个视标的识别时间不超过 5 秒。4.0~3.4 各行视标中，每行不能认错 1 个；4.6~5.0 各行中，每行不能认错 2 个；5.1~5.3 各行中，每行不能认错 3 个。超过该规定就不能再往下查，而以该行的上一行记为该受检者视力。 3.4 如 5 米处不能辨认视力表最上行视标，令受检者站立于距视力表 2.5 米或 1 米处进行检查。所得视力值分别减去校正数值 0.3 或 0.7 后，记为该受检者视力。 3.5 凡视力低于 5.0 为视力低下。其中 4.9 为轻度；4.6~4.8 为中度；4.5 以下为重度。对视力低下者（以眼为单位）使用串镜检查，判断有无屈光不正。若正片视力下降，负片视力提高为近视，反之为远视。串镜检查正、负片视力均无进步者为“其他原因”。 4. 视力记录方法：将受检者的左、右眼裸眼视力分别记入相应方格内。 5. 视力状况判断：根据视力检查和串镜检查结果综合判断，代码为“正常”=0，“近视”=1，“远视”=2，“其他眼病”=3。凡正片矫正视力下降，负片提高，可初步判断为“近视”；凡正片矫正视力提高，负片下降，可初步判断为“远视”；若正负片视力都无变化，可初步判断为“其他眼病”。 6. 记录检查结果。	1. 能够阐述视觉形成的基本原理。 2. 能够描述与视觉形成相关的神经系统组织结构。 3. 能够说明视力检测的方法及正确判断填写视力的检查结果。	1. 多数老年人视觉系统进入老化状态，容易发生远视、眼底血管硬化、玻璃体混浊，以致影响视力，进而影响日常生活，产生较大的心理压力。为此，要认真对待视力异常的老年人，告诉家人帮助老年人改善生活境遇，社区应该定期给老年人进行帮助和健康指导。 2. 对待老年人要态度和蔼，检查过程动作轻柔，与其做良好的沟通，使其配合完成检查。 3. 检查过程中对过于紧张的老人，可劝其稍事休息后再行检查。 4. 医务人员应采取认真、负责的态度对待每位受检老人。

重要提示	所需物品
1. 如果在自然光线下检查，应选择晴天，在固定的时间和地点进行，以便前后对比。若在室内检查，受检者从室外进入后应有 15 分钟以上的适应时间，不能立即测试。 2. 检查前不要揉眼睛，检查时不要眯眼或斜视。检测人员随时注意监督。 3. 用遮眼板时，要提醒受检者不要压迫眼球，以免影响视力。	视力表、遮眼板。

15.1.6.3 检查老年人甲状腺、淋巴结以发现有无异常

操作步骤	知识要求	态度要求
1. 与老年人沟通，说明颈部检查的方法，取得配合。 2. 老年人取坐位，帮助其暴露检查部位。 3. 观察颈部皮肤，观察有无颈静脉曲张、颈动脉搏动，先左后右；观察甲状腺是否突出，是否对称。 4. 检查颈部淋巴结：按顺序由浅入深触诊，双手指滑动触诊耳前、耳后、乳突区淋巴结；再让被检者头转向右侧，检查者右手指触诊枕骨下区的枕后淋巴结，头部还原，用双手指尖在颈外侧区沿斜方肌前缘和胸锁乳突肌后缘触诊；翻掌，用双手指尖在颈前区，先沿胸锁乳突肌前缘触诊，然后让被检者头稍低向左侧，检查者左手扶住头部，右手指尖分别触摸颌下和颏下淋巴结；同法触摸右侧颌下，请被检者头部稍前屈，用双手指尖在锁骨上窝内由浅部逐渐触摸至锁骨后深部，检查锁骨上淋巴结。 5. 触诊甲状腺：双手触诊法，检查者右手拇指在胸骨上切迹向上触摸甲状腺峡部在气管前有无增厚，请受检者做吞咽动作，判断有无肿大或肿块。然后用左手拇指在甲状腺软骨下气管右侧向对侧轻推，右手示指、中指和环指在左胸锁乳突肌后缘，右手拇指在气管旁，使甲状腺左叶在此四指间，以拇指滑动触诊来确定甲状腺的轮廓大小及表面情况，有无肿块和震颤，请被检者吞咽，肿大的甲状腺可随吞咽上下移动。同法检查甲状腺右叶。 6. 发现异常要进一步确认，如有必要，请上级医师会诊或者建议到上级医院做进一步检查。 7. 记录检查结果。	1. 能够描述颈部的解剖结构和形态。 2. 能够描述牙齿、扁桃体、甲状腺的正常形态。 3. 能够画出牙齿排列规定记录格式。	1. 颈部检查容易引起咳嗽或者其他不适反应，因此，操作手法应轻柔。 2. 遇到不配合检查的老年人，不要急躁。要边聊天边检查，以缓解紧张状态。 3. 如果被检查者卫生状况不佳，甚至有口腔异味，不应该挖苦、讥笑。 4. 发现可疑淋巴结，立即告知到上级医院检查。 5. 遇到行动迟缓的老年人，要耐心帮助完成检查。 6. 查体过程中多与老人沟通，发现问题，及时解答，以免疏漏。 7. 遇到听力下降的老年人，要用其他方式沟通，以获得老年人的配合。 8. 老年痴呆的患者，要充分与家人沟通，配合完成体格检查。 9. 建立规范的检查顺序，增加老年人对检查水准的信任度。

重要提示	所需物品
1. 如果发现颈部有孤立肿大的淋巴结要仔细检查，不宜放过。 2. 甲状腺触诊如发现异常肿大，建议立刻做相应的超声及甲状腺功能检查。	手电筒、听诊器。

15.1.6.4 检查老年人颈部血管以发现有无异常

操作步骤	知识要求	态度要求
1. 颈部血管听诊 1.1 协助被检查者取坐位。 1.2 准备钟型听诊器听诊。 1.3 按照先左后右的顺序进行听诊，如发现异常杂音，应注意部位、强度、性质、音调、传播方向和出现时间，以及患者姿势改变和呼吸等对杂音的影响。 1.4 如在颈部大血管区听到血管性杂音，应考虑颈动脉或椎动脉狭窄。颈动脉狭窄的典型杂音发自颈动脉分叉部，并向下颌部放射，出现于收缩中期，呈吹风样高调音。这种杂音往往提示强劲的颈动脉血流和颈动脉粥样硬化狭窄，但也可见于健侧颈动脉，可能是代偿性血流增快的原因。 1.5 若在锁骨上窝处听到杂音，可能为锁骨下动脉狭窄，见于颈肋压迫。颈静脉杂音最常出现于右颈下部，它随体位变动、转颈、呼吸等改变性质，故与动脉杂音不同。 1.6 如在右锁骨上窝听到低调、柔和、连续性杂音，可能为颈静脉流入上腔静脉口径较宽的球部所产生，这种静脉音是生理性的，用手指压迫颈静脉后即可消失。 2. 把头颈部检查结果记录在相应的体检表格中，对异常发现，要进行重点确认。	1. 能够描述颈部解剖和颈部血管走行。 2. 能够阐述颈部血管杂音产生的机制。 3. 能掌握颈部听诊的位置、方法，对异常血管做出正确的判断。	1. 颈部检查容易引起咳嗽或者其他不适反应，因此，操作手法应轻柔。要认真负责，态度和蔼可亲，耐心、细致。 2. 老年人动作缓慢，检查时，要采取必要的防护措施，以免发生意外。 3. 对于心情不好，脾气急躁、配合不好的老年人要有耐心，鼓励其配合完成各项检查。 4. 对老年人的提问要耐心解释，语速缓慢，直至老人理解、满意。

重要提示	所需物品
1. 遇到颈部血管杂音难以辨别时，应该请有经验的医师共同判断。 2. 颈部血管杂音既可反映甲状腺病变也可以反映心血管系统的病变。	听诊器。

15.1.6.5 检查老年人胸部以发现有无异常

操作步骤	知识要求	态度要求
1. 协助被检查者采取坐位，检查者站在其右侧检查。 2. 视诊：协助解开上衣扣，充分暴露前胸部，观察呼吸运动是否均匀，节律是否规整，两侧是否对称，观察肋间隙宽度是否正常，胸壁静脉有无曲张；比较胸廓的前后径与左右径，注意胸廓外形的异常改变；观察两侧乳房对称性和乳房皮肤有无异常，乳头的位置、大小和对称性，女性局部皮肤有无橘皮样改变，男性有无乳房增生。 3. 检查腋窝淋巴结：检查者左手扶着被检查者的左前臂，屈肘外展抬高约45°，右手指并拢，掌面贴近胸壁向上直达腋窝顶部，将被检者手臂放下靠拢身体，由浅入深滑动触诊，然后依次触诊腋窝后壁、侧壁、前壁。检查右侧的方法同左侧。正常情况下，淋巴结不能触及。 4. 手掌触诊胸廓：检查者把两手置于胸廓下前侧部，分别检查左右胸廓的上、中、下三部位，检查有无皮下气肿，有无胸壁压痛；用拇指按压胸骨柄及胸骨体的中、下部，询问被检者有无压痛。 5. 女性触诊乳房 5.1 顺序：按内上、外上、内下、外下顺序由浅入深触诊，最后触乳头。 5.2 方法：检查者手指和手掌平置在乳房上，用指腹轻轻施加压力，旋转滑动触诊，一般以能触及肋骨而不引起疼痛为度，注意乳房有无红肿热痛和包块。触诊乳晕和乳头，用拇指和示指同时轻压乳头两侧对应部位，注意有无硬结和分泌物。 6. 检查胸廓扩张度：两手掌及伸展的手指置于胸廓前下部的对称位置，左右拇指分别沿两侧肋缘指向剑突，两拇指间距约2cm，然后嘱被检者做深呼吸动作，比较两手的活动度是否一致。 7. 把检查结果记录在健康档案上。	1. 能够描述正常胸背部的解剖特点。 2. 能够描述女性乳房的解剖结构。 3. 能够解释胸部检查异常表现的产生机制和常见疾病。 4. 能够说出乳房检查的注意事项。	1. 帮助老年人取正确体位，对于体弱或者活动受限的老人，要给予帮助，动作要轻缓。 2. 检查手法要轻柔，冬季要注意保暖，检查前温暖双手，检查过程中态度和蔼可亲，耐心、细致，尽量避免因检查引起的不适。 3. 告诉老年人，检查中如有不适及时说出，检查过程中应注意观察老年人的表情，如表情痛苦应及时询问。 4. 乳房检查应该在较为安静的环境中进行，充分照顾老年妇女的害羞心理。 5. 当发现异常时，应该先采取适当的保护措施，与老年人家属进行良好沟通，协商讨论如何合理采取进一步措施。

重要提示	所需物品
要严格按照操作规程进行检查。	听诊器。

15.1.6.6 检查老年人心脏以发现有无异常

操作步骤	知识要求	态度要求
1. 受检者取坐位或仰卧位，必要时可变换体位以利听诊。 2. 协助老人解开上衣衣扣，充分暴露胸部，寒冷季节要注意保暖。 3. 心脏瓣膜听诊区：A. 二尖瓣区：位于心尖搏动最强点，又称心尖部，位于左锁骨中线内侧第5肋间隙。B. 肺动脉瓣区：位于胸骨左缘第2肋间。C. 主动脉瓣第一听诊区：位于胸骨右缘第2肋间。D. 主动脉瓣第二听诊区：位于胸骨左缘第3肋间。E. 三尖瓣区：位于胸骨下端左缘，即胸骨左缘第4、5肋间。 4. 听诊顺序：从二尖瓣区开始→肺动脉瓣第一听诊区→主动脉瓣区→主动脉第二听诊区→三尖瓣区。各瓣膜听诊区听15秒~1分钟，先用膜型体件，再用钟型体件听诊。 5. 听诊内容 5.1 心率：一般听数1分钟内心跳次数即可，但在心率较慢或节律不规整时，应听数2~3分钟的心跳次数。正常成人心率为60~100次/分。 5.2 心律：正常人心律规整。但在健康儿童、青年中可有窦性心律不齐，表现为吸气时心率增快，呼气时心率减慢，一般无临床意义。听诊心律时注意有无期前收缩、房颤等。 5.3 心音：正常心音有4个，通常听到的是第1和第2心音。第3心音有时也可听到，尤其是在儿童和青少年时期易听到，第4心音一般听不到。注意有无心音强度、性质改变及心音分裂。 5.4 额外心音：指在正常心音之外听到的附加音，与心脏杂音不同。附加心音出现在S2之后为舒张期额外心音，如奔马律、开瓣音、心包叩击音。附加心音出现在S1之后，为收缩期额外心音，如收缩早期喷射音及收缩中、晚期喀喇音。正常人无额外心音。 6. 心尖搏动：观察受检者心尖搏动的位置、强度、范围。以呼吸末取切线方向为最好。 7. 把检查结果记录在健康档案上。	1. 能够描述胸背部解剖结构，具体说出心脏、肺、胸膜腔的位置、体表投影。 2. 能够说出呼吸音、病理性呼吸音的特点。 3. 能够说出心率、心律、心音、杂音的概念，各瓣膜区听诊特点及心脏杂音的产生机制。 4. 能够说出异常心音、心脏杂音对于判断疾病的意义。	1. 寒冷季节要温暖双手和听诊器后进行检查，应该和老人进行耐心细致的沟通，获得老人的积极配合。 2. 尽量协助活动不便老人上检查床进行检查，触诊时要注意观察老人面部表情，并询问是否有不适感。 3. 动作轻柔，操作熟练，解释到位。 4. 遇到问题要仔细确认，以防遗漏。如不能确定应及时转上级医疗保健机构就诊。 5. 如为男检查员，应有女同事在场。 6. 听诊规范，消除老年人的紧张情绪。

重要提示	所需物品
1. 心脏检查要按照操作规程进行，以免漏诊。 2. 心脏杂音识别要在安静环境中仔细辨别，当判断不明时请专科医生会诊。	听诊器。

15. 1. 6. 7 检查老年人肺部以发现有无异常

操作步骤	知识要求	态度要求
1. 肺部听诊 1.1 受检者取坐位或仰卧位，必要时可变换体位以利听诊。 1.2 协助老人解开上衣衣扣，充分暴露胸部，寒冷季节要注意保暖。 1.3 嘱受检者微张口，稍做深呼吸，注意每个部位听诊 1~2 个呼吸周期。 1.4 听诊顺序：一般由肺尖开始，自上而下，从外向内，从左向右，由前胸到侧胸及背部（部位同叩诊，前胸、侧胸在每个肋间，至少应听诊 3 个部位，后胸每个肋间至少 2 个部位），左右对称部位进行对比听诊。 1.5 呼吸音：①支气管呼吸音：正常人在喉部、胸骨上窝和背部第 6、7 颈椎及第 1、2 胸椎附近可听到此种呼吸音。如在其他部位听到支气管呼吸音，则为异常。②肺泡呼吸音：正常人除了支气管呼吸音及支气管肺泡音外，其余肺部均为肺泡呼吸音。肺泡呼吸音增强、减弱或消失，呼气音延长，呼吸音增粗均为异常。③支气管肺泡呼吸音：此种呼吸音为支气管呼吸音与肺泡呼吸音的混合呼吸音。正常人在胸骨两侧第 1、2 肋间隙，肩胛间区第 3、4 胸椎水平以及肺尖前后部可听到此种呼吸音。如在其他部位听到支气管肺泡呼吸音则为异常。 1.6 啰音：是呼吸音以外的附加音，可分为干啰音和湿啰音，正常人听不到啰音。 1.7 语音共振：嘱受检者用一般的声音强度重复发“Yi”长音。正常可听到柔和、模糊的声音。检查时要在两侧胸部对称部位比较听诊，如语言增强、减弱则为异常。 1.8 胸膜摩擦音：听诊胸膜摩擦音通常部位是腋中线胸部的下部，正常人无胸膜摩擦音。 2. 将检查结果记录到体检表中。	1. 能够描述肺、胸膜的解剖结构。 2. 能够指出肺的体表投影。 3. 能够阐述呼吸系统的功能。 4. 能够说明正常呼吸音和异常呼吸音的产生原理和识别要点。	1. 检查环境应该安静温暖、光线明亮。体检前，应告知被检老人如何配合查体，态度和蔼，动作轻柔。 2. 体检时认真、细致，不遗漏任何细节。 3. 遇到爱唠叨的老人，不要指责，要不厌其烦，解释清楚。 4. 遇到卫生差、有异味的老人，不要嫌弃而敷衍了事。 5. 要严格按照操作规范进行视、触、叩、听检查。

重要提示	所需物品
肺部听诊要仔细，做到不漏诊不误诊，如遇特殊情况及时送上级医院就诊。	听诊器。

15.1.6.8 检查老年人腹部以发现有无异常

操作步骤	知识要求	态度要求
1. 协助被检查者取平躺卧位，检查者站在右侧。 2. 协助老人解开上衣衣扣，解开腰带，充分暴露腹部，寒冷季节要注意保暖。 3. 视诊：平视腹部外形是否平坦；皮肤的颜色、弹性、有无皮疹及结节等。呼吸运动是否存在或有无异常，有无腹壁静脉曲张、胃肠型或蠕动波等。 4. 触诊 4.1 请被检者屈膝并稍分开双腿，检查者全手掌放于腹壁上，并使患者适应片刻，感受腹肌紧张度。 4.2 轻柔地进行腹部浅触诊，一般自左下腹开始滑动触诊，然后沿逆时针方向移动，同时观察被检者的反应及表情。注意腹肌的紧张度、抵抗感、浅表的压痛、包块、搏动和腹壁上的肿物。 4.3 用指尖深压位于脐与右髂前上脊连线的中外 1/3，停留片刻后突然将手抬起，以检查麦氏点有无反跳痛。 4.4 深触诊，左手与右手重叠，以并拢的手指末端逐渐加压触诊深部脏器，与浅触诊相同，自左下腹开始，按逆时针方向进行。 4.5 如果触及肿物或包块，注意其位置、大小、形态、质地、压痛、搏动、移动度及与腹壁的关系。 5. 肝脏触诊：检查者用左拇指置于右季肋部，其余四指置于背部，以限制右下胸扩张，增加膈下移的幅度。右手三指（示指、中指、无名指）并拢，掌指关节伸直，与肋缘大致平行地放置右髂窝，沿右锁骨中线，患者呼气时手指压向腹深部，吸气时手指向前迎触下移的肝缘。如此反复进行，手指逐渐向肋缘滑行移动，直至触及肝缘或肋缘。 6. 脾脏触诊：左手掌置于被检者左腰部第 7~10 肋处，试从后向前托起脾脏，右手掌平放于腹壁，与肋弓大致呈垂直方向。一般从脐部开始，两手配合，随呼吸运动深部滑行向肋弓方向触诊，直至触及脾缘或左肋缘。 7. 叩诊：从左下腹部开始，以逆时针方向叩诊，以发现有无异常浊音或实音。 8. 听诊：右下腹部听诊肠鸣音。在脐部和脐上两侧听诊有无血管杂音。 9. 帮助被检查者整理好衣服，回答有关问题。 10. 确认检查中发现的异常情况，详细记录在体检表中。	1. 能够描述腹部及腹腔内器官的解剖位置与形态。 2. 能够说出肝脏、脾脏的位置和生理功能。 3. 能够描述腹壁的解剖结构。 4. 能够指出肝脾肿大的触诊特点。	1. 腹部检查是医生的基本功，既要掌握腹部解剖生理的基本理论，又要具备较强的检查技能。要严格按照规程操作，细心体会，积累经验，不放过任何一个疑问，不可以粗心大意、不可以过度依赖仪器。 2. 协助活动不便老人上检查床，触诊时要注意观察老人面部表情，并询问是否有不适感。 3. 寒冷季节手温暖后再行检查。动作轻柔，操作熟练，解释到位。 4. 遇到问题要仔细确认，以防遗漏。如不能确定应及时转上级医疗保健机构就诊。 5. 检查过程中注意保护被检查者的隐私。 6. 如为男检查员，应有女同事在场。

重要提示	所需物品
1. 老年人的敏感性降低，易导致判断失误，检查时要注意。 2. 对怀疑有腹部包块者建议进一步 B 超检查。	听诊器。

15.1.6.9 进行妇科检查以发现异常

操作步骤	知识要求	态度要求
1. 说服女性老年人接受常规妇科检查，告诉其排空膀胱。 2. 安排在光线明亮，温度适宜的检查室进行检查。 3. 协助妇女上检查床、取截石位，使其臀部置于台缘，头部略抬高，两手平放身旁，使腹肌松弛。 4. 观察外阴发育及阴毛多少和分布，有无溃疡、肿块、赘生物、皮肤有无色素减退、有无增厚等，然后消毒外阴，使用无菌手套分开小阴唇，查看尿道口周围黏膜色泽及有无赘生物。 5. 放置窥器时，先将其前后叶两端并合，表面涂润滑剂，一手拇指示指将小阴唇分开，另一手将窥器斜行沿阴道侧后壁缓慢插入阴道内，边推边将窥器两叶转正并逐渐张开，暴露宫颈、阴道壁及穹隆部，最后旋转窥器固定。在打开窥器时边打开边观察阴道壁有无萎缩、充血、出血点、溃疡等。 6. 戴无菌手套，一手示、中两指蘸润滑剂，顺阴道后壁轻轻插入，检查阴道通畅度，再扪及宫颈大小、形状，有无接触性出血，随后检查子宫体，将阴道向上向前方抬举宫颈时，腹部手往下往后按压腹壁，并逐渐向耻骨联合部位移动，通过内、外手指同时抬举和按压，相互协调，扪清子宫位置、大小、形状、软硬度、活动度及有无压痛，有无突出肿块，再将阴道内两手指移至一侧穹隆部，另一手从同侧下腹壁髂嵴水平开始，由上往下按压腹壁，与阴道内手指对合，触摸该侧附件区有无肿块、增厚和压痛，若扪及肿块应注意其位置、大小、软硬度、活动度，与子宫关系。 7. 妇科检查有异常情况时行超声检查。 8. 将检查结果记录到体检表上。	1. 能够描述下腹部器官及女性生殖器的形态及解剖结构。 2. 能够解释宫颈糜烂、撕裂、息肉、腺囊肿的病理学特点。 3. 能够演示阴道窥器的正确使用、双合诊的操作方法。 4. 能够说出阴道分泌物常见的异常表现。	1. 要与老年妇女做好沟通，说服妇科检查的重要意义。特别是对年龄较大的妇女，要理解其恐惧羞涩心理，打消其顾虑。 2. 检查操作技能要熟练、准确，动作轻柔，尽量避免因检查引起的不适。 3. 检查过程中注意保护被检查者的隐私。 4. 检查前应告诉老年人，如有不适及时说出，检查过程中注意观察老年人的表情，如有痛苦表情应及时询问并调整手法。 5. 如为男检查员，应有女同事在场。 6. 对于个人卫生条件较差或者异味严重的，应该委婉地告知其保持阴部清洁的重要性，而不要挖苦、讽刺或者说不得体的语言。 7. 寒冷季节应该注意室内温度，注意保暖。

重要提示	所需物品
怀疑有肿瘤时一定要说服检查者到专科医院做进一步检查。	健康体检表、指套或一次性手套、阴道窥镜。

15.1.7 心理行为监测以发现老年人心理问题

操作步骤	知识要求	态度要求
1. 向被检查者作必要的解释，说明心理行为监测的必要性，以及如何配合完成测验。 2. 准备检测量表和纸笔等使用工具。 3. 在安静整洁的场所进行监测。 4. 检查人员按照“老年人认知功能智力状态简易评价量表（MMSE）”（附件47）操作说明，通过询问、计算、书写、复述等方法，对老年人的定向力、记忆力、注意力和计算力、回忆能力、语言能力等方面进行心理行为筛查，根据所得分值判定老年人是否存在认知功能障碍、痴呆。 5. 经“老年人认知功能智力状态简易评价量表”筛查后，确认存在认知障碍者，进一步进行“EPQ人格测试艾森克量表”测试（附件48）：此量表共48个问题，由专业心理医生提问，被检查者回答“是”或“否”，医生根据提问结果判定个体的兴趣、态度、动机、气质、性格。 6. 以上筛查和测试均有问题者需进一步进行诊断性测验：常用测验方法包括：H-R神经心理成套测试以及各种精神卫生评定量表；简明精神病量表（BPRS）（附件49）。诊断性测验由精神病专科医生进行。 7. 记录测量结果。 8. 对可疑存在心理行为异常的老人，应与其家人进行细致沟通，建议转心理专业诊疗机构进行就诊。对怀疑有精神问题的老年人建议到精神病专科医院就诊。	1. 能够阐述心理学的基本概念与其相关的检查量表。 2. 能够解释老年人的心理特点及老年人心理发展的常见问题。 3. 能够说出认知功能智力状态简易评价量表筛查方法。 4. 能够演示“老年人认知功能智力状态简易评价量表（MMSE）”、“EPQ人格测试艾森克量表”、H-R神经心理成套测试以及各种精神卫生评定量表；简明精神病量表（BPRS）的使用方法，解释其中的概念、内容。 5. 能够解释兴趣、态度、动机、气质、性格等心理学术语。	1. 许多农村老人对于心理问题方面的知识了解甚少，对心理问题的认识存在偏见，因此，应该在充分沟通的基础上与老年人讨论心理问题。当然，对他们的不正确认识应该通过健康教育方式逐步改正。但不应该指责或者回避。检查前要向被检查者说明检查方法和目的，以免引起多疑甚至恐惧。态度要严谨，语气要和缓。 2. 检测时采用标准化原则：标准化工具；标准化指导语；标准化测试方法；固定施测条件；标准化积分方法；代表性常模等。 3. 要承诺为老人的回答内容保密，包括对其家人保密，不要暗示或者有意引导。 4. 对于有心理行为问题老人，不要讥讽或嘲笑，应表示同情，并如实将老人检测结果向家属进行解释，并嘱家人在日常生活中多关心、照顾老人，告诉家人具体关照的方法。

重要提示	所需物品
1. 承诺保证个人隐私不泄露，有利于得到更加准确的检测结果。 2. 采用标准化原则进行心理行为检测。	各种标准化量表。

15.1.8 实验室及其他辅助检查以获得老年人相关健康信息

操作步骤	知识要求	态度要求
1. 根据卫生院的条件与健康检查项目安排实验室及其他辅助检查。 2. 提前一天告诉被检查者检查前 12 小时清淡饮食、禁止饮酒。 3. 告诉被检查者检查项目、地点、顺序，先做空腹项目如：抽血、腹部超声检查等。 4. 首先做空腹检查项目：专人引导进行抽血、肝胆 B 超等体检项目。 5. 空腹项目检查完毕，可以根据需要，安排进餐：适量进餐，不宜过饱；无进餐需求的，可以直接进行其他项目检查。 6. 讲解如何留取尿标本：需留取中段尿，送检要及时，不超过 1 小时。 7. 心电图检查 7.1 摘去项链、手表、手镯等饰物。 7.2 充分暴露胸部、手腕、脚踝部。 7.3 在描记过程中，嘱受检者平静呼吸、不要说话、不与他人有身体接触。 7.4 在心电图上记录受检者姓名、性别、描记时间。 8. 判断不清或者发现严重问题时转上级医疗保健机构进一步检查。 9. 上述检查分别由各检查部门出具检查结果报告单。 10. 把检查单规范黏贴在健康档案中，检查结果填写在相应表格。 11. 解答被检查者对报告提出的问题。	1. 能够说出乡镇卫生院有条件开展的实验室检查项目的意义与正常值。 2. 能够说出心电图、X 线、超声检查的原理与适应情况。 3. 对实验室异常检查项目做合理解释。 4. 能够识别心电图、X 线、超声检查的异常情况。 5. 能够运用辅助检查结果判断健康问题。	1. 要正确认识辅助检查在临床诊断治疗中的作用，不可盲目依赖。应该不断学习现代新检查技术项目，并在临床中合理应用。 2. 对于拟检查项目，要进行科学选择，应该与被检查者沟通，说明其必要性。 3. 工作人员在检查操作中要熟练操作，一丝不苟，加强质量控制，保障检查结果的准确，尽量避免因检查造成的不适。 4. 排尿困难者留取尿标本时，不应急躁，应鼓励并耐心等待。 5. 对检查结果可疑而无法确诊时，转上级医疗保健机构进一步诊断。 6. 设备操作人员要熟悉设备性能和操作流程，严格按照说明规定进行，对设备仪器定期保养。

重要提示	所需物品
1. 不要过分依赖辅助检查，要结合问诊、视诊、触诊、叩诊、听诊。 2. 对于辅助检查发现的异常情况要进行科学解释。	生化分析仪、静脉采血设备、超声检测仪、心电图机。

15.2 老年人健康状况评估

15.2.1 躯体健康评估以发现老年人躯体是否异常

操作步骤	知识要求	态度要求
1. 准备被评估者的健康信息资料，包括各种检查报告、记录。 2. 部分信息仍然需要询问和确认。 3. 逐项确认和评估 3.1 活动是否受限：有无生活自理能力、躯体活动是否受限和受限程度。 3.2 体力活动是否适度：根据个人在日常活动中表现出的疲劳感、无力感和虚弱感，如爬山、登楼、举或搬重物的能力来评估。 3.3 是否卧床及卧床时间：由于健康原因不得不卧床，如过去 30 天内因健康原因卧床或每天大部分时间卧床的天数。 3.4 自感体力状况：个人对自身体力和自理情况的主观评价。 4. 本次健康检查情况 4.1 本次健康检查的项目均正常，记录为体检无异常。 4.2 本次健康检查任何一项不在正常范围内，均记录为体检有异常，并将异常项目按重要性的高低分别记录。 5. 与被评估者交流，回答有关提问。 6. 整理好所有资料，按照要求存档。	1. 能够阐明健康评估的原理、项目、方法。 2. 能够解释各种健康指标的定义和测量方法。 3. 能描述老年人活动受限的评估等级。 4. 能够描述健康评估的基本思路与思维方式。 5. 能了解老年人的体力活动能力。 6. 能够阐述老年人常见症状和阳性体征的临床意义。 7. 能够说出各项辅助检查的正常值，并且说出各项异常结果的临床意义。	1. 健康评估是一项极为严肃的工作，是老年人医疗保健的依据，所以评估过程要严肃，运用科学的思维方法，以证据为依据，经过分析讨论得出结论。 2. 如对于某些重要证据有疑义，要进行核实确认。 3. 就评估结果与服务对象沟通交流，对于评估结果异常的老人表示同情，并给予心理支持和帮助。 4. 接待服务对象时要诚恳、和蔼，回答疑问时要有耐心、细致，语言简单明了，通俗易懂。 5. 能用通俗易懂的语言，把检查结果客观地告诉服务对象，能解释其提出的各种疑问。

重要提示	所需物品
1. 对于体检有异常的项目要综合分析，不得轻易下诊断。 2. 严格按照科学思维对疾病做出诊断。	笔、花镜。

15.2.2　心理健康评估以了解老年人的心理状态

操作步骤	知识要求	态度要求
1. 准备有关心理健康评估的资料。 2. 按照评估项目逐项评估。 3. 观察与心理活动有关的护理体检 3.1 生命体征：体温、脉搏，呼吸、血压大幅变化均会使老年患者流露出紧张、焦虑、恐惧等心理。 3.2 面容表情：注意观察快乐、紧张、焦虑、痛苦、憔悴、愤怒、惧怕带给老年人面容和表情的变化等。 3.3 情绪情感：注意观察老年人内在的情感反应，如自责、内疚、自尊、自豪、骄傲、悔恨、自愧、抑郁、失望、愤怒、激动、恐惧和悲伤等。 3.4 姿势步态：注意观察老年人因情绪和情感活动所引起的姿势与步态的变化。如激动愤怒时是否出现手足发抖或步态不稳；忧郁失望时是否眼神迷茫；自豪、悔恨、自愧、恐惧、悲伤时是否出现不经意的手势、坐势等身体姿势的变化。 3.5 精神睡眠：注意观察老年人的精神面貌与睡眠情况。有无精神萎靡、不愿见人、兴致索然、唉声叹气、消极厌世、情绪低落、入睡困难、夜间失眠等。 3.6 动作行为：注意观察老年人的行为与动作，有无举止不端，衣衫褴褛，不爱清洁，不修边幅；在言语表情方面是否主动或语言过少，语调低沉或高昂；在动作方面是否动作不灵活，动作不协调，动作缓慢或笨拙等。 4. 与老年人交流，回答有关提问，记录评估结果。	1. 能够阐述心理学基本概念与原理。 2. 能够解释心理健康评估的主要指标与方法。 3. 能够解释情绪、压抑、紧张、焦虑和恐惧、意志的概念与客观表现。	1. 调查发现，有心理问题的老年人患病率有逐渐上升趋势，特别是处在孤独状态的留守老人或者失去赡养的老年人，疾病、贫困、被人遗弃等等，使他们的心理十分脆弱，因此，乡镇卫生院要重点针对老年人进行心理指导和干预，不要放弃对他们的照顾责任。要建立机制，定期到孤独老人家中走访，了解其生活状态、健康状况，及时给予帮助，动员社会力量给予帮助，努力使他们摆脱不良状况。 2. 老年人情绪稳定和心情愉快是情绪健康的重要标志，心理评估指标的判断需要认真观察，通过与之沟通和询问家人详细了解。 3. 心理健康的人热爱生活，时常能感受到生活的乐趣；能保持思想和行动的统一，称为“心理协调”。嘱家人多注意观察老人的心理健康状况，发现问题，及时就诊。 4. 与老年人进行心理问题的沟通时要特别注意沟通技巧，语言要诚恳、通俗易懂，音量适中，如遇爱唠叨的老人，要耐心。

重要提示	所需物品
1. 主观臆断容易得出错误的评估结果。 2. 只有正确理解各项心理评估指标和测量方法才可能为评估提供可靠依据。	笔。

15.2.3 评估一般能力以了解老年人的心理状态

操作步骤	知识要求	态度要求
1. 观察能力：通过播放日常生活中的某些情景录像，让老年患者仔细观察，并说出所得结果进行判断。 2. 思维能力：通过某些日常生活常识、概念，让老年人进行思维、逻辑推理、应答，观察其综合分析能力。 3. 语言能力：通过和老年人交流，了解他们的语言是否恰当、诚恳、自然，富有表达力。 4. 想象能力：给老年人出一些与之有关的题目，并根据题意的要求，设想出符合现实生活中的梦境。 5. 判断能力：请老人回答较简单的有关政治、历史、地理、社会等知识，观察其概括和判断能力如何。 6. 记忆能力：可在与老年人的谈话过程中，了解他们对过去和最近一些情况的记忆情况。 7. 计算能力：根据老年人原来从事工作的特点，进行复杂或简单的数字计算。 8. 记录观察结果。	1. 能够阐述老年人的一般心理状况。 2. 能够解释观察能力、思维能力、语言能力、想象能力、判断能力、记忆能力、计算能力的概念与形成机制。	1. 对于有焦虑和紧张的老年人应该询问原因，尽量帮助消除诱因，缓解压力。 2. 对于冷漠、悲观、缺乏信心的老年人应该多鼓励，增加信心。 3. 对于有心理问题的老年人，应该表现出足够的尊重，提供相应的力所能及的心理帮助。 4. 对于有精神问题的老年人应该及时送相关医院进行治疗。 5. 不要歧视有心理问题的老年人。对于有心理问题的老年人应该协调家庭与社会力量，共同帮助老年人早日摆脱困境。

重要提示	所需物品
心理健康评估过程中如发现问题，与其家人及时沟通。	笔。

15.2.4 开展社会健康和生活质量的评估以了解老年人对社会的认知状况

操作步骤	知识要求	态度要求
1. 同老年人交流，了解老人是否经常参加一些适合自己体力和专业的社会活动，如下地劳动、钓鱼、养花、参加文体活动等。 2. 是否经常参加一些力所能及的体育锻炼和脑力活动，如散步、打太极拳、下棋、读书看报、看电视等。 3. 老人自我感觉身体健康状况：是否经常诉说身体不适；对自身健康状况是否感觉满意。 4. 生活自理能力自我评估 4.1 指导老年人自己填写生活自理能力评估评分表（附件50）。 4.2 对于不能准确做出程度等级判断的，应帮助其评估。 4.3 对于不识字的老年人，由医师填写。 5. 认知功能评估 5.1 粗筛方法：告诉被检查者“我将要说3件物品的名称（如铅笔、卡车、书），请您立刻重复”。过1分钟后请其再次重复。如被检查者无法立即重复或1分钟后无法完整回忆3件物品名称为粗筛阳性。 5.2 粗筛阳性时需进一步行“老年人认知功能智力状态简易评价量表（MMSE）”检查（附件47），得出评分。 6. 情感状态评估 6.1 老年人情感状态粗筛方法：询问被检查者“你经常感到伤心或抑郁吗?”或“你的情绪怎么样”。如回答“是”或“我想不是十分好”，为粗筛阳性。 6.2 如粗测阳性，需进一步行“老年抑郁量表”检查（附件51），得出评分。 7. 把评估结果记录在老年人健康档案上。	1. 能够解释社会健康和生活质量的具体含义。 2. 能够解释“简易智力状态检查表”的内容。 3. 能够正确解释“老年人抑郁量表”的具体内容。 4. 能够演示“简易智力状态检查表”、“老年人抑郁量表”的填写。	1. 当老年人失去了某种角色和活动能力时，较好的适应方式就是角色和活动方式的转换。这种转换的主导因素是个体寻求适应自己的活动内容并积极参与，从中获得新的满足感，如安排好退休后的生活。有条件者，应尽量继续发挥余热。没有条件者，也要培养兴趣爱好，使生活丰富多彩。鼓励老人子女多理解老人，使老人安全度过角色转换期。 2. 耐心解释生命在于运动的道理，鼓励老年人只要合理安排各种活动，就会感到生活充实，情绪乐观，这有利于克服老年人常有的老朽感、颓废感和空虚感，以延缓和推迟衰老。 3. 询问过程中要体现耐心、细致、负责、尊重的态度。 4. 不要出现不耐烦的言语、动作和表情，破坏老人的情绪，影响询问效果。 5. 填写“简易智力状态检查表”、“老年人抑郁量表”时，要用通俗易懂的语言，应避免难懂的专业术语。 6. 填写完毕，要再次检查填写的内容是否清楚，修改不正确的信息。 7. 如果有对社会健康和生活质量评估不理解的，要给予解释。心理问题是个敏感话题，要循序渐进进行调整。

重要提示	所需物品
1. 要如实全面记录信息。 2. 询问过程中避免诱问和逼问，以免影响评估结果	相应的各种量表。

15.3 老年人健康指导

【服务标准】

乡镇卫生院医务人员告知老年人健康体检结果并进行相应健康指导：对发现已确诊的原发性高血压和2型糖尿病等患者纳入相应的慢性病患者健康管理；对体检中发现有异常的老年人建议定期复查，进行健康生活方式、自我防护、自我救治以及提供心理指导，并告知或预约下一次健康管理服务的时间。

【服务流程】

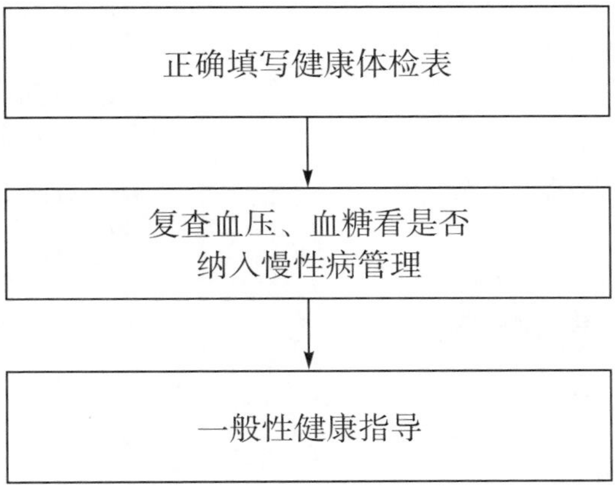

【操作说明】

15.3.1 正确填写健康体检表以完善老年人健康档案

操作步骤	知识要求	态度要求
1. 整理健康档案 1.1 按规定格式将各项检查结果记入到健康档案。 1.2 将各项辅助检查报告单按类别和时间顺序粘贴在空白纸上归档。 2. 做出健康评价 2.1 本次健康检查的项目均正常，记录为体检无异常。 2.2 本次健康检查有任何一项不在正常范围内，均记录为体检有异常，并将异常项目按重要性的高低分别记录为异常1、异常2、异常3、异常4后面的横线上。超过4项异常的，第5项及以后可忽略。 3. 按约定时间接待服务对象，告知各项检查结果。 3.1 体检无异常发现，但是应该加强预防和保健。 3.2 有异常，说明有何种异常，对异常结果进行逐项分析，和服务对象充分交流。 4. 全面细致检查健康档案的完整情况，标记是否清楚，是否与电子健康档案同步。 5. 告诉健康档案查询方法。	1. 能够描述临床诊断思路和诊断流程。 2. 能够解释常用辅助检查项目（如实验室常规检查项目、X线检查、心电图检查、超声波检查）异常情况的临床意义。 3. 能够解释常见阳性体征的临床意义。 4. 能够说出沟通的基本技巧，能用医学及相关学科知识解释服务对象提出的各种疑问。	1. 健康档案是居民健康信息记录涉及个人隐私的文件，健康档案搜集记录的信息要真实、可靠、准确。医务人员在填写健康体检表时要认真负责，一丝不苟，不能空项漏项。对于修改的内容要清楚标明，书写工整、字迹清楚。 2. 接待服务对象要诚恳、和蔼，要注意使用与服务对象沟通相适宜的语言，回答疑问时要耐心、细致，语言要简单明了、通俗易懂。 3. 耐心解释各项检查结果，对于理解力较差、反应迟钝或听力有问题的老人，可以向其家属交代老人的身体状况，并交代注意事项。 4. 对健康状况较差、罹患某些疾病的人要单独列出名单，列为慢病管理对象。

重要提示	所需物品
1. 整理健康档案应在接待服务对象之前进行。 2. 对体检异常者，直接记录异常项目和内容，如血压升高、血糖升高，而不宜直接诊断，如高血压病、糖尿病等。 3. 健康档案应该根据情况不断更新，鼓励建立电子健康档案，充分利用健康档案信息。	老年人健康体检表、辅助检查报告单、剪刀、胶水。

15.3.2 复查老年人血压、血糖以决定是否纳入慢性病管理范围

操作步骤	知识要求	态度要求
1. 对于体检中发现血压升高者，应该即刻再次测量血压 1.1 再次测量为血压正常者，建议一周后复诊。 1.2 一周后测量血压依然升高，≥140/90mmHg，能除外继发性高血压者，即可诊断为高血压病，纳入高血压病人健康管理。 1.3 1周后测量血压依然升高，≥140/90mmHg，不能除外继发性高血压者，根据情况安排转诊或会诊。 2. 体检中发现血糖升高 2.1 血糖在6.0~7.0mmol/L之间者，建议择日做OGTT试验：将75g葡萄糖粉溶于250~350ml温开水中，早晨7点空腹抽静脉血查血糖，同时留尿，查尿糖后，在3~5分钟饮完糖水。从饮第一口糖水开始计时，于30分钟、60分钟、120分钟和180分钟分别抽静脉血查血糖和留尿查尿糖（每次留尿前30分钟排尿1次并弃去）。如果空腹血糖<6.1mmol/L，OGTT试验两小时血糖<7.8mmol/L，说明糖耐量正常；如果空腹血糖≥7.0mmol/L或OGTT试验两小时血糖≥11.1mmol/L，尿糖+~++++，达到糖尿病的诊断标准；如果空腹血糖<7.0mmol/L，并且OGTT试验两小时血糖介于7.8~11.1mmol/L之间，说明人体对葡萄糖的调节能力轻度下降，达到糖耐量低减的诊断标准；如果空腹血糖介于6.1~7.0mmol/L之间，且OGTT试验两小时血糖≤7.8mmol/L，说明对进食葡萄糖后的血糖调节能力尚好，但对空腹血糖调节能力轻度减退，达到空腹血糖受损的诊断标准。 2.2 血糖≥7.0mmol/L者，如果没有症状，建议次日或他日复查空腹血糖。 2.3 血糖≥7.0mmol/L者，如果有糖尿病的常见症状，即时测任意时间血糖≥11.1mmol/L者，可诊断为糖尿病，纳入糖尿病患者健康管理；任意时间血糖<11.1mmol/L者，建议次日或他日复查空腹血糖。 3. 对于纳入高血压、糖尿病管理的患者，向患者细心介绍管理的意义、内容、流程等。	1. 能演示正确测量血压病和血糖的操作。 2. 能叙述高血压病的形成机制与诊断标准。 3. 能叙述糖尿病的形成机制与诊断程序、诊断标准。 4. 能说出OGTT试验的原理和检查指征及意义。 5. 能够叙述高血压病、糖尿病管理的目的、意义、方法。	1. 在测量血压时要严格按照规范操作，注意血压计是否正常，测量前让对方平静休息，消除影响血压测量的有关因素。 2. 操作过程中要体贴老年人，对于行动不便的应该上门服务。 3. 对于血压、血糖升高的老人，耐心解释复查的重要意义，如结果仍不正常可纳入慢性病管理。 4. 对病情过于紧张者，应给予精神安慰和支持，叮嘱其要严格按照医嘱正规治疗，并告知其日常生活中注意事项。 5. 进行与高血压、糖尿病相关的健康教育。

重要提示	所需物品
充分解释空腹血糖、OGTT试验不能即时检查的原因，取得老年人的理解。	血压计、血糖仪。

15.3.3 对体检无异常者给予一般性健康指导

【服务流程】

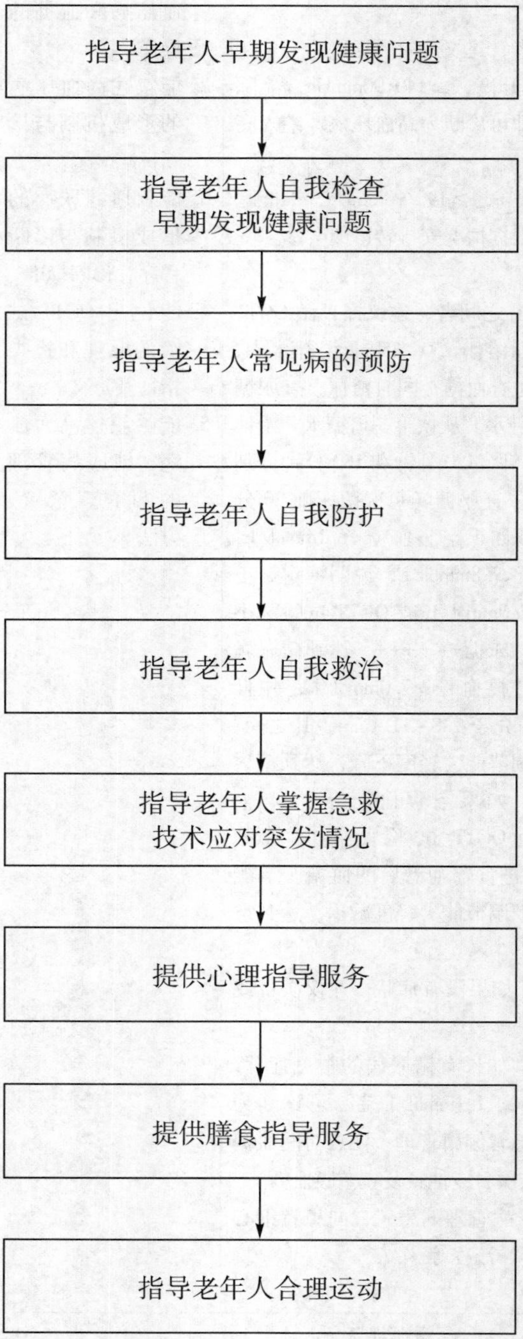

【操作说明】

15.3.3.1 告诉老年人应该重点关注的问题以早期发现健康问题

<table>
<tr><th>操作步骤</th><th>知识要求</th><th>态度要求</th></tr>
<tr><td>1. 在一个村甚至更大范围针对能活动的老年人进行集中指导，针对个别不能活动的老年人进行个别指导。
2. 安排在适宜场所或家中、卫生室（院）进行。
3. 准备讲解提纲、图片或视频材料。
4. 告诉老年人日常应该关注的健康问题及其意义。
5. 关注有无疼痛：如有疼痛，将每次疼痛发作情况都记录下来，有助于向医师详细描述你疼痛的感受以供明确诊断，并及早到医院诊治。
6. 注意视力变化：有否视疲劳、视力下降，眼内有无分泌物和出血。除了要注意视力的变化外，还要注意当双眼注视前方时能否看得见两侧景物，视野的缺损有时是颅内肿瘤的一种表现。
7. 注意听力改变：听力是否呈逐渐下降的趋势，有否耳鸣或耳聋，突然发作的耳聋和天旋地转感尤其要注意，多为椎-基底动脉缺血所致。
8. 醒后是否有口角歪斜，说话不清，如有要及时就医，分清是面神经麻痹还是脑血管病所致，以便及时正确治疗。
9. 自我观察呼吸、心跳：注意观察自己的呼吸次数与心跳次数的比值。正常人呼吸 16～20 次/分，心率 60～100 次/分，呼吸与心跳的次数比例为 1：4。
10. 注意是否有头晕、头痛、恶心、呕吐，肢体感觉和活动是否受限，有哪些规律和特点。
11. 采取逐项指导的方法，指导完毕后询问老人是否理解，是否掌握需要关注的问题。
12. 将指导内容记录到健康档案中。</td><td>1. 能够说出疼痛的概念与导致疼痛的可能疾病。
2. 能够解释听力、视力的生理学知识。
3. 能够解释头晕、头痛、恶心、呕吐、肢体感觉和活动受限的临床特点。</td><td>1. 对老年人要耐心解释建立健康档案的重要性，以便取得配合。
2. 一般老年人听力下降，要采取相应的方式沟通。
3. 老年人视力下降，配备老花镜，或由家人协助采集资料。
4. 如遇老年痴呆的患者，不可以歧视，应在其家人的配合下，完成观察。对于孤寡老人，卫生服务机构应该进行重点照顾。
5. 遇孤僻老年人，应耐心周到做好解释及疏导工作。
6. 如遇记忆力差的老人，可将应关注的问题记录下来交给老人。
7. 对于不肯接受指导的老年人，不可急躁，也不可放弃，应该努力说服其认识自我观察的重要性。</td></tr>
</table>

重要提示	所需物品
1. 自我观察健康状况有利于疾病的早期发现和治疗。 2. 提醒老年人未明确诊断时切忌乱用镇痛药，以免延误疾病诊治。	纸、笔、健康档案。

15.3.3.2 教会老年人自我检查方法以早期发现健康问题

操作步骤	知识要求	态度要求
1. 告诉老年人自我检查的意义及本次讲解的内容。 2. 询问有无坚持自我检查的人，如果有，可以请其介绍经验。 3. 讲解和演示自我检查的内容方法。 4. 采取逐项讲解逐项演示的方法，每项讲解演示完毕，询问有无问题，是否已经学会，如果有问题，再次讲解演示。 5. 自查体温：正常在早晨静卧下口含体温表，温度一般在36.3~37.2℃，每日体温波动不超过1℃。 6. 测量体重：一般在1个月内体重增减不超过3000克。 7. 定期测量血压、脉搏：有高血压的老年人最好在家中自备血压计，每天测量1~2次。有心脏病的患者要经常自摸腕部脉搏（脉搏每分钟72次左右）。 8. 自我触摸淋巴结：在颌下、颈部、锁骨上窝、腋下和腹股沟处分布着大量淋巴结，正常下触不到，当触摸到淋巴结时，要注意有无肿大、疼痛。 9. 自我检查乳房 9.1 乳房检查的意义：更年期女性是乳腺癌高发期，应定期检查乳房有无肿块；中老年男性也要检查乳房有无结节。 9.2 自我检查乳房的方法：双臂垂放两侧，观察乳房外形，正常的弧形轮廓是否变得不规整，有没有橘皮样的小凹点，或是有一个小陷窝，挤压时有无液体从乳头溢出。先摸乳房，再摸腋下，用中指和示指的指腹，顺着一个方向全面检查乳房。 10. 自查生殖器的外形、大小、精液的颜色等。正常情况下，精液呈灰白色或稍带黄色。如精液呈乳白色或略带黄绿色，表明生殖道内有炎症，很可能是前列腺和精囊的化脓性感染；如精液呈红色，表明其中含有红细胞，通常称为血精，血精多数由精囊炎或前列腺炎所致，这类由炎症引起的血精，多呈淡红色。应到上级医院就诊。 11. 注意排尿的次数、尿量：通常一昼夜尿量1500ml左右，多于2500ml或少于500ml者为不正常；正常人夜尿1~2次。	1. 能够描述正常男、女性的乳房解剖结构和形态。 2. 能够说出乳房病变的外形改变特点。 3. 能够描述男性生殖器的形态。 4. 能够指出如何观察尿液：如有无特殊气味，尿的颜色是否改变，有否尿频、尿急、尿痛、排尿不畅、尿线变细或肉眼可见的血尿等。 5. 能够描述人体淋巴结的分布，正常表浅淋巴结的形态特点，演示自查淋巴结的手法。	1. 要用医学知识解释自我检查自我观察某些健康指标对于早期发现疾病的意义。 2. 要讲解并且演示自我检查的方法，让对方练习。 3. 演示过程中，要注意他们的接受能力，快慢适宜。 4. 对在触摸中发现的异常情况，要认真对待，提出建议，缓解老年人压力。尽快帮助确定是否有严重问题。

重要提示	所需物品
1. 如发现无痛性肿大淋巴结，应及时就医，以排除恶性肿瘤淋巴结转移的可能。 2. 男性一侧睾丸不对称性肿大，精液中带血，或阴茎头上有溃疡时，应注意除外生殖系统肿瘤的发生。	体温计、体重计、血压计。

15.3.3.3 告诉老年人常见病判断方法以便早期诊断

操作步骤	知识要求	态度要求
1. 告知慢性支气管炎发作频繁的老年人，如严冬季节感冒后咳痰，应想到慢性支气管炎急性发作或伴肺部感染。应该及时到医院，进行X线、CT等相关检查。 2. 告诉患有冠心病的老年人，当剧烈活动或情绪波动时发生左胸阵发性疼痛，有可能为心绞痛发作。应该立即停止一切运动，就地休息，取出随身携带的急救药品，如硝酸甘油1片，嚼碎后含于舌下，为防不测应及时拨打120电话。 3. 告诉患有高血压的老年人，如果情绪激动出现后头晕头胀，测量血压超过140/90mmHg时，应注意休息，如血压不降，应用镇静药或降压药物，防止血压继续升高。 4. 告诉患有心脏病的老年人，当感到心悸、心慌、气短、脉搏每分钟有多次漏跳时，有可能为心律失常发作，应该立即拨打120做心电图检查。 5. 告诉患有胃溃疡的老年人，如果吃了生、冷、硬的食物后，胃区疼痛，可判断为胃溃疡发作，应该立即送上级医院就诊。 6. 告诉患有胆囊炎、胆石症的老年人，如果饱食后右上腹绞痛，并在右侧肋缘中部有压痛点时，可能为胆囊炎、胆石症发作，应该立即送医院做超声波检查。 7. 告诉患有肾结石的老年人，如果感到腰部剧痛，或有血尿，可能为肾绞痛发作，应立即送上级医院进行检查治疗。 8. 对于新出现的不适或反复出现的不适应到医院检查清楚，以免耽误疾病的诊治。	1. 能够阐述慢性支气管炎的病因、发病机制、临床表现、治疗和预防。 2. 能够阐述冠心病的病因、发病机制、临床表现、治疗和预防。 3. 能够阐述胃溃疡的病因、发病机制、临床表现、治疗和预防。 4. 能够阐述胆囊炎、胆石症的病因、发病机制、临床表现、治疗和预防。 5. 能够阐述肾结石的病因、发病机制、临床表现、治疗和预防。	1. 一些老年人惧怕谈论自己的疾病。因此，要通过科学解释，使老年人增强自我保健意识，增加防病能力。 2. 自我观察判断只是早期发现疾病的途径，最终还需到医院确诊。 3. 和老人交流时要求耐心细致，充满关爱。 4. 对于有不良生活习惯的老年人，要反复说明其危害，用周围的真实事例说服其逐步戒除不良习惯。

重要提示	所需物品
自我检查和判断不可以代替到医院就诊，以免耽误治疗。	血压计。

15.3.3.4 告诉老年人日常生活中自我保健的方法以利于身心健康

操作步骤	知识要求	态度要求
日常生活方式对健康影响较大，为了增强老年人的健康，应该向老年人告知以下健康生活方式： 1. 告诉老年人当前危害人们健康的主要是慢性非传染性疾病，只有控制体重、血压、血脂等，调节心情，规律生活，才能减缓疾病的发生。 2. 提醒老人生活要规律，包括坚持早睡早起，保证充足睡眠；饮食定时定量，保持营养平衡；劳动、休息适度，动静结合；衣着随气温变化增减。 3. 向老人说明保持最佳心理状态的重要性，情趣要多样，坚持学习，保持家庭和睦，对不良情绪应加强自我调控。 4. 指出一些不良生活习惯及危害，如饮食无节制，起居无常，劳作无序，情绪不佳，久坐不动等。 5. 特别要告诉老人应该克服并且禁止吸烟、酗酒、吸毒等不良行为，营造一个文明健康的卫生环境和生活方式。 6. 用科学原理生动事例解释不良生活习惯可能伤害健康，导致的疾病。	1. 能够解释不良生活习惯对人体健康的影响和危害。 2. 能够解释常见的慢性非传染性疾病及其临床特点。 3. 能够指出健康生活方式的主要内容。 4. 能够举例说明如何保持良好心态。	1. 目前，一些农村老年人对于健康生活方式的认知水平还不很高，有可能对你的解释不感兴趣。为此，应该循循善诱，用科学原理和生动事例逐步开导，以提高其对于健康生活方式的认知和理解。 2. 也有的老年人认为一些吃喝方面的不良习惯对健康没什么影响，应该列举周围可闻可见典型事例，引起其注意，提高其认识。 3. 向老年人普及健康的生活方式时要求耐心细致，并和老年人建立良好的朋友关系。 4. 对于生活在农村、边远山区、贫困地区的老年人，生活方式可能比较落后，甚至不健康，医务人员不要鄙视、嘲笑或置之不理，要用通俗易懂的语言耐心地给予正确指导。 5. 告知老年人自我预防的原则以及重要意义，加强随访，及时防控。

重要提示	所需物品
1. 要强调不健康的生活方式和行为对人们的健康正在造成严重威胁。 2. 创新方法提高老年人对于不良生活习惯危害的认知水平。	宣传资料。

15.3.3.5 教会老年人自我急救知识以便正确实施自救

操作步骤	知识要求	态度要求
对于老年人应该普及以下自我急救知识： 1. 记住呼救电话：告诉老年人及其家属急救中心呼叫电话“120”、“999”及乡村医生、乡镇卫生院的值班电话号码，熟悉指定的定点医院或就近医院位置。 2. 随身携带急救卡：告诉老年人外出时应随身携带自制或单位制的急救卡，放在上衣口袋内。卡上写明姓名、单位或住址、联系电话、定点医院、病案号、血型、过敏史、主要疾病的诊断和现用药物等关键内容，外出一旦发病，便于他人按急救卡的信息采取必要救治措施。 3. 随身携带急救盒：告诉老年人应随身携带硝酸甘油、异山梨酯（消心痛）和地西泮（安定）等急救药的急救盒，当心前区突然剧痛时，能及时服用急救药品，防止进一步发展成为心肌梗死。 4. 备有氧气袋：患有心、肺疾病的中老年人，家中应常备氧气袋、氧气瓶或制氧机等救生用品，当老年人气喘严重、出现心力衰竭时马上吸氧，以缓解症状。 5. 告诉与老年人共同生活的人员就地治疗的相关知识：老年人发生心绞痛、心肌梗死或脑卒中等疾病时，不要急着搬动患者去医院，以防止路上颠簸使病情加重，必须就地救治，急呼“120”或门诊部，将医务人员请至发病地点，现场救治，等病情稳定后，再用急救车护送至医院。 6. 建议建立家庭病历：老年人对自己的健康状况要心中有数，应将过去的病历及各种检查资料、检查报告等医疗文件保存好，建立一个家庭病历档案，有助于动态观察各项身体功能指标的变化，了解疾病发展变化，以便早期、连续进行诊断和治疗。	1. 能够阐述硝酸甘油、异山梨酯（消心痛）和地西泮（安定）等急救药的药理作用和使用方法。 2. 能够解释心绞痛、心肌梗死或脑卒中等疾病的病因、诱发原因及临床表现。 3. 能够说出胸外心肺复苏技术的操作步骤。	1. 老年人病情发展迅速，急救就成为紧急情况下控制病情的关键，在农村，居民居住分散，紧急情况下获得医疗急救的困难较多，因此，自救就是必须掌握的技能。要耐心解释掌握自我急救知识和技术的重要性，让老年人及其家人学会几项重要的急救技术。 2. 为了便于掌握，最好把这些说明印成卡片，帮助放在老年人家中醒目方便的位置。 3. 讲解时应该备有急救药品、氧气袋、家庭健康档案，边讲解边演示。 4. 讲解自我急救知识时要耐心细致，语气柔和，言语清晰。 5. 掌握和老年人的沟通技巧，对于听力下降的老年人，讲话时要提高声调。 6. 老年人视力下降，要准备老花镜，或由家人协助采集资料。 7. 遇孤僻老年人，应耐心周到做好解释及疏导工作。

重要提示	所需物品
1. 要让老年人知道掌握自我急救知识对于提高抢救生命有重要意义。 2. 危急情况下，患者及周围的人如具有基本的急救常识，可以最大限度地提高救治效果，挽救患者生命。	急救药品、氧气袋、家庭健康档案。

15.3.3.6 培训老年人及其家人掌握急救技术以便能够应对紧急情况

操作步骤	知识要求	态度要求
1. 教会有老人的家庭成员救命的两项技术：胸外心脏按压术和人工呼吸术，亦称心肺复苏术。 2. 准备视频材料或者急救模拟人及急救用品，用于培训。 3. 介绍基本要领，告诉其家人，如果老年人在家中发生生命危险，按照以下步骤实施抢救 3.1 意识的判断；用双手轻拍患者双肩，问："喂！你怎么了?"，如无反应，确定意识丧失。 3.2 立即呼救：寻求他人帮忙，拨打急救电话120，告知事发地点。 3.3 体位摆放：使患者仰卧位，如患者俯卧位时，身体应整体转动翻身（注意保护颈部），摆放于地面或硬板床上。 3.4 松解衣领及裤带。 3.5 检查有无颈动脉搏动：将右手中、示指横放颈部中央，向气管一侧轻按滑动2～3cm处，同时观察胸部有无起伏以评估呼吸情况，时间5～10秒，如无搏动，立即进行胸外心脏按压。 3.6 胸外心脏按压：两乳头连线中点（胸骨中下1/3处），用左手掌根紧贴患者的胸部，两手重叠，左手五指翘起，双臂伸直，用上身力量用力按压30次（按压频率至少100次/分，按压深度至少5cm）。 3.7 打开气道：仰头抬颌，观察口腔有无异物，如有异物清理呼吸道。 3.8 人工呼吸：让患者取仰卧位，救护人站在其头部的一侧，深吸一口气，一手将患者鼻孔捏住，然后对着患者的口（两嘴要对紧不要漏气）将气吹入，连吹2次，中间要松开鼻孔，让患者呼气。这样反复进行，每分钟进行14～16次。 3.9 持续2分钟的高效率的心肺复苏术：以心脏按压：人工呼吸＝30∶2的比例进行，操作5个周期（心脏按压开始送气结束）。 3.10 判断复苏是否有效（听是否有呼吸音，同时触摸是否有颈动脉搏动）。 3.11 护理患者，进一步生命支持。	1. 能够用医学理论阐明呼吸心脏骤停的原因及临床表现。 2. 能够阐述胸外心脏按压和人工呼吸的基本原理。 3. 能够描述呼吸系统、循环系统的解剖生理。 4. 心肺复苏有效的体征：有效时每次按压后就可触到一次颈动脉搏动；可见患者有眼球活动，口唇、甲床转红；瞳孔可由大变小，并有对光反射。	1. 老年人随时可出现病情变化，急救就成为紧急情况下控制病情的关键，在农村，居民居住分散，紧急情况下获得医疗急救的困难较多，因此，自救就是必须掌握的技能。要耐心解释掌握自我急救知识和技术的重要性，让老年人及其家人学会几项重要的急救技术。 2. 如果具备条件，应该先观看视频，再看模拟演示，之后开始练习。 3. 讲解和培训要按照步骤和程序规范操作，不要因为他们是非专业人员而敷衍了事。 4. 提醒操作不当可能造成的损伤，如用力过猛易发生肋骨骨折等。 5. 对老年人的提问要耐心解答，反复示范，直至其理解为止。

重要提示	所需物品
1. 不规范的训练易造成意外伤害，同时达不到急救目的。 2. 提示判断终止复苏只限于了解，停止救治需有医生明确。	视频资料、急救模拟人等。

15.3.3.7 提供心理指导服务以调适老年人心态

<table>
<tr><th>操作步骤</th><th>知识要求</th><th>态度要求</th></tr>
<tr><td>调适老年人心态对于增进健康有重要意义，可以预防老年人心理疾病。常用方法如下：
1. 宣泄法：告诉老年人如何把忧虑郁闷倾诉出来，从而使情绪得以恢复。宣泄的方法包括放声大喊，高声歌唱、与人聊天等。
2. 转移法：当老人心情压抑、憋闷时，尽快转移注意力，最好的办法是变化环境、转移目标，将注意力转移到愉快的事物上，以此获得欢乐，释放心理压力。
3. 语言暗示法：语言暗示对人的心理乃至行为都有奇妙的作用。例如，在紧张、失眠多梦时，可用一些平静、放松的语言来暗示自己，如反复默念“心平气和”、“万事如意”等。
4. 幽默法（笑疗法）：幽默源于理性的机智，犹如舒缓的心理按摩，是一种高级的心理防御形式，如讲幽默故事、笑话等。
5. 心理咨询
5.1 心理咨询是保持心理卫生的主要手段之一，通过咨询可使心理工作者或医务人员与咨询者直接或间接的接触，对咨询者的心理问题，给予解答和疏导，帮助咨询者分析精神创伤，解决咨询者不能自拔的内心冲突，解决咨询者的心理危机。
5.2 心理咨询还包括初步的心理治疗，由专业心理治疗师采用临床心理学理论与方法，对人格障碍、心理疾患进行治疗，对咨询者的心理与行为问题进行矫治。
5.3 进行心理咨询时，让咨询者把所有心事、痛苦尽量一吐为快，无保留地倾诉，更有利于解决问题；把咨询者看作亲密朋友，使其尽可能地放松自己，诉说自己心里的症结所在。</td><td>1. 能够阐述心理学的基本概念与原理。
2. 能够解释心理问题、心理障碍、人格障碍等专业术语。
3. 能够说出心理治疗的一般方法。
4. 能够说出常见的心理疾病及表现。</td><td>1. 老年人性格各异，应根据老年人的不同情况，提供针对性的心理指导服务。
2. 掌握沟通技巧，不要枯燥地说教，应采取愉快的互动形式，耐心细致地进行心理指导。
3. 嘱咐家属多和老年人聊天，多关心老年人的思想和内心世界，避免老年人因寂寞而胡思乱想。
4. 对于听力、视力下降的老年人，沟通时要采取合理的方式帮助老年人理解指导内容。
5. 如遇老年痴呆的患者，应与家人取得配合，完成指导内容。
6. 遇孤僻老年人，应耐心周到地做好解释及疏导工作。
7. 做好老年人心理工作，同时要尊重老年人的个人隐私。
8. 发现心理问题的老年人，建议其到专科医院进行治疗。
9. 要理解老年人的多疑和敏感。</td></tr>
<tr><th colspan="2">重要提示</th><th>所需物品</th></tr>
<tr><td colspan="2">1. 沟通技能对于做好心理调适起着举足轻重的作用。
2. 心理咨询应由有资质的心理咨询师进行。</td><td></td></tr>
</table>

15.3.3.8 膳食指导以提高老年人建立平衡饮食结构的能力

操作步骤	知识要求	态度要求
1. 向老年人讲解建立合理饮食结构对于增进健康的意义。 2. 说明建立合理饮食结构的具体内容、方法和原理。 3. 饮食要多样化：以五谷杂粮为主，粗细搭配，做到畜禽蛋乳、水陆蔬菜、干鲜果品、鱼贝虾蟹等多样化。 4. 饮食要“清淡”：多吃蔬菜、水果和薯类，少吃肥肉和有荤油的食物。 5. 食物软烂适度：老年人咀嚼能力下降，消化酶减少，消化能力减弱，所以尽量烹制松软可口的膳食供老年人食用。 6. 进食宜适量：应定时定量，切忌暴饮暴食；要少量多餐，每日可安排5餐，每餐的量不宜多，晚餐要节制。 7. 养成细嚼慢咽的良好进食习惯。 8. 食物冷热要适宜：老年人由于口腔黏膜抵抗力下降，故不宜进食过热的食物。食物过烫是引起口腔癌及食管癌的原因之一，而生冷食物损伤脾胃。 9. 控制动物脂肪的摄入：适量吃动物脂肪，常食用植物油。植物油可加速胆固醇的分解，降低体内胆固醇水平；植物油所含的不饱和脂肪酸可合成前列腺素，减少血小板的黏滞，具有抗凝的作用。 10. 多食含微量元素丰富的食物：海带、海蜇、海参等海产品中，含有大量的蛋白质和微量元素，其中所含的碘可防止钙质在血管壁的沉积，海带还有利尿、预防动脉硬化等作用。 11. 控制甜食：甜食可使血糖浓度增加，并转化为脂肪储藏；同时可削弱白细胞对病毒的防御能力，降低机体抵抗力。 12. 严格控制食盐的摄入量：食盐摄入过多容易造成体内钠离子潴留，引起血管收缩，使血压升高，增加心脑血管病的风险。老年人每天食盐应控制在5g。	1. 能够科学解释平衡膳食、合理饮食结构的作用和意义。 2. 能够说出主要粮食品种的成分和营养价值、烹饪方法。 3. 能够说出主要蔬菜的成分和营养价值、烹饪方法。 4. 能够说出主要水果的成分和营养价值。 5. 细嚼慢咽的益处 5.1 食物与唾液充分混合，使食物变得香甜，增进食欲。 5.2 唾液分泌的许多酶可消除食物中的致癌物质活性；唾液中的溶菌酶有杀菌作用，可杀灭食物中的细菌；唾液有一种黏蛋白，入胃后与胃酸发生反应，形成一层蛋白膜防治消化性溃疡。 5.3 细嚼慢咽的口腔运动，能加速肌肉和皮肤的新陈代谢，延缓皮肤老化；还可使食物与牙龈间的摩擦增加，利于牙龈的血液循环，健龈固齿。	1. 对饮食习惯不好的老年人要给以耐心细致的沟通、指导，将合理膳食对身体健康的重要性加以详细解释。 2. 有些人对饮食有不正确的认识，因此，要用科普知识提高其正确认知。 3. 老年人饮食不要过饱，否则会引起腹胀、消化不良症状，甚至急性胃扩张或诱发心肌梗死。

重要提示	所需物品
1. 提示老年人不可误以为“高级食品”是促进健康的灵丹妙药。 2. 用科学知识帮助老年人走出饮食误区。	膳食食谱。

15.3.3.9 讲解有氧运动的基本知识以增强老年人对有氧运动的认知

<table>
<tr><th>操作步骤</th><th>知识要求</th><th>态度要求</th></tr>
<tr><td>1. 准备有关有氧运动的资料，供讲解使用。
2. 有氧运动也叫有氧代谢运动，是指人体在氧气充分供应的情况下进行的体育锻炼。
3. 有氧运动特点：强度低，有节奏，持续时间较长。每次锻炼的时间不少于 1 小时，每周坚持 3~5 次。有氧运动时，氧气能充分酵解体内的糖分，还可消耗体内脂肪，增强和改善心肺功能，预防骨质疏松，调节心理和精神状态，是健身的主要运动方式。
4. 常见的有氧运动项目：步行、慢跑、滑冰、游泳、骑自行车、打太极拳、跳健身舞、做韵律操等。
5. 选择有氧运动的依据：根据个人的年龄、性别、体质、疾病隐患或已有的疾病，特别是心肺功能，以及所处的环境和兴趣爱好，并结合“适合健康状况运动量的自评量表”（附件 52）的测评，选择适合老年人自己的运动项目、运动强度和锻炼时间。</td><td>1. 老年人做有氧运动的益处
1.1 长期持续地进行有氧运动可强壮身体，祛病防病，延缓衰老。
1.2 预防心、脑血管疾病的发生：有氧运动不仅能明显改善心脏的营养和血脂代谢，提高心脏的收缩力和血管的舒张力，而且可预防动脉硬化，降低心、脑血管病的发病率，有利于促进心血管疾病患者的康复。运动还可以防治糖尿病和血脂异常。
1.3 延缓衰老：通过有氧运动可使体内一些有延缓衰老作用的物质（如超氧化物歧化酶）数量增多，有助于延缓机体器官组织的衰老过程。
1.4 提高免疫功能，增加骨密度：运动可刺激机体产生较多的体内免疫辅助剂，使免疫系统中的自然杀伤细胞（NK 细胞）、T 细胞、淋巴细胞、巨噬细胞的活性明显增强，从而起到对抗病毒、细菌的感染和抑制体内突变癌细胞的作用。有氧运动可有效防止钙的流失，预防骨质疏松和骨关节退行性病变。
1.5 有助于心理健康：脑科学研究表明，有氧运动能抑制左脑，活跃右脑，令人产生愉快感，忘掉忧郁，促进心身健康，防治抑郁症。
2. 能够解释有氧运动的概念、原则。
3. 能够解释适合健康状况运动量的自评量表的各项内容。</td><td>1. 无论是患病、活动受限、残疾的老年人，还是小康生活水平的老年人，都应该指导其进行正确的运动锻炼。
2. 耐心地向老年人解释有氧运动的益处，鼓励老年人做适合自身健康的有氧运动。
3. 对于喜欢宅在家的老年人，要劝其多参加有氧运动，并为其制定适宜的运动方案。
4. 有些农村地区的老年人，误以为劳动就是有氧运动，应该给予正确指导。</td></tr>
<tr><th colspan="2">重要提示</th><th>所需物品</th></tr>
<tr><td colspan="2">提醒老年人有氧运动要循序渐进，避免突然加大运动量造成意外伤害。</td><td>适合健康状况运动量的自评量表。</td></tr>
</table>

15.3.3.10 讲解有氧运动方法以帮助老年人开展正确的有氧锻炼

操作步骤	知识要求	态度要求
1. 向老人解释有氧运动循序渐进原则 1.1 第一步是每天进行不少于30分钟的耐力运动，如步行、慢跑、太极拳、太极剑、体操等。 1.2 第二步是每天进行5~10分钟的伸展运动，包括下蹲、转体、扩胸、甩手等。 1.3 第三步是每周2次力量训练。 2. 讲解肩臂练习 2.1 方法：分腿站立，两手胸前合掌，手指向上。右掌推力超过左掌的抗力，用力将左臂推至左体侧。左掌抵制右掌的抗力，将右臂推回右体侧，重复10~12次。 2.2 效应：通过练习提高三角肌、肱二头肌、肱桡肌和拇短屈肌的肌力。 2.3 提示：两掌推移时，被推移的腕掌需有抗衡力，以递增抗力力度。 3. 讲解头颈练习 3.1 方法：分腿站立，两手交叉抱颈，两手慢速用力推动头、颈部的抗力，将头按压至胸锁骨部位，呼气。然后颈部用力抗回两手的下扳力，将头部向上竖抬成预备姿势，吸气。重复7~8次。 3.2 效应：增强颈阔肌和肩胛提肌等肌力。 3.3 提示：两手向下扳力不宜大于头、颈部向上的抗力。扳速宜缓慢，扳力宜适中。 4. 讲解腰背练习 4.1 方法：分腿站立，两手叉腰，虎口向下。腰背部迎着两手逆向扭转的抗力，作顺向环绕旋转，呈静态抗力6~8秒。然后反方向重复，间歇30~40秒。 4.2 效应：促进背阔肌、腰侧肌和竖脊肌伸展力，提高腰椎灵活性。 4.3 提示：腰背部绕旋时，头、颈部和上体协同转动，两脚不可移动。 5. 胸腹练习 5.1 方法：并腿仰卧，两掌位于腹部。胸腹部迎着两掌按压的抗力向上作反抗力呈45°仰卧起坐5~6秒，重复7~8次。 5.2 效应：增强腹直肌和胸大肌肌力。 5.3 提示：仰卧呈起坐时，深吸气；仰卧躺下时，呼气。	1. 持之以恒的运动原则：只有长期坚持适合自己的运动健身项目，才能起到健身防病的作用。 2. 安全实效的运动原则 2.1 老年人进行健身活动是为增进健康、延年益寿，要保持正常心态，带着欢乐去锻炼。 2.2 患有慢性病的老年人运动健身前，最好进行必要的健康体检，在专业的人员指导下制定适合自己身体健康需要的运动健身计划，以获得良好的效果为原则。 2.3 运动以前做好准备活动，运动后要整理放松，以保证运动安全。	1. 如果具备条件，应该先观看视频资料，再看模拟演示，之后，开始练习。 2. 讲解和培训过程中，要耐心细致，不要因为他们是非专业人员而敷衍了事。 3. 讲解条理要清晰，示范动作要规范。 4. 在老年人模仿实践的时候，要给予帮助和指导，特别要避免活动不当造成意外伤害。

重要提示	所需物品
注意提醒老年人操作不当可能造成损伤，如用力过猛易发生肋骨骨折。	示范光盘。

16. 老年人常见疾病管理

16.1 高血压

【服务流程】

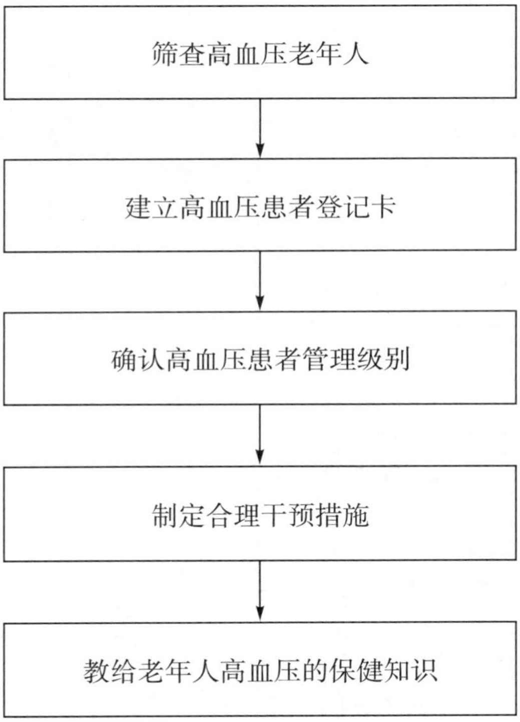

【操作说明】

16.1.1 筛查高血压老年人以便对其进行规范管理

16.1.1.1 测量血压以了解老年人血压情况

操作步骤	知识要求	态度要求
1. 对辖区内65岁及以上常驻居民，每年在当地乡镇卫生院、村卫生室、社区卫生服务中心测量血压。 2. 就诊环境应保持安静，室温最好保持在20℃左右。 3. 依据血压测量的标准方法选择符合计量标准的血压计，并确认血压计、气囊袖带和皮球无破损。 4. 确认受试者已按规定程序做好测量前各项准备，包括安静休息5分钟以上，排空膀胱，30分钟内未吸烟等。 5. 告诉老年人上臂裸露并与心脏处在同一水平。 6. 卧位时手臂应与腋中线保持水平。 7. 将袖带紧贴缚在受测者上臂，袖带下缘应在肘弯上2.5cm。用水银柱式血压计时，将听诊器胸件置于肘窝肱动脉搏动明显处。 8. 在放气过程中仔细听取柯氏音，观察柯氏音第Ⅰ时相（第Ⅰ音）和第Ⅴ时相（消失音）。收缩压读数取柯氏音第Ⅰ音，舒张压读数取柯氏音第Ⅴ音。 9. 确定血压读数：所有读数均应以水银柱凸面的顶端为准；电子血压计以显示血压数据为准。 10. 记录收缩压和舒张压的数值。 11. 休息1~2分钟后重复测量血压。 12. 患者的血压值取两次测量的平均值。 13. 计算两次测量收缩压的平均值及差值。 14. 计算两次测量舒张压的平均值及差值。 15. 若差值超过5 mmHg，应再次重复测量血压。并取3次测量的平均值作为患者的血压值。 16. 记录本次测量的血压值。	1. 能够阐述血压形成的基本原理。 2. 能够说出影响血压的常见因素。 3. 能说出使用水银柱（电子）血压计测量血压的步骤。 4. 能说出《中国高血压防治指南》的血压测量规范。	1. 测量血压是临床工作人员最基本的技能，但是，在临床上测量不准确的情况屡屡发生，主要是粗心大意、不规范操作和敷衍了事等原因造成的，血压测量不准确，会耽误诊治，因此，不要把这一基本技术认为成是一个无关紧要的事情，要认真对待每一次操作，力求准确无误。 2. 冬天注意听诊器听头的温度，并提醒受测者适度保暖。 3. 通过交谈、沟通等调节现场气氛，使受测者适度放松。 4. 如有必要教受测者和家属测血压方法。 5. 耐心细致地解答受测者有关血压相关知识。 6. 帮助受测者调整好体位。不应在受测者衣袖外缚袖带。

重要提示	所需物品
1. 使用水银柱血压计测压血压值不能是单数。 2. 对可疑继发性高血压患者及时转诊。 3. 遇有高血压急症等危急情况，应紧急转诊。	1. 水银柱（电子）血压计。 2. 听诊器。

16.1.1.2 非同日3次测量老年人血压以明确高血压的诊断和分级

操作步骤	知识要求	态度要求
1. 对于可疑高血压者在3个不同时间里重复测量血压，以明确是否为高血压。 2. 65岁及以上老年人，如首次测量血压收缩压≥140mmHg或舒张压≥90mmHg，排除可能引起血压升高的原因后，再次测量血压。 3. 如果再次测量血压后，仍是收缩压≥140mmHg或舒张压≥90mmHg，则预约患者改日重复测量血压。 4. 非同日3次血压值如有两次收缩压≥140mmHg和（或）舒张压≥90mmHg，除外继发性高血压者，即可诊断为高血压病，纳入高血压病人健康管理。 5. 对可疑继发性高血压患者及时转诊，并2周内随访转诊情况。 6. 判断高血压级别 6.1 若收缩压在140~159mmHg和（或）舒张压在90~99mmHg之间，则诊断为1级高血压。 6.2 若收缩压在160~179mmHg和（或）舒张压在100~109mmHg之间，则诊断为2级高血压。 6.3 若收缩压在≥180mmHg和（或）舒张压在≥110mmHg，则诊断为3级高血压。 7. 若患者既往有高血压病史，目前正在使用降压药物，血压虽然低于140/90mmHg也可确诊为高血压。 8. 若收缩压和舒张压属于不同级别，则按较高级别分级。 9. 高危人群，建议每半年至少测量1次血压，并接受医务人员的生活方式的指导。 10. 正常血压的人群，即收缩压<140mmHg且舒张压<90mmHg，告诉居民要保证每年至少测量一次血压。 11. 详细记录检查结果，并对病情进行分析。	1. 能够说出《中国高血压防治指南》规定的血压测量规范和步骤。 2. 能够阐述血压形成的机制和影响血压的因素。 3. 能够说出正常人的血压值，解释正常情况下血压升高的原因。 4. 能够解释继发性高血压、高血压高危。 5. 能够指出肱动脉的走行。	1. 诊断高血压是一项非常严肃的事，因为一旦被诊断为高血压，对于患者及其家人的影响会很大，容易加重其心理负担。因此，对于第一次测得血压值高的，要排除一切有可能导致血压暂时性升高的因素，如血压计是否正常、测量操作是否规范、被测量者是否处在安静状态等，不要随意诊断高血压。 2. 如果可疑高血压，应该向对方进行说明，了解其更多信息如家族中是否有高血压病人，再商定选择另外的时间进行测量，告诉对方测量前的注意事项。 3. 测量前要检查血压计是否存在问题包括水银、袖带；听诊器听筒是否放置正确，如果使用电子血压表，应该与水银血压计进行对照。检查环境、血压计位置等因素都应该考虑在内。 4. 对初次诊断为高血压的老年人要做好心理疏通及知识宣教工作，以免老年人过度紧张，增加高血压引起的意外事故发生。

重要提示	所需物品
1. 不可忽视引起血压测量结果的其他影响因素。 2. 对可疑继发性高血压患者及时转诊。 3. 遇有高血压急症等危急情况，应紧急转诊。	血压计。

16.1.2 采集信息以完成高血压老年人健康档案

操作步骤	知识要求	态度要求
为了对高血压人群进行规范管理和持续追踪，建立高血压患者档案是基础工作，操作如下： 1. 为所有高血压患者登记建立健康档案。 2. 按照慢性病登记表（附件53）内容填写冠心病患者基本信息，包括姓名、性别、年龄、住址、职业、疾病名称、发病时间、确诊时间、随访时间等内容。 3. 建立高血压患者随访记录表（附件54）。 4. 记录患者症状：有无头晕头痛、恶心呕吐、视物模糊、耳聋、呼吸困难、心悸、胸闷、鼻出血、四肢发麻、下肢水肿等症状。 5. 记录最近一次检查结果，包括身高、体重、血压、血糖、血脂、蛋白尿和心电图等情况。 6. 询问并记录吸烟、饮酒、运动、摄盐、心理调整等生活习惯改善措施的实施情况。 7. 记录药物治疗情况，包括用药名称、剂量、用药依从性、不良反应等。 8. 确认以上项目已登记完整，无缺项漏项。 9. 将新登记的患者名单和编号录入到乡镇慢性病登记表高血压患者登记档案中。 10. 定期更新乡镇高血压患者登记档案内容，统计辖区内患者人数，结合人口数据，计算出辖区内高血压的患病率。 11. 有条件的乡镇卫生院可进行高血压患者电子档案管理。 12. 乡镇卫生院院内无法完成的项目，建议到上级医疗保健机构接受检查。	1. 能够熟练填写社区高血压患者健康档案，并正确解释其中项目。 2. 能够计算本乡镇高血压的患病率。 3. 能够熟练操作电子计算机及其常用软件，能够用电子档案填写和管理高血压人群。 4. 能够说出常用降压药物使用方法、用量。 5. 知晓流行病学的一般知识。	1. 认真填写高血压病人的档案信息，每一项都应该进行严格确认，切记亲自测定、核实、采集信息，不允许主观臆断、不加甄别随意记录登记。 2. 理解建立高血压患者健康档案的重要性。 3. 掌握本辖区内高血压的患病率是乡镇（社区）医生的基本职责，也是我国基本卫生服务的主要内容之一，同时是评价乡镇（社区）卫生工作的基本指标。 4. 应注意患者个人信息的保护，未经同意不得向患者以外的人提供。

重要提示	所需物品
1. 所有登记信息必须经过确认和核实，切忌主观臆断。 2. 建立高血压患者登记档案是掌握患病率的基础。	高血压患者健康档案、各种检查记录。

16.1.3 确定高血压患者管理级别

16.1.3.1 评估是否存在危急情况以便及时治疗高血压老年人

操作步骤	知识要求	态度要求
对高血压老年患者进行危急情况评估，内容包括： 1. 持续观察血压变化。 2. 存在危急情况的指征 2.1 经过饮食和运动治疗，血压控制不能达标，需要进行药物治疗。 2.2 规律治疗2~3个月效果不满意。 2.3 血压控制平稳后，再度出现血压升高并难以控制。 2.4 血压波动很大，临床处理困难。 2.5 出现高血压急、慢性并发症。 2.6 出现新的严重临床症状或靶器官损害。 2.7 服降压药后出现不能解释或不能处理的不良反应。 2.8 重度高血压［收缩压180mmHg，和（或）舒张压≥110mmHg］的患者。 2.9 高血压危象，应就近做紧急处理，将血压降至160/100mmHg或在原血压基础上降低20%~25%后尽快转诊。 2.10 妊娠或哺乳期合并高血压的妇女。 2.11 有意识改变、剧烈头痛或头晕、恶心呕吐、视物模糊、眼胀痛、心悸、胸闷、喘憋不能平卧、心前区疼痛。 2.12 存在不能处理的其他疾病。 3. 有上述情况之一的应该紧急处理后转诊，2周内主动随访转诊情况。	1. 能按《中国高血压防治指南》的血压测量规范测量血压。 2. 正确熟记高血压的正常值，能够按照规范筛查高血压患者。 3. 能说出高血压急症的判断标准。 4. 能够阐述高血压急、慢性并发症的临床表现、处理原则。 5. 能够说出靶器官损害、高血压危象的发生机制及临床表现。 6. 能够解释意识改变、心悸的概念。 7. 能够说出高血压危象转诊的注意事项。	1. 目前，仍然有为数不少的人认为高血压病人很普遍，因此重视程度不高。所以，要对高血压病人进行健康教育，以提高其重视程度，从而早期发现危急情况。 2. 高血压危急情况评估一定要严肃认真，严格确认临床表现，以临床表现为判断依据。不可以主观臆断。 3. 双向转诊是提高社区卫生服务的重要措施。 4. 转诊对患者及其家属来说，包含不确定性，一是可能病情较严重，当地处理不了，这时应告知患者及其家属转院原因并简要介绍转入医院基本情况及治疗相关情况；二是可能要支付更多医疗费，为此，要向患者及其家属说明转院的必要性，并签署知情同意书。

重要提示	所需物品
1. 高血压危急情况评估要以确认的临床表现为依据。 2. 出现高血压危象应紧急降压处理后转诊。	血压计、急救药物、社区高血压患者转诊单。

16.1.3.2 评价血压及危险因素以便确定高血压老年人管理级别

操作步骤	知识要求	态度要求
1. 确认以下信息，判断高血压的级别 1.1 确认患者收缩压数值。 1.2 确认患者舒张压数值。 1.3 排除继发性高血压。 1.4 依据患者收缩压和舒张压数值，并根据高血压的诊断与分类标准，综合判断高血压的级别。 2. 根据以下信息，判断高血压危险因素 2.1 确认患者年龄：男性是否>55 岁，女性是否>65岁。 2.2 询问是否吸烟。 2.3 查看血脂检查结果，是否总胆固醇≥5.7mmol/L、或 HDL-C（高密度脂蛋白）>3.6mmol/L、或三酰甘油>2.3mmol/L。 2.4 询问一级亲属心血管病发病年龄，是否<50 岁。 2.5 确认是否有腹型肥胖，男性腹围≥85cm，女性腹围≥80cm。 2.6 确认患者 BMI 是否≥28。 2.7 确认患者高敏 C 反应蛋白是否≥3mg/L 或 C 反应蛋白≥10mg/L。 2.8 确认患者有无左心室肥厚、动脉壁增厚、微量蛋白尿等靶器官损害。 2.9 确认是否患有糖尿病。 2.10 确认是否已经伴有心、脑、肾、外周血管和视网膜病变等并发症。 3. 依据高血压分层标准，综合判断高血压危险程度 3.1 低危人群：无其他危险因素。 3.2 中危人群：1~2 个危险因素。 3.3 高危人群：≥3 个危险因素。 3.4 极高危人群：合并相关临床疾病。 4. 将患者的管理级别记入高血压患者健康档案中。	1. 能叙述高血压的危险分层方法。 2. 能描述高血压患者的三级管理干预内容。 3. 能说出高血压患者预后影响因素。 4. BMI 即体质指数。是评估体重与身高比例的参考指数，计算公式为体重（kg）除以身高（m）的平方（BMI = kg/m^2），一致上公认 18~25 之间为健康的标准体重。 5. 能够说明高血压的诊断与分类标准。 6. 能够说出高血压的级别。 7. 能够解释何为一级亲属。	1. 高血压危险因素评价对于指导治疗和控制危险因素意义重大，必须准确确认患者的各种信息，通过缜密分析判断高血压级别与危险因素，建立标准化管理目标。 2. 这些临床表现的确认应该通过会诊的方式严格论证。不可以主观臆断，在证据不明确以前得出结论。如果卫生院能力不足，应该转诊至有条件的医院确诊。 3. 与患者沟通治疗方案时，要充分考虑病情、治疗效果、经济文化背景、高血压防治知识、治疗意愿、自我管理意愿等方面。 4. 对于各种检查结果应该互认，尽量避免不必要的重复检查，增加患者负担。

重要提示	所需物品
1. 技术条件不具备确定诊断能力的机构应该帮助患者转诊。 2. 高血压级别判断、危险因素判断、危险程度判断对患者的管理影响重大，要严格按照规范操作。 3. 正确判断患者的管理级别，对高危患者紧急处理后转诊。	1. 分类干预管理标准表。 2. 干预效果评估标准表。

16.1.3.3 明确高血压患者管理级别以制定老年高血压个体化随访计划

操作步骤	知识要求	态度要求
1. 对照健康档案和检查情况，判断患者高血压的管理级别 1.1 确认患者姓名，核对健康档案编号。 1.2 建立高血压患者随访服务记录表（附件 54）。 1.3 填写高血压患者随访服务记录表中姓名、编号等基本信息。 1.4 全面检查核对随访服务记录表内容，对缺少的项目进行补充。 1.5 再次确认患者的血压值，并根据高血压的诊断与分类标准，综合判断患者血压的级别。 2. 按照《中国高血压防治指南》的危险分层方法，综合判断患者危险程度。 3. 明确高血压患者的管理级别：一级管理适用于低危患者，二级管理适用于中危患者，三级管理适用于高危和极高危患者。 4. 根据管理级别确定随访间隔：一级管理，每 3 个月一次；二级管理，每 2 个月一次；三级管理，每月一次。 5. 根据患者病情，与其共同制定治疗方案、个性化的生活习惯改善计划，包括体重管理、合理膳食、戒烟限酒、运动计划等。 6. 确定下次随访目标与时间。 7. 将随访记录表放回健康档案。 8. 整理健康档案并放回原处。	1. 能够根据《中国高血压防治指南》对高血压进行危险分层。 2. 能说出《高血压防治方案》中的高血压患者三级管理的内容。 3. 高血压危急情况的表现如下 3.1 收缩压≥180mmHg。 3.2 舒张压≥110mmHg。 3.3 意识改变。 3.4 剧烈头痛或头晕。 3.5 恶心、呕吐。 3.6 视物模糊、眼痛。 3.7 心悸、胸闷。 3.8 喘憋不能平卧。 3.9 心前区疼痛。 3.10 血压高于正常的妊娠期或哺乳期妇女。	1. 明确患者高血压的管理级别对于正确指导患者采取干预措施有重要意义，因此，要严格按照《中国高血压防治指南》的危险分层方法，综合判断患者危险程度。要以临床证据为依据客观分析判断，不可主观臆断。 2. 随访是乡镇卫生院管理高血压患者的基本职责，要将服务区的患者分配给工作团队实行包干管理，责任到人，制定严格的制度和工作计划，将患者管理效果与业绩酬薪挂钩。 3. 要仔细听取患者的诉求，做出具体而有针对性的生活习惯改善计划。 4. 建立和谐的医患关系是随访成功的关键。 5. 提供几种方案供患者选择。 6. 理解增加随访率对高血压控制的重要性，增加电话、入户等主动随访手段。 7. 对吸烟、饮酒的孕妇，应积极解释吸烟、饮酒等不良生活方式对身心健康的危害，指导老年人及时摒弃这些不健康的生活方式。

重要提示	所需物品
1. 生活习惯改善目标越具体，管理效果越明显。 2. 与患者共同制定下次随访时预期达到的具体目标。	高血压患者随访记录表。

16.1.4 制定合理的干预措施

16.1.4.1 采取非药物治疗措施以控制老年人血压

操作步骤	知识要求	态度要求
1. 老年高血压患者在药物治疗前或药物治疗的同时均可以实施生活方式干预。 2. 生活方式干预包括以下内容 2.1 制定针对性的生活习惯改善计划，如戒烟、限酒等。 2.2 制定膳食计划，特别是腹型肥胖者，通过膳食控制热能和脂肪的摄入，增加高纤维食品；尤其要重视控制食盐的摄入量（每天要少于5g），适当增加含镁、钾、钙的食品。 2.3 保证休息质量，调节不良心理情绪、保持心理平衡，坚持适量体育运动。 3. 对同时患有血脂异常、糖尿病的老人应积极防治原发病。 4. 按规范为患者测量血脂、血糖、血常规、尿常规及肾功能检查，防止出现相应的并发症。如出现肾脏损伤或血糖升高、心脑血管疾病，应该立即到医院救治。 5. 为了防止冠心病及心力衰竭的发生，按规范为患者做心电图检查，如出现高电压，应该加做超声心动图。 6. 为了准确筛查冠心病及心力衰竭等并发症，按规范为患者做超声心动图检查，如出现相应的改变，应该及时住院治疗。 7. 按规范为患者做眼底检查，以确定眼底动脉硬化程度，如出现眼底出血，应该控制血压，进行专科治疗。	1. 能够说明非药物治疗控制高血压的基本原理。 2. 能够说出高血压老人正确的生活方式。 3. 能够为老人制定合理的膳食计划。 4. 能制定个体化的运动方案。 5. 能够解释高血压患者测量血脂、血糖、血常规、尿常规及肾功能检查、心电图检查、超声心动图检查、眼底检查的临床意义。 6. 能够解释高血压与血脂异常、糖尿病的交互影响。 7. 高血压的治疗目标：降压治疗的最终目标是降低心脑血管病的发生率和病死率。根据高血压指南制定治疗高血压的目标为收缩压<140mmHg且舒张压<90mmHg，糖尿病或肾病患者的降压目标是$<130/80$mmHg，并强调要把重点放在控制收缩压上，因为多数患者收缩压控制理想后，舒张压亦可降到接受水平。	1. 农村居民不重视非药物治疗措施，因此，要用医学知识说服患者改变不利于健康的行为习惯和不正确认知。尤其是一些老年人思想比较顽固，解释工作需要耐心和持续进行。 2. 建立标准性管理目标和人性化、个体化管理方法。 3. 对于生活方式不健康的老年人，要晓以利害，耐心指导，使其主动配合，积极落实非药物治疗方案。 4. 卫生院要以预防为主，早期干预，综合治理。 5. 与患者沟通治疗方案：充分考虑病情、治疗效果、经济文化背景、高血压防治知识、治疗意愿、自我管理意愿等因素。

重要提示	所需物品
1. 治疗原则：所有高血压患者均应立即采取非药物治疗，高危和极高危的患者立即开始药物治疗，定期随访，终身治疗。 2. 改变生活习惯是控制血压的关键。	血压计、血糖分析仪等。

16.1.4.2 合理应用钙通道阻滞药和血管紧张素转换酶抑制剂控制老年人血压

操作步骤	知识要求	态度要求
对于通过限制饮食、减肥、戒烟酒和加强锻炼没能有效控制的高血压患者，应该施以药物治疗。根据患者具体情况选用钙通道阻滞药和血管紧张素转换酶抑制剂： 1. 应用钙通道阻滞药（CCB） 1.1 对血脂、血糖代谢没有影响，适用于所有高血压患者，为单药治疗高血压提供了安全的选择。 1.2 无心脑血管并发症或无明确靶器官损害高血压患者首选。 1.3 选用长效、血管选择性较高的 CCB 作为老年单纯性收缩期高血压、合并冠心病、变异型心绞痛 、颈动脉粥样硬化的优先适应证。 1.4 需要联合治疗的患者，CCB 可与利尿药、血管紧张素转换酶抑制药或血管紧张素Ⅱ受体拮抗剂及 β 受体阻滞药联合降压。 1.5 可以选择的 CCB 药品：硝苯地平 5~10mg，1 次/日；硝苯地平控释片 30~60mg，1 次/日；尼卡地平 40mg，2 次/日；尼群地平 10mg，2 次/日；非洛地平缓释剂 5~10mg，1 次/日；氨氯地平 5~10mg，1 次/日；拉西地平 4~6mg，1 次/日；乐卡地平 10~20mg，1 次/日；维拉帕米缓释剂 240mg，1 次/日（非二氢吡啶类）；地尔硫䓬缓释剂 90~180mg，1 次/日（非二氢吡啶类）。 2. 血管紧张素转换酶抑制剂（ACEI） 2.1 适用于左心室肥厚、心力衰竭、蛋白尿、慢性肾病、心肌梗死后、糖尿病、代谢综合征、肾功能不全、老年高血压病的治疗，以及心房颤动一级预防、脑卒中二级、三级预防。 2.2 卡托普利 12.5~50mg，2~3 次/日；依那普利 10~20 mg，2 次/日；贝那普利 10~20 mg，1 次/日；赖诺普利 10~20 mg，1 次/日；雷米普利 2.5~10 mg，1 次/日；福辛普利 10~20mg，1 次/日；西拉普利 2.5~5mg，1 次/日。 3. 明确告诉患者药物用量、用法及注意事项。 4. 患者用药情况要有详细记录。	1. 能够说出钙通道阻滞药和血管紧张素转换酶抑制剂的药理作用、商品名、用法、用量、不良反应。 2. 65 岁以上老年人降压的理想目标：150/90mmHg 以下，对舒张压不高的老年人，其收缩压降到 150mmHg 以下也可以；舒张压<60 mmHg 时，心脑血管事件的发病率会上升，故冠心病患者舒张压不宜降到 60mmHg 以下。 3. 80 岁以后才发现的高血压，收缩压<150mmHg、舒张压 < 95mmHg，不主张强制降压。	1. 即要适应证，也要考虑患者经济承受能力和使用方便情况。药物选择应该与患者共同讨论商定。 2. 要鼓励患者坚持用药，不可以自己决定如何用药、用多少药。 3. 教给患者各种降压药的原理、作用及不良反应，帮助患者正确选择降压药。 4. 耐心做好心理疏导解释工作。防止低血压的发生及高血压引起的意外。 5. 对于理解能力差、文化水平较低的老年人，用简单易懂的语言和老年人沟通。

重要提示	所需物品
1. 肾功能不全的高血压患者用药注意事项：应从小剂量开始，但严重肾衰竭和患有双侧肾动脉狭窄、高血钙患者禁用。 2. ACEI 与血管紧张素Ⅱ受体拮抗药（ARB）联合治疗并不优于单药，并且联合治疗耐受性更差，并有更多不良反应。	降压药品。

16.1.4.3 合理应用血管紧张素Ⅱ受体拮抗药、利尿剂和β受体阻滞剂以控制老年人高血压

操作步骤	知识要求	态度要求
经过生活干预血压仍持续升高，应该施以药物治疗。根据患者具体情况选用血管紧张素Ⅱ受体拮抗药、利尿剂和β受体阻滞剂： 1. 血管紧张素Ⅱ受体拮抗药（ARB） 1.1 适应证最广，对血脂和血糖的代谢没有影响，对心、脑、肾、血管均有保护作用，改善胰岛素抵抗的作用最明显。 1.2 氯沙坦 50~100mg，1次/天；缬沙坦 80~160mg，1次/天；伊贝沙坦 150~300mg，1次/天；替米沙坦 40~80mg，1次/天；坎地沙坦 8~16 mg，1次/天。 2. 利尿剂：目前主要口服药物有氢氯噻嗪 12.5mg，每天1~2次，噻嗪类利尿药；氯噻嗪 25~50mg，1次/天；螺内酯 20~40 mg，每天1~2次（噻嗪类利尿药）；氨苯蝶啶 50mg，每天1~2次（潴钾利尿剂）；阿米洛利 5~10mg，1次/天（潴钾利尿剂）；呋塞米（速尿）20~40 mg，每天1~2次（袢利尿剂）；吲达帕胺 1.25~2.5 mg，1次/天（噻嗪类利尿药）。 3. β受体阻滞剂：普萘洛尔 10~20mg，每日2~3次；美托洛尔 25~50mg，2次/天；阿替洛尔 50~100mg，1次/天；倍他洛尔 10~20mg，1次/天；比索洛尔 5~10mg，1次/天；拉贝洛尔 100mg，每天2~3次。 4. 复合降压制剂：既有降压的协同作用，又能使不良反应最小化，价格便宜，是常用降压药。 5. 明确告诉患者药物用量、用法及注意事项。 6. 患者用药情况要有详细记录。	1. 能够说出血管紧张素Ⅱ受体拮抗药、利尿剂和β受体阻滞剂的药理作用、商品名、用法、用量、不良反应。 2. 利尿剂：利尿剂作为降压的联合治疗药物，对单纯收缩期高血压的老年患者尤为适合，可获得良好的24小时持续血压控制，并能降低心脑血管事件的作用。 3. β受体阻滞药：适用于高血压合并冠心病、快速心律失常（房性、室性）、心力衰竭、交感神经活性增强、高循环动力状态及规律药物治疗血压仍然控制不良的肾功能受损的高血压患者。对心血管高危患者的猝死有预防作用。 4. 复合降压制剂的作用：包括复方降压片、降压0号片、珍菊降压片、复方罗布麻片等。由于此类药物含有利血平和利尿剂，服用时应掌握其可能引起的不良反应。利血平是一种生物碱，伴有心率加快、精神紧张的高血压患者可服用，但不良反应较多。	1. 要鼓励患者在医生指导下坚持用药。 2. 认真讲解不同类药物的作用机制，适应证，不良反应，教给老年人如何正确服药。 3. 耐心做好老年人心理疏导工作，稳定血压，减少并发症。 4. 对文化低不认字的老年人，要用通俗语言解释。 5. 告诉患者把药物进行明确标志，放在固定位置，以防止错服。

重要提示	所需物品
1. 利尿剂可引起下肢水肿。 2. 噻嗪类利尿药长期服用易引起低血钾和高尿酸血症。 3. 老年高血压患者对β受体阻滞药耐受性差，一般不选。	血压计、血糖分析仪等。

16.1.4.4 合理用药以治疗特殊老年高血压患者

操作步骤	知识要求	态度要求
1. 特殊高血压是指65岁以上老年人单纯性收缩压升高合并心力衰竭、糖尿病、脑血管病、冠心病。 2. 对≥65岁的老年单纯性收缩压增高者 2.1 初始用小剂量利尿剂：口服药物有氢氯噻嗪12.5mg，每日1~2次。 2.2 钙拮抗药：普萘洛尔10~20mg，每日2~3次；硝苯地平控释片30~60mg，1次/日。 3. 有心力衰竭者首选 3.1 ACEI/ARB（血管紧张素转换酶抑制剂/钙通道阻滞药）：卡托普利12.5~50mg，每日2~3次；依那普利10~20mg，2次/日；氯沙坦50~100mg，1次/日。 3.2 利尿剂：口服药物有氢氯噻嗪12.5mg，每日1~2次；氯噻嗪25~50mg，1次/日。 3.3 β受体阻滞药：普萘洛尔10~20 mg，每日2~3次。 4. 有糖尿病患者 4.1 ACEI、ARB为首选，卡托普利12.5~50mg，每日2~3次；氯沙坦50~100mg，1次/日。 4.2 可以联合用拮抗药。 4.3 β受体阻滞药：普萘洛尔10~20mg，每日2~3次。 5. 脑血管病患者常用 5.1 噻嗪类利尿药：氯噻嗪25~50mg，1次/日。 5.2 钙拮抗药：硝苯地平5~10mg，1次/日；硝苯地平控释片30~60mg，1次/日。 6. 冠心病心绞痛者常用 6.1 β受体阻滞药：普萘洛尔10~20mg，每日2~3次。 6.2 长效钙拮抗剂：普萘洛尔10~20mg，每日2~3次。 7. 心肌梗死后患者首选ACEI卡托普利12.5~50mg，每日2~3次。	1. 能够阐述利尿剂、钙拮抗药、ACEI/ARB、β受体阻滞药的药理作用。 2. 药物治疗原则 2.1 用药应从单味药、小剂量开始。对血压轻度升高、总体心血管风险偏低或中等的患者，起始治疗可选择单药或小剂量联合用药。 2.2 坚持个体化治疗，以长效为主，不同患者选择用降压药物应根据各自重要器官生理功能和并存疾病，以及药物的品种、剂量、配伍，必须因人而异，选择降压疗效最佳，使患者达到能够耐受的血压最低值，对心、脑、肾有保护作用，不良反应小的药物。 2.3 持续服用降压药，避免直立性低血压，治疗高血压要持之以恒，血压降至正常仍然坚持用药，这时降压药不会进一步降低正常血压，却可以防止血压升高。 2.4 优化联合用药，必须注意掌握剂量，从最小剂量开始，逐步递增。	1. 确定是否特殊高血压，要在详细询问病史、全面体检和必要辅助检查的基础上判断，应该与相关专科医生进行会诊，如难以确认，建议转上级医院确定，明确诊断后按照特殊高血压病人管理。 2. 药物选择应该与患者共同讨论商定，要充分考虑患者适应证、经济承受能力和使用方便情况。 3. 教给患者各种降压药的原理、作用及不良反应，帮助患者正确选择降压药。 4. 耐心做好心理疏导解释工作。防止低血压的发生及高血压引起的意外事故发生。

重要提示	所需物品
1. 判断是否特殊高血压患者要有明确可靠的证据。 2. 强调在降压的同时针对并存的各种危险因素及各种疾病综合干预。	降压药。

16.1.5 教给老年人高血压保健知识以提高生活质量

操作步骤	知识要求	态度要求
1. 告诉患者高血压的发病除家族史和年龄等不可变因素外，饮食、运动、吸烟、饮酒等可以改变的不良生活习惯也是导致高血压主要原因。 2. 改善不良生活习惯，去除导致血压升高的危险因素。 3. 教会患者家庭血压自测方法，要求患者早晚测量并记录自己的血压值。 4. 进行体重管理：每天早晚测量体重并记录，以理想体重［身高^2（米）×22］为目标。 5. 合理膳食：了解自己所需热量，一日三餐热量平均分配，每餐都有主食（碳水化合物），主菜（鸡鸭鱼肉蛋奶）和副菜（时令蔬菜、蘑菇和海藻）。 6. 减少食盐摄取：每天钠盐摄入量≤6g。 7. 增加蔬菜水果的摄取：新鲜蔬菜≥350g/d，水果200g/d。 8. 限酒：每天限饮白酒 50ml，每周不超过350ml，每周设两天休肝日（不饮酒日）。 9. 戒烟。 10. 适当运动：以一天10000步为理想目标，逐渐增加运动量。运动效果可持续两天，因此每周运动 3~4 次即可。指导患者运动前至少做5分钟的准备体操，散步后做5分钟的整理运动。身体不舒服时不要勉强运动。 11. 保持心理平衡。 12. 讲解由肥胖到三高、由三高到动脉硬化、由动脉硬化到心肌梗死和脑中风的生活习惯病的阶段理论，使患者理解自己所处的阶段，提高依从性。 13. 与患者共同制定下次随访时达到的具体目标。	1. 能够解释改善不良生活习惯、体重管理、合理膳食、减少食盐摄取、增加蔬菜水果的摄取、戒烟、运动、心理平衡等控制高血压措施的作用和意义。 2. 能够解释造成高血压的原因及其危害性。 3. 能说出高血压的危险因素和主要并发症。 4. 能够说明生活习惯改善的指导方法。	1. 个人预防保健和卫生服务人员的正确指导在控制高血压的过程中具有重要作用，基层卫生服务机构应该把工作重点放在预防和管理上，要根据农村实际情况帮助患者采取适宜、可接受、经济、方便地控制高血压的措施。 2. 农村居民对饮食在高血压控制所起的作用认识不足。因此，要用医学知识说服他们改变不利于健康的饮食。 3. 与患者协调沟通，共同制定个性化方案。 4. 增加电话和入户随访手段，促进既定目标的实现。 5. 深入浅出耐心地向患者解释改变生活方式的重要性，使之理解治疗意义，自觉地付诸实践，并长期坚持。 6. 教给有条件的老年人自测血压的方法及读法，以便更好防止意外事件发生。

重要提示	所需物品
改善不良生活习惯是控制高血压的关键。	高血压患者随访记录表、宣传单、图片、检验单、体检、健康档案。

16.2 高血脂

【服务流程】

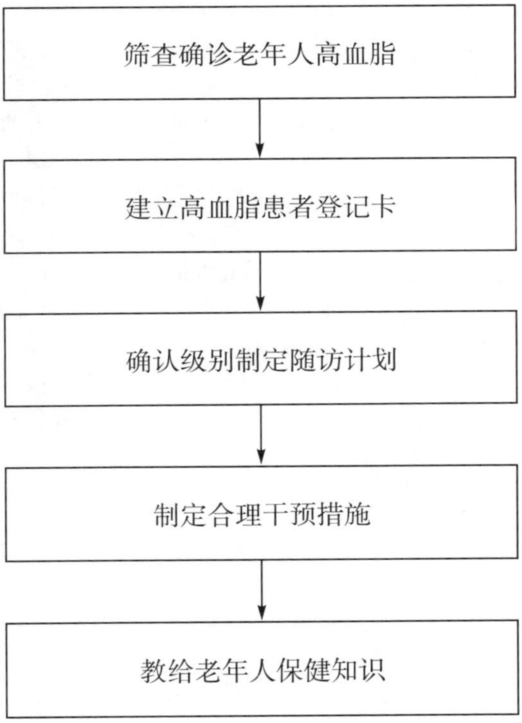
筛查确诊老年人高血脂
建立高血脂患者登记卡
确认级别制定随访计划
制定合理干预措施
教给老年人保健知识

【操作说明】

16.2.1 筛查高血脂老年人以便给予正确干预

操作步骤	知识要求	态度要求
1. 如果乡镇卫生院条件允许，可以定期为老年人进行高血脂检查。 2. 实验室指标：检查血清总胆固醇（TC）、低密度脂蛋白胆固醇（LDL）和三酰甘油（TG）、高密度脂蛋白胆固醇（HDL）。 3. 如果实验室指标偏离正常范围，包括 TC、LDL 和 TG 水平升高，或 HDL 过低，可以诊断高脂血症。 4. 高脂血症的值域 4.1 正常胆固醇 5.23~5.69mmol/L。 4.2 血脂异常时，三酰甘油 ≥1.7mmol/L。 4.3 血脂异常时，高密度脂蛋白：<0.91mmol/L。 4.4 血脂异常时，低密度脂蛋白：≥3.64mmol/L。 5. 向老年人或其家人解释检查结果。 6. 记录检查结果。 7. 如无条件诊治高脂血症，及时将患者转上级医疗机构就诊。	1. 能够按《中国成人血脂异常防治指南》对高血脂人群进行筛查。 2. 能够正确解释血清总胆固醇（TC）、低密度脂蛋白胆固醇（LDL）和三酰甘油（TG）、高密度脂蛋白胆固醇（HDL）等指标的临床意义。 3. 能够准确说出血清总胆固醇（TC）、低密度脂蛋白胆固醇（LDL）、三酰甘油（TG）、高密度脂蛋白胆固醇（HDL）的正常测定值。	1. 卫生工作人员应该对老年人筛查高血脂有正确认知，能够理解各项检测指标的意义，并科学地向高危人群进行健康教育。向患者和家属认真讲解筛查高血脂的实验室检查的必要性和重要意义，使其积极配合。 2. 当检测出现异常时，要全面询问病史，进行体检，综合做出判断。要客观认真解读老年人的各项实验室指标，耐心细致地解答患者的询问，讲解高血脂相关知识。 3. 对初次检查血脂高于正常者，应耐心说明可能引起暂时性血脂升高的原因，并下次复查时尽可能避免这些因素。 4. 医务人员应对每一位老年人进行严格、认真筛查，及早发现、治疗、干预高血脂，避免引发合并症。

重要提示	所需物品
1. 血脂异常是加速全身动脉粥样硬化进程，导致冠心病、脑梗死等血管疾病的主要危险因素。 2. 心脑血管病疾病死率随总胆固醇升高而升高，总胆固醇 5.17mmol/L 时更为明显。	生化仪器。

16.2.2 采集信息以建立老年高血脂患者健康档案

操作步骤	知识要求	态度要求
1. 为便于对高血脂患者进行有效管理，乡镇卫生院或社区卫生服务中心为所有高血脂患者登记并建立健康档案。 2. 按照慢性病登记表（附件53）内容填写高血脂患者基本信息，包括姓名、性别、年龄、疾病、确诊时间等。 3. 建立高血脂患者登记随访记录表（附件55），并采集患病情况信息 3.1 记录患者症状。 3.2 记录最近一次检查结果，包括：身高、体重、血压、血糖、血脂、尿蛋白和心电图等。 3.3 了解并记录患者吸烟、饮酒、运动、膳食、心理调整等生活习惯信息。 3.4 询问并记录生活习惯改善措施的实施情况。 3.5 记录近期药物治疗情况。 3.6 确认以上项目已登记完整，无缺项漏项。 3.7 将新登记的患者名单和编号录入慢性病登记表高血脂患者登记档案中。 4. 有条件的乡镇可尝试高血脂患者登记卡的电子档案化管理。 5. 定期更新慢性病登记表中高血脂患者登记信息，统计辖区内患者人数，结合人口数据，计算出辖区内高血脂的患病率。 6. 将健康档案放入指定场所，以备下次查阅。 7. 乡镇卫生院（社区卫生服务中心）无法完成的项目，建议到上级医疗机构接受检查。	1. 能够正确填写慢性病登记表高血脂患者相关信息。 2. 能够计算并解释辖区高血脂的患病率，为卫生行政部门制定政策提供科学依据。 3. 能够说出电子档案填写和管理方法。 4. 能够阐述身高、体重、血压、血糖、血脂、尿蛋白、心电图检测异常与高血脂的关系。 5. 能够阐述吸烟、饮酒、运动、膳食、心理调整等生活习惯对于高血脂的影响。	1. 卫生工作人员对于采集高血脂患者信息有足够的认知和理解，能够科学解释建立高血脂患者登记卡的重要性，并且，把这些知识传播给广大老年人。 2. 掌握本辖区内高血脂患病率是乡镇医生的基本职责，也是我国基本卫生服务的主要内容之一，也是评价乡镇医生工作的基本指标。 3. 应注意患者个人信息的保护。未经同意不得向患者以外的人提供。 4. 向老人及家属说明建立高血脂患者健康档案和登记卡的重要性，并嘱老人保存好登记卡。 5. 初次被确诊为高血脂的老人未免会紧张、焦虑，医务人员应对其表示同情，并给予精神支持和安慰。

重要提示	所需物品
1. 高血脂患者合并严重并发症者应及时转诊。 2. 建立乡镇（社区）高血脂患者登记档案是掌握患病率的基础。	高血脂患者健康档案、各种检查记录。

16.2.3 确认高血脂患者管理级别以制定个体化的随访计划

操作步骤	知识要求	态度要求
1. 对照健康档案和检查情况，判断患者高血脂的管理级别 1.1 确认患者姓名，核对健康档案编号。 1.2 提取高血脂患者健康档案。 1.3 确认高血脂患者档案中患者姓名、编号等基本信息。 1.4 再次确认患者血脂异常值。 1.5 确认患者有无高血压和糖尿病等危险因素。 1.6 确认有无糖尿病和冠心病等并发症及靶器官损害。 2.《中国成年人高血脂防治指南》对没有任何心血管疾病和危险因素人群规定了血脂异常水平分层诊断，对血脂水平是否异常还要结合危险因素综合判定。 3. 确认高血脂患者的管理级别 3.1 一级管理：适用于没有任何心血管疾病和危险因素人群。 3.2 二级管理：适用于已患有冠心病、高血压、糖尿病等疾病或已经发生过心肌梗死和脑卒中的患者。 4. 根据管理级别确定随访间隔：一级管理，每三个月一次；二级管理，每一个月一次。由所在乡镇卫生院或社区卫生服务中心医务人员进行随访，检测患者的血脂变化，指导用药。 5. 根据患者病情，与患者共同制定治疗方案、个性化的生活习惯改善计划，包括体重管理、合理膳食、戒烟限酒、运动计划等。 6. 给出下次随访时需要达到的具体目标。 7. 确定下次随访时间。 8. 填写高血脂患者随访记录（附件55）。 9. 将随访记录放回健康档案。 10. 整理健康档案并放回原处。	1. 能够阐述脂肪代谢的基本过程。 2. 能够说出血脂的概念、高血脂的形成机制和影响血脂的因素。 3. 能够说出《中国成年人高血脂防治指南》对高血脂的分层。 4. 能说出《高血脂防治方案》中的高血脂患者二级管理的内容。	1. 随着居民生活水平的不断提高，高血脂已经成为影响健康的重要因素之一。但是，群众对高血脂危害的认知程度还不够，合理饮食结构还没有落实到每一个家庭。乡镇卫生院应该专门开展控制高血脂的健康教育活动，对高发人群给予重点关注。 2. 要认真贯彻落实《中国成年人高血脂防治指南》，规范管理高血脂患者，把控制人群中的高血脂作为评估卫生院工作成效的指标。 3. 在与患者讨论干预方案时，应该提供几种方案供患者选择，可增强生活习惯改善的效果。 4. 理解增加随访率对高血脂控制的重要性，增加电话、入户等主动随访手段。 5. 用简洁易懂的语言告诉老年人目前的情况，安抚其紧张、焦虑的情绪，建立良好的医患关系，使其在心理上得到完全放松。 6. 根据老年人实验室检查结果以及危险因素，严格确认高血脂管理级别。

重要提示	所需物品
1. 生活习惯改善的目标越具体效果越明显。 2. 与患者共同制定下次随访时预期达到的具体目标！	高血脂患者随访记录。

16.2.4 制定合理的干预措施

16.2.4.1 非药物治疗高血脂以预防老年高血脂的反复发生

操作步骤	知识要求	态度要求
1. 在药物治疗前或药物治疗时均应实施生活方式干预。 2. 制定针对性的生活习惯改善计划，如膳食、戒烟、限酒、运动调脂等。 3. 制定膳食计划 3.1 控食调脂：限制饮食的总热能，糖类、蛋白质和脂肪的组成比例应合理，保持摄入与消耗平衡以维持理想体重。 3.2 减少饱和脂肪酸和胆固醇的摄入，肉类和鱼类食品摄入量应适当限制，严格限制动物油、动物内脏和蛋黄的摄入，三酰甘油高者更应严格控制油的摄入。 3.3 适当吃粗粮、杂粮、纤维素丰富的食物，有利于减少三酰甘油和胆固醇吸收。 4. 戒烟。 5. 限酒：每天饮酒量白酒 50ml，每周不超过 350ml，每周设两天休肝日（不饮酒日）。 6. 保证休息质量，调节不良心理情绪、保持心理平衡，坚持适量体育运动等。 7. 对同时患有冠心病、糖尿病等疾病的患者应积极防治。定期根据病情测量相应指标。 8. 按规范为患者测血压、血脂、血糖、血常规、尿常规、做心电图及肾功能检查。每年进行一次，如有异常应及时送往上级医院。 9. 按规范为患者做颈动脉超声检查，以检测颈动脉的硬化程度，跟踪用药效果。 10. 将指导内容记录入健康档案。	1. 能够描述高血脂非药物治疗所包括的内容、方法和注意事项。 2. 能够说出监测血压、血脂、血糖、血常规、尿常规、肾功能、心电图、颈动脉超声的目的和意义。 3. 能够阐述合理膳食、戒烟、限酒、运动调脂等措施的机制。 4. 能够阐明脂肪代谢的过程。	1. 要充分认识非药物治疗高血脂的重要性，对居民进行健康教育。应该根据高血脂患者家庭情况、经济收入、个人的喜好等制定更人性化、个体化的非药物治疗方案。 2. 要充分与患者沟通治疗方案，充分考虑病情、治疗效果、经济文化背景、高血脂防治知识、治疗意愿、自我管理意愿等情况。 3. 同患者一同制定合理的膳食计划，从饮食结构上加以防控。 4. 有些高血脂老人嗜好烟酒，不能接受戒烟限酒的计划，医务人员应讲事实、摆道理，晓以利害，耐心说服。 5. 有些老人喜静不喜动，耐心劝导老人要适当运动，运动可加速热量消耗，提高胰岛敏感性，降低血糖，并为老人制定适宜的运动方案。

重要提示	所需物品
1. 没有心脑血管疾病危险因素的人群应先考虑非药物控制。 2. 改善生活习惯是血脂控制成功的关键。	血压计、血糖分析仪、心电图机等。

16.2.4.2 合理药物治疗以防止老年人高血脂合并症意外事件发生

操作步骤	知识要求	态度要求
1. 通过生活干预，不能降低血脂水平时，应采取降低低密度脂蛋白胆固醇治疗 1.1 根据冠心病危险因素，制定低密度脂蛋白胆固醇水平，应<2.6mmol/L。 1.2 首选他汀类：洛伐他汀 10~80mg，1 次/天；辛伐他汀 5~80mg，1 次/天；普伐他汀 10~80mg，1 次/天；阿托伐他汀 2.5~20 mg1 次/天。 1.3 其次烟酸类药物（B 族维生素）：烟酸 1~2g，3 次/日；阿昔莫司 0.25g，每日 2~3/次。 1.4 贝特类药物：非诺贝特 0.2g，1 次/天；吉非贝齐 0.6g，2 次/天；苯扎贝特 0.2g，3 次/天。 2. 提高高密度脂蛋白胆固醇水平的治疗 2.1 当高密度脂蛋白胆固醇水平<0.9mmol/L 时应予治疗。 2.2 主要应用贝特类或烟酸类药物。（用法同上） 3. 降低三酰甘油水平的药物治疗：三酰甘油在 2.25~3.4mmol/L 时可用他汀类。 4. 联合用药：对于胆固醇和三酰甘油都升高（混合型高脂血症）患者，首先要使低密度脂蛋白胆固醇和总胆固醇达标，兼顾三酰甘油和高密度脂蛋白胆固醇达标。 5. 开始服药治疗后 4~6 周应复查血脂，如果效果不理想应增加药物剂量或改变其他降脂药，也可联合给药。 6. 血脂降至正常值后，应继续按同剂量用药，同时复查肝功、肾功和肌酸肌酶。	1. 能够说明他汀类药物、烟酸类药物、贝特类药物的药理作用及降脂机制。 2. 贝特类药物能增强脂蛋白酶的活性，加速降低低密度脂蛋白的分解、代谢，并能抑制肝脏中低密度脂蛋白的合成和分泌，促进胆固醇的排泄，降低三酰甘油的作用比降胆固醇的作用强，对原发性高胆固醇血症及高三酰甘油血症有效。 3. 能够掌握降脂药的用法。	1. 药物降脂不是首选的方法，这不仅需要卫生专业人员有明确的认识，而且要告诉群众其中的道理，要经常对群众开展科学的非药物控制血脂的健康教育。基层卫生专业人员应该树立首先通过非药物方法控制高血脂的意识，并将其落实到实际工作中。 2. 降脂药物要根据患者情况选择。 3. 服降脂药应严密注意其不良反应，并及时给予调整。 4. 告诉老年人降脂需要坚持较长时间的治疗，方能获得明显的临床效果。

重要提示	所需物品
1. 降脂药物应根据血脂的异常类型及冠心病危险性的高低来选择。 2. 应用降脂药能明显降低心血管病病死率和致残率。	血压计、血糖分析仪、心电图机等。

16.2.5 教给高血脂老年人保健知识以提高生活质量

操作步骤	知识要求	态度要求
1. 告诉患者高血脂的发病除家族史和年龄等不可变因素外，饮食、运动、吸烟、饮酒等不良生活习惯也是导致高血脂主要原因。 2. 应该改善不良生活习惯，去除导致血脂升高的危险因素。 3. 制定合理膳食 3.1 老年人应该了解自己每天所需热量，确保一日三餐热量平均分配，每餐都有主食（碳水化合物）、主菜（鸡鸭鱼肉蛋奶）和副菜（时令蔬菜、蘑菇和海藻）。 3.2 减少食盐摄取：每天钠盐摄入量≤5g。 3.3 增加蔬菜、水果的摄取：新鲜蔬菜≥350g/d，水果 200g/d。 4. 注意体重管理：每天早晚测量体重并记录，以理想体重［身高^2（m）×22］为目标。 5. 注重适当运动：以一天 10000 步为理想目标，逐渐增加运动量。运动效果可持续两天，因此每周运动 3~4 次即可。指导患者运动前至少做 5 分钟的准备体操，散步后做 5 分钟的整理运动。身体不舒服时不要勉强运动。 6. 要保持心理平衡。 7. 戒烟。 8. 限酒：每天饮酒量白酒 50ml，每周不超过 350ml，每周设两天休肝日（不饮酒日）。 9. 教会患者解读高血脂的值域。 10. 讲解由肥胖到三高、由三高到动脉硬化、由动脉硬化到心肌梗死和脑中风的生活习惯病的阶段理论，使患者理解自己所处的阶段，提高依从性。 11. 与患者共同制定下次随访时达到的具体目标。	1. 能够解释高血脂的发生原因及其危害性。 2. 能说出高血脂的危险因素和主要并发症。 3. 能够阐述改善不良生活习惯的内容和方法。 4. 能够解释由肥胖到三高、由三高到动脉硬化、由动脉硬化到心肌梗死和脑中风的生活习惯病的阶段理论。	1. 在农村要坚持不懈地开展控制血脂的健康教育活动，要把健康教育的效果评估放在人群生活行为改善和高血脂控制上。 2. 要与高血脂患者进行良好的沟通，使其认同行为改变对于控制血脂的意义，共同制定个性化干预方案。 3. 健康教育活动不应该局限在演讲层面，应该通过现实案例、生活指导、互动、模拟等多种方式让群众既理解干预理论，更知道如何去落实贯彻在平时的工作生活中。 4. 努力提高患者的依从性。对于理解力较差、文化水平较低的老年人，不要歧视，要用通俗易懂的语言、温和的语气和老年人沟通，耐心细致的指导老年人改变不良的生活习惯。 5. 听力有问题的老年人，可提高声调，或将指导建议教给其家人。 6. 增加电话和入户等随访手段，促进既定目标的实现。 7. 深入浅出地耐心向患者解释改变生活方式的重要性，使之理解治疗意义，自觉地付诸实践，并长期坚持。

重要提示	所需物品
改善不良生活习惯是高血脂控制的关键。	高血脂患者随访记录表、宣传单、图片、检验单、体检、健康档案数据。

16.3 冠心病

【服务流程】

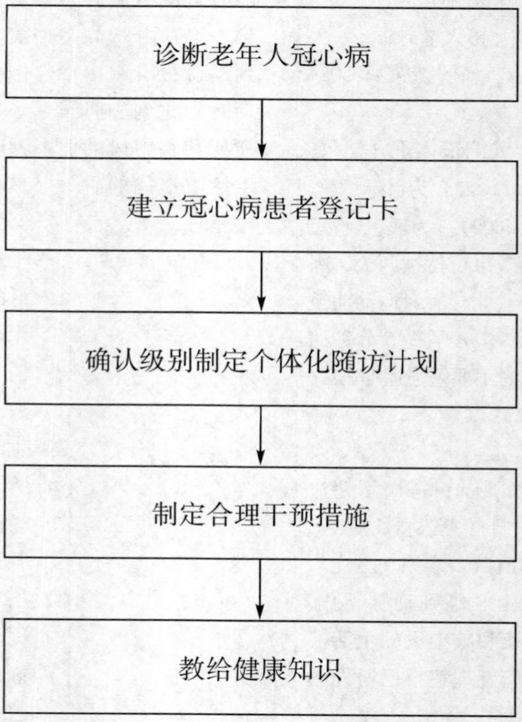
诊断老年人冠心病
建立冠心病患者登记卡
确认级别制定个体化随访计划
制定合理干预措施
教给健康知识

16.3.1 诊断老年冠心病

16.3.1.1 分析临床症状和体征以诊断老年人冠心病

操作步骤	知识要求	态度要求
1. 诊断冠心病主要依据临床症状、心电图、冠状动脉造影、心肌酶检查。 2. 耐心询问老人是否有以下临床表现 2.1 心绞痛：是冠心病的主要临床症状，其特点为阵发性的前胸压榨性疼痛，可伴有其他症状，疼痛主要位于胸骨后部，可放射至心前区与左上肢；多见于男性，多数患者在40岁以上，常发生于劳动或情绪激动时，持续数分钟，休息或用硝酸酯制剂后消失。 2.2 心肌梗死：发病前有时有诱发因素，比如负重劳累、强烈精神刺激、暴饮暴食、饮酒、吸烟、寒冷刺激等，发作时表现剧烈胸痛，心前区刺痛，持续数小时，面色苍白、焦虑不安，全身乏力、皮肤湿冷、大汗淋漓，脉搏细而快，节律不齐。心肌梗死一旦发生，将会严重威胁患者的生命。 3. 详细记录病情。	1. 能按《中国冠心病防治指南》的冠心病诊断标准进行筛查。 2. 能陈述典型心绞痛、心肌梗死的临床症状及诱因。 3. 心绞痛的病因：是由于冠状动脉粥样硬化狭窄导致冠状动脉供血不足，心肌暂时缺血与缺氧所引起的以心前区疼痛为主要临床表现的一组综合征。 4. 心肌梗死的原因：是由于冠状动脉的强烈痉挛或闭塞，引起心肌严重而持久的缺血或坏死的结果。 5. 能够阐述冠心病的发病机制。	1. 向患者及其家人解释冠心病的发病机制，使其获得基本知识，以便能够做好预防和早期发现。通过心理疏导沟通，缓解心理压力，帮助正确认识和对待疾病。 2. 早期预防和早期发现是社区卫生工作的重要任务，要把早预防早发现工作落实到家庭，这就需要进行有效的健康教育，对居民进行认真的健康管理，排查高危人群，动员社区力量，共同做好冠心病防治工作。 3. 对初次检查可疑冠心病的患者，应耐心说明可能引起冠心病假象的原因，并要求下次复查时尽可能避免这些因素。 4. 向老年人及其家人解释饮食对疾病的影响，正确进食高蛋白、低脂肪、富含维生素和矿物质的饮食，限制食盐的摄入量，以减少水钠潴留，并嘱患者食不宜过饱，少量多餐，多吃蔬菜及水果以防便秘和增加心脏负担。

重要提示	所需物品
心肌梗死发作时，有时有牙痛、左肩痛、腹痛等不典型症状，应引起重视。	宣教图谱。

16.3.1.2 分析心电图以诊断老年冠心病

操作步骤	知识要求	态度要求
根据心电图异常改变判断老年人冠心病： 1. 冠心病心电图表现：T波高度降低（称低平），进一步发展则T波方向向下（称倒置）。ST段下降>0.05mV与R波的夹角≥90°。心前区疼痛发作时ST段呈“弓背样”抬高，称变异性心绞痛。 2. 心绞痛心电图表现：一过性ST段下移是心绞痛发作时最常见的表现之一。ST段呈水平型或下斜型下移≥0.10mV。原有ST段下移者，在原下移的基础上再下移≥0.10mV；原有ST段抬高者，心绞痛发作时，S-T段可暂时回至基线。心绞痛发作时S-T段下移可以单独出现，也可同时伴有T波、U波或QRS波群的改变。一过性T波改变，心绞痛发作时，T波可表现为高耸，也可表现为低平、负正双向或倒置。有时可出现T波的伪性改善，即平时T波倒置，发作时变为直立。 3. 心肌梗死心电图特征性改变：早期出现在心肌梗死后，S-T段抬高，T波高耸，无Q波形成。急性期出现在心肌梗死后数小时或数天，持续数周，出现病理性Q波，ST弓背抬高，然后逐渐下降，可伴有T波的终末部倒置。亚急性期出现在心肌梗死后数周至数月，Q波继续存在，ST段基本恢复至基线，T波对称性倒置逐渐加深，然后逐渐变浅。陈旧期出现在心肌梗死后3~6个月，Q波继续存在，T波已恢复正常，或仍然倒置但停止演变。 4. 心肌梗死不典型图形改变：非透壁性心肌梗死，也称心内膜下心肌梗死，急性期表现为ST段降低，无Q波出现，以后出现冠状T波，演变过程同Q波性心肌梗死。 5. 陈旧性心梗定位诊断：主要根据坏死Q波出现的导联。V_1、V_2、V_3——前间壁；V_3、V_4、V_5——前壁（局限）；Ⅱ、Ⅲ、aVF——下壁；Ⅰ、aVL、V_5、V_6——前侧壁；V_7、V_8、V_9——正后壁。 6. 有条件者可进行动态心电图、心肌酶检查；无条件诊治者，转上级医疗机构进行冠状动脉造影。	1. 能够描述冠心病可能出现的心电图改变。 2. 心电图是冠心病诊断中最早、最常用和最基本的诊断方法。与其他诊断方法相比，心电图使用方便，易于普及，当患者病情变化时便可及时捕捉其变化情况，并能连续动态观察和进行各种负荷试验，以提高其诊断敏感性。 3. 能够解释人体生物电现象与心电原理。	1. 目前，基层医生正确阅读和判断心电图的能力仍然较差，但是，绝大多数卫生院已经配备了心电图检测仪，临床医生或者心电图操作人员要熟悉心电图仪的工作原理，熟练心电图仪的操作方法，要仔细认真阅读每一份图像，用刻度尺测量每一个波形是否正常，如果不能够做出判断，可以与其他临床医生会诊，不可盲目做出诊断。 2. 给老人进行健康宣教，大致了解正常心电图，能及时发现异常心电图。 3. 无论是心绞痛或心肌梗死，都有其典型的心电图变化，特别是对心律失常的诊断更有价值，对每位老年人的心电图给予认真分析、报告，并对不同患者给予正确处理。

重要提示	所需物品
1. 注意心电图的图形及时间变化对比。 2. 突发心绞痛、心肌梗死患者要及时转诊。	心电图机宣教图谱。

16.3.1.3 早期快速识别冠心病症状以及时发现老年人冠心病

操作步骤	知识要求	态度要求
对有冠心病高危人群的老年人，出现以下情况，应及时就诊给予相应治疗，以免发生意外： 1. 劳累或精神紧张时出现胸骨后或心前区呈收缩样、压榨样疼痛，并向左肩、左上肢放射，持续3~5分钟，休息后自行缓解，或含服硝酸甘油立即缓解者。 2. 体力活动、快步走或逆风行走时出现胸闷、心悸、气短，休息后自行缓解者。 3. 出现与运动有关的头痛、牙痛、咽喉部疼痛、腿痛及上腹部疼痛。 4. 饱餐、寒冷或看惊险片时出现胸痛、心悸者。 5. 夜晚睡眠枕头低时，既感到胸闷、憋气，需要高枕卧位方感舒适。 6. 熟睡或白天平卧时突然胸痛、心悸、呼吸困难，需立即坐起或站立方能缓解者。 7. 性生活用力或用力排便时出现心悸、胸闷、气短或胸痛不适者。 8. 听到周围的锣鼓声或其他噪声便引起心悸、胸闷者。 9. 反复出现脉搏不齐，不明原因心跳过速或过缓者。 10. 详细记录病情。	1. 能够说出冠心病的概念。 2. 能够解释冠心病的发病机制。 3. 能够用有关理论解释冠心病的临床表现。 4. 冠心病的易患因素：冠心病的形成是一个长期过程，并非一朝一夕。日常生活中上，应重视引起冠心病的易患因素，如肥胖症、高血压、糖尿病、高血脂、吸烟等。	1. 认真宣教，告诉老年人及家人，通过快速识别不同的症状，以早发现、早治疗。 2. 对没有出现临床症状，但存在冠心病易患因素的老人，应重点监测，定期体格检查，严格控制各种易患因素，保持良好心态，生活规律有序，积极参加轻松愉快且适宜自己的运动，可以防止冠心病的发生。 3. 即使存在冠心病，如果能够做到以上的定时监测、定时检查等，也可以防止心脏严重事件如心肌梗死、恶性心律失常、猝死等发生。 4. 临床遇到疑似冠心病的患者，要严格按照规范进行操作。

重要提示	所需物品
快速识别冠心病症状对挽救生命有重要意义	

16.3.4 早期正确处理老年冠心病以降低病死率

操作步骤	知识要求	态度要求
冠心病患者发作急救措施： 1. 休息：无论是心绞痛还是心肌梗死发作，患者应立即停止一切活动，坐下或卧床休息。如在室外，应原地蹲下休息。同时，精神放松，如冬季野外发病注意保暖。 2. 通畅呼吸：顺畅、有效呼吸对冠心病急性发作尤为重要。应立即开窗通风，保持室内空气新鲜。同时解开患者衣领，及时清除口腔内的呕吐物，以避免误吸造成气道阻塞。家属还应不断安慰，避免过度紧张造成气道痉挛，引起窒息。如有条件可立即经鼻腔给氧。 3. 含服硝酸甘油：冠心病患者应常备急救药物。一旦心绞痛发作，可立即舌下含服 1mg，在 1~2 分钟内症状缓解，作用持续约半个小时。或含服异山梨酯（消心痛）1~2 片，一般 5 分钟症状缓解，持续作用 2 小时。 4. 心绞痛发作一般在休息及服用硝酸甘油后几分钟即可缓解；如不缓解，考虑心肌梗死的可能。此时硝酸甘油片可增至 3~5 分钟用一次，或口服冠心苏合丸。一些针对冠心病急性发作的喷雾制剂（硝酸异山梨酯气雾剂）也可在短时间内起效。如患者烦躁不安，可口服 1mg 地西泮，也可指掐或针刺内关（位于腕横纹上 3 横指处，在两筋之间取穴）等穴位。当然，在进行上述处理的同时，应迅速向急救中心呼救。 5. 转诊的指征 5.1 首次发生心绞痛。 5.2 无典型心绞痛发作，但心电图 ST-T 有动态异常改变。 5.3 首次发现陈旧性心梗。 5.4 不稳定型心绞痛。 5.5 可疑心梗。 5.6 有新近发生的心力衰竭。 5.7 正在恶化的慢性心力衰竭。 5.8 需要调整防治方案的。 5.9 需要进一步检查，需要做运动试验等。 5.10 患者要求转诊者。 6. 如果患者出现呼吸心跳骤停，要进行心肺复苏。	1. 能够描述呼吸系统、循环系统的解剖结构。 2. 能够描述冠心病可能发生的病理改变。 3. 能够说出心绞痛的概念与临床特点。 4. 能够解释心绞痛的临床表现。 5. 能够解释心绞痛发作的急救原则。 6. 能够阐述硝酸异山梨酯气雾剂的作用机制及硝酸甘油的药理作用。	1. 紧急情况下，要思路清楚、冷静判断、动作沉稳。按步骤进行相应的处理。练就应对和处理紧急情况的基本素质。 2. 要珍视生命，把抢救生命作为医疗工作者的使命。无论在什么地方遇到心绞痛发作患者，都应该把急救作为义不容辞的责任。 3. 因为静止可以减少心脏的负荷，从而减少心肌的耗氧量，延缓心肌细胞因缺氧而坏死，所以休息对于冠心病患者来说是非常重要的。 4. 平时要加强急救技能训练，如复苏技术。 5. 要把心绞痛急救处理知识技能教给社区居民。

重要提示	所需物品
居民掌握冠心病心绞痛基本知识与急救技能对于挽救患者生命有重要意义。	氧气、硝酸甘油等

16.3.5 明确冠心病老年人患者管理级别以制定个体化的随访计划

操作步骤	知识要求	态度要求
1. 核对健康档案内容和身体健康状况 1.1 确认患者姓名，核对健康档案编号。 1.2 提取冠心病患者档案。 1.3 确认冠心病患者档案中姓名、编号等基本信息。 1.4 全面检查核对档案内容。 1.5 再次确认冠心病诊断标准和患者的分级预防。 1.6 确认有无吸烟和高血脂等危险因素。 1.7 确认有无糖尿病和肥胖等并发症及靶器官损害。 2. 根据患者健康状况确认冠心病患者的管理级别 2.1 一级管理对象：有心血管病危险因素存在，但尚未确诊冠心病人群采取预防措施，控制或减少心血管疾病危险因素，并维持稳定，以减少冠心病的发病率、病死率与致残率。 2.2 二级管理对象：慢性稳定性心绞痛、有心肌梗死的病史、血管重建病史和（或）心电图缺血的证据、有冠状动脉造影异常或负荷试验异常而无相应症状者。 3. 根据管理级别确定随访间隔：一级管理，每两个月一次生活方式和行为干预；二级管理，每个月一次健康管理，防止疾病复发或加重。 4. 根据患者病情，与患者共同制定治疗方案、个性化的生活习惯改善计划，包括体重管理、合理膳食、戒烟限酒、运动计划等。 5. 给出下次随访时需要达到的具体目标。 6. 确定下次随访时间。 7. 填写冠心病患者随访记录表（附件55）。 8. 将随访记录表放回健康档案。 9. 整理健康档案并放回原处。	1. 能够描述心脏的解剖结构、冠状动脉的走行特点。 2. 能够解释冠心病、心绞痛、心肌梗死的概念。 3. 能够说出冠心病、心绞痛、心肌梗死的临床特征和诊断标准。 4. 能够说出《冠心病防治方案》中的冠心病二级管理的内容。 5. 能够制定冠心病患者管理的随访计划。	1. 对冠心病患者进行规范化管理是控制病情进展、防止复发和病情加重的重要措施，乡镇卫生院对此负有重要职责。卫生院要有专门的工作团队负责建立和管理本区域冠心病患者的健康档案，并且定期进行随访，促进干预方案的实施。 2. 确认冠心病诊断标准和患者的分级预防时，要以临床证据为依据，对于卫生院没有条件检查的必需项目，应该转诊到上级医院检查会诊。 3. 对所有患者都应该进行随访，要特别照顾那些孤独、贫困、无人赡养、居住偏僻的老年人，要与患者进行良好沟通，详细解释病情，应该同时提供几种干预方案与患者讨论，鼓励患者自觉执行干预方案。要仔细听取患者的诉求，做出具体而有针对性的生活习惯改善计划。 4. 理解增加随访率对冠心病控制的重要性，增加电话、入户等主动随访手段。 5. 用简洁易懂的语言告诉老年人目前的情况，安抚其紧张、焦虑的情绪，建立良好的医患关系，使其在心理上得到完全放松。

重要提示	所需物品
1. 生活习惯改善的目标越具体效果越明显。 2. 与患者共同制定下次随访时预期达到的具体目标。	冠心病患者随访记录表。

16.3.6 非药物治疗老年冠心病以防止病情加重

操作步骤	知识要求	态度要求
1. 在药物治疗前或药物治疗时均应实施生活方式干预。 2. 制定针对性的戒烟限酒、控制饮食、保持心理平衡等生活习惯改善计划 2.1 戒烟限酒：告诉患者吸烟是引起心肌梗死、脑卒中的重要因素，应绝对戒烟。可啤酒、黄酒、葡萄酒等低度酒可促进血液流通，气血调和，可但不能喝烈性酒。 2.2 控制饮食：饮食宜清淡，易消化，少食油腻类食物。要吃足够的蔬菜和水果，少食多餐，晚餐量少为宜。 2.3 保证休息质量：调节不良心理情绪、保持心理平衡。 3. 伴有血脂异常、糖尿病的患者应积极防治。为了防治并发症的发展，如出现相应指标变化，应该送上级医院诊治。 4. 按规范为患者测量血脂、血糖、血常规、尿常规及肾功能。观察指标情况，如出现异常，应该及时联系上级医院就诊。 5. 为患者做心电图、超声心动图检查。如出现相应的指征变化，应该联系上级医院救治。 6. 为了检测冠状动脉的狭窄程度，按规范为患者做冠状动脉造影检查，如出现狭窄，应由上级医院救治。 7. 将计划和检查结果记录至健康档案。	1. 能够描述心脏的解剖结构、冠状动脉的走行与结构特点。 2. 能够解释冠心病、心绞痛、心肌梗死的概念。 3. 能够说出冠心病、心绞痛、心肌梗死的临床特征和诊断标准。 4. 能够说出冠心病非药物治疗的方法和注意事项。 5. 能够描述冠心病老年人合理的、健康的生活方式。 6. 能够说出冠心病老年人需要定期监测的项目、目的和意义。	1. 与患者良好沟通，使患者正确认识疾病发生、发展过程，能够接受科学的干预治疗方法，并且积极主动参与配合治疗。通过心理指导帮助患者解除紧张心理，鼓励患者树立战胜疾病的信心。 2. 在为冠心病老年人制定非药物治疗计划之前应建立标准性管理目标。采用更人性化、个体化管理方法。 3. 对冠心病老年人应采取预防为主、积极治疗、综合管理的方法。 4. 与患者沟通治疗方案时，应充分考虑病情、治疗效果、经济、治疗意愿、自我管理意愿各层面。 5. 应耐心解释改善不良生活习惯的重要性以及具体的改善方法。

重要提示	所需物品
低危患者不应立即开始药物治疗。	心电图机，生化析仪等。

16.3.7 教给冠心病老年人保健知识以提高生活质量

操作步骤	知识要求	态度要求
1. 告诉患者冠心病的发病除家族史和年龄等不可变因素外，饮食、运动、吸烟、饮酒等可以改变的不良生活习惯也是导致冠心病的主要原因。 2. 改变不良生活习惯，去除导致冠心病的危险因素。 3. 制定合理膳食 3.1 合理膳食：了解自己所需热量，一日三餐热量平均分配，每餐都有主食（碳水化合物），主菜（鸡鸭鱼肉蛋奶）和副菜（时令蔬菜、蘑菇和海藻）。 3.2 减少食盐摄取：每天钠盐摄入量≤6g。 3.3 增加蔬菜水果的摄取：新鲜蔬菜≥350g/d，水果200g/d。 4. 体重管理：每天早晚测量体重并记录，以理想体重［身高^2（m）×22］为目标。 5. 适当运动：一般认为，适当运动对病情稳定但有症状的心绞痛患者，或心电图有缺血性改变的隐性冠心病患者，效果最好，对无并发症的心肌梗死和冠状动脉搭桥手术之后的患者，也可以进行适当的运动。 6. 保持心理平衡。 7. 戒烟。 8. 限酒：每天饮酒量白酒 50ml，每周不超过 350ml，每周设两天休肝日（不饮酒日）。 9. 教会患者解读冠心病的相关结果。 10. 讲解由肥胖到三高、由三高到动脉硬化、由动脉硬化到心肌梗死和脑卒中的生活习惯病的阶段理论，使患者理解自己所处的阶段，提高依从性。 11. 告诉冠心病患者的自我报警：凡有突发上腹部或胸部疼痛、胸闷、心悸、气短、疲乏、精神不振、烦躁、头晕等症状，一定要到医院去进行检查，及时治疗，不可拖延。 12. 与患者共同制定下次随访时达到的具体目标。	1. 能够解释冠心病发病原因及其危害性。 2. 能说出冠心病的危险因素和主要并发症。 3. 能说明生活习惯改善的指导方法。	1. 通常人们对保健知识的理解要容易于行为改变，所以，干预的难度是采取更为有效、灵活、实用的方法，促进人们在实际生活中对不良行为进行控制，按照科学方法管理好健康，如让患者合理膳食、减少食盐摄取、适当运动、保持心理平衡、戒烟、限酒等。我们的工作不仅是让人们明白道理，而且要落实在行动中。这就要求工作人员做好耐心的指导，经常随访，用实际行动影响患者的生活。 2. 应该与患者进行良好的协调沟通，共同制定个性化方案。 3. 要强化冠心病患者的自我报警意识，以便及时就诊、及时救治。要把一些关键的急救方法教给患者的家人，如急性发作时如何安放和搬运患者、紧急情况使用何种药物，如何使用药物、如何实施急救。

重要提示	所需物品
1. 改善不良生活习惯是控制高血脂的关键。 2. 避免冠心病发作的诱发因素：包括饱餐、过度用力、劳累、暴怒、恐怖、便秘、饮酒、大量吸烟、寒冷刺激、性高潮等。	患者随访记录、宣传单、检验单、体检单、健康档案数据。

16.3.8 早期正确处理以稳定和转诊急性心肌梗死老年病人

操作步骤	知识要求	态度要求
急性心肌梗死急救： 1. 平卧休息：发病4小时内发生心室颤动和猝死的危险性最大。应就地平卧，任何搬动都会增加心脏负担，危及生命。 2. 镇痛：舌下含硝酸甘油片，或将亚硝酸异戊酯1支用手巾挤碎捂鼻吸入。有条件时，可用硫酸吗啡2~5mg缓缓静脉注射，每隔15分钟重复1次，直到疼痛缓解；或哌替啶50~100mg，肌内注射。必要时在4小时后重复给药。 3. 吸氧：有条件时应立即吸氧。 4. 复苏：经上述急救见效不明显时，应立即口对口呼吸和胸外心脏按压。 5. 求救：尽快与医院、急救站联系，请医生速来抢救或送医院救治。心肌梗死是冠心病常见的临床表现，也是最为危险的类型，是由于严重而持久的心肌急性缺血引起的部分心肌坏死，故症状比心绞痛严重，不仅波及范围大，持续时间长，而且有生命危险。	1. 能够说明转诊急性心肌梗死患者转诊指标。 2. 能够阐述亚硝酸异戊酯、哌替啶、硫酸吗啡的药理作用。 3. 能够描述和模拟口对口呼吸和胸外心脏按压急救的方法步骤。	1. 树立抢救生命高于一切的职业理念，遇到急性心肌梗死患者，无论在哪里都要积极施救。要发扬救死扶伤的精神，体现医务人员的崇高职责，就地抢救、因材施救。在处理患者过程中，要遵循医疗原则，不可匆忙草率，乱中出错，头脑要冷静，动作要敏捷。 2. 技术操作要按照流程进行，动作尽量轻柔，以免急救过度，造成损伤和意外。 3. 准确把握转诊指标，不要惧怕承担责任而草率决定转诊，以免加重病情。必要时，可以请上级医院专家会诊，科学制定治疗方案。 4. 转诊要有专业人员护送，要有应对危机的预案，备好可能需要的药品。

重要提示	所需物品
急救车到来之前应该做到： 1. 立即原地静卧休息，不许随便搬动患者，更不能扶患者走动。 2. 立即给予异山梨酯（消心痛）5~10mg舌下含服。 3. 地西泮（安定）2.5~5mg口服。 4. 速效救心丸10粒舌下含服。 5. 有氧气袋立即给予吸氧。	氧气袋。

16.4　糖尿病

【服务流程】

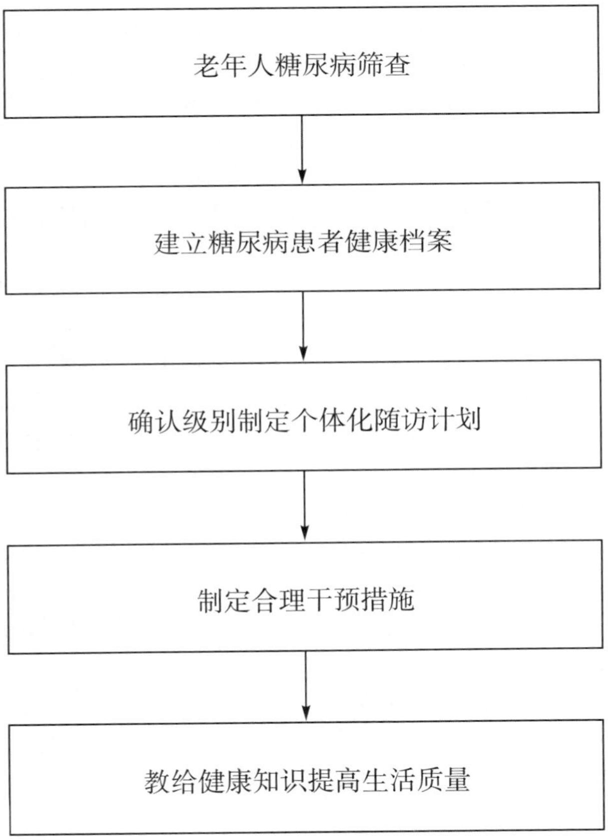
老年人糖尿病筛查
建立糖尿病患者健康档案
确认级别制定个体化随访计划
制定合理干预措施
教给健康知识提高生活质量

【操作说明】

16.4.1 筛查老年人糖尿病以便于管理

操作步骤	知识要求	态度要求
1. 乡镇卫生院、村卫生室、社区卫生服务中心每年组织辖区内 65 岁及以上的常住居民进行血糖测量。 2. 询问老人是否有"三多一少"（多饮、多食、多尿、体重减轻）的糖尿病症状。 3. 血糖值是否符合以下诊断标准：空腹血糖 ≥7.0mmol/L；随机（一天中任意时间）血糖≥11.1mmol/L；口服葡萄糖耐量试验（OGTT）餐后 2 小时血糖≥11.1mmol/L。 4. 如果老人具有"三多一少"糖尿病症状，血糖值且符合以上三条诊断标准之一者，即可诊断为糖尿病。 5. 如果没有明显糖尿病症状，只要重复两次血糖化验结果均达到以上诊断标准，也可诊断为糖尿病。 6. 根据评估结果进行分级干预 6.1 一级干预：对血糖控制满意（空腹血糖值<7.0mmol/L），无药物不良反应，无新并发症或原有并发症无加重的患者，预约进行下次随访（1、3 个月）。 6.2 二级干预：初次出现，对血糖控制不满意（空腹血糖值>7mmol/L），根据有无药物不良反应，调整药物 2 周内随访。 6.3 三级干预：连续 2 次随访血糖控制不满意，连续两次随访药物不良反应没改善，有新的并发症出现或原有并发症加重，建议转诊，并 2 周内主动随访转诊情况。 7. 建议高危人群每半年至少测量 1 次血糖，并接受医务人员的生活方式的指导。 8. 正常血糖的人群，即餐前血糖<6.8mmol/L，告诉居民要保证每年至少测量一次血糖。 9. 记录病历信息。	1. 能够说出糖尿病的概念与诊断标准。 2. 能够阐述血糖代谢的过程和血糖调节的机制。 3. 能够说出如何按照《中国高糖尿病防治指南》的血糖测量规范测量血糖。 4. 能够说出糖尿病的临床类型及其特点。 5. 能陈述糖尿病的分级标准。 6. 能解释糖尿病的评估方法。	1. 随着糖尿病发病率的不断上升，由糖尿病引起的并发症已经成为严重影响人们健康的因素。然而，许多人仍对这些危害认识不足，因此，乡镇卫生院慢性病管理团队要定期筛查本地区居民，早期发现糖尿病患者，同时，把健康教育深入到家庭和个体，提高人们预防糖尿病的自觉性。 2. 要耐心向糖尿病患者解释预防干预方法，说明糖尿病的危害，定期随访，严格按照糖尿病防治指南管理患者。 3. 对初次检查血糖值高于正常者，应耐心说明可能引起暂时性血糖升高的因素，并要求下次复查时尽可能避免这些因素。 4. 要重点关注高危人群、有家族倾向的家庭成员。对糖尿病诊断要严格慎重。一旦确定为糖尿病，就应该列为慢性病管理对象。 5. 要认真准确记录糖尿病患者信息。

重要提示	所需物品
1. 对可疑血糖升高的患者及时进一步筛查，以便确诊治疗。 2. 遇有糖尿病急症等危急情况，应紧急转诊。	血糖仪。

16.4.2 采集信息以建立老年糖尿病患者健康档案

操作步骤	知识要求	态度要求
1. 按照《基本公共卫生服务规范》老年人健康管理服务规范要求，对已确诊的原发性高血压和2型糖尿病等患者纳入相应的慢性病患者健康管理中。 2. 按照慢性病登记表（附件53）内容填写冠心病患者基本信息，包括姓名、性别、年龄、住址、职业、疾病名称、发病时间、确诊时间、随访时间等内容。 3. 建立糖尿病患者随访记录表（附件56），并采集患病信息 3.1 记录患者症状：是否有多饮、多食、多尿、视物模糊、感染、手脚麻木、下肢水肿、体重明显下降等症状。 3.2 记录最近一次检查结果，包括：血压、体重、体质指数、足背动脉搏动等。 3.3 记录空腹血糖值、糖化血红蛋白及检查日期。 3.4 询问患者服药情况：包括药物名称、剂量、服药依从性、药物不良反应，是否有低血糖反应。 3.5 了解并记录患者吸烟、饮酒、运动、膳食、心理调整等生活习惯信息。 3.6 将新登记的患者名单和编号录入糖尿病患者登记档案。 4. 定期更新乡镇糖尿病患者登记档案内容，统计辖区内患者人数，结合人口数据，计算出辖区内糖尿病的患病率。 5. 有条件的乡镇可尝试糖尿病患者随访登记卡的电子档案化管理。 6. 乡镇或社区内无法完成的项目，建议其去上级医院接受检查。	1. 能够解释糖尿病患者管理卡、慢性病登记表、糖尿病患者随访记录表中的概念和各项指标的定义。 2. 能够计算本辖区糖尿病的患病率。 3. 能够说出糖尿病患者管理电子档案填写和管理的程序。 4. 能够用医学基本理论解释糖尿病的临床症状和体征。 5. 能够描述血压、体重、体质指数、足背动脉搏动的检查方法和步骤。	1. 良好沟通是获得准确信息的基础，要与患者及其家人建立良好的沟通，定期随访，体检要严格按规范进行。 2. 充分认识建立辖区糖尿病患者登记卡的重要性，并告知患者一定保存好，随访时可据登记卡调取档案。 3. 掌握辖区内糖尿病的患病率是乡镇卫生院医生的基本职责，也是我国基本卫生服务的主要内容之一，同时是评价基层医生工作的基本指标。 4. 应注意患者个人信息的保护。未经同意不得向患者以外的人提供。

重要提示	所需物品
1. 对可疑糖尿病患者及时确诊。 2. 遇有糖尿病急症，应紧急转诊。 3. 建立社区糖尿病患者登记档案是掌握患病率的基础。	糖尿病患者各种检查记录。

16.4.3 确认老年糖尿病患者管理级别以制定个体化随访计划

操作步骤	知识要求	态度要求
1. 核对糖尿病患者随访记录表信息和身体健康状况 1.1 确认糖尿病患者姓名、健康档案编号等基本信息。 1.2 全面核对糖尿病患者随访记录表信息：糖尿病患者症状、体征、服药情况、生活方式等。 1.3 再次确认患者血糖异常值。 1.4 确认患者有无超重和肥胖等危险因素。 1.5 确认患者有无高血压和冠心病等并发症及靶器官损害。 1.6 对缺少的项目进行补充。 2. 根据《中国糖尿病防治指南》，对没有任何遗传因素和危险因素人群规定了血糖异常水平分层诊断，对血糖水平是否异常还要结合危险因素综合判定。 3. 根据以上信息确认糖尿病患者的管理级别 3.1 一级管理：适用于没有任何遗传因素和危险因素人群。 3.2 二级管理：适用于高危人群中筛查糖尿病和糖耐量减低者。 3.3 三级管理：对确诊糖尿病患者治疗管理，以控制病情发展。 4. 根据管理级别确定随访间隔：一级管理，每3个月一次；二级管理，每1个月一次；三级管理，每2周一次。 5. 根据患者病情，与患者共同制定治疗方案、个性化的生活习惯改善计划，包括体重管理、合理膳食、戒烟限酒、运动计划等。 6. 给出下次随访时需要达到的具体目标。 7. 确定并告诉患者下次随访时间。 8. 将生活方式指导、下次随访日期、医生签字填写至糖尿病患者随访服务记录表中（附件56）。 9. 将随访记录表放回健康档案，将糖尿病患者档案存入居民健康档案，并放入指定场所，以备下次查阅。	1. 能够根据《中国糖尿病防治指南》对糖尿病进行分层。 2. 能够说出《糖尿病防治方案》中的糖尿病患者二级管理的内容。 3. 糖尿病患者危急情况：如空腹血糖≥16.7mmol/L或血糖≤3.9mmol/L；收缩压≥180mmHg和（或）舒张压≥110mmHg；有意识或行为改变、呼气有烂苹果样丙酮味、心悸、出汗、食欲减退、恶心、呕吐、多饮、多尿、腹痛、有深大呼吸、皮肤潮红；持续性心动过速（心率超过100次/分）；体温超过39℃或有其他的突发异常情况，如视力骤降、妊娠期及哺乳期血糖高于正常等危险情况之一，或存在不能处理的其他疾病时，须在处理后紧急转诊。	1. 确认糖尿病患者管理级别对于更加有针对性地管理患者有重要意义，确认级别时要以患者的临床表现为依据，认真分析病情，不可主观臆断。 2. 要与患者进行良好沟通，不论患者家庭贫富、地位高低、家庭条件优劣，都应该充分听取患者的诉说，与患者建立和谐的医患关系。 3. 理解增加随访率对糖尿病控制的重要性，增加电话、入户等主动随访手段。

重要提示	所需物品
1. 生活习惯改善的目标越具体。效果越明显。 2. 要严格按照管理级别进行随访。	糖尿病患者随访记录表。

16.4.4 制定合理的干预措施

16.4.4.1 非药物治疗老年糖尿病以预防病情加重

操作步骤	知识要求	态度要求
1. 在药物治疗前或药物治疗时均应实施生活方式干预。 2. 制定针对性的生活习惯改善计划，如戒烟、限酒等。 3. 制定膳食计划 3.1 腹型肥胖者膳食控制热能和脂肪的摄入，增加高纤维食品；尤其要重视控制食盐的摄入量（每天要少于5g），适当增加含镁、钾、钙的食品。 3.2 糖尿病患者首先要戒掉那些过甜过油的食物，少吃多餐，保持七分饱。每人每日所摄入的食盐量应减少至2300mg。 3.3 年龄超过51岁以及患有高血压和糖尿病等慢性疾病的人，每日所摄入食盐量应减少至1500mg。 4. 保证休息质量，调节不良心理情绪、保持心理平衡，坚持适量体育运动等。 5. 对同时患有血脂异常、高血压病的应积极防治。 6. 为患者测量血脂、血压、血常规、尿常规及肾功能，如果有异常，应该结合临床送上级医院。 7. 为排除心血管疾病，为患者做心电图检查，如果出现异常，应该加做超声心动图。 8. 为明确动脉硬化的程度，为患者做颈动脉血管超声，如果出现狭窄，应该送上级医院。 9. 为了解眼底动脉受损的情况，为患者做眼底检查，如果眼底病变可疑，或有增生前期、增生期视网膜病变者应该由上级医院做眼底荧光造影。 10. 对于经饮食控制、运动治疗2~3个月，血糖控制不满意的老年人，进行药物治疗。	1. 能够阐述糖尿病的发病机制。 2. 能够阐述非药物治疗糖尿病的重要意义。 3. 能够阐明糖代谢的基本过程。 4. 能够解释什么是糖尿病患者的合理膳食。 5. 能够说出糖尿病患者监测的主要内容。 6. 能够说出糖尿病患者测量血脂、血压、血常规、尿常规及肾功能检查的意义。	1. 与患者进行良好沟通，解释非药物方法治疗糖尿病的意义，尽量使患者理解和接受，并且落实在实际生活中。 2. 在与患者讨论治疗方案时，应充分考虑患者病情、治疗效果、经济文化背景、糖尿病防治知识、治疗意愿、自我管理意愿。 3. 向患者和家属解释饮食对疾病的影响，正确进食高蛋白、低脂肪、富含维生素和矿物质的饮食，限制糖分的摄入量，并嘱患者少食多餐。严格控制主食的摄入量。 4. 对于家庭条件差、不能严格按照膳食计划执行的患者，不要鄙视、批评或挖苦，应耐心说服，制定出方便、易操作、适合患者的膳食计划。

重要提示	所需物品
1. 低危患者不应立即开始药物治疗。 2. 改善饮食结构、饮食习惯是血糖控制成功的关键。	血糖分析仪等。

16.4.4.2 执行用药流程以便合理治疗老年糖尿病患者

操作步骤	知识要求	态度要求
糖尿病药物使用流程： 1. 早期单纯使用下列降糖药 1.1 使用二甲双胍或格列酮类或α-糖苷酶抑制剂。 1.2 单纯使用磺酰脲类或格列奈类或双胍类或α-糖苷酶抑制剂。 2. 使用一种降糖药2~3周控制血糖不满意的，选择两种药物联合口服。 2.1 二甲双胍+格列酮类或α-糖苷酶抑制剂。 2.2 磺酰脲类或格列奈类+双胍类或α-糖苷酶抑制剂。 2.3 磺酰脲类+格列奈类。 2.4 磺酰脲类或格列奈类+双胍类或α-糖苷酶抑制剂。 3. 用两种口服药血糖控制仍不满意，使用胰岛素补充治疗。 3.1 一般经过最大剂量口服降糖药物治疗后糖基化血红蛋白仍大于7.0%，就应启动胰岛素治疗，口服降糖药可以保留。 3.2 当仅使用基础胰岛素治疗时，不必停用胰岛素促分泌剂。 3.3 胰岛素补充治疗：一种或两种口服降糖药物+胰岛素（中效或长效制剂每日）。 4. 使用胰岛素补充治疗，血糖控制不满意，使用胰岛素治疗：短效、中长效制剂联合使用，多次注射。	1. 能够说出二甲双胍、格列酮类、α-糖苷酶抑制剂的作用原理。 2. 能够阐述磺酰脲类和格列奈类药物的药理机制。 3. 能够阐述胰岛素治疗的机制。 4. 能够解释糖基化血红蛋白的概念，并且说出其正常范围。	1. 糖尿病社区保健的任务之一是在患者的积极配合下完成规范化治疗。要经常随访，督导患者执行治疗方案情况，及时和患者交流、沟通，取得患者及其家人的信任。 2. 加大宣传，告知不严格控制血糖的危害，努力提高患者依从性。 3. 对于初患糖尿病患者，确诊为糖尿病后非常紧张、焦虑，卫生工作人员要给予心理关怀，解除患者压力，使患者正确对待疾病。要积极开展干预活动，鼓励患者参加糖尿病病友会，互相交流。

重要提示	所需物品
1. 可在两种药物联合应用的基础上进一步完善血糖，但这种联合治疗方法的安全性和成本-效益比尚有待评估。 2. 严重高血糖患者应首先采取胰岛素降低血糖，减少发生糖尿病急性并发症的危险性，待血糖得到控制后，可根据病情重新制定治疗方案。 3. 出现急性并发症时（低血糖昏迷、高渗性昏迷、酮症酸中毒、乳酸酸中毒等）按相应路径或指南进行救治，退出本路径。	降糖药

16.4.4.3 合理使用胰岛素以提高老年糖尿病治疗效果

操作步骤	知识要求	态度要求
1. 胰岛素使用指征 1.1 2型糖尿病患者经饮食控制和口服降糖药联合治疗，如果血糖仍然未达到控制目标，即可开始口服降糖药和胰岛素联合治疗。一般经过最大剂量口服降糖药物治疗后糖基化血红蛋白仍大于7.0%，就应启动胰岛素治疗，口服降糖药可以保留。当仅使用基础胰岛素治疗时，不必停用胰岛素促分泌剂。 1.2 对新诊断的、与1型糖尿病鉴别困难的消瘦糖尿病患者，应该把胰岛素作为一线用药治疗。 1.3 在糖尿病病程中（包括新诊断的2型糖尿病患者），出现无明显诱因体重下降时，应尽早使用胰岛素治疗。 2. 胰岛素起始治疗中基础胰岛素的使用 2.1 基础胰岛素包括中效和长效胰岛素。一般情况下，基础胰岛素是口服药物失效时实施口服药和胰岛素联合治疗的首选用药。 2.2 使用方法：继续口服降糖药物治疗，联合中效和长效胰岛素睡前注射。起始剂量为0.2U/kg。根据患者空腹血糖水平调整胰岛素用量，通常每3~4天调整一次，根据血糖水平每次调整1~4U直至空腹血糖达标。如白天血糖不达标，可改为每天多次注射。 3. 预混胰岛素的使用 3.1 在饮食、运动和口服降糖药物治疗的基础上，糖基化血红蛋白较高的2型糖尿病患者可以直接使用预混胰岛素作为胰岛素的起始治疗，但胰岛素促泌剂应停用。 3.2 使用方法：起始的胰岛素剂量一般为每天0.4~0.6U/kg，按1∶1的比例分配到早餐前和晚餐前。根据空腹血糖、早餐后和晚餐前后血糖分别调整早餐前和晚餐前的胰岛素用量，每3~5天调整一次，根据血糖水平调整的剂量为1~4U，直到血糖达标。 4. 多次胰岛素注射治疗（胰岛素强化治疗） 4.1 在基础胰岛素和口服药物联合治疗后血糖控制欠佳或者需要进餐时间灵活的患者应该进行每日多次胰岛素注射（餐时+基础胰岛素）。 4.2 在预混胰岛素治疗的基础上血糖仍然未达标或反复出现低血糖者，需进行多次胰岛素注射。 4.3 使用方法：根据空腹血糖和三餐后血糖的水平分别调整睡前和三餐前的胰岛素用量，每3~5天调整一次，血糖每次调整的剂量1~4U，直到血糖达标。	1. 能够阐述糖尿病的发病机制。 2. 能够阐述糖代谢过程及影响因素。 3. 能够说出使用胰岛素治疗糖尿病的机制与使用指征。 4. 能够说出使用胰岛素容易产生的不良反应。	1. 糖尿病是目前严重影响居民健康的慢性病之一，乡镇卫生院要有专门团队负责本地区糖尿病患者的管理。每年制定细致的工作计划，包括随访、入户督导和健康教育。 2. 要向患者及其家人详细介绍胰岛素的药理作用、适应证、不良反应及自我监测方法。使患者能够正确应用。 3. 对年纪较大的患者，要把用药方法和注意事项告诉患者家人。对于孤寡老人、家庭贫困的老人，要定期随访指导，并帮助解决一些实际困难。 4. 告诉患者胰岛素的保存方法。

重要提示	所需物品
胰岛素要严格按规定保存使用，用量要准确。	降糖药。

16.4.5 教给老年人糖尿病保健知识以提高生活质量

操作步骤	知识要求	态度要求
1. 告诉患者糖尿病的发病除家族史和年龄等不可变因素外，饮食、运动、吸烟、饮酒等可以改变的不良生活习惯也是导致糖尿病主要原因。 2. 改变不良生活习惯，去除导致糖尿病的危险因素，控制体重。 3. 教会患者解读血糖的值域。 4. 合理膳食：糖尿病患者首先要戒掉过甜过油的东西。少吃多餐，保持七分饱。每人每日所摄入的食盐量应减少至2300mg（约1茶匙）以内。 5. 减少食盐：年龄超过51岁以及患有高血压和糖尿病等慢性疾病的人，每日所摄入食盐量应减少至1500mg以内。 6. 增加蔬菜水果的摄取：新鲜蔬菜≥350g/d，水果200g/d。 7. 戒烟限酒：每天饮酒量白酒50ml，每周不超过350ml，每周设两天休肝日（不饮酒日）。 8. 适当运动：糖尿病患者可采取散步、做操等轻度的锻炼方式；2型糖尿病患者运动量可稍大些，如快走，慢跑、骑车、打太极拳等。 9. 保持心理平衡：很多人一旦患上糖尿病，大多会经历一个心理波动的阶段，精神萎靡，情志失调这些情绪，会导致内分泌紊乱，不利于控制血糖。所以，糖尿病患者一定要保持心态平稳，正确积极地面对糖尿病，以充分的自信心去战胜疾病。 10. 与患者共同制定下次随访时达到的具体目标。	1. 能够阐述糖尿病的发生机制。 2. 能够阐述糖尿病的病理生理变化。 3. 能够说出糖尿病防治指南对患者管理的具体要求。 4. 能够解释糖尿病患者合理饮食的具体内容。	1. 糖尿病患者的自我调理和控制具有重要意义，要通过多种形式对本地区糖尿病患者进行自我保健和控制，要与患者良好沟通，共同制定个性化干预方案。 2. 积极动员社会资源参与控制糖尿病行动，鼓励糖尿病病友俱乐部或者患者交流组织的活动，指导这些组织开展多种互助活动，要特别注意把那些孤独无助的老年人吸收进来。 3. 利用电话和入户等随访手段，促进既定目标的实现。 4. 深入浅出地耐心向患者解释改变生活方式的重要性，使之理解其治疗意义，自觉地付诸实践，并长期坚持。 5. 有条件购买血糖仪的，要耐心教会老年人正确使用方法及准确读数。 6. 重视心理调适，要针对不同状况的老年人进行心理疏导，缓解患者心理压力。

重要提示	所需物品
1. 改变不良生活习惯对控制糖尿病很重要。 2. 糖尿病患者运动量要根据饮食、血糖水平而定，不可盲目加大。	糖尿病患者随访记录表、宣传单、图片、检验单、体检单。

16.5 老年痴呆症

【服务流程】

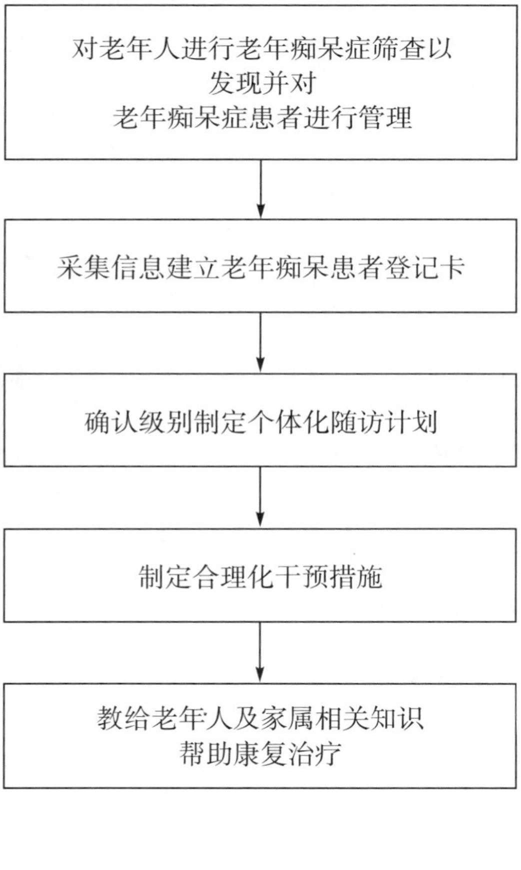

【操作说明】

16.5.1 筛查老年痴呆以便进行管理

操作步骤	知识要求	态度要求
1. 采用下面的简易智力量表筛选老年人是否痴呆，内容正确得分 1.1 今天是几月几日？星期几？ 3.0 1.2 这是什么地方？ 2.5 1.3 您今年多大年纪了？相差3~4岁为正常。 2.0 1.4 从最近发生的事情中选一个问发生在什么时候？ 2.5 1.5 您出生于何地？ 2.0 1.6 抗日战争什么时候发生的？新中国成立哪一年？相差3~4年为正常。 3.5 1.7 一年有多少天？（或1小时有多少分？） 2.5 1.8 总理是谁（当年的）？ 3.0 1.9 100-7=？ 93-7=？ 2.4 1.10 倒诵数字682、3598。 2.4 1.11 5种物品回忆实验，如钥匙、香烟、火柴、手表、钢笔。让其逐一读1遍，然后藏起来，逐一回忆，先说出3种物品，每种给0.5分，后说出的物品每种给1分。 3.5 2. 总分为32.8分，若回答不出或回答错误得零分。 3. 判断标准：将所得分值相累加，31~32.8分为正常；22~30.5分为轻度异常或称边缘状态；10.5~21.5分为可疑痴呆或痴呆前期；10分以下为痴呆。 4. 根据老人所得分值怀疑为老年痴呆症者到专科医院进一步诊治。	1. 能够阐释何为痴呆，何为老年痴呆？ 2. 能够解释简易智力量表的各项指标。 3. 老年痴呆的分类：老年期痴呆一般分为4种类型：即老年痴呆、血管性痴呆、混合性痴呆及其他原因引起的痴呆综合征，其中以老年痴呆最常见，其次是血管性痴呆，两者合计占老年期痴呆总数的80%左右。	1. 测试前，工作人员要对简易智力量表有深刻理解，熟悉每一个问题的具体含义，按照要求步骤，在不曲解基本含义的前提下，用老年人易懂的语言提出问题。当老年人听不明白时不要急躁，要有耐心直到问题明确、回答完成为止，可以在其家人帮助下完成。 2. 要认真细致地进行量表填写，对有轻度异常或处在边缘状态的老年人耐心说明，及时到医院进一步就诊。 3. 随着年龄的增长，老年人的反应能力、听力会逐渐下降，在筛查提问时应口齿清楚、通俗易懂、语气缓慢、音调提升，另外要给老年人一个反应时间。

重要提示	所需物品
1. 应用简易智力量表一定要取得准确信息，以免误诊。 2. 发现老年痴呆应该向患者家人做出有关家庭照顾的详细解释。	痴呆的简易智力量表。

16.5.2　采集信息以建立老年痴呆患者健康档案

操作步骤	知识要求	态度要求
1. 为所有老年痴呆患者进行慢性病登记，建立档案号码，存入个人健康档案。 2. 按慢性病登记表（附件 53）要求询问并记录患者的基本信息，包括姓名、性别、年龄、住址、职业、疾病名称、发病时间等。 3. 建立慢性疾病登记随访记录表（附件 55），并采集患病信息 3.1 询问患者症状：是否经常对刚发生的事、刚说过的话、熟悉人名字容易忘记；是否有坐立不安、行为举止怪异、生活能力逐渐下降等现象。 3.2 记录最近一次检查结果，包括：身高、体重、血压、血糖、血脂、蛋白尿、颈动脉超声、脑部 CT 和心电图等。 3.3 记录老年痴呆筛查分值。 3.4 了解患者吸烟、饮酒和运动等生活习惯信息。 3.5 记录近期药物治疗情况。 3.6 确认以上项目登记完整，无缺项漏项。 3.7 将新登记的患者名单和编号录入糖尿病患者登记档案。 4. 为老年痴呆患者建立健康档案信息卡（附件 45）。 5. 在信息卡上填写患者慢病情况及姓名、性别、出生年月、过敏史等基本信息，并记录家庭地址、建档机构名称以及家庭电话、紧急联系人电话。 6. 将信息卡交予老人或其家属，嘱其好好保存，避免丢失。 7. 定期更新乡镇（社区）老年痴呆患者登记档案内容，统计辖区内患者人数，结合人口数据，计算出老年痴呆的患病率。 8. 有条件的乡镇可尝试老年痴呆患者档案的电子档案化管理。 9. 将老年痴呆患者档案存入居民健康档案，并放入指定场所，以备下次查阅。 10. 乡镇无法完成的项目，建议去上级医院接受检查。	1. 能够阐述老年痴呆的概念及诊断标准。 2. 能够解释老年痴呆的病因。 3. 能够计算本社区老年痴呆患病率。 4. 能够描述电子档案填写和管理的步骤方法。	1. 正确理解建立乡镇（社区）老年痴呆患者健康档案的重要性，积极说服老年人建档随访。 2. 掌握本辖区内老年痴呆的患病率是基层医生的基本职责，是我国基本卫生服务的主要内容之一，同时也是评价社区医生工作的基本指标。 3. 应注意患者个人信息的保护。未经同意不得向患者以外的人提供。 4. 嘱托老年痴呆老人的家属，一定将要健康档案信息卡让老人随身携带，以便出现走失或其他意外情况时能够及时联系到其家人或医生，避免发生意外。

重要提示	所需物品
1. 对可疑老年痴呆患者及时确诊。 2. 有兴奋或抑郁等精神症状的老人，日常生活需要照顾。 3. 建立老年痴呆症患者登记档案是掌握老年痴呆症患病率的基础。	老年痴呆患者健康档案、各种检查记录。

16.5.3 确认老年痴呆患者管理级别以制定个性化的随访计划

操作步骤	知识要求	态度要求
1. 确认患者姓名，核对健康档案编号。 2. 提取老年痴呆患者健康档案。 3. 确认老年痴呆患者档案中患者姓名、编号等基本信息。 4. 全面检查核对档案内容。 5. 对缺少的项目进行补充。 6. 确认有无动脉硬化和高血脂等危险因素。 7. 确认有无吞咽困难和胃肠道不适、出血，甚至穿孔等并发症及靶器官损害。 8. 根据《老年痴呆症的防治指南》，对没有任何遗传因素和危险因素人群规定了老年痴呆异常水平分层诊断，对老年痴呆发生预测还要结合危险因素综合判定。 9. 确认老年痴呆患者的管理级别 9.1 一级管理：对老年痴呆症的预防由于迄今为止病因未明，有些危险因素在病因中已提到过的，有些是可以预防和干预的。 9.2 二级管理：因老年痴呆症确诊困难，故需加强早期诊断技术，早期进行治疗。 9.3 三级管理：老年痴呆症患者的认知功能减退，但仍应尽量鼓励患者参与社会日常活动，包括脑力和体力活动，尤其是早期患者，尽可能多的活动可维持和保留其能力。 10. 根据管理级别确定随访间隔：一级管理，每3个月一次；二级管理，每1个月一次；三级管理，每1个月两次。 11. 根据患者病情，与患者共同制定治疗方案、个性化的生活习惯改善计划，包括康复治疗、体重管理、合理膳食、戒烟限酒、运动计划等。 12. 给出下次随访时需要达到的具体目标。 13. 确定下次随访时间。 14. 填写老年痴呆随访记录表（附件55）。 15. 将随访记录表放回健康档案。 16. 整理健康档案并放回原处。	1. 能够说出《老年痴呆症的防治指南》对老年痴呆症分层的具体内容。 2. 能说出《老年痴呆症防治方案》中的老年痴呆患者三级管理的内容。 3. 能够阐述实施体重管理、合理膳食、戒烟限酒、运动计划等措施对老年痴呆治疗的作用机制。	1. 要充分认识老年痴呆分级管理的重要意义。乡镇卫生院要落实好《老年痴呆症的防治指南》，做到规范认真、全面持续的照顾，而不受其家庭状况、地位、条件的影响。 2. 要仔细听取患者、家属的诉求，做出具体而有针对性的生活习惯改善计划及个性化康复计划。 3. 卫生院应该责任到人、按计划随访，积极调动社会资源，帮助解决实际问题。 4. 提供几种方案供患者选择，可增强生活习惯改善治疗的效果。 5. 理解增加随访率对老年痴呆控制的重要性，增加电话、入户等主动随访手段。 6. 对老年痴呆患者不能带有任何歧视和嘲讽的态度，应真诚的给予精神安慰和药物治疗。

重要提示	所需物品
1. 生活习惯改善的目标越具体，效果越明显。 2. 应该与患者及其家人共同商定。下次随访欲达到的目标	老年痴呆患者随访记录表。

16.5.4 非药物治疗以预防老年痴呆患者病情加重

操作步骤	知识要求	态度要求
1. 在药物治疗前或药物治疗时均应实施生活方式干预。 2. 制定日常生活能力和生活质量的康复持续功能训练计划。 3. 制定膳食计划，饮食均衡，避免摄取过多的盐分及动物性脂肪。节制饮食，不可过饱。加大维生素 B_{12} 和叶酸的摄入。控制铝、铜的摄入。注意补锌、钙。 4. 避免过度喝酒、抽烟，生活有规律。 5. 康复锻炼训练：记忆锻炼和智力锻炼。 6. 保证休息质量，调节不良情绪、保持心理平衡。 7. 对同时患有血脂异常、高血压、糖尿病的患者应积极防治。 8. 按规范为患者测量血糖、血脂、同型半胱氨酸等，了解是否有并发症。 9. 按规范为患者做心电图检查。 10. 按规范为患者做颈动脉血管超声，观察血管硬化程度。 11. 如脑、颈血管超声发现有血管病变，可选择性行 CTA、MRA、DSA 等检查，以防止心脑血管意外。	1. 能够说出非药物治疗老年痴呆症的重要意义。 2. 能够为老年痴呆症患者制定合理的膳食计划。 3. 能够科学阐明何为合理的膳食计划。 4. 能够说出老年痴呆症患者康复锻炼的主要方法。 5. 能够解释老年痴呆 CTA、MRA、DSA 等检查的意义。 6. 能够阐明维生素 B_{12}、叶酸的药理作用。	1. 与患者或者其家人进行良好沟通，详细解释老年痴呆的病理与临床特点，鼓励患者及其家人通力合作，持续改善患者状况，最大可能地防止意外情况发生。要按照《老年痴呆症的防治指南》建立标准化管理目标。积极采取更人性化、个体化管理方法。 2. 要动员社区资源，采取积极的预防为主、积极治疗、综合管理措施。 3. 在与患者及家人沟通治疗方案时要充分考虑病情、治疗效果、经济文化背景、老年痴呆防治知识、治疗意愿、自我管理意愿。 4. 注重和加强心理关怀、心理治疗与护理。如果发现有家庭虐待的，要帮助患者取得法律救助。 5. 不能鄙视患者，嘱咐患者家人要经常和患者面对面交流，语言要亲切和蔼，以减轻患者的心理压力，特别是情感抑郁的患者。 6. 告诉家人平时鼓励患者做力所能及的事情，使其养成良好的生活习惯，帮助其改善自我形象，重新树立自尊

重要提示	所需物品
1. 低危患者不应立即开始药物治疗。 2. 高危人群及早预防、及早治疗。	

16.5.5 教给老年痴呆患者家属有关保健知识以帮助患者康复治疗

<table>
<tr><th colspan="2">操作步骤</th><th>知识要求</th><th>态度要求</th></tr>
<tr><td colspan="2">1. 教给家属老年痴呆症心理护理方法
1.1 告诉家人要尊重患者，老年痴呆症患者发生的精神症状和性格变化是由疾病所致，要理解、宽容患者。
1.2 家人要用诚恳的态度对待患者，耐心听取患者的诉说；尽量满足其合理要求，如不能满足应耐心解说，切忌使用伤害感情或损害患者自尊心的语言和行为，更不能因患者固执、摔打东西而对其进行人格侮辱。
2. 指导记忆锻炼康复
2.1 瞬时记忆（超短时记忆）：可以念一串不按顺序的数字，从三位数起，每次增加一位数，念完后立即让患者复述，直至不能复述为止。
2.2 短时记忆：给患者看几件物品，让其记忆，然后请他回忆刚才看过的东西。
2.3 长时记忆：让患者回忆最近到家里来过的亲戚朋友姓名，看过的电视内容，家中发生的事情。
2.4 日常生活中随时注意患者的记忆锻炼，多培养、鼓励患者参加各种兴趣活动。
3. 指导智力锻炼方法
3.1 逻辑联想、思维灵活性训练：从儿童玩具中去寻找一些有益于智力的玩具。
3.2 分析和综合能力训练：经常让患者对一些图片、实物、单词做归纳和分类。
3.3 理解和表达能力训练：给患者讲述一些事情，讲完后可以提一些问题让患者回答。
3.4 社会适应能力训练：让患者多了解外边信息，鼓励与他人的接触交流，对于家庭生活中的事情应当有目的地让患者参与，并给予指导和帮助。
3.5 常识训练：所谓“常识”，是指有相当多的内容属于患者曾经知道的，储存在记忆库里的东西，伴随病情加重不断丢失，如果能经常提取，再储存，遗忘速度会大大减慢。
3.6 数字概念和计算能力的训练：抽象数字对于文化程度较低的老年人比较困难，但在生活中处处存在数字概念和计算，只要我们留意，可以有许多让患者锻炼机会。</td><td>1. 能够阐明老年痴呆保健工作的重要性。
2. 能够说明老年痴呆的病因及其危害性。
3. 能够说出老年痴呆危险因素和主要并发症。
4. 能够描述记忆力康复训练的指导方法。
5. 能够说明智力康复训练的指导方法。
6. 能够阐释人类记忆的科学原理。</td><td>1. 要通过讲解使患者家人理解老年痴呆的病情发生、发展与治疗、保健情况，与患者家人通力合作，争取社区资源，共同实施对患者的管理、保健措施。
2. 要定期进行家访，掌握患者的心理状态，有计划，有目的地与患者个别交谈，解决其思想上的问题，运用有效的谈话技巧，使其消除不必要的思想顾虑，以促进疾病的稳定与缓解。
3. 深入浅出耐心地向患者及家属解释改变生活方式的重要性，使之理解其治疗意义，自觉地付诸实践，并长期坚持。
4. 耐心宣教，教给家属及患者康复方法，并使他们建立信心、耐心。
5. 对待老年痴呆的患者，应该给予精神安慰，避免一切不良的精神刺激，同时耐心解答患者和家属的各种疑问，以消除不良心理因素，减轻心理负担。</td></tr>
<tr><th colspan="3">重要提示</th><th>所需物品</th></tr>
<tr><td colspan="3">老年痴呆症的治疗和日常康复训练都非常重要，不应顾此失彼。</td><td>宣传单、图片。</td></tr>
</table>

16.6 慢性肾功能不全

【服务流程】

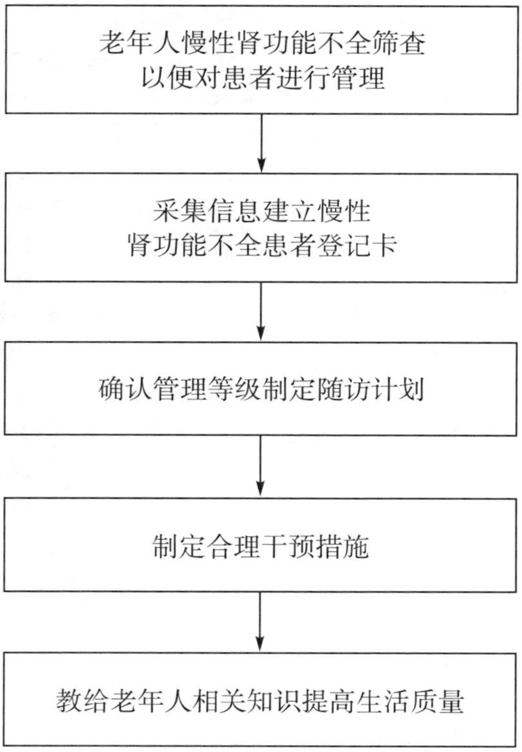
老年人慢性肾功能不全筛查
以便对患者进行管理
采集信息建立慢性
肾功能不全患者登记卡
确认管理等级制定随访计划
制定合理干预措施
教给老年人相关知识提高生活质量

【操作说明】

16.6.1 筛查老年人慢性肾功能不全以便对患者进行管理

<table>
<tr><th>操作步骤</th><th>知识要求</th><th>态度要求</th></tr>
<tr><td>1. 辖区内 65 岁及以上常住居民，每年在乡镇卫生院、村卫生室、社区卫生服务中心就诊时检测尿常规、肾功能。
2. 首次尿常规、肾功能检查异常者，说明可引起异常的原因后，再次化验尿常规及肾功能。
3. 根据症状和检测结果进行慢性肾功能不全分期
3.1 肾脏贮备能力丧失期：亦称慢性肾功能不全代偿期，此期虽然肾脏功能丧失 1/2 以上，但尚能勉强维持机体在平静或休息状态下，血中尿素氮和肌酐大致正常或轻微偏高，血肌酐 133~177μmol/L。
3.2 氮质血症期：亦称肾功能衰竭前期或失代偿期，此期患者出现夜尿多、乏力、食欲缺乏、恶心、轻度贫血。肾小球滤过率（GFR）已减少至 25~50ml/min，血肌酐 185.6~442.0μmol/L，血尿素氮 8.9~21.4mmol/L。
3.3 肾功能衰竭期：患者出现严重贫血、心力衰竭、神志不清、昏迷、抽搐，常因代谢性酸中毒、高血钾、肺水肿或继发感染而死亡。GFR 进一步下降至 15~25ml/min，血肌酐 442.0~707.2μmol/L，尿素氮>21.4μmol/L。
3.4 尿毒症期：GFR10~15ml/min 以下，血肌酐升至>707.2μmol/L，尿素氮>35.5μmol/L。
4. 对可疑继发性慢性肾功能不全患者及时转诊。
5. 告诉正常肾功能的居民要保证每年至少检测一次。
6. 按规范填写患者慢病登记表（附件 52）。</td><td>1. 能够解释慢性肾功能不全的概念与发病机制。
2. 能够按照《肾病医学》的慢性肾功能不全规范测量尿常规及肾功能。
3. 能够正确说出尿常规及肾功能的值域，筛查出慢性肾功能不全患者。
4. 能够陈述慢性肾功能不全的分期标准。</td><td>1. 慢性肾功能不全是影响老年人晚年生活质量的疾病之一，有些老年人因为肾功能衰竭、经常做肾透析，不仅增加经济负担，更给老年人造成重大身体和心理的负担，因此，乡镇卫生院要对该类患者进行管理，尽量为他们缓解压力、解除痛苦。
2. 检查要规范操作，体谅老人的痛苦，宽容老人的抱怨，认真记录尿常规及肾功能测量值。
3. 耐心细致地解答患者的询问，讲解慢性肾功能不全相关知识。
4. 对初次检查肾功能异常者，应耐心说明可能引起暂时性异常的原因，并要求下次复查时尽可能避免这些因素。
5. 询问症状时，注意沟通技巧，以便获得最可能多的信息。</td></tr>
<tr><th colspan="2">重要提示</th><th>所需物品</th></tr>
<tr><td colspan="2">可疑继发性慢性肾功能不全患者及时转诊。</td><td>尿常规检测仪、生化仪。</td></tr>
</table>

16.6.2 采集信息以建立老年人慢性肾功能不全患者档案

<table>
<tr><th>操作步骤</th><th>知识要求</th><th>态度要求</th></tr>
<tr><td>1. 为所有慢性肾功能不全患者建立慢性肾功能不全患者档案及健康档案号码。
2. 填写慢性肾功能不全患者的慢性病登记表（附件 52），包括姓名、性别、年龄、住址、职业、疾病名称、发病时间、确诊时间、随访时间等内容。
3. 建立慢性肾功能疾病登记随访记录表（附件 55），并采集患病信息
3.1 询问并记录患者症状：是否有厌食、夜尿多、乏力、食欲缺乏、恶心、水肿、精神不振等。
3.2 登记慢性肾功能不全患者并发症情况。
3.3 记录最近一次检查结果，包括：身高、体重、血压、血糖、血脂、尿常规、肾功能和心电图等。
3.4 询问患者服药情况：包括药物名称、剂量、服药依从性、药物不良反应，是否有低血糖反应。
3.5 了解并记录患者吸烟、饮酒、运动、膳食、心理调整等生活习惯信息。
3.6 将新登记的患者名单和编号录入慢性肾功能不全患者登记档案。
4. 为慢性肾功能不全老人建立健康档案信息卡（附件 55）。
5. 在信息卡上填写老人慢病情况及姓名、性别、出生年月、过敏史等基本信息，并记录家庭地址、建档机构名称以及家庭电话、紧急联系人电话。
6. 将信息卡交予老人或其家属，嘱其好好保存，避免丢失。
7. 定期更新乡镇（社区）慢性肾功能不全患者登记档案内容，统计辖区内患者人数，结合人口数据，计算出患病率。
8. 有条件的乡镇可尝试慢性肾功能不全患者档案的电子档案化管理。
9. 将慢性肾功能不全患者档案存入居民健康档案，并放入指定场所，以备下次查阅。
10. 乡镇或社区无法完成的项目，建议去上级医院接受检查。</td><td>1. 能阐述肾的解剖及生理功能。
2. 能解释社区慢性肾功能不全患者管理卡的具体内容。
3. 能计算本社区慢性肾功能不全的患病率。
4. 能描述慢性肾功能不全患者电子档案的填写和管理。</td><td>1. 理解建立社区慢性肾功能不全患者登记卡的重要性，熟知登记卡各项内容的含义，与患者进行良好沟通。
2. 掌握本社区内慢性肾功能不全的患病率是社区医生的基本职责，是我国基本卫生服务的主要内容之一，也是评价社区医生工作的基本指标。
3. 应注意患者个人信息的保护。未经同意者不得向患者以外的人提供。
4. 收集资料时态度要认真细致，详细记录。
5. 每次进行检查、医疗操作和护理操作后，都应该进行详细记录。</td></tr>
</table>

<table>
<tr><th>重要提示</th><th>所需物品</th></tr>
<tr><td>1. 遇有慢性肾功能不全急症等危急情况，应紧急转诊。
2. 建立慢性肾功能不全患者登记档案是掌握患病率的基础。</td><td>健康档案、各种检查记录。</td></tr>
</table>

16.6.3 确认慢性肾功能不全患者管理级别以制定个体化随访计划

操作步骤	知识要求	态度要求
1. 核对慢性肾功能不全患者随访记录信息和身体健康状况 1.1 确认患者姓名，核对健康档案编号。 1.2 核对随访记录表信息，包括症状、体征、服药情况、实验室检查结果。 1.3 再次确认是否为慢性肾功能不全患者。 1.4 确认有无高血压、糖尿病、肥胖或代谢综合征等危险因素。 1.5 确认有无糖尿病和高血压等并发症及靶器官损害。 2. 根据以上信息，确认慢性肾功能不全患者管理级别 2.1 一级管理：适用于早期发现慢性肾功能不全患者。 2.2 二级管理：适用于对已明确诊断为慢性肾功能不全的患者进行及时的药物治疗。 2.3 三级管理：适用于防止慢性肾功能不全患者并发症。 3. 根据管理级别确定随访间隔：一级管理，每3个月一次；二级管理，每2个月一次；三级管理，每个月一次。 4. 根据患者病情，与患者共同制定治疗方案、个性化的生活习惯改善计划，包括体重管理、合理膳食、戒烟限酒、运动计划等。 5. 给出下次随访时需要达到的具体目标。 6. 确定下次随访时间。 7. 将生活方式指导、下次随访日期、医生签字填写至慢性肾功能不全患者随访服务记录表（附件55）中。 8. 将随访记录表放回健康档案。 9. 整理健康档案并放回原处。	1. 能阐述慢性肾功能不全的病理演变过程。 2. 能解释慢性肾功能不全的概念与分类。 3. 能根据肾病医学对慢性肾功能不全进行危险分层。 4. 能说出《慢性肾功能不全防治方案》中的慢性肾功能不全患者三级管理的内容。	1. 理解患者的痛苦，向患者说明疾病的发生发展情况，体谅患者的抱怨，通过沟通，疏解患者的心理压力。应该做好患者家属的工作，便之为患者创造良好的康复条件。 2. 该病病程长，患者长期需要医疗照顾，卫生院要动员社区资源，鼓励志愿者积极参与到患者的康复中，帮助解决一些实际生活问题。 3. 经常进行家访，建立和谐的医患关系，规范记录病情进展。 4. 注意生活指导，如饮食结构、营养、用药等。帮助患者克服不利于疾病恢复的行为习惯。 5. 理解增加随访率对控制慢性肾功能不全患者重要性，增加电话、入户等主动随访手段。

重要提示	所需物品
1. 改善生活习惯的目标越具体，效果越明显。 2. 与患者共同制定下次随访时预期达到的具体目标。	慢性肾功能不全患者随访记录表。

16.6.4 制定合理的生活干预措施以预防老年慢性肾功能不全患者病情加重

操作步骤	知识要求	态度要求
1. 在药物治疗前或药物治疗时均应实施生活方式干预。 2. 制定针对性的生活习惯改善计划，如戒烟、限酒等。 3. 制定膳食计划，特别是腹型肥胖者，膳食控制热能和脂肪的摄入，增加高纤维食品；尤其要重视控制食盐的摄入量（每天要少于5g），适当增加含镁、钾、钙的食品。 4. 保证休息质量，调节不良心理情绪、保持心理平衡，坚持适量体育运动等。 5. 同时患有高血压、糖尿病、红斑狼疮、类风湿关节炎、痛风、慢性肝炎、肝硬化、心力衰竭、肾动脉硬化与狭窄、急慢性肾炎、急性感染、烧伤、泌尿系结石、梗阻、溶血性疾病、黑尿热、蚕豆病、输错血型等疾病者，均可引起急性肾功能衰竭，必须及早防治。 6. 避免应用肾毒性较大的药物。目前中草药肾损害已成为临床导致急、慢性肾功能不全的一个常见原因。 7. 按规范为患者进行血常规、便常规、尿常规、血生化、凝血功能、血气分析、肾功能检查，全面了解患者的各方面指标，以便动态观察病情变化。 8. 按规范为患者进行心电图、肺X线检查，以便指导临床用药。	1. 能够说出慢性肾功能不全非药物治疗的方法和注意事项。 2. 肾毒性较大的药物主要包括：氨基糖苷类抗生素（庆大霉素、卡那霉素、链霉素等）、头孢菌素、利福平；某些抗肿瘤药：顺铂、亚硝基脲类、甲氨蝶呤、丝裂霉素、普卡霉素（光辉霉素）；解热镇痛药：索米痛、复方阿司匹林、布洛芬、双氯芬酸（扶他林）、吲哚美辛（消炎痛）：二醋吗啡（海洛因）、磺胺药、降糖药、利尿药、降血压药、碘造影剂等。 3. 慎用以下中草药：关木通、防己、细辛、厚朴、朱砂、雄黄、鱼胆、蜈蚣、雷公藤等。含马兜铃成分的中成药，如龙胆泻肝丸、排石冲剂、安宫牛黄丸等。 4. 能够解释高血压、糖尿病、红斑狼疮、类风湿关节炎、痛风、慢性肝炎、肝硬化、心力衰竭、肾动脉硬化与狭窄、急慢性肾炎、急性感染、烧伤、泌尿系结石、梗阻、溶血性疾病、黑尿热、蚕豆病、输错血型等疾病的概念。	1. 理解患者的痛苦，向患者说明疾病的发生发展情况，体谅患者的抱怨，通过沟通，疏解患者的心理压力。应该做好患者家属的工作，使之为患者创造良好的康复条件。 2. 与患者沟通治疗方案：充分考虑病情、治疗效果、经济文化背景、慢性肾功能不全防治知识、治疗意愿、自我管理意愿。 3. 对慢性肾功能不全老年人用药格外留心，要经常进行家访，告诉其如何用药。 4. 对于家境状况不好的患者，要通过多种渠道给以救助，动员社区资源帮助解决一些实际困难。

重要提示	所需物品
肾脏病患者不要盲目相信偏方，若必须应用，应在医生指导下应用，并定期检查血、尿常规，密切监测肾脏功能。	尿常规分析仪、生化仪等。

16.6.5 讲解保健知识以提高慢性肾功能不全老年人的生活质量

操作步骤	知识要求	态度要求
1. 告诉患者慢性肾功能不全的发病除家族史和年龄等不可变因素外，饮食、运动、吸烟、饮酒等可以改变的不良生活习惯也是导致慢性肾功能不全主要原因。 2. 改变不良生活习惯，去除导致慢性肾功能不全的危险因素。（如：过度劳累、戒烟限酒等） 3. 提高患者及家属对肾脏病的知晓率。 4. 体重管理：每天早晚测量体重并记录，以理想体重［身高（m）^{2}×22］为目标。 5. 合理膳食：低蛋白、低脂肪或低磷饮食能延缓大多数慢性肾衰竭的病程发展。 6. 减少食盐摄取：每天钠盐摄入量≤6g。 7. 增加蔬菜水果的摄取：新鲜蔬菜≥350g/d，水果200g/d。 8. 戒烟戒酒。 9. 避免接触对肾脏毒性较大的化学物质，如四氯化碳、丙二醇、汞、铋、砷、金、银、锑、铜等以及某些农药、杀虫剂、灭鼠药等。 10. 重视肾脏病及肾功能普查，中老年人每年至少普查一次肾脏B超、血肌酐、尿素氮、尿常规及β_2微球蛋白，以便及早发现肾脏疾病，早治疗。 11. 保持心理平衡。 12. 定期随诊，加强治疗，可以延缓慢性肾衰竭的发生、发展，减少并发症，提高患者的生活质量。 13. 与患者共同制定下次随访时要达到的具体目标。	1. 能够解释慢性肾功能不全的病因及其病理过程。 2. 能够说出慢性肾功能不全的危险因素、主要并发症。 3. 能够说出生活习惯改善的指导方法。 4. 能够解释慢性肾功能不全患者的合理膳食的基本原则。 5. 能够解释四氯化碳、丙二醇、汞、铋、砷、金、银、锑、铜以及某些农药、杀虫剂、灭鼠药对肾功能的毒害作用。 6. 能够解释肾脏B超、血肌酐、尿素氮、尿常规及β_2微球蛋白等检查对于判断肾功能的意义。	1. 与患者良好地沟通，告诉患者慢性肾功能不全的特点，让患者能够正确对待治疗康复措施，树立战胜疾病的信心。 2. 增加电话和入户等随访手段，对患者的生活和用药给予持续指导，对医疗信息和病情进程给予详细记录。 3. 耐心向患者解释改变生活方式的重要性，使之自觉地付诸实践，并长期坚持。 4. 耐心讲解对肾脏有害的化学物质有哪些，避免接触，减少患病风险。 5. 该疾病病程迁延、需长期治疗，给患者心理、经济都带来很大负担，因此，要体谅患者的痛苦、容忍患者的抱怨，千方百计帮助患者及其家庭解决一些实际困难。

重要提示	所需物品
改变不良生活习惯是预防和控制慢性肾功能不全发生、发展的关键。	慢性肾功能不全患者健康档案、宣传单、图片、检验单、健康档案数据。

16.7 骨质疏松症

【服务流程】

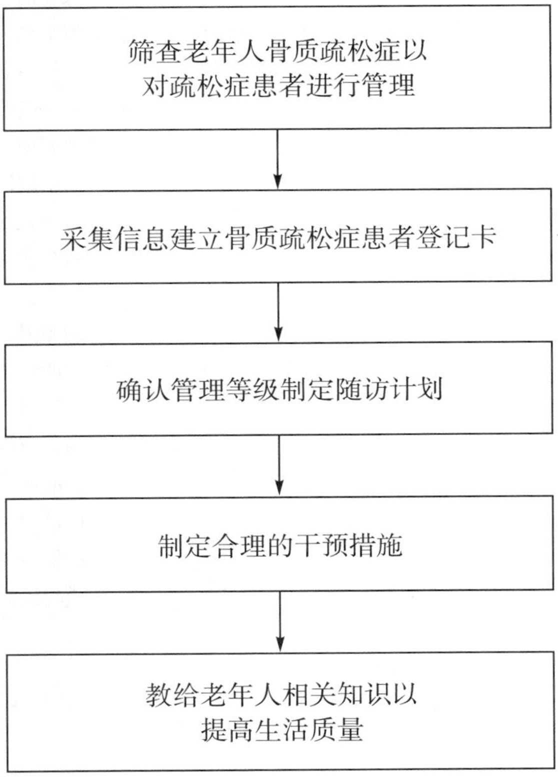
筛查老年人骨质疏松症以
对疏松症患者进行管理
采集信息建立骨质疏松症患者登记卡
确认管理等级制定随访计划
制定合理的干预措施
教给老年人相关知识以
提高生活质量

【操作说明】

16.7.1 测量骨密度以发现骨质疏松症老年人

操作步骤	知识要求	态度要求
1. 辖区内65岁及以上常住居民，每年在其乡镇卫生院、村卫生室、社区卫生服务中心就诊时测量骨密度，如无设备条件的，可到相应的上级医院测量。 2. 测量前可采用“骨质疏松症1分钟自我测试表”（附件57）进行快速的自我评价，如果测试者有任何一条问题的答案为“是”，就表明有患骨质疏松症的危险。 3. 正常健康成年人的骨密度值（BMD）为平均值加减1个标准差（SD）。 4. 如首次测量BMD值较正常值降低（1~2.5）SD，为骨质减少，排除可能引起骨质疏松症的原因后，再次测量。 5. 再次测量后，如BMD值仍较正常值降低（1~2.5）SD，可诊断为骨质减少。 6. 降低2.5SD以上为骨质疏松症。 7. 降低2.5SD以上并伴有脆性骨折为严重的骨质疏松症。纳入骨质疏松症患者健康管理。 8. 可疑严重的骨质疏松症患者应及时转诊。 9. 高危人群（45岁以上的女性和55岁以上的男人）建议每半年至少测量1次骨密度，并接受医务人员生活方式的指导。 10. 按规范填写骨质疏松症患者健康档案。	1. 能解释骨的代谢及骨密度的概念。 2. 能说出骨密度测量方法。 3. 能说出骨密度的正常值。 4. 能对骨质疏松症进行分级。 5. 能说出BMD值、SD的含义。	1. 骨质疏松症是随年龄增长而进行性发展的疾病，其特点为骨密度减低和骨骼的脆性增加，因此极易并发骨折。通过为老年人定期骨密度检查，以便早期发现骨质疏松症，然后通过饮食、运动等方法对骨质疏松症老年人给予干预和治疗。 2. 教给老年人及其家人防止跌倒的具体方法，对于单独居住的老人，应该把防跌倒知识图文并茂地展现在老人住处的墙壁上。耐心细致地解答患者的询问，讲解骨质疏松相关知识。 3. 对初次检查出骨质疏松症者，应耐心为患者分析导致骨质疏松症的原因，增加防护知识。 4. 一般乡镇卫生院不具备测量骨密度值（BMD）的条件，如果必要，应该帮助老年人到有测量能力的医疗卫生单位检查。 5. 应该向居民科学解释骨质疏松症的发生原因，让居民正确认识骨质疏松症，以利于预防。

重要提示	所需物品
1. 定期对骨密度仪进行校正。 2. 遇有严重的骨质疏松症情况，应紧急转诊。	骨密度仪。

16.7.2 采集相关信息以建立老年人骨质疏松症患者健康档案

操作步骤	知识要求	态度要求
1. 乡镇卫生院或社区卫生服务中心为辖区内所有骨质疏松症老人登记建册。 2. 填写骨质疏松症慢病登记表（附件53）。包括姓名、性别、年龄、住址、职业、疾病名称、发病时间、确诊时间、随访时间等内容。 3. 建立骨质疏松症登记随访记录表（附件55），并采集患病信息 3.1 询问并记录患者症状：是否有明显的身长变短、驼背，是否有腰背痛，是否出现胸闷、气短、呼吸困难等症状。 3.2 记录最近一次检查结果，包括：身高、体重、血压、血糖、血脂、蛋白尿、心电图及骨密度等。 3.3 登记骨质疏松症并发症情况。 3.4 询问患者服药情况：包括药物名称、剂量、服药依从性、药物不良反应。 3.5 了解患者吸烟、饮酒和运动等生活习惯信息。 3.6 询问并记录生活习惯改善措施的实施情况。 3.7 将新登记的患者名单和编号录入骨质疏松症患者健康档案中。 3.8 确认以上项目登记完整，无缺项漏项。 4. 定期更新骨质疏松症患者登记档案内容，统计辖区内患者人数，结合人口数据，计算出骨质疏松症的患病率。 5. 有条件的可尝试骨质疏松症患者档案的电子档案化管理。 6. 将骨质疏松症患者档案存入居民健康档案，并放入指定场所，以备下次查阅。	1. 能阐明采集相关信息对于建立老年人骨质疏松症档案的意义。 2. 能解释老年人骨质疏松症档案中所涉及内容的含义和表达方法。 3. 能够计算本社区骨质疏松症的患病率。 4. 能够演示使用电子档案填写和管理患者信息。	1. 卫生院工作人员要充分认识到：随着我国人口老龄化进程的加速和人均寿命的提高，骨质疏松症的发病率呈上升趋势，尤其是女性发病率高于男性，多发生于绝经期前后的妇女，所以定期测量骨密度，及早发现骨质疏松症老年人对于早期合理防治具有重要意义。 2. 采集获取患者信息时，要与患者进行良好沟通，对于患者不理解的内容要给以明确解释，要尊重患者提供的资料，不主观臆断。要完整记录患者提供的信息，对于有疑问的信息，应该与患者确认。 3. 应注意患者个人信息的保护。未经同意者不得向患者以外的人提供。 4. 对于平素健康又无明显骨质疏松症状，但是骨密度值很低的老年人，劝其一定要重视骨质疏松症，要建立健康档案，定期监测和治疗。

重要提示	所需物品
建立骨质疏松症患者登记档案是掌握患病率的基础。	骨质疏松症患者健康档案、自我筛查表。

16.7.3 确认骨质疏松症患者管理级别以制定个体化随访计划

操作步骤	知识要求	态度要求
1. 核对骨质疏松症患者随访记录信息和身体健康状况 1.1 确认患者姓名，核对健康档案编号。 1.2 核对患者的症状、体征、服药情况、骨密度值。 1.3 再次确认骨质疏松症诊断。 1.4 再次确认有否引起骨质疏松症的糖尿病、类风湿关节炎、慢性肾炎、甲状旁腺功能亢进症、甲状腺功能亢进症、慢性肝炎等疾病。 2. 根据《中国骨质疏松防治白皮书》对骨质疏松症进行危险分层 2.1 一层为骨质减少。 2.2 二层为骨质疏松症。 2.3 三层为伴有脆性骨折的骨质疏松症。 3. 确认骨质疏松症患者管理级别 3.1 一级管理适用无病防病。 3.2 二级管理适用于有病早治。 3.3 三级管理适用于综合防治。 4. 根据管理级别确定随访间隔：一级管理，每3个月一次；二级管理，每2个月一次；三级管理，每个月一次。 5. 根据患者病情、管理级别、随访间隔，与患者共同制定治疗方案、个性化的生活习惯改善计划，包括体重管理、合理膳食、戒烟限酒、运动计划等。 6. 给出下次随访时需要达到的具体目标。 7. 确定下次随访时间。 8. 将指导内容、下次随访填写在骨质疏松症患者随访记录表中（附件55）。 9. 将随访记录表放回健康档案。 10. 整理健康档案并放回原处。	1. 能说出《中国骨质疏松症防治白皮书》对骨质疏松症危险分层的内容。 2. 能说出《骨质疏松症防治方案》中的骨质疏松症患者三级管理的具体内容。 3. 能够用病理生理知识解释骨质疏松症的发病机制。 4. 能够阐述体重管理、合理膳食、戒烟限酒、运动等防治骨质疏松的机制。	1. 仔细听取患者的诉求，做出具体而有针对性的生活习惯改善计划。 2. 要对患者进行有计划的随访。建立和谐的医患关系是随访成功的关键。 3. 要帮助患者认识到骨质疏松症对健康的潜在危害，努力提高老年人自我预防的能力。特别是对留守老人、独居老人、贫困老人、行动不便的老人，要更加关心，动员社区资源增加对他们的照顾。 4. 理解增加随访率对控制骨质疏松症的重要性，增加电话、入户等主动随访手段。 5. 认真核实患者基本信息、骨密度值以及是否患有其他可引起骨质疏松的疾病等内容。对于文化水平较低或记忆力较差的老人，可查看患者其他就诊记录或病历以准确了解患者病情。

重要提示	所需物品
1. 生活习惯改善的目标越具体，效果越明显。 2. 与患者共同制定下次随访时预期达到的具体目标。	骨质疏松症患者随访记录表。

16.7.4 制定合理的干预措施

16.7.4.1 非药物治疗老年人骨质疏松症以防病情加重

操作步骤	知识要求	态度要求
1. 在药物治疗前或药物治疗时均应实施生活方式干预。 2. 制定针对性的生活习惯改善计划：如戒烟、限酒，增加室外活动，接受阳光照射。 3. 制定膳食计划：均衡营养，保证摄入含足够钙、磷和适量硼和镁的食物。如奶制品、豆制品。 4. 保证休息质量，调节不良情绪、保持心理平衡，坚持适量体育运动等。 5. 对同时患有糖尿病、类风湿关节炎、慢性肾炎、甲状旁腺病、甲状腺功能亢进症、慢性肝炎的患者，应在上级医院制定的治疗方案指导下积极防治。 6. 为了监测患有以上疾病的患者，为患者进行血脂、血糖、血常规、肝功能、血钙、尿常规、肾功、类风湿因子、甲状腺功能等检查。如果出现相应的指标变化，应该立即与上级医院取得联系，重新制定方案。 7. 为了防止干预过程中出现心脑血管问题，为患者做心电图检查。如果出现心电图变化，应到医院就诊。 8. 为患者每年做骨密度检测。如果骨密度测量有变化，应及时寻找原因，及时补充钙质预防骨折。 9. 为了预防女性绝经后骨质疏松，做激素检查。如果激素水平减低，应在医生的指导下使用激素治疗。	1. 能说出非药物治疗骨质疏松的指导指针。 2. 能说出非药物治疗的内容。 3. 能够阐明合理、均衡的膳食食谱。 4. 能够解释血脂、血糖、血常规、肝功能、血钙、尿常规、肾功、类风湿因子、甲状腺功能等检查项目对于监测骨质疏松症患者的意义。 5. 能够阐明同时患有糖尿病、类风湿关节炎、慢性肾炎、甲状旁腺病、甲状腺功能亢进症、慢性肝炎对骨质疏松症患者可能产生的影响。	1. 深刻理解非药物治疗骨质疏松症的意义，在基层做好骨质疏松症患者的非药物治疗。 2. 与患者良好沟通，使其认识非药物治疗的优势，依从治疗方案，自觉参与治疗计划，建立标准化的预防管理目标。 3. 向患者解释治疗方案：充分考虑病情、治疗效果、经济文化背景、骨质疏松防治知识、治疗意愿、自我管理意愿。 4. 骨质疏松症患者大多病程长，预后差，如果发生骨折，活动受到限制，可引起许多并发症，给患者及家庭带来极大的负担，患者和家属应积极配合治疗，严格按照方案调整生活习惯。 5. 对患者进行定期访问，通过疏导，缓解患者心理压力。对行动不便、独居的老人，给予更多关心照顾。

重要提示	所需物品
1. 中、低危患者不应立即开始药物治疗。 2. 改善生活习惯是控制骨质疏松症的关键。	骨密度测量仪等。

16.7.4.2 合理用药改善老年人骨质疏松症症状以提高生活质量

操作步骤	知识要求	态度要求
当骨密度减少，但骨密度仍在骨折阈值以上时，建议选择骨吸收抑制药；当骨密度下降明显，且低于骨折阈值，建议使用骨吸收抑制药联合骨形成促进药，促进骨矿化类药物为骨质疏松症防治的基础用药。 1. 抗骨吸收药物 1.1 双膦酸盐类：可明显提高腰椎和髋部骨密度，显著降低椎体及髋部等部位骨折发生。 1.2 阿仑膦酸盐制剂：阿仑膦酸钠 10mg，1 次/日，或 70mg，每周 1 次，后者更方便、有效、安全，具有更好的依从性。 1.3 降钙素类：能抑制破骨细胞的生物活性和减少破骨细胞的数量，有效预防骨量丢失。常用鲑鱼降钙素 50U/次，皮下或肌内注射，根据病情每周 2~5 次，鲑鱼降钙素鼻喷剂 200U/d；鳗鱼降钙素 20U/周，肌内注射。 1.4 选择性雌激素受体调节剂（SERMs）：有效抑制破骨细胞活性，降低骨转换至妇女绝经前水平，雷诺昔芬 60mg，1 次/日。 1.5 雌激素类：只能用于女性患者，能抑制骨转换，阻止骨丢失，根据医嘱用药。 2. 促进骨形成药物 2.1 甲状旁腺激素（PTH）：在专业医师指导下应用。 2.2 小剂量 rhPTH（1-34）有促进骨形成的作用，适用于严重骨质疏松症患者。 2.3 一般剂量是 20μg/d，肌内注射，治疗时间不宜超过 2 年。 2.4 用药期间要监测血钙水平，防止高钙血症的发生。 3. 活性维生素 D 3.1 应在专科医师指导下使用。 3.2 能够增加骨密度，增加老年人肌肉力量和平衡能力，能降低跌倒、骨折风险。	1. 能解释药物治疗的不良反应。 2. 应用阿仑膦酸盐制剂时要严格按照正确的用药方法：早晨空腹以 200ml 清水送服，进药后 30 分钟内不能平卧和进食，极少数患者发生药物反流或发生食管溃疡。 3. 雌激素受体调节剂的作用特点：选择性地作用于雌激素的靶器官，对乳房和子宫内膜无不良作用，能降低雌激素受体阳性浸润性乳癌的发生率，不增加子宫内膜增生及子宫内膜癌的危险。对血脂有调节作用。 4. 潮热症状严重的围绝经期妇女暂时不宜服用雌激素受体调节剂。有静脉栓塞病史及有血栓倾向者如长期卧床和久坐期间禁用雌激素受体调节剂。	1. 耐心向患者讲解药物的作用及原理，帮助患者选择适合的药物及指导用药。 2. 了解药物不良反应及不良反应发生的急救办法。 3. 对骨质疏松症老年人进行用药方法的宣教。 4. 很多人因患有骨质疏松症而影响了日常生活和工作，所以积极配合治疗对骨质疏松患者早日恢复健康具有非常重要意义，告知老人及其家人要重视治疗。

重要提示	所需物品
1. 有食管炎、活动性胃溃疡及十二指肠溃疡者慎用阿仑膦酸盐制剂。 2. 少数患者应用降钙素有面部潮红、恶心等不良反应，偶有过敏现象。 3. 雌激素类药物对乳腺癌、子宫内膜癌、血栓性疾病、不明原因阴道出血及活动性肝病和结缔组织病为绝对禁忌证。	治疗骨质疏松症药物

16.7.5 教给老年人骨质疏松症保健知识以预防病情进展及并发症的发生

操作步骤	知识要求	态度要求
1. 告诉患者饮食、运动、吸烟、饮酒等不良生活习惯是导致骨质疏松症的主要原因。 2. 指导患者正确的生活习惯 2.1 合理的膳食营养：多食用含钙、磷高的食物，如鱼、虾、虾皮、海带、牛奶、绿叶蔬菜等，另外补充富含维生素 D 的食物，如蛋黄、鱼肝油等，以促进钙吸收。 2.2 每天补充 1000～2000mg 钙和 400～800U 的维生素 D 是骨质疏松症的预防性治疗。 2.3 坚持适当的运动：如老人体操、慢跑、游泳、太极拳等，运动量循序渐进，以无不适为宜。每天运动 30～60 分钟，每周坚持 4 天以上。另外户外活动晒太阳，可促进体内活性维生素 D3 的形成，进一步促进骨矿化，使骨矿含量增加。 2.4 指导患者不吸烟、不饮酒、少喝咖啡、浓茶及含碳酸饮料，以减少骨钙的溶出。 2.5 告诉患者定期测量骨密度，并教给患者解读骨质疏松的值域。 2.6. 保持心理平衡。 3. 与患者共同制定下次随访时达到的具体目标。	1. 能解释骨质疏松症的原因及其危害性。 2. 能说出骨质疏松症的危险因素和主要并发症。 3. 能说明生活习惯改善的指导方法。	1. 与患者良好沟通，共同制定个性化方案。 2. 增加电话和入户等随访手段，促进既定目标的实现。 3. 耐心向患者解释改变生活方式的重要性，使之理解治疗意义，自觉地付诸实践，并长期坚持。 4. 骨质疏松症的防治关键在于预防，做好健康教育，通过有目的、有计划、有系统地传播卫生保健知识和技术，帮助人们树立正确的健康观念，增强自我保健意识，调动患者加强健康保健的积极性，确保骨质疏松患者的发病率及并发症的发生得到有效控制。

重要提示	所需物品
改善不良生活习惯是防治骨质疏松症的关键。	宣传单、图片、检验单、健康档案。

17. 老年人常见症状的处理

17.1 眩晕

17.1.1 鉴别老年人眩晕症状以发现疾病隐患

操作步骤	知识要求	态度要求
1. 询问老人是否有以下眩晕的临床表现 1.1 运动错觉或幻觉，或以倾倒感为主，或感到自身晃动、景物旋转。 1.2 发作时患者睁眼时感到周围物体在旋转，闭眼后感觉自身在旋转，有时伴有恶心、呕吐、出冷汗、心率过快或过缓、肠蠕动亢进和便意频繁等。 1.3 一般无意识障碍，主要由前庭神经系统及小脑功能障碍所引起，以此与晕厥相区别。 2. 如有以上临床表现，需鉴别造成眩晕的病因 2.1 周围性眩晕：系内耳迷路或前庭神经的病变所致的眩晕症。常见的有良性位置性眩晕、梅尼埃病（美尼尔病）、迷路炎、药物性眩晕、前庭神经元炎等。 2.2 中枢性眩晕：系脑干、小脑、大脑及脊髓病变引起的眩晕症。 2.3 与眩晕其他疾病有关：心血管疾病、中毒性疾病、眼源性因素，神经伤病、药物中毒。 3. 详细记录临床资料。	1. 能解释眩晕的概念与临床分类；能用解剖生理学理论说明眩晕的产生机制。 2. 中枢性眩晕 2.1 颅内血管性疾病：椎-基底动脉供血不足、锁骨下动脉盗血综合征、延髓外侧综合征、脑动脉粥样硬化、高血压脑病和小脑出血。 2.2 颅内占位性病变：听神经瘤、小脑肿瘤。 2.3 颅内感染性疾病：颅后窝脑膜炎。 2.4 颅内脱髓鞘疾病及变性疾病：多发性硬化、延髓空洞症。 2.5 眩晕性癫痫及外伤性眩晕：除眩晕外，还可伴有视物成双或模糊、倾倒发作，共济失调、肢体无力和麻木、语言不清、意识丧失等症状。 3. 与眩晕有关的其他疾病 3.1 心血管疾病：低血压、高血压、阵发性心动过速、房室传导阻滞等。 3.2 中毒性疾病：急性发热性疾病、尿毒症、糖尿病及严重肝病等。 3.3 眼源性因素：眼肌麻痹、屈光不正、眼底动脉硬化、出血等。 3.4 神经伤病：颈椎病、神经官能症、头部或颈椎损伤后。 3.5 药物中毒：如链霉素、庆大霉素等中毒。	1. 眩晕的患者十分痛苦，严重时影响正常生活，对待眩晕的老年人要耐心周到、细心观察病情，与老年人进行良好沟通，询问病史要全面细致，进行全面体检，不放过任何小的问题，以防误诊。 2. 如果病情严重，不要久拖，应该转诊到上级医院，卫生院条件不具备时，也应该转诊到上级医院进行检查，明确诊断。向患者及其家属讲解严重眩晕的急救方法。 3. 耐心细致地询问老年人眩晕的临床表现，并解答患者的询问，讲解眩晕相关知识。 4. 眩晕是老年人最常见症状，其中有一半属于中枢性眩晕，1/4 属周围性眩晕。向老年人及家属讲解引起眩晕症状的其他疾病，劝其积极配合，及早排除各种隐患。

重要提示	所需物品
1. 周围性眩晕患者应首先到耳鼻喉科就诊。 2. 中枢性眩晕者应去神经内科就诊。 3. 积极治疗原发病。 4. 无条件诊治者转上级医疗机构。	

17.1.2 根据老年人眩晕的病因做出正确诊断及治疗

操作步骤	知识要求	态度要求
1. 明确眩晕的性质 1.1 周围性眩晕，眼球震颤多有固定方向；阵发的、偶发的或严重的眩晕发作，间歇期无异常者提示周围性眩晕。单侧耳聋伴耳鸣是周围神经病变的可靠标志。 1.2 中枢性眩晕眼球震颤方向不固定；持续的眩晕或失平衡状态，伴有眼球震颤与步态障碍者，提示中枢神经系统疾病；复视、构音不清、共济失调、单侧轻瘫等也提示中枢性病变。 2. 辅助检查：前庭功能测验、电测听较有价值，头颅摄片、脑电图、脑脊液检查、CT、MRI、脑血管造影可进一步明确病因。 3. 结合上述疾病的临床特征、病因、性质、辅助检查结果，最终明确诊断。 4. 急救处理 4.1 立即卧床，给予止晕（苯海拉明、茶苯拉明）；止吐敏可静、舒必利、甲氧氯普胺药物；注意防止发作时摔伤。 4.2 保持镇静，必要时可服用镇静药物避免刺激患者。 4.3 为配合病因治疗，根据不同疾病所致眩晕采取对症治疗。 4.4 长期不缓解或伴有严重呕吐等表现者应转送上级医院就诊。 4.5 完成医疗记录。	1. 能用解剖生理学理论解释眩晕的发生机制。 2. 能描述内耳的结构和功能。 3. 能阐述各种眩晕的临床表现与诊断依据。 4. 能解释中枢性眩晕、共济失调的概念。 5. 能说出前庭功能测验的基本原理。 6. 能说出止晕类药物如苯海拉明、茶苯拉明；止吐类药物如美克洛嗪（敏可静）、舒必利、甲氧氯普胺的药理作用。	1. 眩晕的患者十分痛苦，严重时影响正常生活，对这类患者要耐心，细心观察病情，与老年人进行良好沟通，询问病史要全面细致，进行全面体检，不放过任何小的问题，以防误诊。 2. 如果病情严重，不要久拖，应该转诊到上级医院，卫生院条件不具备时，也应该转诊到上级医院进行检查，明确诊断。 3. 要细心照顾患者，与患者家人一起做好防护，防止摔倒或者其他意外发生。 4. 检查时动作要轻柔，尤其在老人眩晕症状发作时，医务人员或家人要扶持患者，以免出现跌倒损伤事件发生。

重要提示	所需物品
单位无条件诊治的，及时转上级医疗机构。	X线机、脑电图机等。

17.2 跌伤

17.2.1 寻找跌伤原因以避免老年人跌伤

操作步骤	知识要求	态度要求
1. 根据服务区老年人名单，划出跌伤高风险的老年人。 2. 评估跌伤高风险老年人的活动能力：按照“适合健康状况运动量的自评量表”（附件52）的要求询问老人，以掌握老人身体健康状况，在以后的体育锻炼中是否可以增加运动量。 3. 建议老年人积极治疗引起跌伤的相关疾病：如老年骨质疏松症、高血压、直立性低血压、小脑病或本体感觉障碍、前庭功能异常、基底动脉供血不足等，这些疾病易造成行走控制姿势的能力减退而跌伤，应早发现、早治疗，以减少跌伤的发生。 4. 避免使用容易引起跌伤的药物 4.1 人工合成的肾上腺糖皮质激素、泼尼松龙及促肾上腺皮质激素释放激素（ACTH）、肝素（抗凝剂）、甲状腺激素等。 4.2 抗癫痫药如苯妥英钠、苯巴比妥等，这类药可促进维生素D降解，引起骨质疏松。 4.3 某些利尿剂、抗癌药和异烟肼也可能影响骨代谢，导致骨质疏松。 5. 鼓励老年人加强锻炼：针对直立性低血压，需进行步态、平衡、体位转换、下肢肌力、关节活动度等相应的锻炼，如健身操、太极拳等综合锻炼。 6. 建议保证老年人的环境安全：要为老年人创造安全的家庭生活环境，如家具摆放和床、椅的高度要适合老年人使用；地面要防滑，特别是老年人活动多的会客厅、卧室要采用防滑地面材料，保持地面干燥；增加室内光线，卫生间、走廊要有扶手；选用合适并防滑的鞋。体弱、行动不便的老年人，屋外活动最好有家人陪同。	1. 能解释可能引起跌伤药物的基本原理。 2. 能说明老年骨质疏松症、高血压、直立性低血压、小脑病或本体感觉障碍、前庭功能异常、基底动脉供血不足等疾病导致跌伤的机制。 3. 导致老年人跌伤常见原因：主要原因是视力和听力减退；服用易引起肌无力、平衡障碍或直立性低血压的药物；家庭环境因素等原因。 4. 老年人跌伤的发病率：每年65岁以上老年人有1/3~1/2的老人发生跌伤；80岁以上高龄老人跌伤发病率可高达50%；老年人跌伤住院治疗者为其他伤害的5倍。	1. 对老年人跌伤可能引发的严重后果要有明确的认知。对高危老年人进行排查，深入老年人家中或者开展健康教育活动使其本人和家人了解跌伤的危害，教给他们防止跌伤的方法。已患骨质疏松症的老年人，身体只要受到轻微的外力就极易发生骨折，由此带来各种各样并发症，可致残或致死亡。调查显示，老年髋部骨折1年内病死率达20%~25%，幸存者中50%以上致残。因此，老年人中要积极开展跌伤的预防和控制工作。 2. 跌伤是严重威胁老年人身心健康的一大危险因素。由于老年人自身的生理、病理、心理、生活方式和行为特点以及社会、环境的危险因素导致跌伤极易发生。有研究报道显示，跌伤发生率女性高于男性，农村高于城市，嘱咐家属一定注意老年人的安全，以防跌伤。 3. 提供几种方案供选择，预防老年人跌伤。 4. 认真细致的教给老年人及家属预防跌伤的措施。

重要提示	所需物品
家庭预防是防止老年人跌伤的重要措施。	宣传资料。

17.2.2　正确判断老年人跌伤的程度以便给予处理

操作步骤	知识要求	态度要求
1. 老年人如果出现跌伤，要正确判断跌伤的程度。 2. 根据跌伤的程度给予相应的处理。 3. 对于软组织轻度损伤早期：应在损伤部位周围放置冰袋或冷敷，待出血停止（一般在损伤 24~48 小时），改用热敷，促进局部淤血吸收。必要时，予抗生素防治感染。 4. 如发生骨折，要现场急救处理 4.1 首先要抢救患者的生命，若有伤口出血，可用直接压迫法或用止血带、绷带包扎创口止血，发生休克时应立即抗休克。 4.2 其次要处理骨折，用夹板或就地取材将受伤部位和伤部的上下两个关节予以固定，有时可用健肢或身体固定患肢，开放性骨折应先包扎伤口再固定。保持骨折两端稳定，以便于转运至医院治疗。 4.3 疑为胸腰部、骨盆处骨折，应让患者卧在平稳的担架上，转送至医院治疗。 4.4 如有其他疾病，特别是心脑血管病，应及时服用相关药物，防止疼痛诱发疾病恶化，同时尽快送往医院治疗。 5. 在急救处理时拨打急救电话 120。	1. 能掌握老年人骨折后的现场急救方法。 2. 老年人骨折好发的部位：有股骨颈、桡骨远端、踝关节面和腰椎。 3. 能够正确判断老年人跌伤程度。	1. 我国的老龄人口越来越多，人老后容易骨质疏松，而跌伤后，造成骨折就会难以愈合，所以要引起子女及护理人员重视，老年人要防跌，以免造成严重跌伤。 2. 反应慢、行动迟缓的老人就医时，医务人员不要显示急躁或反感情绪，应耐心、细心的给予帮扶，以防止老人因害怕或紧张而跌伤。 3. 遇到跌伤老人应积极救治，对患者及家属进行安慰。并配合 120 做好现场救治。

重要提示	所需物品
软组织损伤严重者，及时与医院联系就诊。	冰袋、止血带、绷带等。

17.3 便秘

17.3.1 告诉老年人造成便秘的原因以便及早预防

操作步骤	知识要求	态度要求
1. 向老人解释便秘的原因 1.1 便秘可发生在任何年龄。 1.2 老年人随着身体各器官功能的退化，肠道蠕动减慢；腹肌、肛提肌、结肠平滑肌功能减弱；活动量减少；肛门疾病以及药物影响，便秘患病率高达 20%，比青壮年高 2~3 倍。 1.3 长期便秘，患者可有腹胀不适、口苦、口臭、食欲减退、头晕、全身乏力等症状。 2. 便秘的诊断 2.1 详细了解病史：首先询问老人的便次、便意，是否排便困难或不畅以及粪便性状。询问是否有相关病史，如肠道解剖结构异常或系统疾病，药物因素引起的便秘，精神、心理状态因素。出现报警症状（如便血、贫血、消瘦、发热、黑便、腹痛等）时及时检查，排除器质性病变，在排除器质性疾病导致的便秘后，判定慢性便秘所属功能性疾病的类型。 2.2 一般检查方法：肛门直肠指检了解粪便嵌塞、肛门狭窄、痔疮或直肠脱垂、直肠肿块、肛门括约肌的功能状况；血常规、便常规、粪便潜血试验是常规检查。必要时进行生化和代谢方面的检查；对可疑肛门、直肠病变者，转上级医疗机构进行直肠镜或钡餐灌肠检查。 3. 慢性便秘的严重程度诊断 3.1 轻度：症状较轻，不影响生活，经一般处理能好转，无需用药或少用药。 3.2 中度：介于轻度与重度之间。 3.3 重度：症状持续，患者异常痛苦，严重影响生活，不能停药或治疗无效。 4. 根据症状、病史、检查结果进行分类治疗。 5. 记录病情。	1. 能阐述老年人的心理特点和生理特点。 2. 能描述肠道的正常解剖结构和功能。 3. 能说出便秘的病理生理变化。 4. 便秘的概念：便秘是指每周排便次数少于 3 次，粪便量减少、粪便干结、排便困难。慢性便秘病程至少 6 个月。 5. 能够说出造成老年人便秘的原因和危害。	1. 老年人处在各项生理机能退化状态，是健康弱势人群，许多人处在疾病状态，特别是在农村，一些留守老人生活困难，心理孤独，如果发生便秘，会进一步加重其痛苦，因此，对待老年人要格外热情、耐心，与其进行良好的沟通，热情对待老年人的问题，努力创造条件帮助解决。 2. 仔细听取患者的诉求，做出具体而有针对性的生活习惯改善计划。 3. 让患者及家属了解便秘的基本知识及便秘对人体的危害，掌握家庭容易实施的预防方法。 4. 老人是便秘的主要患病人群，若不及时治疗会引发某些并发症，严重者会诱发心脑血管疾病。告诉老人和家属在日常生活中要做好预防工作，可以有效避免便秘。

重要提示	所需物品
养成正常的排便习惯：定时排便、不忽视便意、排便时不看书。	一次性手套。

17.3.2 制定合理的干预措施以改善老人便秘症状

操作步骤	知识要求	态度要求
1. 告诉老年人制定干预措施目的是为缓解症状、恢复正常肠蠕动和排便功能。 2. 治疗原则：是个体化的综合治疗。包括调整患者的心理状态、推荐合理的膳食结构、建立正确的排便习惯，对有明确病因者进行病因治疗，需长期应用通便药维持治疗者，应避免滥用泻剂。 3. 告诉老人要养成良好的排便习惯，如坚持每天早晨起床后或早饭后定时排便的习惯，即使无便意，也要定时坐马桶，不要因工作紧张随意打乱排便习惯，形成排便的生物钟反馈。 4. 鼓励老人坚持运动锻炼，减轻腹壁、肠壁肌肉衰退。每天早、晚坚持用手顺时针按摩腹部（排尿后），以增强肠蠕动，亦可做提肛、仰卧起坐、收腹的运动，以增强肌力。 5. 多食蔬菜和杂粮，保证饮食中水分和纤维素成分，增加双歧杆菌、乳酸菌制剂，多吃润肠通便食物如核桃仁、黑芝麻、蜂蜜、香蕉等。每晨起床后饮用凉开水200~400ml。 6. 适当服用润肠药物，可同时给予增加胃肠运动功能的药物。 6.1 润肠药物：如麻仁滋脾丸、芦荟润肠丸。番泻叶3g左右代茶泡水饮，新清宁片（含熟大黄等），以及容积性泻药包括艾者思（含欧车前）、非比麸（含麦麸）等。镁乳、氧化镁、果导、开塞露（塞肛）等亦可适量应用。 6.2 增加胃肠运动功能的药物：如莫沙必利（加斯清）、聚乙二醇（福松）、乳果糖（杜密克）等，可改善老年人的便秘。 7. 积极治疗与便秘相关的疾病，如脑血管疾病、抑郁症、脊髓疾病、痔、结肠炎、结肠癌等。	1. 能描述肠道的解剖结构和生理功能。 2. 能阐述老年人便秘的常见原因和病理生理变化。 3. 能说出老年人便秘干预措施的基本原理。 4. 能解释调整饮食习惯的重要意义。	1. 老年人处在各项生理功能的退化状态，是健康弱势人群，许多人处在疾病状态，特别是在农村，一些留守老人生活困难，心理孤独，如果发生便秘，会进一步加重其痛苦，因此，对待老年人要格外热情、耐心，与其进行良好的沟通，热情对待老年人的问题，努力创造条件帮助其解决。 2. 耐心进行健康教育，教给老年人如何通过改变生活习惯及饮食结构等方式来缓解便秘。 3. 对行动不便的老年人，要教给家属相应的调整饮食结构和运动的方法。 4. 根据老年人的家庭经济情况，身体状况和生活习惯等制定出个体化的、可操作和执行的治疗方案。

重要提示	所需物品
对于造成便秘的器质性疾病及时转诊。	

17.3.3 合理用药以便有效治疗老年人便秘

<table>
<tr><th>操作步骤</th><th>知识要求</th><th>态度要求</th></tr>
<tr><td>常用的有膳食纤维制剂、容积性泻药包括羧甲基纤维钠颗粒、小麦纤维素冲剂、欧车前亲水胶。
1. 羧甲基纤维钠颗粒
1.1 适用指征：用于轻、中度便秘的治疗。
1.2 用法和用量：口服成人每次 2g，3 次/日，以温水冲服。
1.3 不良反应：剂量过大可能引起腹部不适，胃肠胀气、厌食、恶心、呕吐及腹泻。
1.4 注意事项：阑尾炎、肠梗阻以及不明原因的腹痛者禁用；服药期间多饮水；长期服用可影响营养素的吸收。
2. 小麦纤维素冲剂
2.1 适用指征：防治各类急慢性便秘、肠道易激综合征、憩室症等胃肠功能紊乱；痔疮、肛裂的辅助治疗；结直肠手术、回肠切除术等术后恢复期的辅助治疗。
2.2 用法和用量：成人每次 1 包，每日 2~3 次；至少 1 周，之后逐渐减量至每日 1~2 次。
2.3 不良反应：少数患者服用本品后可出现腹胀和肠鸣，但很快减轻，并在 1~2 周内消失。
2.4 注意事项：肠梗阻患者不宜使用。
3. 欧车前亲水胶
3.1 适用指征：功能性便秘、肠道易激综合征、憩室病、痔疮、肛裂、肛肠手术及其他外科手术后，维持正常的排便功能。非特异性腹泻。
3.2 用法和用量：口服，成人每次 6g，1~3 次/日，以 300ml 水搅匀后，餐后半小时服用。
3.3 不良反应：常见腹胀、恶心、肠胀气、肠绞痛等。从小剂量开始可避免，坚持服用症状可消失。
3.4 注意事项：应保持足够的水分摄入，以防止肠梗阻、食管梗阻和食管阻塞；不能在睡前服用；对老年人、体弱、肠道狭窄、胃肠动力不足者应认真监护；橙味剂型含苯丙氨酸对苯丙酮尿症者慎用。
3.5 禁忌证：原因不明的腹痛、炎症性肠道病变、肠梗阻、肠麻痹、胃肠出血及粪便嵌塞；对本病本品过敏者。</td><td>1. 能阐述膳食纤维制剂、容积性泻药的药理作用。
2. 能说明膳食纤维制剂、容积性泻药的适用指征、用法和用量、不良反应、注意事项。</td><td>1. 选择药物应该与老人进行沟通，解释药物的适应证和不良反应。对于患有严重疾病的老年人，要与其家人和陪护人员说明药物的使用方法、注意事项。
2. 对患有严重疾病或者卧床、行动不便的老年人要有耐心，同情其疾苦、理解其心情。
3. 老年人的便秘多为功能性的，治疗时除采用调整饮食结构、改善生活方式、加强体育锻炼和养成定时排便的习惯外，还要通过适当服用泻药来进行治疗。由于老年人大多体质较差，因此一定要使用适合老人的药物。</td></tr>
<tr><th colspan="2">重要提示</th><th>所需物品</th></tr>
<tr><td colspan="2">在医生指导下用泻药。</td><td>泻药。</td></tr>
</table>

17.3.4 灌肠治疗以解决老年人急性便秘

操作步骤	知识要求	态度要求
1. 确定老人的身体状况：如果老人有高血压和心脏病，灌肠时压力不要大，灌肠筒挂在离身体 50cm 的高处，流量控制慢些。 2. 准备灌肠液，调节水温。灌水量常规是 500～1000ml，如果年龄超过了 70 岁，300ml 即可，可以少量多次的灌入。 3. 将用物备妥后携至床旁。向患者解释，取得合作，并嘱排尿。 4. 备马桶在床边，以便及时使用。 5. 协助患者左侧卧位，双膝屈曲，露出臀部，将橡皮布及治疗巾垫于臀下。肛门括约肌失去控制能力者，可取仰卧位，臀下置放便盆。 6. 将润滑肛管前端放出少量液体，以驱出管内气体，并以腕部试温是否适当，随即夹闭肛管。 7. 操作者左手分开患者两臀，把肛管插入肛门。 8. 打开灌肠液开关，进行灌肠治疗。 9. 灌肠过程中观察老人有无不适，如果有，应立即停止。 10. 记录操作过程。	1. 能描述肠道的解剖结构。 2. 能说出灌肠对于肠道可能产生的影响及灌肠治疗便秘的作用机制。 3. 能说出对老年人灌肠时注意事项。	1. 灌肠前要与老人进行良好沟通，说明灌肠对改善肠道功能的作用和意义，简要介绍操作过程，解除老人的担心和恐惧心理，取得配合。 2. 当老年人有不适反应时，要详细询问，必要时暂时停止操作，当不适消除后再行操作。要理解老年人的心情，通过交流缓解其紧张情绪。 3. 尊重老年人的隐私，操作时，尽量避免其他不相干人员在场。 4. 操作要轻柔到位，注意观察患者的生命体征变化。 5. 告诉老人及家属，因为有个体差异，灌肠后有的会有 5~6 次的腹泻，有的只有 1~2 次，不必紧张或害怕。

重要提示	所需物品
灌肠过程中要观察老年人的血压、脉搏、面色，发现问题及时停止灌肠。如不能解决应立即送往医院治疗。	治疗盘：灌肠筒、橡胶管、玻璃接管、肛管、止血钳、液状石蜡、弯盘、手纸、水温计、橡皮布和治疗巾。灌肠液：常用生理盐水、0.1%～0.2%肥皂水，成人液量每次用 500～1000ml 等渗盐水。

17.4 失眠

17.4.1 明确老年人失眠特点以便给予相应干预

操作步骤	知识要求	态度要求
老年人常见的失眠特点： 1. 随着身心老化，老年人失眠占所有失眠比例越来越高，表现为不易入睡、睡眠表浅，夜间睡眠少，白天短暂睡眠及次数增加。 2. 心脑血管病、夜尿增多、慢性疾病、呼吸困难、咳嗽、老年皮肤病等也可以引起失眠。 3. 心理因素增多，患有孤独症、抑郁症、焦虑症，或因害怕失眠、多梦造成心理负担过重而导致难以入睡。 4. 失眠影响内分泌和心血管等系统的功能恢复，可诱发或加重身心疾病。 5. 老年人早醒。 6. 老年人松果体素和生长激素等促进睡眠的激素分泌减少。 7. 大脑视上核功能减退，使生物钟紊乱。 8. 老年因疾病服药，药物引起的不良反应。 9. 不良生活习惯、行为造成的失眠。 10. 老年人易患呼吸暂停综合征。 11. 老年人因离退休、丧偶、体弱多病出现白天嗜睡、打盹增多，夜间失眠。 12. 根据老年人的具体情况判断失眠原因，以便制定有针对性的干预方案。	1. 能解释正常人的睡眠活动及睡眠形成的生理机制。 2. 能说出影响睡眠的常见原因。 3. 能说明老年人失眠特点。 4. 失眠的定义：指睡眠的发生和维持障碍，致睡眠的质和量不能满足个人的生理需求。失眠是困扰中老年人健康的一个重要问题。	1. 睡眠是人生命活动的保障基础，有良好的睡眠才可能有良好的健康，才可能保障人们正常的精神状态。特别是老年人。因此，对于老年人的失眠，要高度重视，认真对待，不可以敷衍了之，要向老年人及其家人说明睡眠的重要性，在家庭内得到重视，采取综合措施，争取早日改善。 2. 认真宣教，告诉老年人引起失眠的原因，帮助其查找诱因，及时缓解失眠症状。 3. 对老年人失眠的治疗要采取积极的非药物措施，重视建立良好规律的生活习惯，消除引起失眠的因素，特别应该重视心理的调理，请心理治疗师进行心理干预。 4. 充分理解老年人失眠的痛苦，尽量从心理方面减轻老年人的精神压力。 5. 在家人的参与下，积极帮助改善老年人的生活环境，创造安静、舒适的条件和愉快的生活环境，支持社区开展有利于老年人的社会活动、体育活动、文艺活动。

重要提示	所需物品
1. 重视心理因素造成的老年人失眠。 2. 明确失眠原因对于选择治疗方法具有重要意义。	

17.4.2 制定合理的干预措施

17.4.2.1 非药物干预以改善老年人失眠症状

操作步骤	知识要求	态度要求
1. 查找失眠的原因：耐心询问老人的生活习惯，如每天睡眠时间、起床时间，是否吸烟、饮酒、喝咖啡，居住环境、活动情况等，帮助老人寻找引起失眠的原因。 2. 引起失眠的原因很多，医治失眠症最积极的方法是心理调节和心理减压。 3. 告诉老人起居生活规律化是避免失眠最基本的方法，坚持必有成效。睡多无益；夜间睡不好，不能靠次日晚起或早睡来弥补，这样会加重失眠。 4. 改变不利于睡眠的生活习惯和不良行为：如吸烟、饮酒、饮咖啡或浓茶、吃零食、吃饭过饱、晚睡等。要注意劳逸结合，避免睡前过度兴奋。 5. 教给老人要改善睡眠环境和科学选择卧室寝具，要营造适宜的睡眠环境，排除外界噪声对睡眠的影响。 6. 可以利用饮食改善睡眠：进食有宁心安神、促进睡眠作用的食物，避免吃辛辣有刺激性的温燥食品。 7. 睡眠姿势：正常的睡眠姿势包括仰卧位、侧卧位、右卧位、左卧位四种。	1. 能解释失眠的概念，说出引起失眠的常见原因。 2. 能描述改善失眠的方法，并教给老年人如何调节生活习惯改善失眠。 3. 能解释失眠的机制。	1. 失眠是一个非常痛苦的疾病，长期患有失眠，影响老人的精神状态和正常生活。因此，要认真对待老年人的失眠，教给老年人一些非药物干预方法，鼓励老年人探索防治失眠的方法，如建立和养成规律的生活习惯，避免一些过于刺激的活动和食物，适当的身体锻炼等。 2. 应该把失眠的危害告诉老年人及其家人，以引起重视，认真治疗。有些老人不重视失眠，告诉老人失眠往往是某种疾病发生和复发的前兆，一定引起高度重视。 3. 失眠者睡前最大的误区就是一上床就担心睡不着，于是强制地数数字、听钟表声，结果反而造成大脑过度紧张，造成紧张性失眠。可以建议老人在睡前用温水洗澡，听柔和音乐，做些轻松的文体活动，使精神放松。 4. 可以请心理治疗师帮助进行一些催眠治疗。对因为某些负担或者原因造成的失眠，要通过多种方法解除病因而改善睡眠。

重要提示	所需物品
1. 尽量采取非药物治疗老年人失眠，以防形成药物依赖。 2. 适时请心理医生参与治疗中来。	宣传资料。

17.4.2.2 药物干预以改善老年人失眠症状

操作步骤	知识要求	态度要求
根据失眠特点选择如下药物： 1. 一般失眠首选非苯二氮䓬类药物，如扎莱普隆、安伟德、唑吡坦、佐匹克隆及近年研制出的新型的治疗失眠药物如加波沙朵，作为一线治疗药物。 2. 入睡困难者，应选用快速起效短效药，如咪达唑仑、三唑仑、酒石酸唑吡坦；早醒者用长效药，如地西泮、氯硝西泮；睡眠中断者，可选用扎来普隆、佐匹克隆。 3. 睡眠质量差、睡眠不深和梦多者，可用艾司唑仑、地西泮。 4. 处于焦虑状态的睡眠障碍者，可选用阿普唑仑。用药应从小剂量开始，到达有效剂量时不再任意增减。 5. 对不经常失眠的患者，选用唑吡坦。 6. 抑郁症引起的失眠，可选用小剂量阿米替林。 7. 对慢性失眠特别是顽固性失眠症患者，应避免长期、过量、同时服用多种催眠药，连续用药不超过4周，逐渐减量停药；如需继续服药，可更换药物，交替使用不同种类的苯二氮䓬类或非苯二氮䓬类药物。 8. 在医生指导下用药。	1. 失眠症药物治疗的原则：药物治疗的目标是缓解症状，即缩短睡眠潜伏期，减少夜间醒次数，延长总体睡眠时间；选择对睡眠结构影响小的催眠药，以增加深睡眠；恢复社会功能，提高患者生活质量。药物治疗应同心理和环境自我调节及培养健康的睡眠习惯相结合。催眠药的品种较多，各有特点，使用之前，患者要了解药物的作用机制、起效时间、维持时间和不良反应，在医师的指导下对症用药，防止滥用。 2. 服用催眠药注意事项：催眠药应在睡前用温水服用，服用后即可上床睡觉，不宜与酒类或有兴奋作用的药物合用，服药后不宜再活动；停药后如出现多梦、噩梦，应坚持停药，服用催眠药应避免与其他中枢神经抑制药同时服用；睡眠呼吸暂停综合征患者应禁止使用安眠药；肝肾功能减退者应慎用催眠药，并检查肝肾功能状况，以保证用药安全。	1. 向患者及家属耐心解释失眠的治疗原则，制定适合患者的个性化治疗干预方案。 2. 失眠的老年人情绪比较烦躁，医务人员要理解老人的痛苦，同情老人的处境，耐心细心地为老年人分析失眠的原因，并做出相应的处理。 3. 向患者及家属宣教药物治疗失眠的注意事项。 4. 做好随访工作，防止乱用药。 5. 长期服用安定类药物易成瘾，若停药，即会出现戒断症状，如情绪激动、心跳加快、健忘等，严重者甚至会出现视、听幻觉及被害念头等严重症状。出现失眠症状后应到正规医疗机构诊治，不要自行使用安眠药物，避免形成长期用药依赖。
重要提示		所需物品
严格按照医生指导使用催眠药物。		催眠药物。

17.5　流行性感冒

17.5.1　判断老年人流行性感冒以便控制病情发展

操作步骤	知识要求	态度要求
1. 判定老年人流行性感冒：冬春季，由流感病毒通过空气飞沫传播引起的一种急性呼吸道传染病 1.1 该病的潜伏期为 1～3 天，最长可达 5 天。发病前有接触史。 1.2 发病特征是全身反应重而呼吸道症状并不严重，表现为畏寒、发热，体温可高达 39～40℃，伴有头痛、乏力、全身酸痛等，发热一般持续 2～3 天后渐退。全身症状好转后，上呼吸道症状如鼻塞、流涕、咽痛、声音嘶哑等变得严重。少数患者有轻度的胃肠道症状。 1.3 上述症状均消失后，患者仍感软弱无力、精神较差、体力恢复较慢。可并发肺部感染、中毒性休克和呼吸衰竭等。 1.4 根据接触史、临床症状可判断老人是否为流行性感冒。 2. 教给老人非药物预防流感的方法 2.1 一般预防：平时应加强营养，加强体育锻炼，特别是耐寒锻炼，如冷水洗脸、擦浴等，是积极主动的预防措施。同时注意保暖、室内通风、戒烟等。 2.2 在流感流行季节，应少去拥挤的公共场所，多饮水，家庭或工作环境应实施空气、物体表面等预防性消毒，如室内空气用过氧乙酸或食醋熏蒸消毒。家中若有流感患者，应及早发现，及时采取隔离措施，患者在家或外出应戴口罩，以免传染他人。	1. 能陈述流感的定义、发病机制、病理变化及临床表现。 2. 能详细解释流感的分期和各期的临床特点。 3. 能说明老年人流感的临床特点及特别需要注意的问题。 4. 能说明有严重基础性疾病的老年人流感可能会出现的后果。 5. 能阐述老年人流感的治疗原则。 6. 能说出老年人预防流感的方法。	1. 乡镇卫生院平时要加强预防工作，特别是针对老年人及其他易感人群，要有详细的预防计划、健康教育计划、早期发现机制、具体的防控方案。 2. 流感易发季节要采取积极的防控措施，增加居民对于流感的科学认知和采取积极的自我预防办法。 3. 要向居民宣传流感正确用药原则，防止药物滥用。 4. 要特别关照家中无人照顾的老年人和有严重基础性疾病的老年人，指定专人定期家访，及时发现并发症，对于流感严重者，采取积极的措施。 5. 为了防止流感传播，检查患者和家访时，应该戴口罩，并告诉患者要采取适当的保护措施。不要嫌弃流感患者，嘱流感患者应及早卧床休息，多饮水、防止继发感染。

重要提示	所需物品
1. 要加强对严重基础性疾病老年人患流感时的观察，防止出现严重并发症。 2. 药物滥用会给老年人带来严重不良后果，应高度重视。 3. 平时加强预防工作是提高抵御流感能力的重要措施。	

17.5.2 制定综合干预措施以治疗流行性感冒老年人

操作步骤	知识要求	态度要求
1. 老年人如果出现反复感冒或伴有其他疾病，应考虑用药。 2. 药物治疗 2.1 金刚烷胺和金刚乙胺，推荐剂量：<65岁者，100mg，2 次/日；>65 岁者，≤100mg，2 次/日，疗程均为5天。达菲，推荐剂量：75mg，2次/日，应用5天。对预防甲流有一定效果。对乙流无效。 2.2 流行期间对未感染者，接种流感疫苗。 2.3 中草药：贯众、板蓝根、野菊花、葛根、桑叶等。 2.4 疫苗预防：流感疫苗分为减毒活疫苗和灭活性疫苗两种。前者用于鼻腔喷雾，每次 0.5ml，有效率 70%以上；后者采用皮下注射，接种后半年到一年，有预防同型流感作用。 3. 支持疗法与对症治疗 3.1 呼吸道病毒感染，目前无特效治疗药物，主要采取全身支持疗法和对症治疗。患病后应卧床休息，改善睡眠对于老年人十分重要，一般退热后仍需继续卧床 2~3 天，还应多饮水，注意口腔卫生，戒烟，室内保持一定的湿度和温度。老年人最好住院治疗。 3.2 支持疗法与对症治疗：应用抗感冒的复方药物，如新康泰克、康必得、白加黑、速效伤风胶囊等。 4. 常规记录治疗过程。	1. 能阐述普通流感的发病过程、病理生理变化、临床表现与转归。 2. 能说出老年人患流感的特点及治疗原则。 3. 能阐明金刚烷胺和金刚乙胺的药理作用。 4. 能说出减毒活疫苗和灭毒活性疫苗的区别。 5. 能说出流感的预防方法。	1. 应该根据患病老年人的具体情况制定适宜的治疗方案。选择药物时要严格遵守用药原则，防止抗生素、激素和静脉输液的滥用。 2. 对家中无人照顾的老年患者，要定期进行联系或者随访，及时指导用药和生活活动。特别要关注有基础性疾病的老年人，早期采取防治措施，防止出现并发症。 3. 对于行动不便或者卧床的老年人，要向其家人讲解如何正确照顾老人的生活和治疗，说明在什么情况下需及时与医生联系。 4. 流感期间，加强防护，教给老年人防护措施。 5. 对药物的使用要因人而异，对患有慢性病的老年人，要严格掌握药物的禁忌证防止老年人滥用药。

重要提示	所需物品
1. 要注意复方药物中成分的重复而引起不良反应。 2. 老年人如果反复感冒，应考虑加用增强免疫功能的药物，如干扰素、胸腺肽、丙种球蛋白等，可选其中一种。 3. 老年人特别是患有慢性呼吸道疾病者易并发细菌感染，必要时可预防性应用抗生素。	

17.6 上呼吸道感染

17.6.1 预防老年人上呼吸道感染以控制病情发展

操作步骤	知识要求	态度要求
1. 判定老年人上呼吸道感染；普通感冒是中老年人最常见的呼吸道感染性疾病，是由细菌或病毒引起的鼻、咽、喉及气管的感染，约90%由病毒感染引起。 1.1 老年人体质弱、抵抗力低，发病率较高，尤以患有慢性呼吸道疾病者易感，每年可发生5~7次。 1.2 病程潜伏期为数小时或1~3天。 1.3 常见的症状：打喷嚏、鼻塞、流涕、咽喉痛、声音嘶哑、干咳等。全身症状差异较大，可出现全身不适、轻度畏寒、一般不发热或偶有低热、头痛、全身酸痛等。 1.4 5~7天内全部症状自行消退，获得痊愈。 1.5 老年人患者常以乏力和全身症状为主，常表现精神萎靡，而高热、寒战较少见。 1.6 若上呼吸道感染没有得到有效控制，易向下呼吸道蔓延，甚至发展成肺炎，诱发呼吸衰竭。因此，中老年人更要及时防治上呼吸道感染。 2. 教给老年人预防知识 2.1 增强体质、加强锻炼，平时注意户外运动及耐寒锻炼；加强营养，不断增强机体抵抗力；生活有规律，避免过度劳累。 2.2 注意保暖，避免受凉。注意天气变化，尤其冬春季的气候易突变，应注意防寒。夏季不要用电扇或空调对着身体直吹。 2.3 避免口腔分泌物及胃内容物误吸入气管而发生感染，睡眠时取头稍高或右侧卧位，睡前勿饱食，勿吸烟、饮酒，尽量不用催眠药。 2.4 保持房间空气温暖湿润，必要时可用食醋熏蒸。 2.5 避免到拥挤场所，减少交叉感染机会。 2.6 鼻腔喷干扰素α-2b有预防作用，但可引起鼻塞等不良反应。也可用相关的疫苗预防。 3. 记录病情。	1. 能描述上呼吸道的解剖结构。 2. 能阐述上呼吸道感染的发病机制和解释临床表现。 3. 能说明感冒的预防方法。	1. 老年人一般反应不敏感，因此，要对易感人进行预防指导，甚至可以入户具体演示预防的操作方法。 2. 对于留守老年人和身边没有人照顾的老年人，除给予医疗照顾外，也应该给予一些必要的生活照顾。 3. 即使地处偏远，路途艰难，也应该组织专业人员进村入户专业指导。 4. 老年人锻炼要因人而异，针对不同状况的人采取不同的方法，并且告诉其防止意外损伤的发生。 5. 要帮助老年人用科学方法预防和治疗上呼吸道感染。

重要提示	所需物品
由于病毒、细菌种类较多，人体感染后产生的免疫力较弱且短暂，并无交叉免疫，同时病原体携带者常是健康人群，因此，从自身做起，增加机体抵抗是最重要的。	

17.6.2 治疗上呼吸道感染以促进老年人早日康复

操作步骤	知识要求	态度要求
1. 支持对症治疗：参考3.6.2制定综合干预措施治疗流行性感冒，以促进老年人早日康复。 2. 抗病毒治疗：治疗上呼吸道病毒感染尚无特效药物，利巴韦林（病毒唑）对某些病毒感染有控制作用，推荐剂量每次0.1g，3次/日。阿糖胞苷对腺病毒感染有一定作用。吗啉胍对流感病毒和呼吸道病毒有一定疗效。 3. 中医中药治疗：可口服双黄连口服液、维生素C银翘片、复方大青叶口服药液、银黄口服液等。 4. 抗菌药物：抗生素仅适用于细菌性感冒，对病毒性感冒无效，如怀疑合并有细菌感染，可酌情应用有效的抗生素，有条件者住院治疗。 5. 记录有关注意事项和生活护理方法及治疗情况。	1. 能阐述常见病的预防方法。 2. 能说出利巴韦林（病毒唑）、阿糖胞苷、吗啉胍等的药理作用。 3. 能解释上呼吸道感染的发病原理。	1. 上呼吸道感染是老年人常见的疾病，基层卫生服务机构要采取积极的防治措施，除了平时要积极开展健康教育以外，要对老年人进行健康指导，组织开展锻炼活动，要做具体的健康活动计划，因人而异，提出适合个体的锻炼计划。 2. 对于抗生素和抗病毒药物的使用一定要谨慎，严格按照用药原则使用，防止滥用。 3. 对于留守无人照顾的老年人，应该进行家访，给予治疗指导。对于有其他疾病的老年人，应该建议到医院就诊。

重要提示	所需物品
抗生素滥用有可能引起严重后果。	

附　　件

附件1　0～3岁男童身长（身高）/年龄、体重/年龄百分位标准曲线图

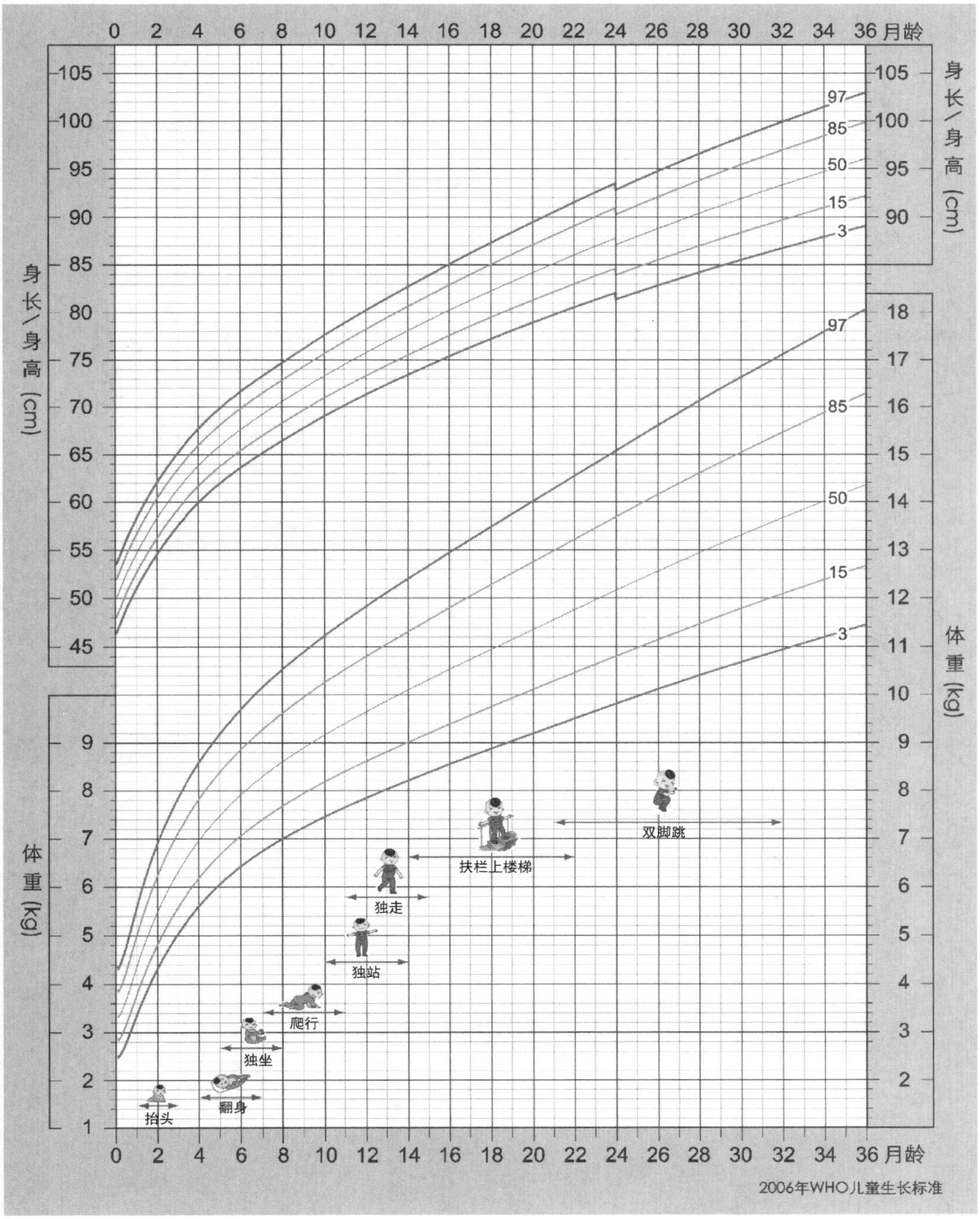

附件2　0～3岁男童头围/年龄、体重/身长百分位标准曲线图

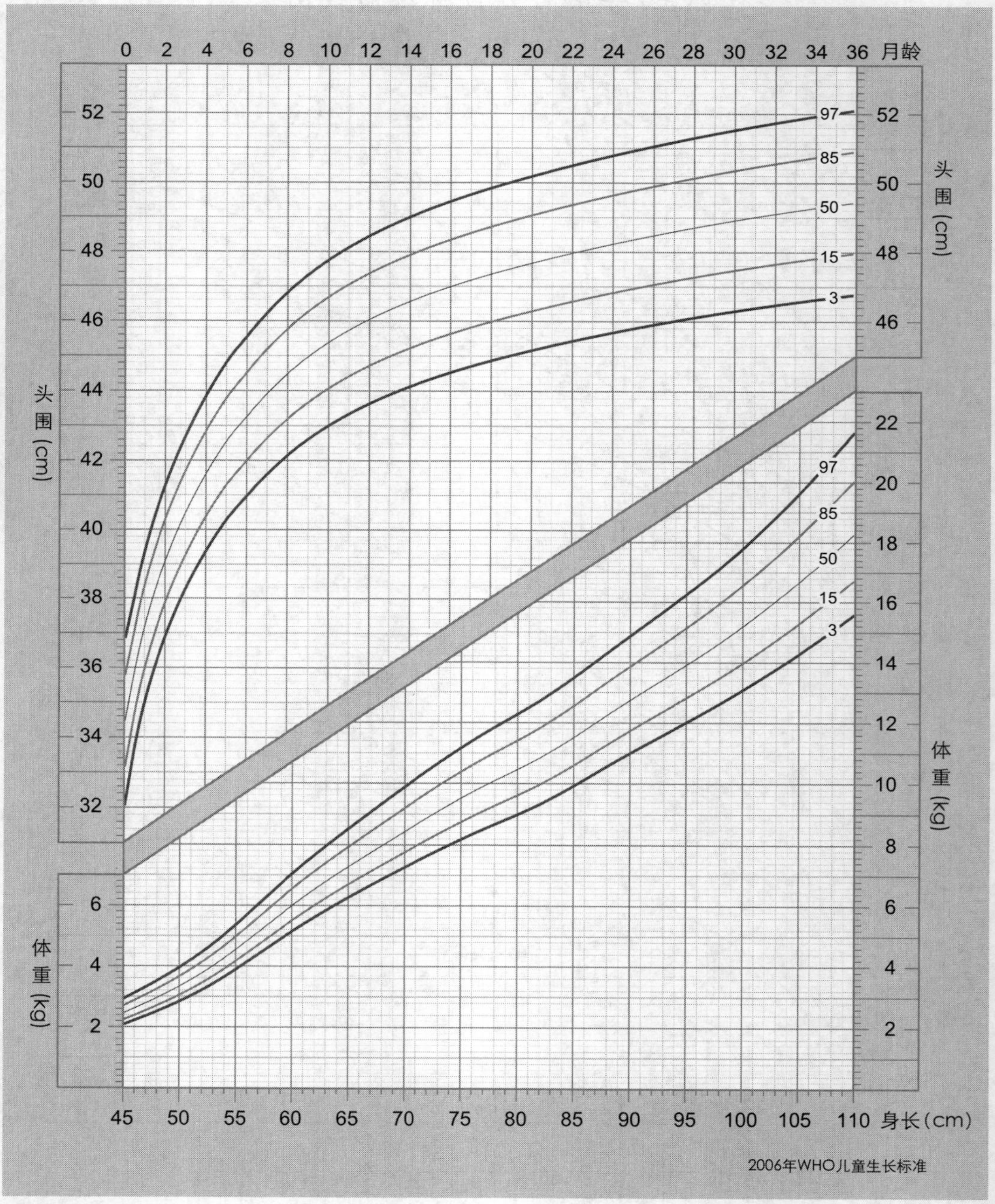

附件3 0～7岁男童体质指数（BMI）/年龄百分位标准曲线图

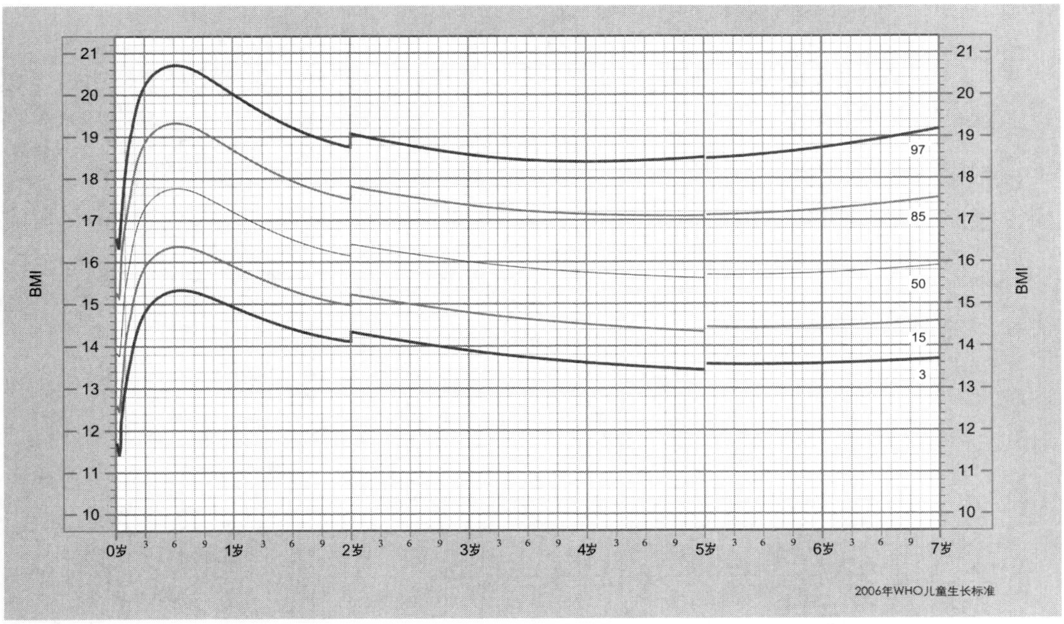

附件

附件4 0~3岁女童身长（身高）/年龄、体重/年龄百分位标准曲线图

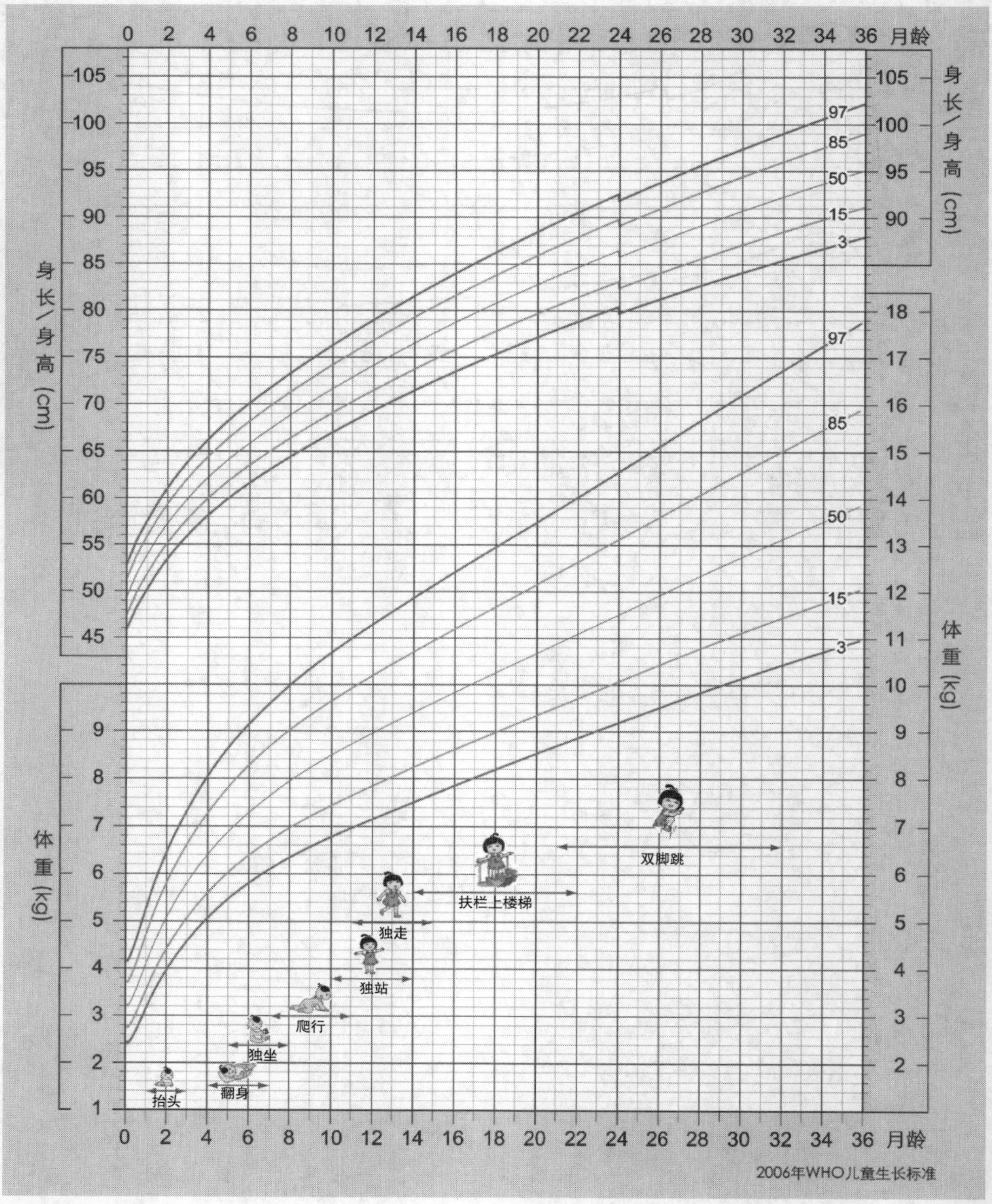

附件5 0～3岁女童头围/年龄、体重/身长百分位标准曲线图

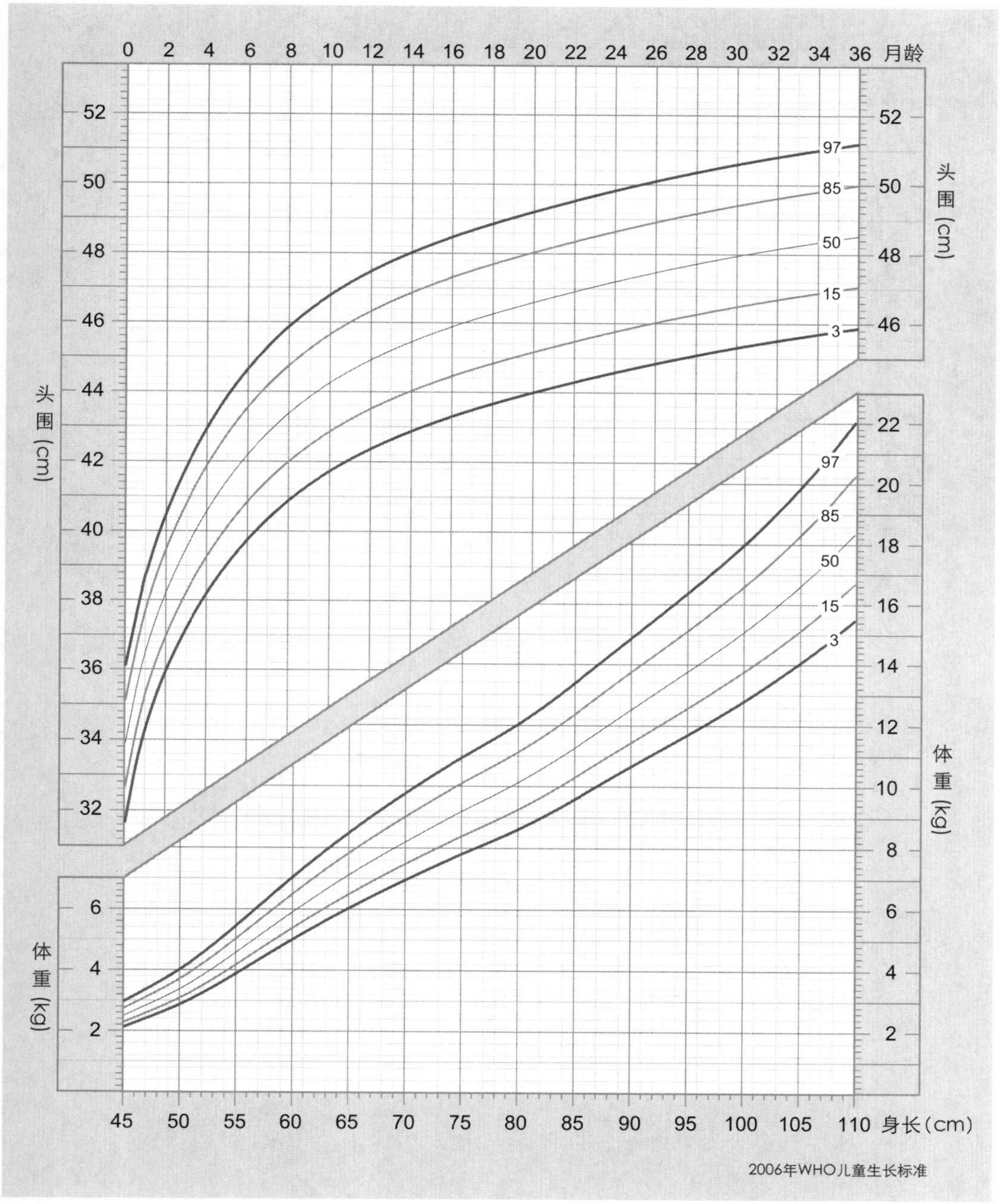

附件

附件6　0～7岁女童体质指数（BMI）/年龄百分位标准曲线图

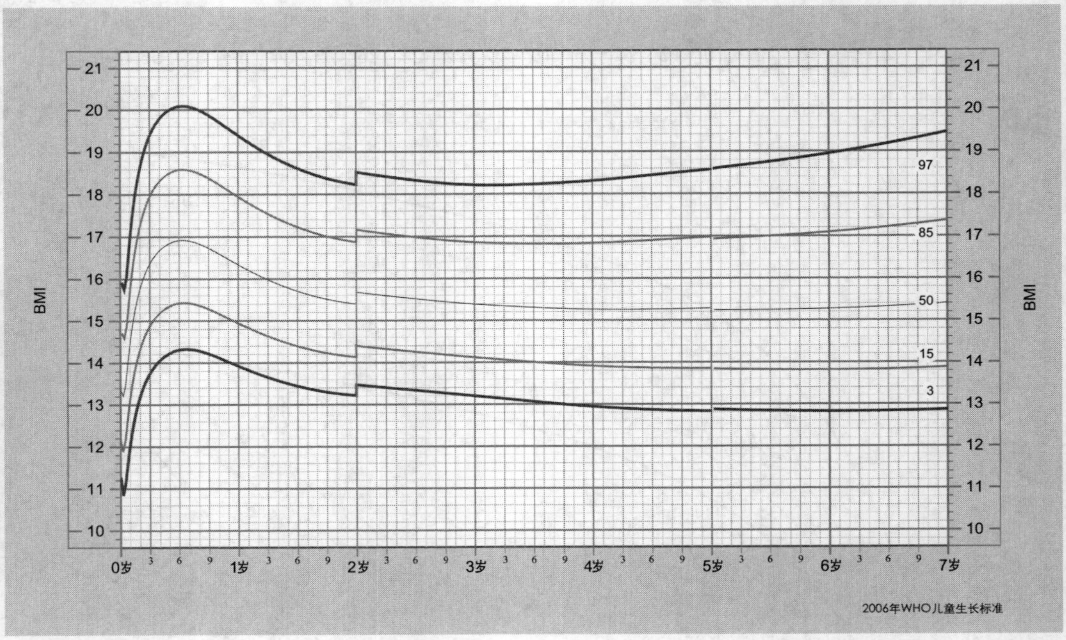

附件7　0～2岁男童身长/年龄、体重/年龄标准差数值表

年龄		身长（cm）							体重（kg）						
岁	月	-3SD	-2SD	-1SD	中位数	+1SD	+2SD	+3SD	-3SD	-2SD	-1SD	中位数	+1SD	+2SD	+3SD
0	0	44.2	46.1	48.0	49.9	51.8	53.7	55.6	2.1	2.5	2.9	3.3	3.9	4.4	5.0
	1	48.9	50.8	52.8	54.7	56.7	58.6	60.6	2.9	3.4	3.9	4.5	5.1	5.8	6.6
	2	52.4	54.4	56.4	58.4	60.4	62.4	64.4	3.8	4.3	4.9	5.6	6.3	7.1	8.0
	3	55.3	57.3	59.4	61.4	63.5	65.5	67.6	4.4	5.0	5.7	6.4	7.2	8.0	9.0
	4	57.6	59.7	61.8	63.9	66.0	68.0	70.1	4.9	5.6	6.2	7.0	7.8	8.7	9.7
	5	59.6	61.7	63.8	65.9	68.0	70.1	72.2	5.3	6.0	6.7	7.5	8.4	9.3	10.4
0	6	61.2	63.3	65.5	67.6	69.8	71.9	74.0	5.7	6.4	7.1	7.9	8.8	9.8	10.9
	7	62.7	64.8	67.0	69.2	71.3	73.5	75.7	5.9	6.7	7.4	8.3	9.2	10.3	11.4
	8	64.0	66.2	68.4	70.6	72.8	75.0	77.2	6.2	6.9	7.7	8.6	9.6	10.7	11.9
	9	65.2	67.5	69.7	72.0	74.2	76.5	78.7	6.4	7.1	8.0	8.9	9.9	11.0	12.3
	10	66.4	68.7	71.0	73.3	75.6	77.9	80.1	6.6	7.4	8.2	9.2	10.2	11.4	12.7
	11	67.6	69.9	72.2	74.5	76.9	79.2	81.5	6.8	7.6	8.4	9.4	10.5	11.7	13.0
1	0	68.6	71.0	73.4	75.7	78.1	80.5	82.9	6.9	7.7	8.6	9.6	10.8	12.0	13.3
	1	69.6	72.1	74.5	76.9	79.3	81.8	84.2	7.1	7.9	8.8	9.9	11.0	12.3	13.7
	2	70.6	73.1	75.6	78.0	80.5	83.0	85.5	7.2	8.1	9.0	10.1	11.3	12.6	14.0
	3	71.6	74.1	76.6	79.1	81.7	84.2	86.7	7.4	8.3	9.2	10.3	11.5	12.8	14.3
	4	72.5	75.0	77.6	80.2	82.8	85.4	88.0	7.5	8.4	9.4	10.5	11.7	13.1	14.6
	5	73.3	76.0	78.6	81.2	83.9	86.5	89.2	7.7	8.6	9.6	10.7	12.0	13.4	14.9
1	6	74.2	76.9	79.6	82.3	85.0	87.7	90.4	7.8	8.8	9.8	10.9	12.2	13.7	15.3
	7	75.0	77.7	80.5	83.2	86.0	88.8	91.5	8.0	8.9	10.0	11.1	12.5	13.9	15.6
	8	75.8	78.6	81.4	84.2	87.0	89.8	92.6	8.1	9.1	10.1	11.3	12.7	14.2	15.9
	9	76.5	79.4	82.3	85.1	88.0	90.9	93.8	8.2	9.2	10.3	11.5	12.9	14.5	16.2
	10	77.2	80.2	83.1	86.0	89.0	91.9	94.9	8.4	9.4	10.5	11.8	13.2	14.7	16.5
	11	78.0	81.0	83.9	86.9	89.9	92.9	95.9	8.5	9.5	10.7	12.0	13.4	15.0	16.8
2	0	78.7	81.7	84.8	87.8	90.9	93.9	97.0	8.6	9.7	10.8	12.2	13.6	15.3	17.1

注：若24月龄的男童使用立式身高计测量身高，则数值请参见“2~5岁男童身高、体重标准差单位数值表”的24月龄数据。

2006年WHO儿童生长标准

附件

附件8　2～7岁男童身高/年龄、体重/年龄标准差数值表

年龄		身长（cm）							体重（kg）						
岁	月	-3SD	-2SD	-1SD	中位数	+1SD	+2SD	+3SD	-3SD	-2SD	-1SD	中位数	+1SD	+2SD	+3SD
2	0	78.0	81.0	84.1	87.1	90.2	93.2	96.3	8.6	9.7	10.8	12.2	13.6	15.3	17.1
	1	78.6	81.7	84.9	88.0	91.1	94.2	97.3	8.8	9.8	11.0	12.4	13.9	15.5	17.5
	2	79.3	82.5	85.6	88.8	92.0	95.2	98.3	8.9	10.0	11.2	12.5	14.1	15.8	17.8
	3	79.9	83.1	86.4	89.6	92.9	96.1	99.3	9.0	10.1	11.3	12.7	14.3	16.1	18.1
	4	80.5	83.8	87.1	90.4	93.7	97.0	100.3	9.1	10.2	11.5	12.9	14.5	16.3	18.4
	5	81.1	84.5	87.8	91.2	94.5	97.9	101.2	9.2	10.4	11.7	13.1	14.8	16.6	18.7
2	6	81.7	85.1	88.5	91.9	95.3	98.7	102.1	9.4	10.5	11.8	13.3	15.0	16.9	19.0
	7	82.3	85.7	89.2	92.7	96.1	99.6	103.0	9.5	10.7	12.0	13.5	15.2	17.1	19.3
	8	82.8	86.4	89.9	93.4	96.9	100.4	103.9	9.6	10.8	12.1	13.7	15.4	17.4	19.6
	9	83.4	86.9	90.5	94.1	97.6	101.2	104.8	9.7	10.9	12.3	13.8	15.6	17.6	19.9
	10	83.9	87.5	91.1	94.8	98.4	102.0	105.6	9.8	11.0	12.4	14.0	15.8	17.8	20.2
	11	84.4	88.1	91.8	95.4	99.1	102.7	106.4	9.9	11.2	12.6	14.2	16.0	18.1	20.4
3	0	85.0	88.7	92.4	96.1	99.8	103.5	107.2	10.0	11.3	12.7	14.3	16.2	18.3	20.7
	1	85.5	89.2	93.0	96.7	100.5	104.2	108.0	10.1	11.4	12.9	14.5	16.4	18.6	21.0
	2	86.0	89.8	93.6	97.4	101.2	105.0	108.8	10.2	11.5	13.0	14.7	16.6	18.8	21.3
	3	86.5	90.3	94.2	98.0	101.8	105.7	109.5	10.3	11.6	13.1	14.8	16.8	19.0	21.6
	4	87.0	90.9	94.7	98.6	102.5	106.4	110.3	10.4	11.8	13.3	15.0	17.0	19.3	21.9
	5	87.5	91.4	95.3	99.2	103.2	107.1	111.0	10.5	11.9	13.4	15.2	17.2	19.5	22.1
3	6	88.0	91.9	95.9	99.9	103.8	107.8	111.7	10.6	12.0	13.6	15.3	17.4	19.7	22.4
	7	88.4	92.4	96.4	100.4	104.5	108.5	112.5	10.7	12.1	13.7	15.5	17.6	20.0	22.7
	8	88.9	93.0	97.0	101.0	105.1	109.1	113.2	10.8	12.2	13.8	15.7	17.8	20.2	23.0
	9	89.4	93.5	97.5	101.6	105.7	109.8	113.9	10.9	12.4	14.0	15.8	18.0	20.5	23.3
	10	89.8	94.0	98.1	102.2	106.3	110.4	114.6	11.0	12.5	14.1	16.0	18.2	20.7	23.6
	11	90.3	94.4	98.6	102.8	106.9	111.1	115.2	11.1	12.6	14.3	16.2	18.4	20.9	23.9
4	0	90.7	94.9	99.1	103.3	107.5	111.7	115.9	11.2	12.7	14.4	16.3	18.6	21.2	24.2
	1	91.2	95.4	99.7	103.9	108.1	112.4	116.6	11.3	12.8	14.5	16.5	18.8	21.4	24.5
	2	91.6	95.9	100.2	104.4	108.7	113.0	117.3	11.4	12.9	14.7	16.7	19.0	21.7	24.8
	3	92.1	96.4	100.7	105.0	109.3	113.6	117.9	11.5	13.1	14.8	16.8	19.2	21.9	25.1
	4	92.5	96.9	101.2	105.6	109.9	114.2	118.6	11.6	13.2	15.0	17.0	19.4	22.2	25.4
	5	93.0	97.4	101.7	106.1	110.5	114.9	119.2	11.7	13.3	15.1	17.2	19.6	22.4	25.7

续 表

年龄		身长（cm）							体重（kg）						
岁	月	-3SD	-2SD	-1SD	中位数	+1SD	+2SD	+3SD	-3SD	-2SD	-1SD	中位数	+1SD	+2SD	+3SD
4	6	93.4	97.8	102.3	106.7	111.1	115.5	119.9	11.8	13.4	15.2	17.3	19.8	22.7	26.0
	7	93.9	98.3	102.8	107.2	111.7	116.1	120.6	11.9	13.5	15.4	17.5	20.0	22.9	26.3
	8	94.3	98.8	103.3	107.8	112.3	116.7	121.2	12.0	13.6	15.5	17.7	20.2	23.2	26.6
	9	94.7	99.3	103.8	108.3	112.8	117.4	121.9	12.1	13.7	15.6	17.8	20.4	23.4	26.9
	10	95.2	99.7	104.3	108.9	113.4	118.0	122.6	12.2	13.8	15.8	18.0	20.6	23.7	27.2
	11	95.6	100.2	104.8	109.4	114.0	118.6	123.2	12.3	14.0	15.9	18.2	20.8	23.9	27.6
5	0	96.1	100.7	105.3	110.0	114.6	119.2	123.9	12.4	14.1	16.0	18.3	21.0	24.2	27.9
	1	96.5	101.1	105.7	110.3	114.9	119.4	124.0	12.7	14.4	16.3	18.5	21.1	24.2	27.8
	2	96.9	101.6	106.2	110.8	115.4	120.0	124.7	12.8	14.5	16.4	18.7	21.3	24.4	28.1
	3	97.4	102.0	106.7	111.3	116.0	120.6	125.3	13.0	14.6	16.6	18.9	21.5	24.7	28.4
	4	97.8	102.5	107.2	111.9	116.5	121.2	125.9	13.1	14.8	16.7	19.0	21.7	24.9	28.8
	5	98.2	103.0	107.7	112.4	117.1	121.8	126.5	13.2	14.9	16.9	19.2	22.0	25.2	29.1
5	6	98.7	103.4	108.2	112.9	117.7	122.4	127.1	13.3	15.0	17.0	19.4	22.2	25.5	29.4
	7	99.1	103.9	108.7	113.4	118.2	123.0	127.8	13.4	15.2	17.2	19.6	22.4	25.7	29.8
	8	99.5	104.3	109.1	113.9	118.7	123.6	128.4	13.6	15.3	17.4	19.8	22.6	26.0	30.1
	9	99.9	104.8	109.6	114.5	119.3	124.1	129.0	13.7	15.4	17.5	19.9	22.8	26.3	30.4
	10	100.4	105.2	110.1	115.0	119.8	124.7	129.6	13.8	15.6	17.7	20.1	23.1	26.6	30.8
	11	100.8	105.7	110.6	115.5	120.4	125.2	130.1	13.9	15.7	17.8	20.3	23.3	26.8	31.2
6	0	101.2	106.1	111.0	116.0	120.9	125.8	130.7	14.1	15.9	18.0	20.5	23.5	27.1	31.5
	1	101.6	106.5	111.5	116.4	121.4	126.4	131.3	14.2	16.0	18.2	20.7	23.7	27.4	31.9
	2	102.0	107.0	111.9	116.9	121.9	126.9	131.9	14.3	16.2	18.3	20.9	24.0	27.7	32.2
	3	102.4	107.4	112.4	117.4	122.4	127.5	132.5	14.5	16.3	18.5	21.1	24.2	28.0	32.6
	4	102.8	107.8	112.9	117.9	123.0	128.0	133.0	14.6	16.5	18.7	21.3	24.4	28.3	33.0
	5	103.2	108.2	113.3	118.4	123.5	128.5	133.6	14.7	16.6	18.8	21.5	24.7	28.6	33.3
6	6	103.6	108.7	113.8	118.9	124.0	129.1	134.2	14.9	16.8	19.0	21.7	24.9	28.9	33.7
	7	103.9	109.1	114.2	119.4	124.5	129.6	134.8	15.0	16.9	19.2	21.9	25.2	29.2	34.1
	8	104.3	109.5	114.7	119.8	125.0	130.2	135.3	15.1	17.1	19.3	22.1	25.4	29.5	34.5
	9	104.7	109.9	115.1	120.3	125.5	130.7	135.9	15.3	17.2	19.5	22.3	25.6	29.8	34.9
	10	105.1	110.3	115.6	120.8	126.0	131.2	136.5	15.4	17.4	19.7	22.5	25.9	30.1	35.3
	11	105.5	110.8	116.0	121.3	126.5	131.8	137.0	15.5	17.5	19.9	22.7	26.1	30.4	35.7
7	0	105.9	111.2	116.4	121.7	127.0	132.3	137.6	15.7	17.7	20.0	22.9	26.4	30.7	36.1

2006年WHO儿童生长标准

附件9　男童体重/身长标准差数值表

身长（cm）	体重（kg）						
	-3SD	-2SD	-1SD	中位数	+1SD	+2SD	+3SD
45.0	1.9	2.0	2.2	2.4	2.7	3.0	3.3
45.5	1.9	2.1	2.3	2.5	2.8	3.1	3.4
46.0	2.0	2.2	2.4	2.6	2.9	3.1	3.5
46.5	2.1	2.3	2.5	2.7	3.0	3.2	3.6
47.0	2.1	2.3	2.5	2.8	3.0	3.3	3.7
47.5	2.2	2.4	2.6	2.9	3.1	3.4	3.8
48.0	2.3	2.5	2.7	2.9	3.2	3.6	3.9
48.5	2.3	2.6	2.8	3.0	3.3	3.7	4.0
49.0	2.4	2.6	2.9	3.1	3.4	3.8	4.2
49.5	2.5	2.7	3.0	3.2	3.5	3.9	4.3
50.0	2.6	2.8	3.0	3.3	3.6	4.0	4.4
50.5	2.7	2.9	3.1	3.4	3.8	4.1	4.5
51.0	2.7	3.0	3.2	3.5	3.9	4.2	4.7
51.5	2.8	3.1	3.3	3.6	4.0	4.4	4.8
52.0	2.9	3.2	3.5	3.8	4.1	4.5	5.0
52.5	3.0	3.3	3.6	3.9	4.2	4.6	5.1
53.0	3.1	3.4	3.7	4.0	4.4	4.8	5.3
53.5	3.2	3.5	3.8	4.1	4.5	4.9	5.4
54.0	3.3	3.6	3.9	4.3	4.7	5.1	5.6
54.5	3.4	3.7	4.0	4.4	4.8	5.3	5.8
55.0	3.6	3.8	4.2	4.5	5.0	5.4	6.0
55.5	3.7	4.0	4.3	4.7	5.1	5.6	6.1
56.0	3.8	4.1	4.4	4.8	5.3	5.8	6.3
56.5	3.9	4.2	4.6	5.0	5.4	5.9	6.5
57.0	4.0	4.3	4.7	5.1	5.6	6.1	6.7
57.5	4.1	4.5	4.9	5.3	5.7	6.3	6.9
58.0	4.3	4.6	5.0	5.4	5.9	6.4	7.1
58.5	4.4	4.7	5.1	5.6	6.1	6.6	7.2
59.0	4.5	4.8	5.3	5.7	6.2	6.8	7.4
59.5	4.6	5.0	5.4	5.9	6.4	7.0	7.6
60.0	4.7	5.1	5.5	6.0	6.5	7.1	7.8
60.5	4.8	5.2	5.6	6.1	6.7	7.3	8.0
61.0	4.9	5.3	5.8	6.3	6.8	7.4	8.1
61.5	5.0	5.4	5.9	6.4	7.0	7.6	8.3
62.0	5.1	5.6	6.0	6.5	7.1	7.7	8.5
62.5	5.2	5.7	6.1	6.7	7.2	7.9	8.6
63.0	5.3	5.8	6.2	6.8	7.4	8.0	8.8
63.5	5.4	5.9	6.4	6.9	7.5	8.2	8.9
64.0	5.5	6.0	6.5	7.0	7.6	8.3	9.1
64.5	5.6	6.1	6.6	7.1	7.8	8.5	9.3
65.0	5.7	6.2	6.7	7.3	7.9	8.6	9.4
65.5	5.8	6.3	6.8	7.4	8.0	8.7	9.6
66.0	5.9	6.4	6.9	7.5	8.2	8.9	9.7
66.5	6.0	6.5	7.0	7.6	8.3	9.0	9.9
67.0	6.1	6.6	7.1	7.7	8.4	9.2	10.0

续 表

身长（cm）	体重（kg）						
	-3SD	-2SD	-1SD	中位数	+1SD	+2SD	+3SD
67.5	6.2	6.7	7.2	7.9	8.5	9.3	10.2
68.0	6.3	6.8	7.3	8.0	8.7	9.4	10.3
68.5	6.4	6.9	7.5	8.1	8.8	9.6	10.5
69.0	6.5	7.0	7.6	8.2	8.9	9.7	10.6
69.5	6.6	7.1	7.7	8.3	9.0	9.8	10.8
70.0	6.6	7.2	7.8	8.4	9.2	10.0	10.9
70.5	6.7	7.3	7.9	8.5	9.3	10.1	11.1
71.0	6.8	7.4	8.0	8.6	9.4	10.2	11.2
71.5	6.9	7.5	8.1	8.8	9.5	10.4	11.3
72.0	7.0	7.6	8.2	8.9	9.6	10.5	11.5
72.5	7.1	7.6	8.3	9.0	9.8	10.6	11.6
73.0	7.2	7.7	8.4	9.1	9.9	10.8	11.8
73.5	7.2	7.8	8.5	9.2	10.0	10.9	11.9
74.0	7.3	7.9	8.6	9.3	10.1	11.0	12.1
74.5	7.4	8.0	8.7	9.4	10.2	11.2	12.2
75.0	7.5	8.1	8.8	9.5	10.3	11.3	12.3
75.5	7.6	8.2	8.8	9.6	10.4	11.4	12.5
76.0	7.6	8.3	8.9	9.7	10.6	11.5	12.6
76.5	7.7	8.3	9.0	9.8	10.7	11.6	12.7
77.0	7.8	8.4	9.1	9.9	10.8	11.7	12.8
77.5	7.9	8.5	9.2	10.0	10.9	11.9	13.0
78.0	7.9	8.6	9.3	10.1	11.0	12.0	13.1
78.5	8.0	8.7	9.4	10.2	11.1	12.1	13.2
79.0	8.1	8.7	9.5	10.3	11.2	12.2	13.3
79.5	8.2	8.8	9.5	10.4	11.3	12.3	13.4
80.0	8.2	8.9	9.6	10.4	11.4	12.4	13.6
80.5	8.3	9.0	9.7	10.5	11.5	12.5	13.7
81.0	8.4	9.1	9.8	10.6	11.6	12.6	13.8
81.5	8.5	9.1	9.9	10.7	11.7	12.7	13.9
82.0	8.5	9.2	10.0	10.8	11.8	12.8	14.0
82.5	8.6	9.3	10.1	10.9	11.9	13.0	14.2
83.0	8.7	9.4	10.2	11.0	12.0	13.1	14.3
83.5	8.8	9.5	10.3	11.2	12.1	13.2	14.4
84.0	8.9	9.6	10.4	11.3	12.2	13.3	14.6
84.5	9.0	9.7	10.5	11.4	12.4	13.5	14.7
85.0	9.1	9.8	10.6	11.5	12.5	13.6	14.9
85.5	9.2	9.9	10.7	11.6	12.6	13.7	15.0
86.0	9.3	10.0	10.8	11.7	12.8	13.9	15.2
86.5	9.4	10.1	11.0	11.9	12.9	14.0	15.3
87.0	9.5	10.2	11.1	12.0	13.0	14.2	15.5
87.5	9.6	10.4	11.2	12.1	13.2	14.3	15.6
88.0	9.7	10.5	11.3	12.2	13.3	14.5	15.8
88.5	9.8	10.6	11.4	12.4	13.4	14.6	15.9
89.0	9.9	10.7	11.5	12.5	13.5	14.7	16.1
89.5	10.0	10.8	11.6	12.6	13.7	14.9	16.2

续 表

身长（cm）	体重（kg）						
	−3SD	−2SD	−1SD	中位数	+1SD	+2SD	+3SD
90.0	10.1	10.9	11.8	12.7	13.8	15.0	16.4
90.5	10.2	11.0	11.9	12.8	13.9	15.1	16.5
91.0	10.3	11.1	12.0	13.0	14.1	15.3	16.7
91.5	10.4	11.2	12.1	13.1	14.2	15.4	16.8
92.0	10.5	11.3	12.2	13.2	14.3	15.6	17.0
92.5	10.6	11.4	12.3	13.3	14.4	15.7	17.1
93.0	10.7	11.5	12.4	13.4	14.6	15.8	17.3
93.5	10.7	11.6	12.5	13.5	14.7	16.0	17.4
94.0	10.8	11.7	12.6	13.7	14.8	16.1	17.6
94.5	10.9	11.8	12.7	13.8	14.9	16.3	17.7
95.0	11.0	11.9	12.8	13.9	15.1	16.4	17.9
95.5	11.1	12.0	12.9	14.0	15.2	16.5	18.0
96.0	11.2	12.1	13.1	14.1	15.3	16.7	18.2
96.5	11.3	12.2	13.2	14.3	15.5	16.8	18.4
97.0	11.4	12.3	13.3	14.4	15.6	17.0	18.5
97.5	11.5	12.4	13.4	14.5	15.7	17.1	18.7
98.0	11.6	12.5	13.5	14.6	15.9	17.3	18.9
98.5	11.7	12.6	13.6	14.8	16.0	17.5	19.1
99.0	11.8	12.7	13.7	14.9	16.2	17.6	19.2
99.5	11.9	12.8	13.9	15.0	16.3	17.8	19.4
100.0	12.0	12.9	14.0	15.2	16.5	18.0	19.6
100.5	12.1	13.0	14.1	15.3	16.6	18.1	19.8
101.0	12.2	13.2	14.2	15.4	16.8	18.3	20.0
101.5	12.3	13.3	14.4	15.6	16.9	18.5	20.2
102.0	12.4	13.4	14.5	15.7	17.1	18.7	20.4
102.5	12.5	13.5	14.6	15.9	17.3	18.8	20.6
103.0	12.6	13.6	14.8	16.0	17.4	19.0	20.8
103.5	12.7	13.7	14.9	16.2	17.6	19.2	21.0
104.0	12.8	13.9	15.0	16.3	17.8	19.4	21.2
104.5	12.9	14.0	15.2	16.5	17.9	19.6	21.5
105.0	13.0	14.1	15.3	16.6	18.1	19.8	21.7
105.5	13.2	14.2	15.4	16.8	18.3	20.0	21.9
106.0	13.3	14.4	15.6	16.9	18.5	20.2	22.1
106.5	13.4	14.5	15.7	17.1	18.6	20.4	22.4
107.0	13.5	14.6	15.9	17.3	18.8	20.6	22.6
107.5	13.6	14.7	16.0	17.4	19.0	20.8	22.8
108.0	13.7	14.9	16.2	17.6	19.2	21.0	23.1
108.5	13.8	15.0	16.3	17.8	19.4	21.2	23.3
109.0	14.0	15.1	16.5	17.9	19.6	21.4	23.6
109.5	14.1	15.3	16.6	18.1	19.8	21.7	23.8
110.0	14.2	15.4	16.8	18.3	20.0	21.9	24.1

2006 年 WHO 儿童生长标准

附件10 男童体重/身高标准差数值表

身长（cm）	体重（kg）						
	-3SD	-2SD	-1SD	中位数	+1SD	+2SD	+3SD
65.0	5.9	6.3	6.9	7.4	8.1	8.8	9.6
65.5	6.0	6.4	7.0	7.6	8.2	8.9	9.8
66.0	6.1	6.5	7.1	7.7	8.3	9.1	9.9
66.5	6.1	6.6	7.2	7.8	8.5	9.2	10.1
67.0	6.2	6.7	7.3	7.9	8.6	9.4	10.2
67.5	6.3	6.8	7.4	8.0	8.7	9.5	10.4
68.0	6.4	6.9	7.5	8.1	8.8	9.6	10.5
68.5	6.5	7.0	7.6	8.2	9.0	9.8	10.7
69.0	6.6	7.1	7.7	8.4	9.1	9.9	10.8
69.5	6.7	7.2	7.8	8.5	9.2	10.0	11.0
70.0	6.8	7.3	7.9	8.6	9.3	10.2	11.1
70.5	6.9	7.4	8.0	8.7	9.5	10.3	11.3
71.0	6.9	7.5	8.1	8.8	9.6	10.4	11.4
71.5	7.0	7.6	8.2	8.9	9.7	10.6	11.6
72.0	7.1	7.7	8.3	9.0	9.8	10.7	11.7
72.5	7.2	7.8	8.4	9.1	9.9	10.8	11.8
73.0	7.3	7.9	8.5	9.2	10.0	11.0	12.0
73.5	7.4	7.9	8.6	9.3	10.2	11.1	12.1
74.0	7.4	8.0	8.7	9.4	10.3	11.2	12.2
74.5	7.5	8.1	8.8	9.5	10.4	11.3	12.4
75.0	7.6	8.2	8.9	9.6	10.5	11.4	12.5
75.5	7.7	8.3	9.0	9.7	10.6	11.6	12.6
76.0	7.7	8.4	9.1	9.8	10.7	11.7	12.8
76.5	7.8	8.5	9.2	9.9	10.8	11.8	12.9
77.0	7.9	8.5	9.2	10.0	10.9	11.9	13.0
77.5	8.0	8.6	9.3	10.1	11.0	12.0	13.1
78.0	8.0	8.7	9.4	10.2	11.1	12.1	13.3
78.5	8.1	8.8	9.5	10.3	11.2	12.2	13.4
79.0	8.2	8.8	9.6	10.4	11.3	12.3	13.5
79.5	8.3	8.9	9.7	10.5	11.4	12.4	13.6
80.0	8.3	9.0	9.7	10.6	11.5	12.6	13.7
80.5	8.4	9.1	9.8	10.7	11.6	12.7	13.8
81.0	8.5	9.2	9.9	10.8	11.7	12.8	14.0
81.5	8.6	9.3	10.0	10.9	11.8	12.9	14.1
82.0	8.7	9.3	10.1	11.0	11.9	13.0	14.2

续 表

身长（cm）	体重（kg）						
	-3SD	-2SD	-1SD	中位数	+1SD	+2SD	+3SD
82.5	8.7	9.4	10.2	11.1	12.1	13.1	14.4
83.0	8.8	9.5	10.3	11.2	12.2	13.3	14.5
83.5	8.9	9.6	10.4	11.3	12.3	13.4	14.6
84.0	9.0	9.7	10.5	11.4	12.4	13.5	14.8
84.5	9.1	9.9	10.7	11.5	12.5	13.7	14.9
85.0	9.2	10.0	10.8	11.7	12.7	13.8	15.1
85.5	9.3	10.1	10.9	11.8	12.8	13.9	15.2
86.0	9.4	10.2	11.0	11.9	12.9	14.1	15.4
86.5	9.5	10.3	11.1	12.0	13.1	14.2	15.5
87.0	9.6	10.4	11.2	12.2	13.2	14.4	15.7
87.5	9.7	10.5	11.3	12.3	13.3	14.5	15.8
88.0	9.8	10.6	11.5	12.4	13.5	14.7	16.0
88.5	9.9	10.7	11.6	12.5	13.6	14.8	16.1
89.0	10.0	10.8	11.7	12.6	13.7	14.9	16.3
89.5	10.1	10.9	11.8	12.8	13.9	15.1	16.4
90.0	10.2	11.0	11.9	12.9	14.0	15.2	16.6
90.5	10.3	11.1	12.0	13.0	14.1	15.3	16.7
91.0	10.4	11.2	12.1	13.1	14.2	15.5	16.9
91.5	10.5	11.3	12.2	13.2	14.4	15.6	17.0
92.0	10.6	11.4	12.3	13.4	14.5	15.8	17.2
92.5	10.7	11.5	12.4	13.5	14.6	15.9	17.3
93.0	10.8	11.6	12.6	13.6	14.7	16.0	17.5
93.5	10.9	11.7	12.7	13.7	14.9	16.2	17.6
94.0	11.0	11.8	12.8	13.8	15.0	16.3	17.8
94.5	11.1	11.9	12.9	13.9	15.1	16.5	17.9
95.0	11.1	12.0	13.0	14.1	15.3	16.6	18.1
95.5	11.2	12.1	13.1	14.2	15.4	16.7	18.3
96.0	11.3	12.2	13.2	14.3	15.5	16.9	18.4
96.5	11.4	12.3	13.3	14.4	15.7	17.0	18.6
97.0	11.5	12.4	13.4	14.6	15.8	17.2	18.8
97.5	11.6	12.5	13.6	14.7	15.9	17.4	18.9
98.0	11.7	12.6	13.7	14.8	16.1	17.5	19.1
98.5	11.8	12.8	13.8	14.9	16.2	17.7	19.3
99.0	11.9	12.9	13.9	15.1	16.4	17.9	19.5
99.5	12.0	13.0	14.0	15.2	16.5	18.0	19.7
100.0	12.1	13.1	14.2	15.4	16.7	18.2	19.9
100.5	12.2	13.2	14.3	15.5	16.9	18.4	20.1
101.0	12.3	13.3	14.4	15.6	17.0	18.5	20.3
101.5	12.4	13.4	14.5	15.8	17.2	18.7	20.5
102.0	12.5	13.6	14.7	15.9	17.3	18.9	20.7

续　表

身长（cm）	体重（kg）						
	-3SD	-2SD	-1SD	中位数	+1SD	+2SD	+3SD
102.5	12.6	13.7	14.8	16.1	17.5	19.1	20.9
103.0	12.8	13.8	14.9	16.2	17.7	19.3	21.1
103.5	12.9	13.9	15.1	16.4	17.8	19.5	21.3
104.0	13.0	14.0	15.2	16.5	18.0	19.7	21.6
104.5	13.1	14.2	15.4	16.7	18.2	19.9	21.8
105.0	13.2	14.3	15.5	16.8	18.4	20.1	22.0
105.5	13.3	14.4	15.6	17.0	18.5	20.3	22.2
106.0	13.4	14.5	15.8	17.2	18.7	20.5	22.5
106.5	13.5	14.7	15.9	17.3	18.9	20.7	22.7
107.0	13.7	14.8	16.1	17.5	19.1	20.9	22.9
107.5	13.8	14.9	16.2	17.7	19.3	21.1	23.2
108.0	13.9	15.1	16.4	17.8	19.5	21.3	23.4
108.5	14.0	15.2	16.5	18.0	19.7	21.5	23.7
109.0	14.1	15.3	16.7	18.2	19.8	21.8	23.9
109.5	14.3	15.5	16.8	18.3	20.0	22.0	24.2
110.0	14.4	15.6	17.0	18.5	20.2	22.2	24.4
110.5	14.5	15.8	17.1	18.7	20.4	22.4	24.7
111.0	14.6	15.9	17.3	18.9	20.7	22.7	25.0
111.5	14.8	16.0	17.5	19.1	20.9	22.9	25.2
112.0	14.9	16.2	17.6	19.2	21.1	23.1	25.5
112.5	15.0	16.3	17.8	19.4	21.3	23.4	25.8
113.0	15.2	16.5	18.0	19.6	21.5	23.6	26.0
113.5	15.3	16.6	18.1	19.8	21.7	23.9	26.3
114.0	15.4	16.8	18.3	20.0	21.9	24.1	26.6
114.5	15.6	16.9	18.5	20.2	22.1	24.4	26.9
115.0	15.7	17.1	18.6	20.4	22.4	24.6	27.2
115.5	15.8	17.2	18.8	20.6	22.6	24.9	27.5
116.0	16.0	17.4	19.0	20.8	22.8	25.1	27.8
116.5	16.1	17.5	19.2	21.0	23.0	25.4	28.0
117.0	16.2	17.7	19.3	21.2	23.3	25.6	28.3
117.5	16.4	17.9	19.5	21.4	23.5	25.9	28.6
118.0	16.5	18.0	19.7	21.6	23.7	26.1	28.9
118.5	16.7	18.2	19.9	21.8	23.9	26.4	29.2
119.0	16.8	18.3	20.0	22.0	24.1	26.6	29.5
119.5	16.9	18.5	20.2	22.2	24.4	26.9	29.8
120.0	17.1	18.6	20.4	22.4	24.6	27.2	30.1

2006 年 WHO 儿童生长标准

附件11　0～2岁女童身长/年龄、体重/年龄差数值表

年龄		身长（cm）							体重（kg）						
岁	月	-3SD	-2SD	-1SD	中位数	+1SD	+2SD	+3SD	-3SD	-2SD	-1SD	中位数	+1SD	+2SD	+3SD
0	0	43.6	45.4	47.3	49.1	51.0	52.9	54.7	2.0	2.4	2.8	3.2	3.7	4.2	4.8
	1	47.8	49.8	51.7	53.7	55.6	57.6	59.5	2.7	3.2	3.6	4.2	4.8	5.5	6.2
	2	51.0	53.0	55.0	57.1	59.1	61.1	63.2	3.4	3.9	4.5	5.1	5.8	6.6	7.5
	3	53.5	55.6	57.7	59.8	61.9	64.0	66.1	4.0	4.5	5.2	5.8	6.6	7.5	8.5
	4	55.6	57.8	59.9	62.1	64.3	66.4	68.6	4.4	5.0	5.7	6.4	7.3	8.2	9.3
	5	57.4	59.6	61.8	64.0	66.2	68.5	70.7	4.8	5.4	6.1	6.9	7.8	8.8	10.0
0	6	58.9	61.2	63.5	65.7	68.0	70.3	72.5	5.1	5.7	6.5	7.3	8.2	9.3	10.6
	7	60.3	62.7	65.0	67.3	69.6	71.9	74.2	5.3	6.0	6.8	7.6	8.6	9.8	11.1
	8	61.7	64.0	66.4	68.7	71.1	73.5	75.8	5.6	6.3	7.0	7.9	9.0	10.2	11.6
	9	62.9	65.3	67.7	70.1	72.6	75.0	77.4	5.8	6.5	7.3	8.2	9.3	10.5	12.0
	10	64.1	66.5	69.0	71.5	73.9	76.4	78.9	5.9	6.7	7.5	8.5	9.6	10.9	12.4
	11	65.2	67.7	70.3	72.8	75.3	77.8	80.3	6.1	6.9	7.7	8.7	9.9	11.2	12.8
1	0	66.3	68.9	71.4	74.0	76.6	79.2	81.7	6.3	7.0	7.9	8.9	10.1	11.5	13.1
	1	67.3	70.0	72.6	75.2	77.8	80.5	83.1	6.4	7.2	8.1	9.2	10.4	11.8	13.5
	2	68.3	71.0	73.7	76.4	79.1	81.7	84.4	6.6	7.4	8.3	9.4	10.6	12.1	13.8
	3	69.3	72.0	74.8	77.5	80.2	83.0	85.7	6.7	7.6	8.5	9.6	10.9	12.4	14.1
	4	70.2	73.0	75.8	78.6	81.4	84.2	87.0	6.9	7.7	8.7	9.8	11.1	12.6	14.5
	5	71.1	74.0	76.8	79.7	82.5	85.4	88.2	7.0	7.9	8.9	10.0	11.4	12.9	14.8
1	6	72.0	74.9	77.8	80.7	83.6	86.5	89.4	7.2	8.1	9.1	10.2	11.6	13.2	15.1
	7	72.8	75.8	78.8	81.7	84.7	87.6	90.6	7.3	8.2	9.2	10.4	11.8	13.5	15.4
	8	73.7	76.7	79.7	82.7	85.7	88.7	91.7	7.5	8.4	9.4	10.6	12.1	13.7	15.7
	9	74.5	77.5	80.6	83.7	86.7	89.8	92.9	7.6	8.6	9.6	10.9	12.3	14.0	16.0
	10	75.2	78.4	81.5	84.6	87.7	90.8	94.0	7.8	8.7	9.8	11.1	12.5	14.3	16.4
	11	76.0	79.2	82.3	85.5	88.7	91.9	95.0	7.9	8.9	10.0	11.3	12.8	14.6	16.7
2	0	76.7	80.0	83.2	86.4	89.6	92.9	96.1	8.1	9.0	10.2	11.5	13.0	14.8	17.0

注：若24月龄的女童使用立式身高计测量身高，则数值请参见“2~5岁女童身高、体重标准差单位数值表”的24月龄数据。

2006年WHO儿童生长标准

附件12　2～7岁女童身长/年龄、体重/年龄差数值表

年龄		身长（cm）							体重（kg）						
岁	月	-3SD	-2SD	-1SD	中位数	+1SD	+2SD	+3SD	-3SD	-2SD	-1SD	中位数	+1SD	+2SD	+3SD
2	0	76.0	79.3	82.5	85.7	88.9	92.2	95.4	8.1	9.0	10.2	11.5	13.0	14.8	17.0
	1	76.8	80.0	83.3	86.6	89.9	93.1	96.4	8.2	9.2	10.3	11.7	13.3	15.1	17.3
	2	77.5	80.8	84.1	87.4	90.8	94.1	97.4	8.4	9.4	10.5	11.9	13.5	15.4	17.7
	3	78.1	81.5	84.9	88.3	91.7	95.0	98.4	8.5	9.5	10.7	12.1	13.7	15.7	18.0
	4	78.8	82.2	85.7	89.1	92.5	96.0	99.4	8.6	9.7	10.9	12.3	14.0	16.0	18.3
	5	79.5	82.9	86.4	89.9	93.4	96.9	100.3	8.8	9.8	11.1	12.5	14.2	16.2	18.7
2	6	80.1	83.6	87.1	90.7	94.2	97.7	101.3	8.9	10.0	11.2	12.7	14.4	16.5	19.0
	7	80.7	84.3	87.9	91.4	95.0	98.6	102.2	9.0	10.1	11.4	12.9	14.7	16.8	19.3
	8	81.3	84.9	88.6	92.2	95.8	99.4	103.1	9.1	10.3	11.6	13.1	14.9	17.1	19.6
	9	81.9	85.6	89.3	92.9	96.6	100.3	103.9	9.3	10.4	11.7	13.3	15.1	17.3	20.0
	10	82.5	86.2	89.9	93.6	97.4	101.1	104.8	9.4	10.5	11.9	13.5	15.4	17.6	20.3
	11	83.1	86.8	90.6	94.4	98.1	101.9	105.6	9.5	10.7	12.0	13.7	15.6	17.9	20.6
3	0	83.6	87.4	91.2	95.1	98.9	102.7	106.5	9.6	10.8	12.2	13.9	15.8	18.1	20.9
	1	84.2	88.0	91.9	95.7	99.6	103.4	107.3	9.7	10.9	12.4	14.0	16.0	18.4	21.3
	2	84.7	88.6	92.5	96.4	100.3	104.2	108.1	9.8	11.1	12.5	14.2	16.3	18.7	21.6
	3	85.3	89.2	93.1	97.1	101.0	105.0	108.9	9.9	11.2	12.7	14.4	16.5	19.0	22.0
	4	85.8	89.8	93.8	97.7	101.7	105.7	109.7	10.1	11.3	12.8	14.6	16.7	19.2	22.3
	5	86.3	90.4	94.4	98.4	102.4	106.4	110.5	10.2	11.5	13.0	14.8	16.9	19.5	22.7
3	6	86.8	90.9	95.0	99.0	103.1	107.2	111.2	10.3	11.6	13.1	15.0	17.2	19.8	23.0
	7	87.4	91.5	95.6	99.7	103.8	107.9	112.0	10.4	11.7	13.3	15.2	17.4	20.1	23.4
	8	87.9	92.0	96.2	100.3	104.5	108.6	112.7	10.5	11.8	13.4	15.3	17.6	20.4	23.7
	9	88.4	92.5	96.7	100.9	105.1	109.3	113.5	10.6	12.0	13.6	15.5	17.8	20.7	24.1
	10	88.9	93.1	97.3	101.5	105.8	110.0	114.2	10.7	12.1	13.7	15.7	18.1	20.9	24.5
	11	89.3	93.6	97.9	102.1	106.4	110.7	114.9	10.8	12.2	13.9	15.9	18.3	21.2	24.8
4	0	89.8	94.1	98.4	102.7	107.0	111.3	115.7	10.9	12.3	14.0	16.1	18.5	21.5	25.2
	1	90.3	94.6	99.0	103.3	107.7	112.0	116.4	11.0	12.4	14.2	16.3	18.8	21.8	25.5
	2	90.7	95.1	99.5	103.9	108.3	112.7	117.1	11.1	12.6	14.3	16.4	19.0	22.1	25.9
	3	91.2	95.6	100.1	104.5	108.9	113.3	117.7	11.2	12.7	14.5	16.6	19.2	22.4	26.3
	4	91.7	96.1	100.6	105.0	109.5	114.0	118.4	11.3	12.8	14.6	16.8	19.4	22.6	26.6
	5	92.1	96.6	101.1	105.6	110.1	114.6	119.1	11.4	12.9	14.8	17.0	19.7	22.9	27.0

续　表

年龄		身长（cm）							体重（kg）						
岁	月	-3SD	-2SD	-1SD	中位数	+1SD	+2SD	+3SD	-3SD	-2SD	-1SD	中位数	+1SD	+2SD	+3SD
4	6	92.6	97.1	101.6	106.2	110.7	115.2	119.8	11.5	13.0	14.9	17.2	19.9	23.2	27.4
	7	93.0	97.6	102.2	106.7	111.3	115.9	120.4	11.6	13.2	15.1	17.3	20.1	23.5	27.7
	8	93.4	98.1	102.7	107.3	111.9	116.5	121.1	11.7	13.3	15.2	17.5	20.3	23.8	28.1
	9	93.9	98.5	103.2	107.8	112.5	117.1	121.8	11.8	13.4	15.3	17.7	20.6	24.1	28.5
	10	94.3	99.0	103.7	108.4	113.0	117.7	122.4	11.9	13.5	15.5	17.9	20.8	24.4	28.8
	11	94.7	99.5	104.2	108.9	113.6	118.3	123.1	12.0	13.6	15.6	18.0	21.0	24.6	29.2
5	0	95.2	99.9	104.7	109.4	114.2	118.9	123.7	12.1	13.7	15.8	18.2	21.2	24.9	29.5
	1	95.3	100.1	104.8	109.6	114.4	119.1	123.9	12.4	14.0	15.9	18.3	21.2	24.8	29.5
	2	95.7	100.5	105.3	110.1	114.9	119.7	124.5	12.5	14.1	16.0	18.4	21.4	25.1	29.8
	3	96.1	101.0	105.8	110.6	115.5	120.3	125.2	12.6	14.2	16.2	18.6	21.6	25.4	30.2
	4	96.5	101.4	106.3	111.2	116.0	120.9	125.8	12.7	14.3	16.3	18.8	21.8	25.6	30.5
	5	97.0	101.9	106.8	111.7	116.6	121.5	126.4	12.8	14.4	16.5	19.0	22.0	25.9	30.9
5	6	97.4	102.3	107.2	112.2	117.1	122.0	127.0	12.9	14.6	16.6	19.1	22.2	26.2	31.3
	7	97.8	102.7	107.7	112.7	117.6	122.6	127.6	13.0	14.7	16.8	19.3	22.5	26.5	31.6
	8	98.2	103.2	108.2	113.2	118.2	123.2	128.2	13.1	14.8	16.9	19.5	22.7	26.7	32.0
	9	98.6	103.6	108.6	113.7	118.7	123.7	128.8	13.2	14.9	17.0	19.6	22.9	27.0	32.3
	10	99.0	104.0	109.1	114.2	119.2	124.3	129.3	13.3	15.0	17.2	19.8	23.1	27.3	32.7
	11	99.4	104.5	109.6	114.6	119.7	124.8	129.9	13.4	15.2	17.3	20.0	23.3	27.6	33.1
6	0	99.8	104.9	110.0	115.1	120.2	125.4	130.5	13.5	15.3	17.5	20.2	23.5	27.8	33.4
	1	100.2	105.3	110.5	115.6	120.8	125.9	131.1	13.6	15.4	17.6	20.3	23.8	28.1	33.8
	2	100.5	105.7	110.9	116.1	121.3	126.4	131.6	13.7	15.5	17.8	20.5	24.0	28.4	34.2
	3	100.9	106.1	111.3	116.6	121.8	127.0	132.2	13.8	15.6	17.9	20.7	24.2	28.7	34.6
	4	101.3	106.6	111.8	117.0	122.3	127.5	132.7	13.9	15.8	18.0	20.9	24.4	29.0	35.0
	5	101.7	107.0	112.2	117.5	122.8	128.0	133.3	14.0	15.9	18.2	21.0	24.6	29.3	35.4
6	6	102.1	107.4	112.7	118.0	123.3	128.6	133.9	14.1	16.0	18.3	21.2	24.9	29.6	35.8
	7	102.5	107.8	113.1	118.4	123.8	129.1	134.4	14.2	16.1	18.5	21.4	25.1	29.9	36.2
	8	102.9	108.2	113.6	118.9	124.3	129.6	135.0	14.3	16.3	18.6	21.6	25.3	30.2	36.6
	9	103.2	108.6	114.0	119.4	124.8	130.2	135.5	14.4	16.4	18.8	21.8	25.6	30.5	37.0
	10	103.6	109.0	114.5	119.9	125.3	130.7	136.1	14.5	16.5	18.9	22.0	25.8	30.8	37.4
	11	104.0	109.5	114.9	120.3	125.8	131.2	136.7	14.6	16.6	19.1	22.2	26.1	31.1	37.8
7	0	104.4	109.9	115.3	120.8	126.3	131.7	137.2	14.8	16.8	19.3	22.4	26.3	31.4	38.3

2006 年 WHO 儿童生长标准

附件13　女童体重/身长标准差数值表

身长（cm）	体重（kg）						
	-3SD	-2SD	-1SD	中位数	+1SD	+2SD	+3SD
45.0	1.9	2.1	2.3	2.5	2.7	3.0	3.3
45.5	2.0	2.1	2.3	2.5	2.8	3.1	3.4
46.0	2.0	2.2	2.4	2.6	2.9	3.2	3.5
46.5	2.1	2.3	2.5	2.7	3.0	3.3	3.6
47.0	2.2	2.4	2.6	2.8	3.1	3.4	3.7
47.5	2.2	2.4	2.6	2.9	3.2	3.5	3.8
48.0	2.3	2.5	2.7	3.0	3.3	3.6	4.0
48.5	2.4	2.6	2.8	3.1	3.4	3.7	4.1
49.0	2.4	2.6	2.9	3.2	3.5	3.8	4.2
49.5	2.5	2.7	3.0	3.3	3.6	3.9	4.3
50.0	2.6	2.8	3.1	3.4	3.7	4.0	4.5
50.5	2.7	2.9	3.2	3.5	3.8	4.2	4.6
51.0	2.8	3.0	3.3	3.6	3.9	4.3	4.8
51.5	2.8	3.1	3.4	3.7	4.0	4.4	4.9
52.0	2.9	3.2	3.5	3.8	4.2	4.6	5.1
52.5	3.0	3.3	3.6	3.9	4.3	4.7	5.2
53.0	3.1	3.4	3.7	4.0	4.4	4.9	5.4
53.5	3.2	3.5	3.8	4.2	4.6	5.0	5.5
54.0	3.3	3.6	3.9	4.3	4.7	5.2	5.7
54.5	3.4	3.7	4.0	4.4	4.8	5.3	5.9
55.0	3.5	3.8	4.2	4.5	5.0	5.5	6.1
55.5	3.6	3.9	4.3	4.7	5.1	5.7	6.3
56.0	3.7	4.0	4.4	4.8	5.3	5.8	6.4
56.5	3.8	4.1	4.5	5.0	5.4	6.0	6.6
57.0	3.9	4.3	4.6	5.1	5.6	6.1	6.8
57.5	4.0	4.4	4.8	5.2	5.7	6.3	7.0
58.0	4.1	4.5	4.9	5.4	5.9	6.5	7.1
58.5	4.2	4.6	5.0	5.5	6.0	6.6	7.3
59.0	4.3	4.7	5.1	5.6	6.2	6.8	7.5
59.5	4.4	4.8	5.3	5.7	6.3	6.9	7.7
60.0	4.5	4.9	5.4	5.9	6.4	7.1	7.8
60.5	4.6	5.0	5.5	6.0	6.6	7.3	8.0
61.0	4.7	5.1	5.6	6.1	6.7	7.4	8.2
61.5	4.8	5.2	5.7	6.3	6.9	7.6	8.4
62.0	4.9	5.3	5.8	6.4	7.0	7.7	8.5
62.5	5.0	5.4	5.9	6.5	7.1	7.8	8.7
63.0	5.1	5.5	6.0	6.6	7.3	8.0	8.8
63.5	5.2	5.6	6.2	6.7	7.4	8.1	9.0
64.0	5.3	5.7	6.3	6.9	7.5	8.3	9.1
64.5	5.4	5.8	6.4	7.0	7.6	8.4	9.3
65.0	5.5	5.9	6.5	7.1	7.8	8.6	9.5
65.5	5.5	6.0	6.6	7.2	7.9	8.7	9.6
66.0	5.6	6.1	6.7	7.3	8.0	8.8	9.8
66.5	5.7	6.2	6.8	7.4	8.1	9.0	9.9
67.0	5.8	6.3	6.9	7.5	8.3	9.1	10.0

续 表

身长（cm）	体重（kg）						
	−3SD	−2SD	−1SD	中位数	+1SD	+2SD	+3SD
67.5	5.9	6.4	7.0	7.6	8.4	9.2	10.2
68.0	6.0	6.5	7.1	7.7	8.5	9.4	10.3
68.5	6.1	6.6	7.2	7.9	8.6	9.5	10.5
69.0	6.1	6.7	7.3	8.0	8.7	9.6	10.6
69.5	6.2	6.8	7.4	8.1	8.8	9.7	10.7
70.0	6.3	6.9	7.5	8.2	9.0	9.9	10.9
70.5	6.4	6.9	7.6	8.3	9.1	10.0	11.0
71.0	6.5	7.0	7.7	8.4	9.2	10.1	11.1
71.5	6.5	7.1	7.7	8.5	9.3	10.2	11.3
72.0	6.6	7.2	7.8	8.6	9.4	10.3	11.4
72.5	6.7	7.3	7.9	8.7	9.5	10.5	11.5
73.0	6.8	7.4	8.0	8.8	9.6	10.6	11.7
73.5	6.9	7.4	8.1	8.9	9.7	10.7	11.8
74.0	6.9	7.5	8.2	9.0	9.8	10.8	11.9
74.5	7.0	7.6	8.3	9.1	9.9	10.9	12.0
75.0	7.1	7.7	8.4	9.1	10.0	11.0	12.2
75.5	7.1	7.8	8.5	9.2	10.1	11.1	12.3
76.0	7.2	7.8	8.5	9.3	10.2	11.2	12.4
76.5	7.3	7.9	8.6	9.4	10.3	11.4	12.5
77.0	7.4	8.0	8.7	9.5	10.4	11.5	12.6
77.5	7.4	8.1	8.8	9.6	10.5	11.6	12.8
78.0	7.5	8.2	8.9	9.7	10.6	11.7	12.9
78.5	7.6	8.2	9.0	9.8	10.7	11.8	13.0
79.0	7.7	8.3	9.1	9.9	10.8	11.9	13.1
79.5	7.7	8.4	9.1	10.0	10.9	12.0	13.3
80.0	7.8	8.5	9.2	10.1	11.0	12.1	13.4
80.5	7.9	8.6	9.3	10.2	11.2	12.3	13.5
81.0	8.0	8.7	9.4	10.3	11.3	12.4	13.7
81.5	8.1	8.8	9.5	10.4	11.4	12.5	13.8
82.0	8.1	8.8	9.6	10.5	11.5	12.6	13.9
82.5	8.2	8.9	9.7	10.6	11.6	12.8	14.1
83.0	8.3	9.0	9.8	10.7	11.8	12.9	14.2
83.5	8.4	9.1	9.9	10.9	11.9	13.1	14.4
84.0	8.5	9.2	10.1	11.0	12.0	13.2	14.5
84.5	8.6	9.3	10.2	11.1	12.1	13.3	14.7
85.0	8.7	9.4	10.3	11.2	12.3	13.5	14.9
85.5	8.8	9.5	10.4	11.3	12.4	13.6	15.0
86.0	8.9	9.7	10.5	11.5	12.6	13.8	15.2
86.5	9.0	9.8	10.6	11.6	12.7	13.9	15.4
87.0	9.1	9.9	10.7	11.7	12.8	14.1	15.5
87.5	9.2	10.0	10.9	11.8	13.0	14.2	15.7
88.0	9.3	10.1	11.0	12.0	13.1	14.4	15.9
88.5	9.4	10.2	11.1	12.1	13.2	14.5	16.0
89.0	9.5	10.3	11.2	12.2	13.4	14.7	16.2
89.5	9.6	10.4	11.3	12.3	13.5	14.8	16.4

续　表

身长（cm）	体重（kg）						
	-3SD	-2SD	-1SD	中位数	+1SD	+2SD	+3SD
90.0	9.7	10.5	11.4	12.5	13.7	15.0	16.5
90.5	9.8	10.6	11.5	12.6	13.8	15.1	16.7
91.0	9.9	10.7	11.7	12.7	13.9	15.3	16.9
91.5	10.0	10.8	11.8	12.8	14.1	15.5	17.0
92.0	10.1	10.9	11.9	13.0	14.2	15.6	17.2
92.5	10.1	11.0	12.0	13.1	14.3	15.8	17.4
93.0	10.2	11.1	12.1	13.2	14.5	15.9	17.5
93.5	10.3	11.2	12.2	13.3	14.6	16.1	17.7
94.0	10.4	11.3	12.3	13.5	14.7	16.2	17.9
94.5	10.5	11.4	12.4	13.6	14.9	16.4	18.0
95.0	10.6	11.5	12.6	13.7	15.0	16.5	18.2
95.5	10.7	11.6	12.7	13.8	15.2	16.7	18.4
96.0	10.8	11.7	12.8	14.0	15.3	16.8	18.6
96.5	10.9	11.8	12.9	14.1	15.4	17.0	18.7
97.0	11.0	12.0	13.0	14.2	15.6	17.1	18.9
97.5	11.1	12.1	13.1	14.4	15.7	17.3	19.1
98.0	11.2	12.2	13.3	14.5	15.9	17.5	19.3
98.5	11.3	12.3	13.4	14.6	16.0	17.6	19.5
99.0	11.4	12.4	13.5	14.8	16.2	17.8	19.6
99.5	11.5	12.5	13.6	14.9	16.3	18.0	19.8
100.0	11.6	12.6	13.7	15.0	16.5	18.1	20.0
100.5	11.7	12.7	13.9	15.2	16.6	18.3	20.2
101.0	11.8	12.8	14.0	15.3	16.8	18.5	20.4
101.5	11.9	13.0	14.1	15.5	17.0	18.7	20.6
102.0	12.0	13.1	14.3	15.6	17.1	18.9	20.8
102.5	12.1	13.2	14.4	15.8	17.3	19.0	21.0
103.0	12.3	13.3	14.5	15.9	17.5	19.2	21.3
103.5	12.4	13.5	14.7	16.1	17.6	19.4	21.5
104.0	12.5	13.6	14.8	16.2	17.8	19.6	21.7
104.5	12.6	13.7	15.0	16.4	18.0	19.8	21.9
105.0	12.7	13.8	15.1	16.5	18.2	20.0	22.2
105.5	12.8	14.0	15.3	16.7	18.4	20.2	22.4
106.0	13.0	14.1	15.4	16.9	18.5	20.5	22.6
106.5	13.1	14.3	15.6	17.1	18.7	20.7	22.9
107.0	13.2	14.4	15.7	17.2	18.9	20.9	23.1
107.5	13.3	14.5	15.9	17.4	19.1	21.1	23.4
108.0	13.5	14.7	16.0	17.6	19.3	21.3	23.6
108.5	13.6	14.8	16.2	17.8	19.5	21.6	23.9
109.0	13.7	15.0	16.4	18.0	19.7	21.8	24.2
109.5	13.9	15.1	16.5	18.1	20.0	22.0	24.4
110.0	14.0	15.3	16.7	18.3	20.2	22.3	24.7

2006年WHO儿童生长标准

附件14　女童体重/身高标准差数值表

身长（cm）	体重（kg）						
	−3SD	−2SD	−1SD	中位数	+1SD	+2SD	+3SD
65.0	5.6	6.1	6.6	7.2	7.9	8.7	9.7
65.5	5.7	6.2	6.7	7.4	8.1	8.9	9.8
66.0	5.8	6.3	6.8	7.5	8.2	9.0	10.0
66.5	5.8	6.4	6.9	7.6	8.3	9.1	10.1
67.0	5.9	6.4	7.0	7.7	8.4	9.3	10.2
67.5	6.0	6.5	7.1	7.8	8.5	9.4	10.4
68.0	6.1	6.6	7.2	7.9	8.7	9.5	10.5
68.5	6.2	6.7	7.3	8.0	8.8	9.7	10.7
69.0	6.3	6.8	7.4	8.1	8.9	9.8	10.8
69.5	6.3	6.9	7.5	8.2	9.0	9.9	10.9
70.0	6.4	7.0	7.6	8.3	9.1	10.0	11.1
70.5	6.5	7.1	7.7	8.4	9.2	10.1	11.2
71.0	6.6	7.1	7.8	8.5	9.3	10.3	11.3
71.5	6.7	7.2	7.9	8.6	9.4	10.4	11.5
72.0	6.7	7.3	8.0	8.7	9.5	10.5	11.6
72.5	6.8	7.4	8.1	8.8	9.7	10.6	11.7
73.0	6.9	7.5	8.1	8.9	9.8	10.7	11.8
73.5	7.0	7.6	8.2	9.0	9.9	10.8	12.0
74.0	7.0	7.6	8.3	9.1	10.0	11.0	12.1
74.5	7.1	7.7	8.4	9.2	10.1	11.1	12.2
75.0	7.2	7.8	8.5	9.3	10.2	11.2	12.3
75.5	7.2	7.9	8.6	9.4	10.3	11.3	12.5
76.0	7.3	8.0	8.7	9.5	10.4	11.4	12.6
76.5	7.4	8.0	8.7	9.6	10.5	11.5	12.7
77.0	7.5	8.1	8.8	9.6	10.6	11.6	12.8
77.5	7.5	8.2	8.9	9.7	10.7	11.7	12.9
78.0	7.6	8.3	9.0	9.8	10.8	11.8	13.1
78.5	7.7	8.4	9.1	9.9	10.9	12.0	13.2
79.0	7.8	8.4	9.2	10.0	11.0	12.1	13.3
79.5	7.8	8.5	9.3	10.1	11.1	12.2	13.4
80.0	7.9	8.6	9.4	10.2	11.2	12.3	13.6
80.5	8.0	8.7	9.5	10.3	11.3	12.4	13.7
81.0	8.1	8.8	9.6	10.4	11.4	12.6	13.9
81.5	8.2	8.9	9.7	10.6	11.6	12.7	14.0
82.0	8.3	9.0	9.8	10.7	11.7	12.8	14.1

续　表

身长（cm）	体重（kg）						
	-3SD	-2SD	-1SD	中位数	+1SD	+2SD	+3SD
82.5	8.4	9.1	9.9	10.8	11.8	13.0	14.3
83.0	8.5	9.2	10.0	10.9	11.9	13.1	14.5
83.5	8.5	9.3	10.1	11.0	12.1	13.3	14.6
84.0	8.6	9.4	10.2	11.1	12.2	13.4	14.8
84.5	8.7	9.5	10.3	11.3	12.3	13.5	14.9
85.0	8.8	9.6	10.4	11.4	12.5	13.7	15.1
85.5	8.9	9.7	10.6	11.5	12.6	13.8	15.3
86.0	9.0	9.8	10.7	11.6	12.7	14.0	15.4
86.5	9.1	9.9	10.8	11.8	12.9	14.2	15.6
87.0	9.2	10.0	10.9	11.9	13.0	14.3	15.8
87.5	9.3	10.1	11.0	12.0	13.2	14.5	15.9
88.0	9.4	10.2	11.1	12.1	13.3	14.6	16.1
88.5	9.5	10.3	11.2	12.3	13.4	14.8	16.3
89.0	9.6	10.4	11.4	12.4	13.6	14.9	16.4
89.5	9.7	10.5	11.5	12.5	13.7	15.1	16.6
90.0	9.8	10.6	11.6	12.6	13.8	15.2	16.8
90.5	9.9	10.7	11.7	12.8	14.0	15.4	16.9
91.0	10.0	10.9	11.8	12.9	14.1	15.5	17.1
91.5	10.1	11.0	11.9	13.0	14.3	15.7	17.3
92.0	10.2	11.1	12.0	13.1	14.4	15.8	17.4
92.5	10.3	11.2	12.1	13.3	14.5	16.0	17.6
93.0	10.4	11.3	12.3	13.4	14.7	16.1	17.8
93.5	10.5	11.4	12.4	13.5	14.8	16.3	17.9
94.0	10.6	11.5	12.5	13.6	14.9	16.4	18.1
94.5	10.7	11.6	12.6	13.8	15.1	16.6	18.3
95.0	10.8	11.7	12.7	13.9	15.2	16.7	18.5
95.5	10.8	11.8	12.8	14.0	15.4	16.9	18.6
96.0	10.9	11.9	12.9	14.1	15.5	17.0	18.8
96.5	11.0	12.0	13.1	14.3	15.6	17.2	19.0
97.0	11.1	12.1	13.2	14.4	15.8	17.4	19.2
97.5	11.2	12.2	13.3	14.5	15.9	17.5	19.3
98.0	11.3	12.3	13.4	14.7	16.1	17.7	19.5
98.5	11.4	12.4	13.5	14.8	16.2	17.9	19.7
99.0	11.5	12.5	13.7	14.9	16.4	18.0	19.9
99.5	11.6	12.7	13.8	15.1	16.5	18.2	20.1
100.0	11.7	12.8	13.9	15.2	16.7	18.4	20.3
100.5	11.9	12.9	14.1	15.4	16.9	18.6	20.5
101.0	12.0	13.0	14.2	15.5	17.0	18.7	20.7
101.5	12.1	13.1	14.3	15.7	17.2	18.9	20.9
102.0	12.2	13.3	14.5	15.8	17.4	19.1	21.1

续 表

身长（cm）	体重（kg）						
	−3SD	−2SD	−1SD	中位数	+1SD	+2SD	+3SD
102.5	12.3	13.4	14.6	16.0	17.5	19.3	21.4
103.0	12.4	13.5	14.7	16.1	17.7	19.5	21.6
103.5	12.5	13.6	14.9	16.3	17.9	19.7	21.8
104.0	12.6	13.8	15.0	16.4	18.1	19.9	22.0
104.5	12.8	13.9	15.2	16.6	18.2	20.1	22.3
105.0	12.9	14.0	15.3	16.8	18.4	20.3	22.5
105.5	13.0	14.2	15.5	16.9	18.6	20.5	22.7
106.0	13.1	14.3	15.6	17.1	18.8	20.8	23.0
106.5	13.3	14.5	15.8	17.3	19.0	21.0	23.2
107.0	13.4	14.6	15.9	17.5	19.2	21.2	23.5
107.5	13.5	14.7	16.1	17.7	19.4	21.4	23.7
108.0	13.7	14.9	16.3	17.8	19.6	21.7	24.0
108.5	13.8	15.0	16.4	18.0	19.8	21.9	24.3
109.0	13.9	15.2	16.6	18.2	20.0	22.1	24.5
109.5	14.1	15.4	16.8	18.4	20.3	22.4	24.8
110.0	14.2	15.5	17.0	18.6	20.5	22.6	25.1
110.5	14.4	15.7	17.1	18.8	20.7	22.9	25.4
111.0	14.5	15.8	17.3	19.0	20.9	23.1	25.7
111.5	14.7	16.0	17.5	19.2	21.2	23.4	26.0
112.0	14.8	16.2	17.7	19.4	21.4	23.6	26.2
112.5	15.0	16.3	17.9	19.6	21.6	23.9	26.5
113.0	15.1	16.5	18.0	19.8	21.8	24.2	26.8
113.5	15.3	16.7	18.2	20.0	22.1	24.4	27.1
114.0	15.4	16.8	18.4	20.2	22.3	24.7	27.4
114.5	15.6	17.0	18.6	20.5	22.6	25.0	27.8
115.0	15.7	17.2	18.8	20.7	22.8	25.2	28.1
115.5	15.9	17.3	19.0	20.9	23.0	25.5	28.4
116.0	16.0	17.5	19.2	21.1	23.3	25.8	28.7
116.5	16.2	17.7	19.4	21.3	23.5	26.1	29.0
117.0	16.3	17.8	19.6	21.5	23.8	26.3	29.3
117.5	16.5	18.0	19.8	21.7	24.0	26.6	29.6
118.0	16.6	18.2	19.9	22.0	24.2	26.9	29.9
118.5	16.8	18.4	20.1	22.2	24.5	27.2	30.3
119.0	16.9	18.5	20.3	22.4	24.7	27.4	30.6
119.5	17.1	18.7	20.5	22.6	25.0	27.7	30.9
120.0	17.3	18.9	20.7	22.8	25.2	28.0	31.2

2006 年 WHO 儿童生长标准

附件15　高危儿童及心理行为发育异常儿童登记表

地址：　　　　市区（县）　　　　街道（乡）　　　　居委会（村）

编号	登记日期	姓名	性别	出生日期	家长姓名	联系电话	高危因素或异常情况	追访结果

附件16　高危儿童专案管理记录

编号：

儿童姓名：___　性别：__　出生日期：__年__月__日　开始管理日期：__年__月__日

转诊单位：　　　　　　高危因素：　　　　　　既往患病情况：

转归：正常□　转诊□　拒转诊□　失访□　死亡□　结案日期：__年__月__日

检查日期	年龄	评估方法	评估结果	指导	处理	检查者

附件17　儿童心理行为发育问题预警征象

年龄	预警征象		年龄	预警征象	
3月龄	对很大声音没有反应	□	18月龄	不会有意识叫“爸爸”或“妈妈”	□
	不注视人脸，不追视移动人或物品	□		不会按要求指人或物	□
	逗引时不发音或不会笑	□		不会独走	□
	俯卧时不会抬头	□		与人无目光对视	□
6月龄	发音少，不会笑出声	□	2岁	无有意义的语言	□
	紧握拳不松开	□		不会扶栏上楼梯/台阶	□
	不会伸手及抓物	□		不会跑	□
	不能扶坐	□		不会用匙吃饭	□
8月龄	听到声音无应答	□	2岁半	兴趣单一、刻板	□
	不会区分生人和熟人	□		不会说2~3个字的短语	□
	不会双手传递玩具	□		不会示意大小便	□
	不会独坐	□		走路经常跌倒	□
12月龄	不会挥手表示“再见”或拍手表示“欢迎”	□	3岁	不会双脚跳	□
	呼唤名字无反应	□		不会模仿画圆	□
	不会用拇食指对捏小物品	□		不能与其他儿童交流、游戏	□
	不会扶物站立	□		不会说自己的名字	□

附件18　儿童营养性疾病管理登记表

编号	姓名	性别	出生日期	年龄	家庭住址	联系电话	评估	分度	开始管理日期（年/月/日）	结案日期（年/月/日）	转归#

#：痊愈好转转院失访。

附件19　营养不良儿童专案管理记录

儿童姓名：________　性别：________　出生日期：________年____月____日

开始管理日期：________年____月____日

出生史：早产□　低出生体重□　多胎□

6个月内喂养史：纯母乳□　部分母乳□　配方奶□　开始食物转换年龄：____月

既往患病情况：

检查日期	年龄	体格检查		评估	存在问题	指导	检查者
		身高（cm）	体重（kg）				

结案日期：_______年___月___日　　转归：痊愈□　好转□　转院□　失访□

附件20 缺铁性贫血儿童专案管理记录

儿童姓名：________ 性别：________ 出生日期：________年____月____日

开始管理日期：________年____月____日

母孕期贫血情况：孕周 周 Hb____g/dl 铁剂治疗：无□ 有□（药物：
剂量： 疗程： 周）

母乳喂养情况：纯母乳□ 部分母乳□ 配方奶□ 儿童开始添加含铁食物年龄：____月

儿童既往患病情况：

检查日期	年龄	Hb（g/L）	存在问题	治疗（药物、剂量）	指导	检查者

结案日期：_____年___月___日 转归：痊愈□ 好转□ 转院□ 失访□

附件21 维生素D缺乏性佝偻病儿童专案管理记录

儿童姓名：________ 性别：________ 出生日期：________年____月____日

开始管理日期：________年____月____日

母孕期和哺乳期：未补充维生素 D□ 日照不足□ 下肢痉挛□

儿童服用维生素 D：无□ 有□（开始服用维生素 D 年龄：____月____天 品名：
剂量： U/d）

儿童既往患病情况：

体征：方颅□ 肋骨串珠□ 肋软骨沟□ 鸡胸□ 手（足）镯□ X 形腿□
O 形腿□

血液检查： 血钙： 血磷： 血 AKP： 血 25-（OH）D_3：

X 线检查：

检查日期	年龄	户外活动时间（h/d）	存在问题	维生素 D 治疗（品名、剂量）	指导	检查者

结案日期：_______年___月___日 转归：痊愈□ 好转□ 转院□ 失访□

附件22 艾滋病感染孕产妇所生儿童艾滋病感染早期诊断检测及服务流程

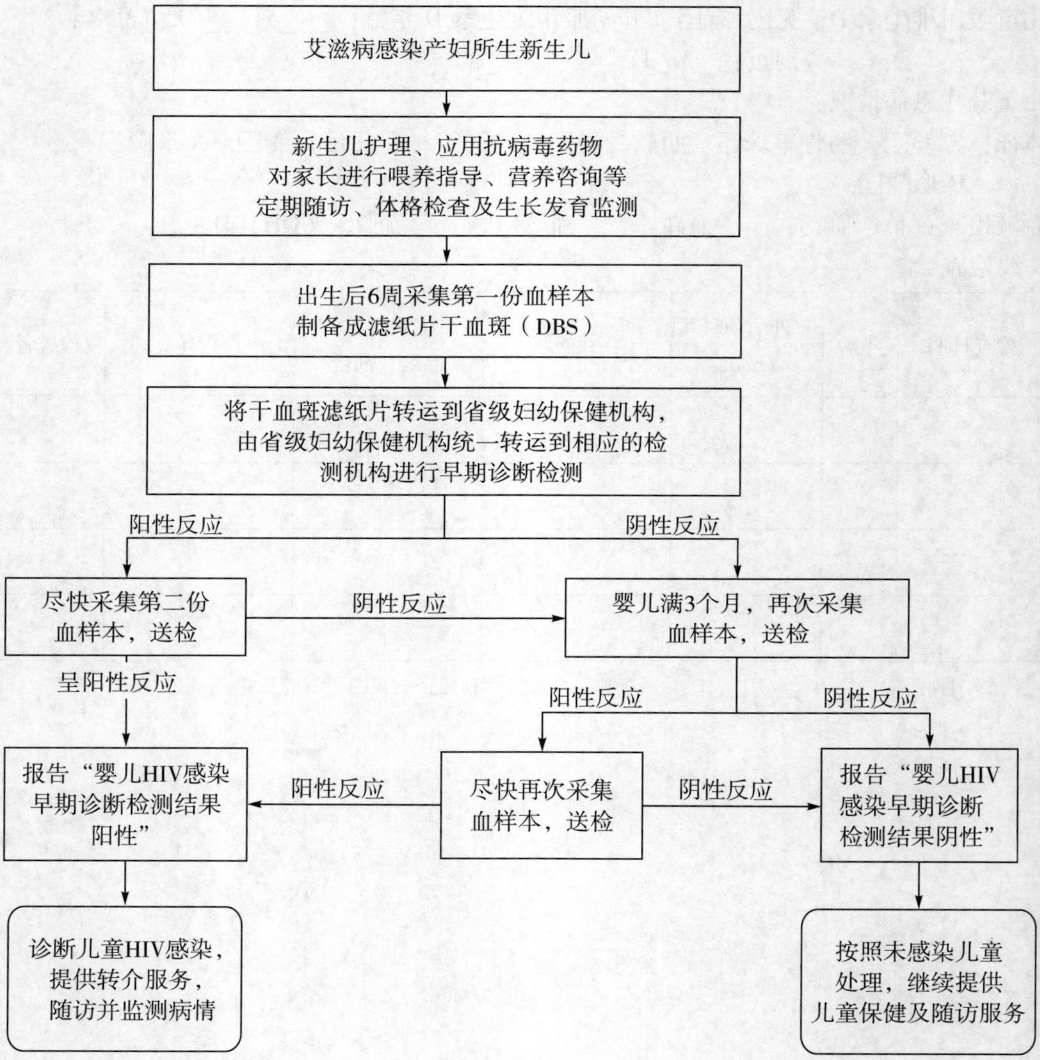

附件23 艾滋病感染孕产妇所生儿童艾滋病抗体检测及服务流程

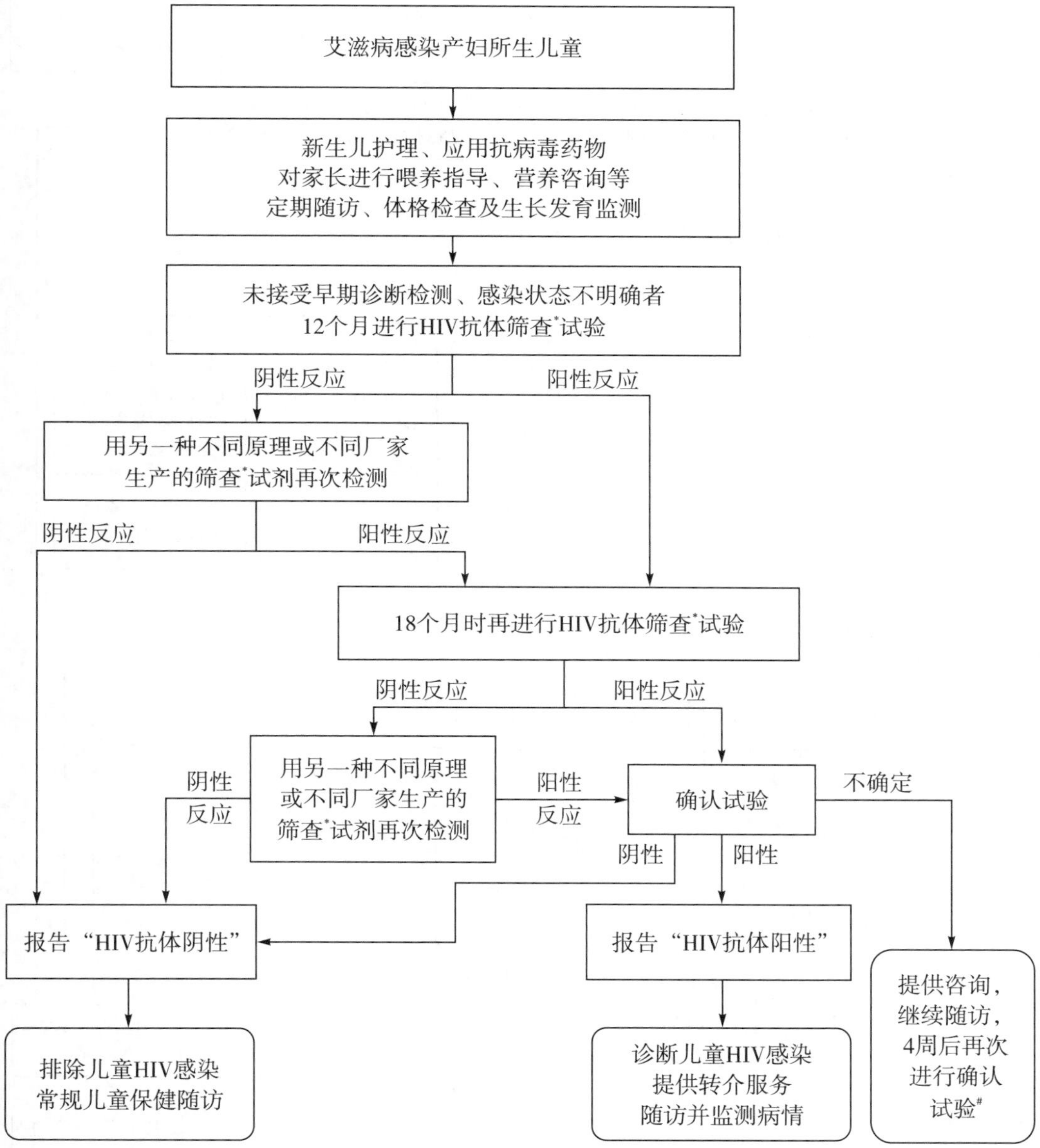

说明：*：筛查试验包括快速检测、酶联免疫吸附试验（ELISA）、明胶颗粒凝集试验（PA）等。

#：再次确认结果阴性报告“阴性”，结果阳性报告“阳性”，结果仍为“不确定”继续随访，4周后再次进行确认试验；仍为不确定结果，报告“阴性”。必要时可进行HIV核酸检测作为辅助诊断。

附件24　梅毒感染孕产妇所生儿童的随访与先天梅毒感染状态监测

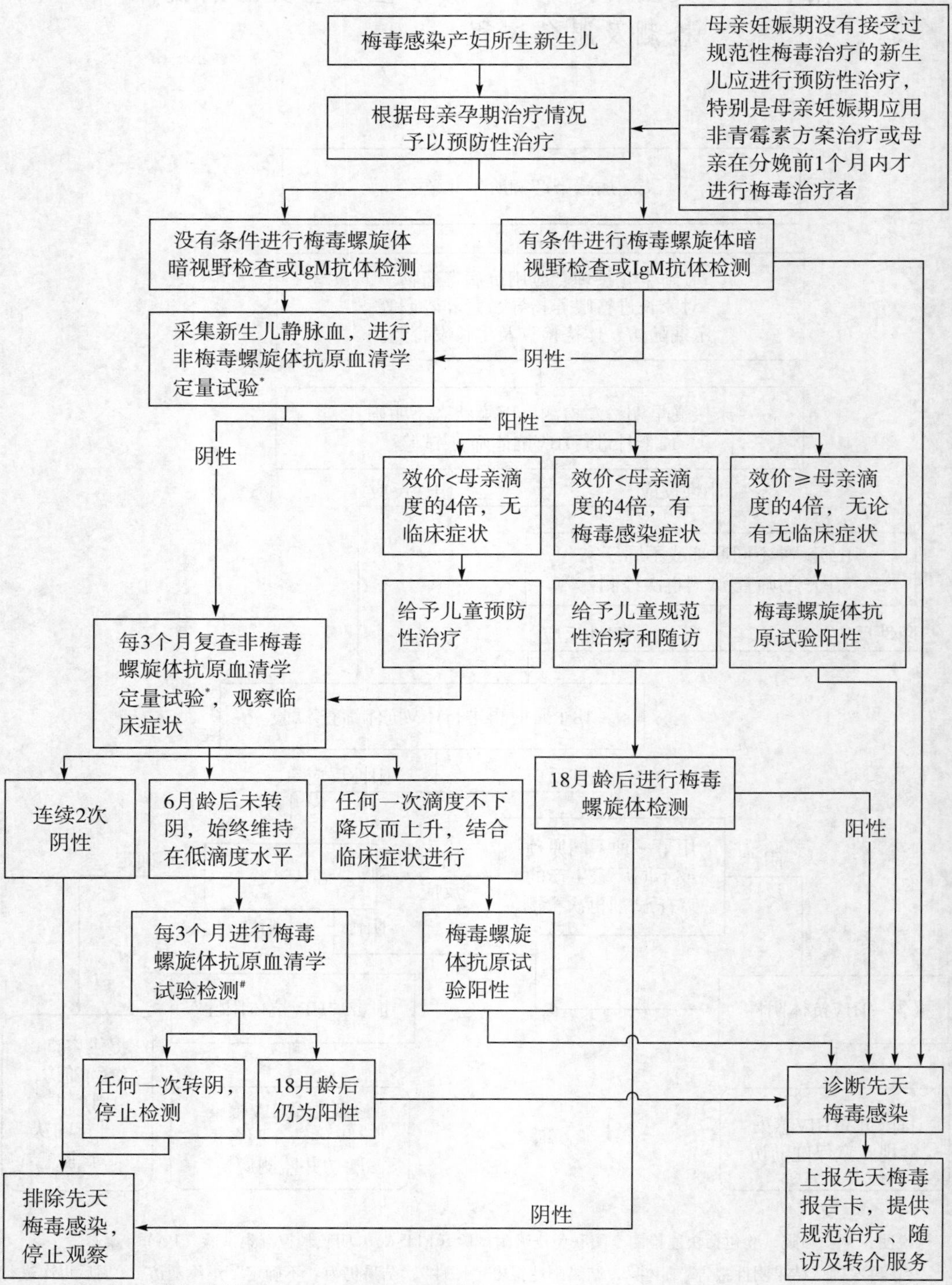

*：非梅毒螺旋体抗原清学试验包括 RPR、TRUST 等方法。

#：梅毒螺旋体抗原血清学试验包括 TPPA、TPHA 及应用该原理的快速检测等方法。

附件25　DSM-Ⅳ注意缺陷多动障碍儿童诊断标准

1. 满足以下（1）或（2）

（1）注意分散以下症状≥6条，持续6个月以上且达到与发展水平不相适应和不一致的程度：

1）常常在做作业或其他活动中不注意细节问题或经常犯一些粗心大意的错误。

2）在工作或游戏中难以保持注意集中。

3）别人和他说话时常似听非听。

4）常不能按别人的指示完成作业或家务（不是由于违抗行为或未能理解所致）。

5）常难以组织工作和学习。

6）常逃避、讨厌或不愿做要求保持注意集中的工作（如学校作业或家庭作业）。

7）常常丢失学习和活动要用的物品（如玩具、学校指定的作业、铅笔、书本或工具）。

8）常常易受外界刺激而分散注意力。

9）日常生活中容易忘事。

（2）多动/冲动以下症状≥6条，持续6个月以上且达到与发展水平不相适应和不一致的程度：

1）常常手或脚动个不停或在座位上不停扭动。

2）在教室或其他要求保持坐位的环境中常离开座位。

3）常在不恰当的情况下乱跑或乱爬（青少年仅限于主观感觉坐立不安）。

4）常难以安静的玩耍或从事闲暇活动。

5）经常忙个不停或常像“装上了发动机”似地不停地动。

6）经常说话过多。

7）常常别人问话未完就抢着回答。

8）经常难以安静地等待或按顺序排队。

9）常打断或干扰别人的活动（如插话或干扰别人的游戏）。

2. 7岁前就有一些造成损害的多动/冲动或注意分散症状。

3. 一些症状造成的损害出现在两种或两种以上的环境中（如在学校、工作单位和家里）。

4. 必须有明确的社会功能、学习功能或职业功能损害的临床证据。

5. 排除广泛性发育障碍、精神分裂症或其他精神障碍的可能，排除诸如心境障碍、焦虑障碍、分裂性障碍或人格障碍等其他精神障碍。ADHD儿童可分为ADHD混合型、以注意缺陷为主型和以多动/冲动为主型。目前，ADHD仍主要依据临床诊断，所以必须综合病史、临床观察、躯体和神经系统检查、行为评定量表、心理测验和必要的实验室检查，同时参考儿童的年龄、性别因素，才能得到一个准确的诊断。

附件26 婴儿艾滋病感染早期诊断检测标本送样单

此处由标本采集机构填写

标本采集机构名称：省（直辖市、自治区）地（市、州）县（市、区）
婴儿编号：□□□□□□—□□□—□□□□—□□□—□（同个案登记卡编号）
婴儿母亲姓名：婴儿姓名：性别：出生日期：□□□□年□□月□□日
采样情况：第　次采血　　采血时月龄　　采血日期：□□□年□□月□
　　采血人：　　标本制备人：
送样人联系电话：　　送样人签字：
标本送出日期（指标本送至辖区妇幼保健机构的日期）：□□□□年□□月□□日

此处由送检妇幼保健机构填写

标本送检机构名称：省（直辖市、自治区）地（市、州）县（市、区）
妇幼保健院（所、中心）
标本序号（前四位为年份，后三位为顺序编号）：□□□□—□□□
单位地址与邮编：省（直辖市、自治区）地（市、州）县（市、区）
　　（具体地址、邮编）
送检人联系电话：　　传真：　　送检人签字：
标本寄出日期（指标本寄往区域实验室的日期）：□□□□年□□月□□日

此处由区域实验室填写

标本接收日期（指区域实验室收到标本的日期）：□□□□年□□月□□日
标本验收：外包装：完好□、不完好□　内包装：完好□、不完好□
　　湿度指示卡：有□、无□　　干燥剂：有□、无□
　　血斑质量：好□、不好□、其他□
收样人对标本是否可以进行试验的评价（用“√”号标记）：
　　可以□　不可以□，原因是
实验室对不合格标本的建议：
收样人联系电话：　　收样人签字：
结果反馈日期（指将检测结果反馈给送检妇幼保健机构的日期）：□□□□年□□月□□日

填表说明：1. 此单一式两份，送检妇幼保健机构填写完整后将两份送样单邮寄至区域实验室，一份由区域实验室留存，另一份由区域实验室连同结果报告单一并反馈给送检妇幼保健机构。
2. 须用签字笔或钢笔正楷认真填写，不可用圆珠笔或铅笔。
3. 标本须连同本单一并邮寄给区域实验室。

附件27　婴儿艾滋病感染早期诊断服务及信息收集工作流程

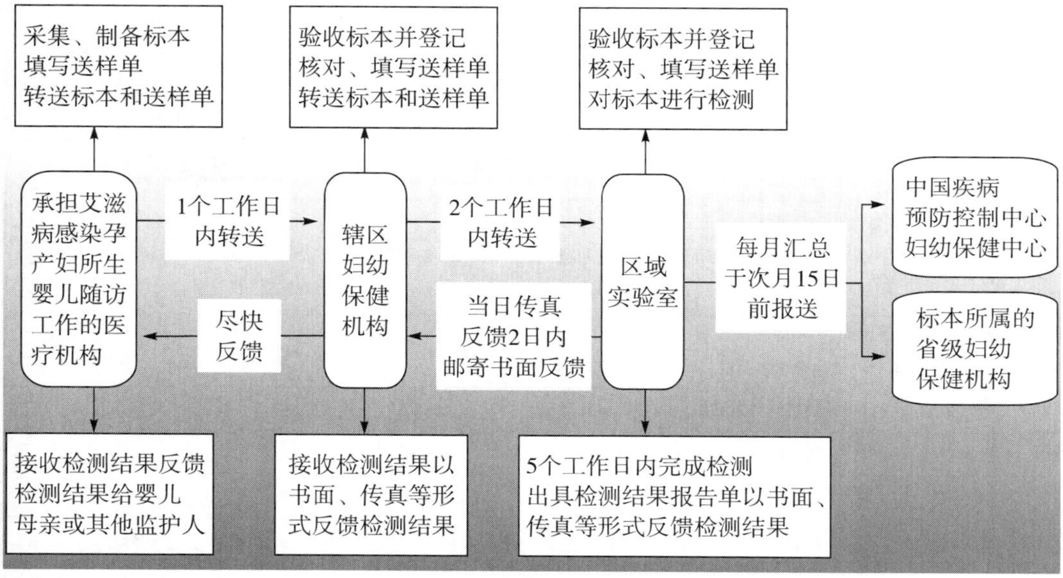

附件28 新生儿家庭访视记录表

姓名：　　　　　　　　　　　　　　　　　　　编号□□□-□□□□□

<table>
<tr><td>性　别</td><td colspan="3">0 未知的性别　1 男　2 女
9 未说明的性别　□</td><td>出生日期</td><td colspan="3">□□□□ □□ □□</td></tr>
<tr><td>身份证号</td><td colspan="3"></td><td>家庭住址</td><td colspan="3"></td></tr>
<tr><td>父亲</td><td>姓名</td><td colspan="2">职业</td><td colspan="2">联系电话</td><td colspan="2">出生日期</td></tr>
<tr><td>母亲</td><td>姓名</td><td colspan="2">职业</td><td colspan="2">联系电话</td><td colspan="2">出生日期</td></tr>
<tr><td colspan="2">出生孕周____周</td><td colspan="6">母亲妊娠期患病情况　1 糖尿病　2 妊娠期高血压　3 其他____　□</td></tr>
<tr><td colspan="2">助产机构名称____</td><td colspan="6">出生情况　1 顺产　2 胎头吸引　3 产钳　4 剖宫　5 双多胎　6 臀位
7 其他____　□/□</td></tr>
<tr><td colspan="4">新生儿窒息　1 无　2 有
（Apgar 评分：1 分钟　5 分钟　不详）　□</td><td colspan="4">是否有畸形　1 无　2 有____　□</td></tr>
<tr><td colspan="8">新生儿听力筛查　1 通过　2 未通过　3 未筛查　4 不详　□</td></tr>
<tr><td colspan="8">新生儿疾病筛查：1 甲低　2 苯丙酮尿症　3 其他遗传代谢病____　□</td></tr>
<tr><td colspan="3">新生儿出生体重____kg</td><td colspan="3">目前体重____kg</td><td colspan="2">出生身长____cm</td></tr>
<tr><td colspan="3">喂养方式 1 纯母乳　2 混合　3 人工　□</td><td colspan="3">＊吃奶量____ml/次</td><td colspan="2">＊吃奶次数____次/日</td></tr>
<tr><td colspan="3">＊呕吐　1 无　2 有　□</td><td colspan="3">＊大便　1 糊状　2 稀　□</td><td colspan="2">＊大便次数____次/日</td></tr>
<tr><td colspan="3">体温____℃</td><td colspan="3">脉率____次/分</td><td colspan="2">呼吸频率____次/分</td></tr>
<tr><td colspan="4">面色　1 红润　2 黄染 3 其他____</td><td colspan="4">黄疸部位　1 面部　2 躯干　3 四肢　4 手足　□</td></tr>
<tr><td colspan="8">前囟____cm×____cm　1 正常　2 膨隆　3 凹陷　4 其他____　□</td></tr>
<tr><td colspan="4">眼外观　1 未见异常　2 异常____　□</td><td colspan="4">四肢活动度 1 未见异常　2 异常____　□</td></tr>
<tr><td colspan="4">耳外观　1 未见异常　2 异常____　□</td><td colspan="4">颈部包块　1 无　2 有____　□</td></tr>
<tr><td colspan="4">鼻　1 未见异常　2 异常____　□</td><td colspan="4">皮肤　1 未见异常　2 湿疹　3 糜烂　4 其他____　□</td></tr>
<tr><td colspan="4">口　腔　1 未见异常　2 异常____　□</td><td colspan="4">肛门　1 未见异常　2 异常____　□</td></tr>
<tr><td colspan="4">心肺听诊　1 未见异常　2 异常____　□</td><td colspan="4">外生殖器　1 未见异常　2 异常____　□</td></tr>
<tr><td colspan="4">腹部触诊　1 未见异常　2 异常____　□</td><td colspan="4">脊柱　1 未见异常　2 异常____　□</td></tr>
<tr><td colspan="8">脐带　1 未脱　2 脱落　3 脐部有渗出　4 其他____　□</td></tr>
<tr><td colspan="8">转诊建议　1 无　2 有
原因：____　□
机构及科室：____</td></tr>
<tr><td colspan="8">指导 1 喂养指导　2 发育指导　3 防病指导　4 预防伤害指导　5 口腔保健指导　□/□/□/□/□</td></tr>
<tr><td colspan="4">本次访视日期　年　月　日</td><td colspan="4">下次随访地点</td></tr>
<tr><td colspan="4">下次随访日期　年　月　日</td><td colspan="4">随访医生签名</td></tr>
</table>

附件29　1岁以内儿童健康检查记录表

姓名：　　　　　　　　　　　　　　　　　　　编号□□□-□□□□□

月龄		满月	3月龄	6月龄	8月龄
随访日期					
体重（kg）		____ 上 中 下	____ 上 中 下	____ 上 中 下	____ 上 中 下
身长（cm）		____ 上 中 下	____ 上 中 下	____ 上 中 下	____ 上 中 下
头围（cm）					
体格检查	面色	1红润　2黄染　3其他	1红润　2黄染　3其他	1红润　2其他	1红润　2其他
	皮肤	1未见异常　2异常	1未见异常　2异常	1未见异常　2异常	1未见异常　2异常
	前囟	1闭合　2未闭 ___ cm×___ cm	1闭合　2未闭 ___ cm×___ cm	1闭合　2未闭 ___ cm×___ cm	1闭合　2未闭 ___ cm×___ cm
	颈部包块	1有　2无	1有　2无	1有　2无	______
	眼外观	1未见异常　2异常	1未见异常　2异常	1未见异常　2异常	1未见异常　2异常
	耳外观	1未见异常　2异常	1未见异常　2异常	1未见异常　2异常	1未见异常　2异常
	听力	______	______	1通过　2未通过	______
	口腔	1未见异常　2异常	1未见异常　2异常	出牙数（颗）___	出牙数（颗）___
	心肺	1未见异常　2异常	1未见异常　2异常	1未见异常　2异常	1未见异常　2异常
	腹部	1未见异常　2异常	1未见异常　2异常	1未见异常　2异常	1未见异常　2异常
	脐部	1未脱　2脱落 3脐部有渗出 4其他	1未见异常　2异常	______	______
	四肢	1未见异常　2异常	1未见异常　2异常	1未见异常　2异常	1未见异常　2异常
	可疑佝偻病症状	______	1无　2夜惊 3多汗　4烦躁	1无　2夜惊 3多汗　4烦躁	1无　2夜惊 3多汗 4烦躁
	可疑佝偻病体征	1无　2颅骨软化 3方颅　4枕秃	1无　2颅骨软化 3方颅　4枕秃	1肋串珠　2肋外翻 3肋软骨沟　4鸡胸 5手镯征	1肋串珠　2肋外翻 3肋软骨沟　4鸡胸 5手镯征
	肛门/外生殖器	1未见异常　2异常	1未见异常　2异常	1未见异常　2异常	1未见异常　2异常
	血红蛋白值	______ g/L	______ g/L	______ g/L	______ g/L
户外活动		______ 小时/日	______小时/日	______ 小时/日	______ 小时/日
服用维生素D		______IU/日	______IU/日	______IU/日	______IU/日
发育评估		1通过　2未过	1通过　2未过	1通过　2未过	1通过　2未过
两次随访间患病情况		1未患病　2患病	1未患病　2患病	1未患病　2患病	1未患病　2患病
其他					
转诊建议		1无　2有 原因：______ 机构及科室：______	1无　2有 原因：______ 机构及科室：______	1无　2有 原因：______ 机构及科室：______	1无　2有 原因：______ 机构及科室：______
指导		1科学喂养 2生长发育 3疾病预防 4预防意外伤害 5口腔保健	1科学喂养 2生长发育 3疾病预防 4预防意外伤害 5口腔保健	1科学喂养 2生长发育 3疾病预防 4预防意外伤害 5口腔保健	1科学喂养 2生长发育 3疾病预防 4预防意外伤害 5口腔保健
下次随访日期					
随访医生签名					

附件30 1~2岁儿童健康检查记录表

姓名：　　　　　　　　　　　　　　　　　　编号□□□-□□□□□

月（年）龄		12月龄	18月龄	24月龄	30月龄
随访日期					
体重（kg）		___上 中 下	___上 中 下	___上 中 下	___上 中 下
身长（cm）		___上 中 下	___上 中 下	___上 中 下	___上 中 下
体格检查	面色	1红润 2其他	1红润 2其他	1红润 2其他	1红润 2其他
	皮肤	1未见异常 2异常	1未见异常 2异常	1未见异常 2异常	1未见异常 2异常
	前囟	1闭合 2未闭 ___cm×___cm	1闭合 2未闭 ___cm×___cm	1闭合 2未闭 ___cm×___cm	______
	眼外观	1未见异常 2异常	1未见异常 2异常	1未见异常 2异常	1未见异常 2异常
	耳外观	1未见异常 2异常	1未见异常 2异常	1未见异常 2异常	1未见异常 2异常
	听力	1通过 2未通过	—	1通过 2未通过	______
	出牙/龋齿数（颗）	—	—	—	—
	心肺	1未见异常 2异常	1未见异常 2异常	1未见异常 2异常	1未见异常 2异常
	腹部	1未见异常 2异常	1未见异常 2异常	1未见异常 2异常	1未见异常 2异常
	四肢	1未见异常 2异常	1未见异常 2异常	1未见异常 2异常	1未见异常 2异常
	步态	______	1未见异常 2异常	1未见异常 2异常	1未见异常 2异常
	可疑佝偻病体征	1“O”形腿 2“X”形腿	1“O”形腿 2“X”形腿	1“O”形腿 2“X”形腿	______
	血红蛋白值	______g/L	______g/L	______g/L	______g/L
户外活动		______小时/日	______小时/日	______小时/日	______小时/日
服用维生素D		______IU/d	______IU/d	______IU/d	______IU/d
发育评估		1通过 2未过	1通过 2未过	1通过 2未过	______
两次随访间患病情况		1未患病 2患病	1未患病 2患病	1未患病 2患病	1未患病 2患病
其他					
转诊建议		1无 2有 原因：______ 机构及科室：______ ______	1无 2有 原因：______ 机构及科室：______ ______	1无 2有 原因：______ 机构及科室：______ ______	1无 2有 原因：______ 机构及科室：______ ______
指 导		1科学喂养 2生长发育 3疾病预防 4预防意外伤害 5口腔保健 ______	1科学喂养 2生长发育 3疾病预防 4预防意外伤害 5口腔保健 ______	1合理膳食 2生长发育 3疾病预防 4预防意外伤害 5口腔保健 ______	1合理膳食 2生长发育 3疾病预防 4预防意外伤害 5口腔保健 ______
下次随访日期					
随访医生签名					

附件31　3～6岁儿童健康检查记录表

姓名：　　　　　　　　　　　　　　　　编号□□□-□□□□□

月龄		3岁	4岁	5岁	6岁
随访日期					
体重（kg）		___ 上 中 下	___ 上 中 下	___ 上 中 下	___ 上 中 下
身长（cm）		___ 上 中 下	___ 上 中 下	___ 上 中 下	___ 上 中 下
体格发育评价		1 正常　2 低体重 3 消瘦　4 发育迟缓 5 超重	1 正常　2 低体重 3 消瘦　4 发育迟缓 5 超重	1 正常　2 低体重 3 消瘦　4 发育迟缓 5 超重	1 正常　2 低体重 3 消瘦　4 发育迟缓 5 超重
体格检查	视力	________			
	听力	1 通过　2 未过	________	________	________
	牙数（颗）/龋齿数	—	—	—	—
	心肺	1 未见异常　2 异常	1 未见异常　2 异常	1 未见异常　2 异常	1 未见异常　2 异常
	腹部	1 未见异常　2 异常	1 未见异常　2 异常	1 未见异常　2 异常	1 未见异常　2 异常
	血红蛋白值	______ g/L	______ g/L	______ g/L	______ g/L
	其他				
两次随访间患病情况		1 无 2 肺炎____次 3 腹泻____次 4 外伤____次 5 其他____	1 无 2 肺炎____次 3 腹泻____次 4 外伤____次 5 其他____	1 无 2 肺炎____次 3 腹泻____次 4 外伤____次 5 其他____	1 无 2 肺炎____次 3 腹泻____次 4 外伤____次 5 其他____
转诊建议		1 无　2 有 原因：________ 机构及科室： ________	1 无　2 有 原因：________ 机构及科室： ________	1 无　2 有 原因：________ 机构及科室： ________	1 无　2 有 原因：________ 机构及科室： ________
指导		1 合理膳食 2 生长发育 3 疾病预防 4 预防意外伤害 5 口腔保健 ________	1 合理膳食 2 生长发育 3 疾病预防 4 预防意外伤害 5 口腔保健 ________	1 合理膳食 2 生长发育 3 疾病预防 4 预防意外伤害 5 口腔保健 ________	1 合理膳食 2 生长发育 3 疾病预防 4 预防意外伤害 5 口腔保健 ________
下次随访日期					
随访医生签名					

附件32 月经卡

日 月	1	2	3	4	5	6	7	8	9	10	11	12	13	14	15	16	17	18	19	20	21	22	23	24	25	26	27	28	29	30	31

注：√代表一个月经周期开始，用×代表结束；用●代表痛经有无；用+的个数代表每日经量多少如第1天+，第2天++；做好相应的记录。

附件33　青春期人际融合能力调查表

1. 你的性格是？
   A. 内向　　B. 外向　　C. 介于内向和外向之间
2. 在学校里你是个遵守行为规范的学生吗？
   A. 是　　B. 不是　　C. 介于两者之间
3. 你如何跟同学或朋友交流？
   A. 主动　　B. 被动，别人来找自己　　C. 顺其自然
4. 你目前认识的同学中，哪些人占比重较大？
   A. 本班同学　　B. 外班同学
5. 你和同学、朋友经常产生矛盾或者吵架吗？
   A. 经常　　B. 偶尔　　C. 从未有过矛盾或者吵架
6. 你自认为和同学、朋友的关系如何？
   A. 关系不错，我很满意
   B. 关系一般，勉强过得去
   C. 关系很差，自己很失败
7. 当同学或者朋友遇到困难时，会不会愿意主动帮助他/她？
   A. 会　　B. 不会　　C. 视情况而定
8. 你的朋友多吗？
   A. 很少　　B. 很多　　C. 一般　　D. 没有
9. 你的学习成绩如何？
   A. 好，班里前几名　　B. 一般　　C. 很差
10. 老师对你的态度如何？
    A. 很好，经常表扬　　B. 一般
    C. 不好，经常批评　　D 不清楚
11. 你经常参加集体活动吗？
    A. 经常　　B. 一般
    C. 很少　　D. 从不
12. 你是否想过改善自己当前的人际交往的状况？
    A. 非常想　　B. 没想过，现在挺好
    C. 无所谓
13. 你会坐下来和父母聊天吗？
    A. 经常和父母聊天
    B. 很想聊天，不知道聊什么
    C. 父母主动找自己，不喜欢聊天
    D. 很反感

附件34　青春期饮食习惯调查表

1. 你经常吃荤菜还是素菜？

   A. 荤菜　　B. 素菜　　C. 荤素搭配

2. 你经常吃水果或者蔬菜吗？

   A. 经常　　B. 有时　　C. 偶尔　　D. 从不

3. 你一般情况下吃早餐吗？

   A. 天天吃　　B. 有时　　C. 偶尔　　D. 从不

4. 在学校食堂吃饭时，哪顿饭花钱最多？

   A. 早餐　　B. 午餐　　C. 晚餐

5. 三餐是否规律？

   A. 很规律　　B. 一般　　C. 不规律

6. 你是否有吃零食的习惯？

   A. 经常吃零食，超过正餐

   B. 有时吃，未超过正餐

   C. 偶尔吃一点

   D. 从不吃

7. 有挑食、偏食的习惯吗？

   A. 有　　B. 没有　　C. 介于两者之间

8. 遇到自己爱吃的食物是否暴饮暴食？

   A. 是　　B. 多吃一点　　C. 很有节制

9. 有节食的行为吗？

   A. 有　　B. 没有　　C. 有的时期会节食

10. 你的体重指数超标吗？

    A. 不超标　　B. 超标　　C. 严重超标

11. 在家吃饭时有边吃饭边看电视的习惯吗？

    A. 有　　B. 没有　　C. 介于两者之间

12. 饭前洗手吗？

    A. 饭前洗手　　B. 大多数洗　　C. 偶尔洗　　D. 从不洗手

13. 饭前有喝汤的习惯吗？

    A. 有　　B. 没有　　C. 介于两者之间

14. 请将三餐的大多数食谱填入下面横线上？

    早餐＿＿＿＿＿＿

    午餐＿＿＿＿＿＿

    晚餐＿＿＿＿＿＿

附件35 第1次产前随访服务记录表

<table>
<tr><td>填表日期</td><td colspan="2">年 月 日</td><td>填表孕周</td><td>姓名</td><td colspan="2">年龄</td></tr>
<tr><td>丈夫姓名</td><td colspan="2"></td><td>丈夫年龄</td><td></td><td>丈夫电话</td><td></td></tr>
<tr><td>孕次</td><td colspan="2"></td><td>产次</td><td colspan="3">阴道分娩次 剖宫产次</td></tr>
<tr><td>末次月经</td><td colspan="2">年 月 日或不详</td><td>预产期</td><td colspan="3">年 月 日</td></tr>
<tr><td>既往史</td><td colspan="6">1无 2心脏病 3肾脏疾病 4肝脏疾病 5高血压 6贫血 7糖尿病 8其他</td></tr>
<tr><td>家族史</td><td colspan="6">1遗传性疾病史 2精神疾病史 3其他</td></tr>
<tr><td>个人史</td><td colspan="6">1吸烟 2饮酒 3服用药物 4接触有毒有害物质 5接触放射性物质 6其他</td></tr>
<tr><td>妇科手术史</td><td>1无 2有</td><td colspan="5">孕产史：1流产 2死胎 3死产 4新生儿死亡 5出生缺陷儿</td></tr>
<tr><td>身高</td><td>cm</td><td>体质指数</td><td></td><td>体重 kg</td><td>血压</td><td>/ mmHg</td></tr>
<tr><td>听诊</td><td colspan="3">心脏：1未见异常 2异常</td><td colspan="3">肺部：1未见异常 2异常</td></tr>
<tr><td rowspan="3">妇科检查</td><td colspan="3">外阴：1未见异常 2异常</td><td colspan="3">阴道：1未见异常 2异常</td></tr>
<tr><td colspan="3">宫颈：1未见异常 2异常</td><td colspan="3">子宫：1未见异常 2异常</td></tr>
<tr><td colspan="6">附件：1未见异常 2异常</td></tr>
<tr><td rowspan="12">辅助检查</td><td colspan="2">血常规</td><td colspan="4">血红蛋白值 g/L 白细胞计数值 /L
血小板计数值 /L 其他</td></tr>
<tr><td colspan="2">尿常规</td><td colspan="4">尿蛋白尿糖尿酮体尿潜血其他</td></tr>
<tr><td>血型</td><td>ABO
Rh*</td><td colspan="4">血糖* mmol/L</td></tr>
<tr><td colspan="2">肝功能</td><td colspan="4">血清谷丙转氨酶 U/L 血清谷草转氨酶 U/L
白蛋白 g/L 总胆红素 μmol/L 结合胆红素 μmol/L</td></tr>
<tr><td colspan="2">肾功能</td><td colspan="4">血清肌酐 μmol/L 血尿素氮 mmol/L</td></tr>
<tr><td colspan="2" rowspan="2">阴道分泌物*</td><td colspan="4">1未见异常 2滴虫 3假丝酵母菌 4其他</td></tr>
<tr><td colspan="4">阴道清洁度：1 Ⅰ度 2 Ⅱ度 3 Ⅲ度 4 Ⅳ度</td></tr>
<tr><td colspan="2">乙型肝炎五项</td><td colspan="4">乙型肝炎表面抗原 乙型肝炎表面抗体
乙型肝炎e抗原 乙型肝炎e抗体
乙型肝炎核心抗体</td></tr>
<tr><td colspan="2">梅毒血清学试验*</td><td>1阴性 2阳性</td><td>HIV抗体检测*</td><td colspan="2">1阴性 2阳性</td></tr>
<tr><td colspan="2">B超*</td><td colspan="4"></td></tr>
<tr><td>总体评估</td><td colspan="6">1未见异常 2异常</td></tr>
<tr><td>保健指导</td><td colspan="6">1个人卫生 2心理 3营养 4避免致畸因素和疾病对胚胎的不良影响
5产前筛查宣传告知 6其他</td></tr>
<tr><td colspan="7">转诊 1无 2有 原因： 机构及科室：</td></tr>
<tr><td>下次随访日期</td><td colspan="2">年 月 日</td><td colspan="2">随访医生签名</td><td colspan="2"></td></tr>
</table>

填表说明：

1. 本表由医生在第一次接诊孕妇（尽量在孕12周前）时填写。若未建立居民健康档案，需同时建立。随访时填写各项目对应情况的数字。

2. 填表孕周：为填写此表时孕妇的怀孕周数。

3. 孕次：怀孕的次数，包括本次妊娠。

4. 产次：指此次怀孕前，孕期超过28周的分娩次数。

5. 末次月经：此怀孕前最后一次月经的第一天。

6. 预产期：可按照末次月经推算，为末次月经日期的月份加9或减3，为预产期月份数；天数加7，为预产期日。

7. 既往史：孕妇曾经患过的疾病，可以多选。

8. 家族史：填写孕妇父亲、母亲、丈夫、兄弟姐妹或其他子女中是否曾患遗传性疾病或精神疾病，若有，请具体说明。

9. 个人史：可以多选。

10. 孕产史：根据具体情况填写，若有，填写次数，若无，填写“0”。

11. 体质指数=体重（kg）/身高的平方（m^2）。

12. 体格检查、妇科检查及辅助检查：进行相应检查，并填写检查结果。

13. 总体评估：根据孕妇总体情况进行评估，若发现异常，具体描述异常情况。

14. 保健指导：填写相应的保健指导内容，可以多选。

15. 转诊：若有需转诊的情况，具体填写。

16. 下次随访日期：根据孕妇情况确定下次随访查日期，并告知孕妇。

17. 随访医生签名：随访完毕，核查无误后随访医生签署其姓名。

附件36　高危妊娠评分标准

		5分（A级）	10分（B级）高危因素	20分（C级）高危因素
基本情况		年龄<20岁≥35岁，身高≤145cm，体重≤40kg或≥80kg，轻度智力低下，附件手术史	年龄>40岁，身高≤145cm伴体重<40kg，产道（软、骨）畸形、骨盆狭小，胸廓畸形，中度智力低下，精神病静止期，子宫手术史	胸廓畸形伴肺功能不全 重度智力低下 精神病活动期
异常分娩史		流产2次，生过一次畸形儿	3次自然流产或早产≥2次，婴儿未存活，瘢痕子宫（剖宫产史或肌瘤剥除史），阴道难产史	
妊娠合并症	心血管病	原发性高血压，BP持续≥140/90mmHg 心肌炎史	原发性高血压，BP持续≥160/100mmHg，心肌病，心功能Ⅰ~Ⅱ级，心肌炎后遗症心律失常	心脏病心功能Ⅲ~Ⅳ 房颤，先心（发绀型） 肺动脉高压
	肝病		肝内胆汁淤积症（ICP），急性肝炎或慢性肝炎乙肝病毒携带者	重症肝炎，急性脂肪肝
	肾病		肾炎伴肾功能轻度损害	肾炎伴肾功能中度损害
	呼吸道疾病	肺结核稳定型	肺结核活动型，哮喘	开放性肺结核，粟粒型肺结核，哮喘伴肺功能不全
	血液病	中度贫血	重度贫血（Hb<6g/L）血小板<7.5万	再障，血小板≤5万
	内分泌病	甲亢、糖尿病不需用药者	甲亢、糖尿病需用药者	甲亢危象，糖尿病酮症酸中毒
	肿瘤		子宫肌瘤或卵巢囊肿≥6cm	恶性肿瘤
	其他	偶发癫痫	癫痫需药物控制，自身免疫性疾病静止期，性病（梅毒、淋病）	自身免疫性疾病活动期 AIDS
	胎位不正	孕32~36孕周横位、臀位	≥37孕周横位、臀位	
	先兆早产、胎膜早破	34~36周	<34周	
	过期妊娠		≥42孕周	
	妊高征		轻度妊高征	重度子痫前期与子痫
	产前出血	产前出血（28孕周前）	产前出血（≥28孕周）	中央性前置胎盘，胎盘早剥
	羊水量异常	羊水过多	羊水过多伴症状或羊水过少	
	双胎，巨大儿		双胎，巨大儿	3胎及以上
	IUGR	宫高第10百分位	宫高<第10百分位	宫高<第5百分位
	胎动	胎动<10次/12小时	胎动消失	
	血型不合	ABO溶血症	RH溶血症	RH溶血史
环境及社会因素		被动或主动吸烟≥20/日。酗酒，文盲，无产前检查，流动人员，家庭经济困难，卫生条件差，其中有2项者	早孕期接触农药，放射线等化学物理因素 家庭中受歧视	
备注		有两种以上高位因素时总高危评分可由各项相加累计，但其高危级别则以单项中最高者记录。 例1：身高145cm（A级），Hb 7克（A级），评分为5分+5分=10分，总评分10分　A级；例2：2次流产史（A级），此次妊娠宫高<第10百分位（B级），评分为5分+10分=15分，总评分15分　B级；例3：高龄初产（A级），肌瘤剥除史（B级），先心发绀型（C型），评分为5分+10分+20分=35分，总评分35分　C级		

附件37　高危孕妇转诊流程图

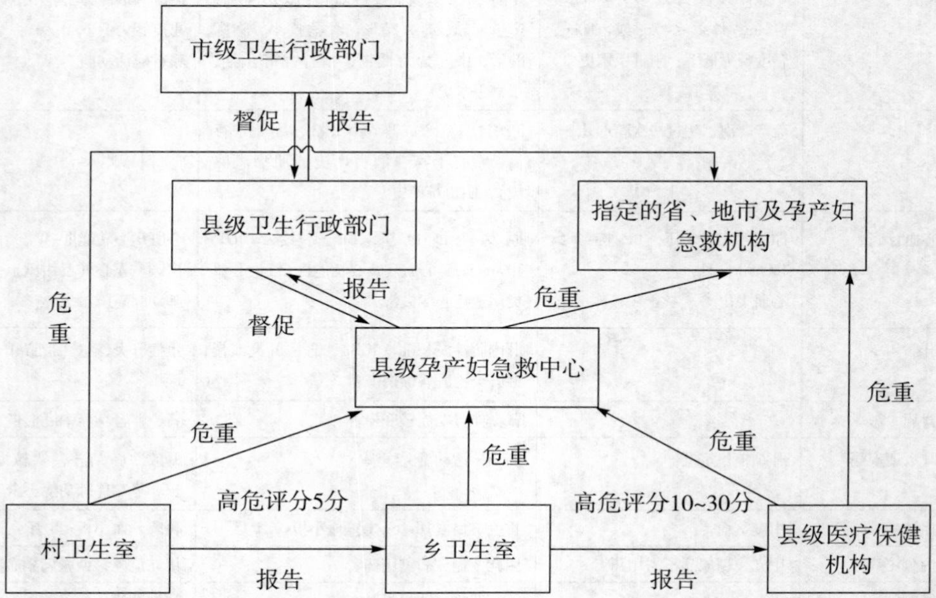

高危孕产妇转诊通知单（存根）

转诊编号

姓名______孕周______于______年_____月_____日在我院进行孕期检查时被筛查出高危孕妇，高危评分______分，为保证孕期母婴安全，现将孕妇转上级医疗机构进一步检查和治疗。转诊原因______________________________

孕妇家庭住址______　　联系电话______

高危孕产妇转诊通知单

转诊编号

姓名______年龄______孕周______联系电话______孕妇家庭住址____________

入院前筛查的简要过程____________

诊断______简要诊疗过程______________________________

转诊原因_________转出医院_________

转出医生_________　　转出时间______年______月______日

附件38　产前随访服务记录表

姓名：

项目		第2次	第3次	第4次*	第5次*
随访日期					
孕周（周）					
主诉					
体重（kg）					
产科检查	宫底高度（cm）				
	腹围（cm）				
	胎位				
	胎心率（次/分）				
血压（mmHg）		/	/	/	/
血红蛋白（g/L）					
尿蛋白					
其他辅助检查*					
分类		1 未见异常 2 异常________	1 未见异常 2 异常　______	1 未见异常 2 异常________	1 未见异常 2 异常________
指导		1 个人卫生 2 膳食 3 心理 4 运动 5 其他	1 个人卫生 2 膳食 3 心理 4 运动 5 自我监护 6 母乳喂养 7 其他	1 个人卫生 2 膳食 3 心理 4 运动 5 自我监测 6 分娩准备 7 母乳喂养 8 其他	1 个人卫生 2 膳食 3 心理 4 运动 5 自我监测 6 分娩准备 7 母乳喂养 8 其他
转诊		1 无　2 有 原因：_______ 机构及科室：	1 无　2 有 原因：_______ 机构及科室：	1 无　2 有 原因：_______ 机构及科室：	1 无　2 有 原 因：_______ 机构及科室：
下次随访日期					
随访医生签名					

填表说明：

1. 孕周：为此次随访时的妊娠周数。

2. 主诉：填写孕妇自述的主要症状和不适。

3. 体重：填写此次测量的体重。

4. 产科检查：按照要求进行产科检查，填写具体数值。

5. 血红蛋白、尿蛋白：填写血红蛋白、尿蛋白检测结果。

6. 其他检查：若有其他辅助检查，填写此处。

7. 分类：根据此次随访的情况，对孕妇进行分类，若发现异常，写明具体情况。

8. 指导：可以多选，未列出的其他指导请具体填写。

9. 转诊：若有需转诊的情况，具体填写。

10. 下次随访日期：根据孕妇情况确定下次随访日期，并告知孕妇。

11. 随访医生签名：随访完毕，核查无误后医生签名。

12. 第 4 次和第 5 次产前随访服务，应该在确定好的分娩医疗卫生机构或有助产资质的医疗卫生机构进行相应的检查，由乡镇卫生院和社区卫生服务中心提供健康管理服务和记录。

附件39　产后访视记录表

姓名：

随访日期	年　月　日	产后时间	天	体温	℃	血压	/　mmHg
一般健康情况							
一般心理状况							
乳房	1 未见异常　2 异常______						
恶露	1 未见异常　2 异常______						
子宫	1 未见异常　2 异常______						
伤口	1 未见异常　2 异常______						
其他							
分类	1 未见异常　2 异常______						
指导	1 个人卫生 2 心理 3 营养 4 母乳喂养 5 新生儿护理与喂养 6 其他						
转诊	1 无　2 有　原因：　机构及科室：						
下次随访日期							
随访医生签名							

填表说明：

1. 本表为产妇出院后 3~7 天内由医务人员到产妇家中进行产后检查时填写，产妇情况填写此表，新生儿情况填写“新生儿家庭访视表”。
2. 一般健康状况：对产妇一般情况进行检查，具体描述并填写。
3. 血压：测量产妇血压，填写具体数值。
4. 乳房、恶露、子宫、伤口：对产妇进行检查，若有异常，具体描述。
5. 分类：根据此次随访情况，对产妇进行分类，若为其他异常，具体写明情况。
6. 指导：可以多选，未列出的其他指导请具体填写。
7. 转诊：若有需转诊的情况，具体填写。
8. 随访医生签名：随访完毕，核查无误后随访医生签名。

附件40　产后42天健康检查记录表

姓名：

随访日期	年　月　日	血压	/　　mmHg
一般健康情况			
一般心理状况			
乳房	1 未见异常　2 异常______________		
恶露	1 未见异常　2 异常______________		
子宫	1 未见异常　2 异常______________		
伤口	1 未见异常　2 异常______________		
其他			
分类	1 已恢复　2 未恢复______________		
指导	1 性保健 2 避孕 3 婴儿喂养及营养 4 其他		
处理	1 结案 2 转诊 原因：______________ 机构及科室：		
随访医生签名			

填表说明：

1. 一般健康状况：对产妇一般情况进行检查，具体描述并填写。
2. 血压：如有必要，测量产妇血压，填写具体数值。
3. 乳房、恶露、子宫、伤口：对产妇进行检查，若有异常，具体描述。
4. 分类：根据此次随访情况，对产妇进行分类，若为未恢复，具体写明情况。
5. 指导：可以多选，未列出的其他指导请具体填写。
6. 处理：若产妇已恢复正常，则结案。若有需转诊的情况，具体填写。
7. 随访医生签名：检查完毕，核查无误后检查医生签名。

附件41　症状自评量表（SCL-90）

编号＿＿＿　姓名＿＿＿　性别＿＿＿　年龄＿＿＿　测验日期＿＿＿

请仔细阅读每一条，然后根据最近一星期以内下述的影响您实际感觉情况，在每个问题后标明该题的程度得分。其中，“没有”选0，“很轻”选1，“中等”选2，“偏重”选3，“严重”选4。

题目选择

1. 头痛。	0-1-2-3-4
2. 神经过敏，心中不踏实。	0-1-2-3-4
3. 头脑中有不必要的想法或字句盘旋。	0-1-2-3-4
4. 头昏或昏倒。	0-1-2-3-4
5. 对异性的兴趣减退。	0-1-2-3-4
6. 对旁人责备求全。	0-1-2-3-4
7. 感到别人能控制您的思想。	0-1-2-3-4
8. 责怪别人制造麻烦。	0-1-2-3-4
9. 记忆力差。	0-1-2-3-4
10. 担心自己的衣饰整齐及仪态的端正。	0-1-2-3-4
11. 容易烦恼和激动。	0-1-2-3-4
12. 胸痛。	0-1-2-3-4
13. 害怕空旷的场所或街道。	0-1-2-3-4
14. 感到自己的精力下降，活动减慢。	0-1-2-3-4
15. 想结束自己的生命。	0-1-2-3-4
16. 听到旁人听不到的声音。	0-1-2-3-4
17. 发抖。	0-1-2-3-4
18. 感到大多数人都不可信任。	0-1-2-3-4
19. 胃口不好。	0-1-2-3-4
20. 容易哭泣。	0-1-2-3-4
21. 同异性相处时感到害羞不自在。	0-1-2-3-4
22. 感到受骗，中了圈套或有人想抓住您。	0-1-2-3-4
23. 无缘无故地突然感到害怕。	0-1-2-3-4
24. 自己不能控制地大发脾气。	0-1-2-3-4
25. 怕单独出门。	0-1-2-3-4
26. 经常责怪自己。	0-1-2-3-4
27. 腰痛。	0-1-2-3-4
28. 感到难以完成任务。	0-1-2-3-4
29. 感到孤独。	0-1-2-3-4
30. 感到苦闷。	0-1-2-3-4

31. 过分担忧。 0-1-2-3-4
32. 对事物不感兴趣。 0-1-2-3-4
33. 感到害怕。 0-1-2-3-4
34. 您的感情容易受到伤害。 0-1-2-3-4
35. 旁人能知道您的私下想法。 0-1-2-3-4
36. 感到别人不理解您、不同情您。 0-1-2-3-4
37. 感到人们对您不友好，不喜欢您。 0-1-2-3-4
38. 做事必须做得很慢以保证做得正确。 0-1-2-3-4
39. 心跳得很厉害。 0-1-2-3-4
40. 恶心或胃部不舒服。 0-1-2-3-4
41. 感到比不上他人。 0-1-2-3-4
42. 肌肉酸痛。 0-1-2-3-4
43. 感到有人在监视您、谈论您。 0-1-2-3-4
44. 难以入睡。 0-1-2-3-4
45. 做事必须反复检查。 0-1-2-3-4
46. 难以做出决定。 0-1-2-3-4
47. 怕乘电车、公共汽车、地铁或火车。 0-1-2-3-4
48. 呼吸有困难。 0-1-2-3-4
49. 一阵阵发冷或发热。 0-1-2-3-4
50. 因为感到害怕而避开某些东西、场合或活动。 0-1-2-3-4
51. 脑子变空了。 0-1-2-3-4
52. 身体发麻或刺痛。 0-1-2-3-4
53. 喉咙有梗塞感。 0-1-2-3-4
54. 感到前途没有希望。 0-1-2-3-4
55. 不能集中注意。 0-1-2-3-4
56. 感到身体的某一部分软弱无力。 0-1-2-3-4
57. 感到紧张或容易紧张。 0-1-2-3-4
58. 感到手或脚发重。 0-1-2-3-4
59. 想到死亡的事。 0-1-2-3-4
60. 吃得太多。 0-1-2-3-4
61. 当别人看着您或谈论您时感到不自在。 0-1-2-3-4
62. 有一些不属于您自己的想法。 0-1-2-3-4
63. 有想打人或伤害他人的冲动。 0-1-2-3-4
64. 醒得太早。 0-1-2-3-4
65. 必须反复洗手、点数目或触摸某些东西。 0-1-2-3-4
66. 睡得不稳不深。 0-1-2-3-4
67. 有想摔坏或破坏东西的冲动。 0-1-2-3-4
68. 有一些别人没有的想法或念头。 0-1-2-3-4

69. 感到对别人神经过敏。 0–1–2–3–4
70. 在商店或电影院等人多的地方感到不自在。 0–1–2–3–4
71. 感到任何事情都很困难。 0–1–2–3–4
72. 一阵阵恐惧或惊恐。 0–1–2–3–4
73. 感到在公共场合吃东西很不舒服。 0–1–2–3–4
74. 经常与人争论。 0–1–2–3–4
75. 单独一个人时神经很紧张。 0–1–2–3–4
76. 别人对您的成绩没有做出恰当的评价。 0–1–2–3–4
77. 即使和别人在一起也感到孤单。 0–1–2–3–4
78. 感到坐立不安心神不定。 0–1–2–3–4
79. 感到自己没有什么价值。 0–1–2–3–4
80. 感到熟悉的东西变得陌生或不像是真的。 0–1–2–3–4
81. 大叫或摔东西。 0–1–2–3–4
82. 害怕会在公共场合昏倒。 0–1–2–3–4
83. 感到别人想占您的便宜。 0–1–2–3–4
84. 为一些有关性的想法而很苦恼。 0–1–2–3–4
85. 您认为应该因为自己的过错而受到惩罚。 0–1–2–3–4
86. 感到要很快把事情做完。 0–1–2–3–4
87. 感到自己的身体有严重问题。 0–1–2–3–4
88. 从未感到和其他人很亲近。 0–1–2–3–4
89. 感到自己有罪。 0–1–2–3–4
90. 感到自己的脑子有毛病。 0–1–2–3–4

SCL-90 测评纸统计表

F1（12）		F2（10）		F3（9）		F4（13）		F5（10）	
项目	评分	项目	评分	项目	评分	项目	评分	项目	评分
1		3		6		5		2	
4		9		21		14		17	
12		10		34		15		23	
27		28		36		20		33	
40		38		37		22		39	
42		45		41		26		57	
48		46		61		29		72	
49		51		69		30		78	
52		55		73		31		80	
53		65				32		86	
56						54			

续 表

F1（12）		F2（10）		F3（9）		F4（13）		F5（10）	
项目	评分	项目	评分	项目	评分	项目	评分	项目	评分
58						71			
						79			
总分		总分		总分		总分		总分	
F6（6）		F7（7）		F8（6）		F9（10）		F10（7）	
项目	评分	项目	评分	项目	评分	项目	评分	项目	评分
11		13		8		7		19	
24		25		18		16		44	
63		47		43		35		59	
67		50		68		62		60	
74		70		76		77		64	
81		75		83		84		66	
		82				85		89	
						87			
						88			
						90			
总分		总分		总分		总分		总分	

结果处理

因素	F1	F2	F3	F4	F5	F6	F7	F8	F9	F10
分÷项										
总分										

阳性项：( ) ______ ( ) ______ ( ) ______ ( ) ______ ( ) ______ ( ) ______ ( ) ______
( ) ______ ( ) ______ ( ) ______

阳性项目总数：______

诊断结果分析：______

症状自评量表（SCL-90）使用说明

一、简介

症状自评量表（The self-report symptom inventory，Symptom checklist，90，SCL90）有90个评定项目，每个项目分五级评分，包含了比较广泛的精神病症状学内容，从感觉、情感、思维、意识、行为直至生活习惯、人际关系、饮食等均有涉及，能准确刻画被试的自觉症状，能较好地反映被试的问题及其严重程度和变化，是当前研究神经症及综合性医院住院患者或心理咨询门诊中应用最多的一种自评量表。

二、分析指标

1. 总分和总均分

总分是 90 个项目各单项得分相加，最低分为 0 分，最高分为 360 分。总均分 = 总分÷90，表示总的来看，被试者的自我感觉介于 0~4 的哪一个范围。

2. 阴性项目数是指评为 0 分的项目数，表示被试“无症状”的项目有多少。

3. 阳性项目数是指被评为 1~4 分的项目数分别是多少，它表示被试者在多少项目中感到“有症状”。

4. 阳性项目均分表示“有症状”项目的平均得分。可以看出被试者自我感觉不佳的程度究竟在哪个范围。

5. 因子分

SCL-90 有 10 个因子，每个因子反映被试者某方面的情况，可通过因子分了解被试者的症状分布特点以及问题的具体演变过程。各因子的因子分的计算方法是：各因子所有项目的分数之和除以因子项目数。例如强迫症状因子各项目的分数之和假设为 30，共有 10 个项目，所以因子分为 3。在 0~4 评分制中，粗略简单的判断方法是。0~1 分提示心理健康，1~2 分提示亚健康心理状态，2~3 分提示有心理健康问题，3~4 分提示有严重心理健康问题。

下面是 10 个因子的定义：

9 个因子含义及所包含项目为：

1. 躯体化：包括 1，4，12，27，40，42，48，49，52，53，56，58 共 12 项。该因子主要反映身体不适感，包括心血管、胃肠道、呼吸和其他系统的主诉不适，和头痛、背痛、肌肉酸痛，以及焦虑的其他躯体表现。该量表得分在 0~48 分之间。得分在 24 分以上，表明个体在身体上有较明显的不适感，并常伴有头痛、肌肉酸痛等症状。得分在 12 分以下，躯体症状表现不明显。总的说来，得分越高，躯体的不适感越强；得分越低，症状体验越不明显。

2. 强迫症状：包括了 3，9，10，28，38，45，46，51，55，65 共 10 项。主要指那些明知没有必要，但又无法摆脱的无意义的思想、冲动和行为，还有一些比较一般的认知障碍的行为征象也在这一因子中反映。该分量表的得分在 0~40 分之间。得分在 20 分以上，强迫症状较明显。得分在 10 分以下，强迫症状不明显。总的说来，得分越高，表明个体越无法摆脱一些无意义的行为、思想和冲动，并可能表现出一些认知障碍的行为征兆。得分越低，表明个体在此种症状上表现越不明显，没有出现强迫行为。

3. 人际关系敏感：包括 6，21，34，36，37，41，61，69，73 共 9 项。主要指某些个人不自在与自卑感，特别是与其他人相比较时更加突出。在人际交往中的自卑感，心神不安，明显不自在，以及人际交流中的自我意识，消极的期待亦是这方面症状的典型原因。该分量表的得分在 0~36 分之间。得分在 18 分以上，表明个体人际关系较为敏感，人际交往中自卑感较强，并伴有行为症状（如坐立不安，退缩等）。得分在 9 分以下，表明个体在人际关系上较为正常。总的说来，得分越高，个体在人际交往中表现的问题就越多，自卑，自我中心越突出，并且已表现出消极的期待。得分越低，个体在人际关系上越能应付自如，人际交流自信、胸有成竹，并抱有积极的期待。

4. 抑郁：包括 5，14，15，20，22，26，29，30，31，32，54，71，79 共 13 项。苦闷的情感与心境为代表性症状，还以生活兴趣的减退，动力缺乏，活力丧失等为特征。还反映失望，悲观以及与抑郁相联系的认知和躯体方面的感受，另外，还包括有关死亡的思想和自杀观念。该分量表的得分在0~52分之间。得分在26分以上，表明个体的抑郁程度较强，生活缺乏足够的兴趣，缺乏运动活力，极端情况下，可能会有想死亡的思想和自杀的观念。得分在13分以下，表明个体抑郁程度较弱，生活态度乐观积极，充满活力，心境愉快。总的说来，得分越高，抑郁程度越明显，得分越低，抑郁程度越不明显。

5. 焦虑：包括2，17，23，33，39，57，72，78，80，86共10项。一般指那些烦躁，坐立不安，神经过敏，紧张以及由此产生的躯体征象，如震颤等。测定游离不定的焦虑及惊恐发作是本因子的主要内容，还包括一项解体感受的项目。该分量表的得分在0~40分之间。得分在20分以上，表明个体较易焦虑，易表现出烦躁、不安静和神经过敏，极端时可能导致惊恐发作。得分在10分以下，表明个体不易焦虑，易表现出安定的状态。总的说来，得分越高，焦虑表现越明显。得分越低，越不会导致焦虑。

6. 敌对：包括11，24，63，67，74，81共6项。主要从三方面来反映敌对的表现：思想、感情及行为。其项目包括厌烦的感觉，摔物，争论直到不可控制的脾气暴发等各方面。该分量表的得分在0~24分之间。得分在12分以上，表明个体易表现出敌对的思想、情感和行为。得分在6分以下表明个体容易表现出友好的思想、情感和行为。总的说来，得分越高，个体越容易敌对，好争论，脾气难以控制。得分越低，个体的脾气越温和，待人友好，不喜欢争论、无破坏行为。

7. 恐怖：包括13，25，47，50，70，75，82共7项。恐惧的对象包括出门旅行，空旷场地，人群或公共场所和交通工具。此外，还有反映社交恐怖的一些项目。该分量表的得分在0~28分之间。得分在14分以上，表明个体恐怖症状较为明显，常表现出社交、广场和人群恐惧，得分在7分以下，表明个体的恐怖症状不明显。总的说来，得分越高，个体越容易对一些场所和物体发生恐惧，并伴有明显的躯体症状。得分越低，个体越不易产生恐怖心理，越能正常的交往和活动。

8. 偏执：包括8，18，43，68，76，83共6项。本因子是围绕偏执性思维的基本特征而制订：主要指投射性思维、敌对、猜疑、关系观念、妄想、被动体验和夸大等。该分量表的得分在0~24分之间。得分在12分以上，表明个体的偏执症状明显，较易猜疑和敌对，得分在6分以下，表明个体的偏执症状不明显。总的说来，得分越高，个体越易偏执，表现出投射性的思维和妄想，得分越低，个体思维越不易走极端。

9. 精神病性：包括7，16，35，62，77，84，85，87，88，90共10项。反映各式各样的急性症状和行为，限定不严的精神病性过程的指征。此外，也可以反映精神病性行为的继发征兆和分裂性生活方式的指征。该分量表的得分在0~40分之间。得分在20分以上，表明个体的精神病性症状较为明显，得分在10分以下，表明个体的精神病性症状不明显。总的说来，得分越高，越多的表现出精神病性症状和行为。得分越低，就越少表现出这些症状和行为。

此外还有19，44，59，60，64，66，89共7个项目未归入任何因子，反映睡眠及饮食情况，分析时将这7项作为附加项目或其他，作为第10个因子来处理，以便使各因子分之和等于总分。

附件42　围绝经期妇女健康体检表

姓名：

<table>
<tr><td>体检日期</td><td colspan="4">年　月　日</td><td>责任医生</td><td colspan="3"></td></tr>
<tr><td>内容</td><td colspan="8">检查项目</td></tr>
<tr><td>症状</td><td colspan="8">1 无症状　2 头痛　3 头晕　4 心悸　5 胸闷　6 胸痛　7 慢性咳嗽　8 咳痰　9 呼吸困难　10 多饮　11 多尿　12 体重下降　13 乏力　14 关节肿痛　15 视物模糊　16 手脚麻木　17 尿急　18 尿痛　19 便秘　20 腹泻　21 恶心呕吐　22 眼花　23 耳鸣　24 乳房胀痛　25 其他</td></tr>
<tr><td rowspan="17">一般状况</td><td>体温　℃</td><td>脉率　次/分</td><td colspan="2">呼吸频率　次/分</td><td>身高　cm</td><td colspan="2">腰围　cm</td><td>体重　kg</td></tr>
<tr><td colspan="2" rowspan="2">体质指数（BMI）</td><td colspan="2" rowspan="2">血压</td><td colspan="4">左侧　/　mmHg</td></tr>
<tr><td colspan="4">右侧　/　mmHg</td></tr>
<tr><td colspan="2">健康状态自我评估*</td><td colspan="6">1 满意　2 基本满意　3 说不清楚　4 不太满意　5 不满意</td></tr>
<tr><td colspan="2" rowspan="2"></td><td>每次锻炼时间</td><td colspan="2">分钟</td><td colspan="2">坚持锻炼时间</td><td>年</td></tr>
<tr><td>锻炼方式</td><td colspan="5"></td></tr>
<tr><td colspan="2">饮食习惯</td><td colspan="6">1 荤素均衡　2 荤食为主　3 素食为主　4 嗜盐　5 嗜糖</td></tr>
<tr><td colspan="2" rowspan="3">吸烟情况</td><td>吸烟状况</td><td colspan="5">1 从不吸烟　2 已戒烟　3 吸烟</td></tr>
<tr><td>日吸烟量</td><td colspan="5">平均　支</td></tr>
<tr><td>开始吸烟年龄</td><td colspan="2">岁</td><td colspan="2">戒烟年龄</td><td>岁</td></tr>
<tr><td colspan="2" rowspan="5">饮酒情况</td><td>饮酒频率</td><td colspan="5">1 从不　2 偶尔　3 经常　4 每天</td></tr>
<tr><td>日饮酒量</td><td colspan="5">平均　两</td></tr>
<tr><td>是否戒酒</td><td colspan="5">1 未戒酒　2 已戒酒，戒酒年龄：　岁</td></tr>
<tr><td>开始饮酒年龄</td><td colspan="2">岁</td><td colspan="2">近一年内是否曾醉酒</td><td>1 是　2 否</td></tr>
<tr><td>饮酒种类</td><td colspan="5">1 白酒　2 啤酒　3 红酒　4 黄酒　5 其他__________</td></tr>
<tr><td colspan="2">职业病危害因素接触史</td><td colspan="6">1 无　2 有（工种从业时间年）
毒物种类粉尘防护措施：1 无　2 有
放射物质防护措施：1 无　2 有　物理因素防护措施：1 无　2 有
化学物质防护措施：1 无　2 有
其他防护措施：1 无　2 有</td></tr>
<tr><td colspan="8"></td></tr>
<tr><td rowspan="4">脏器功能</td><td colspan="2">口腔</td><td colspan="6">口唇　1 红润　2 苍白　3 发绀　4 皲裂　5 疱疹
齿列　1 正常　2 缺齿　3 龋齿　4 义齿（假牙）
咽部　1 无充血　2 充血　3 淋巴滤泡增生</td></tr>
<tr><td colspan="2">视力</td><td colspan="6">左眼____右眼____（矫正视力：左眼____右眼____）</td></tr>
<tr><td colspan="2">听力</td><td colspan="6">1 听见　2 听不清或无法听见</td></tr>
<tr><td colspan="2">运动功能</td><td colspan="6">1 可顺利完成　2 无法独立完成其中任何一个动作</td></tr>
</table>

续 表

<table>
<tr><td rowspan="19">查
体</td><td>眼底*</td><td colspan="4">1 正常　2 异常</td></tr>
<tr><td>皮肤</td><td colspan="4">1 正常　2 潮红　3 苍白　4 发绀　5 黄染　6 色素沉着　7 其他</td></tr>
<tr><td>巩膜</td><td colspan="4">1 正常　2 黄染　3 充血　4 其他</td></tr>
<tr><td>淋巴结</td><td colspan="4">1 未触及　2 锁骨上　3 腋窝　4 其他</td></tr>
<tr><td rowspan="3">肺</td><td colspan="4">桶状胸：1 否　　2 是</td></tr>
<tr><td colspan="4">呼吸音：1 正常　2 异常</td></tr>
<tr><td colspan="4">啰音：1 无　　2 干啰音　3 湿啰音　4 其他</td></tr>
<tr><td>心脏</td><td colspan="4">心率：　　次/分　心律：1 齐　2 不齐　3 绝对不齐
杂音：1 无　　2 有</td></tr>
<tr><td>腹部</td><td colspan="4">压痛：1 无　2 有
包块：1 无　2 有
肝大：1 无　2 有
脾大：1 无　2 有
移动性浊音：1 无　2 有</td></tr>
<tr><td>下肢水肿</td><td colspan="4">1 无　2 单侧　3 双侧不对称　4 双侧对称</td></tr>
<tr><td>足背动脉搏动</td><td colspan="4">1 未触及　2 触及双侧对称　3 触及左侧弱或消失　4 触及右侧弱或消失</td></tr>
<tr><td>肛门指诊*</td><td colspan="4">1 未及异常　2 触痛　3 包块　4 前列腺异常　5 其他</td></tr>
<tr><td>乳腺*</td><td colspan="4">1 未见异常　2 乳房切除　3 异常泌乳　4 乳腺包块</td></tr>
<tr><td rowspan="5">妇科*</td><td>外阴</td><td colspan="3">1 未见异常　2 异常________</td></tr>
<tr><td>阴道</td><td colspan="3">1 未见异常　2 异常________</td></tr>
<tr><td>宫颈</td><td colspan="3">1 未见异常　2 异常________</td></tr>
<tr><td>宫体</td><td colspan="3">1 未见异常　2 异常________</td></tr>
<tr><td>附件</td><td colspan="3">1 未见异常　2 异常________</td></tr>
<tr><td rowspan="7">辅
助
检
查</td><td>血常规*</td><td>1 未见异常　2 异常</td><td>尿常规*</td><td>1 未见异常　2 异常</td></tr>
<tr><td>空腹血糖*</td><td>____ mmol/L 或____ mg/dl</td><td>心电图*</td><td>1 正常　2 异常</td></tr>
<tr><td>尿微量白蛋白*</td><td>________ mg/dl</td><td>大便潜血*</td><td>1 阴性　2 阳性</td></tr>
<tr><td>糖化血红蛋白*</td><td>%</td><td>乙型肝炎表面抗原*</td><td>1 阴性　2 阳性</td></tr>
<tr><td>肝功能*</td><td colspan="3">血清谷丙转氨酶　　U/L　　血清谷草转氨酶　　U/L
白蛋白　　g/L　　总胆红素　　μmol/L
结合胆红素　　μmol/L</td></tr>
<tr><td>肾功能*</td><td colspan="3">血清肌酐　　μmol/L　　血尿素氮　　mmol/L
血钾浓度　　mmol/L　　血钠浓度　　mmol/L</td></tr>
<tr><td>血脂*</td><td colspan="3">总胆固醇　　mmol/L　　甘油三酯　　mmol/L
血清低密度脂蛋白胆固醇　　mmol/L
血清高密度脂蛋白胆固醇　　mmol/L</td></tr>
</table>

续　表

<table>
<tr><td rowspan="9"></td><td>胸部 X 线片*</td><td colspan="4">1 正常　2 异常</td></tr>
<tr><td>B 超*</td><td colspan="4">1 正常　2 异常</td></tr>
<tr><td>宫颈涂片*</td><td colspan="4">1 正常　2 异常</td></tr>
<tr><td>肾脏疾病</td><td colspan="4">1 未发现　2 糖尿病肾病　3 肾功能衰竭　4 急性肾炎　5 慢性肾炎　6 其他</td></tr>
<tr><td>心脏疾病</td><td colspan="4">1 未发现　2 心肌梗死　3 心绞痛　4 冠状动脉血运重建　5 充血性心力衰竭
6 心前区疼痛　7 其他</td></tr>
<tr><td>血管疾病</td><td colspan="4">1 未发现　2 夹层动脉瘤　3 动脉闭塞性疾病　4 其他</td></tr>
<tr><td>眼部疾病</td><td colspan="4">1 未发现　2 视网膜出血或渗出　3 视盘水肿　4 白内障　5 其他</td></tr>
<tr><td>神经系统疾病</td><td colspan="4">1 未发现　2 有</td></tr>
<tr><td>其他系统疾病</td><td colspan="4">1 未发现　2 有</td></tr>
<tr><td rowspan="3">住院治疗情况</td><td rowspan="3">住院史</td><td>入/出院日期</td><td>原因</td><td>医疗机构名称</td><td>病案号</td></tr>
<tr><td>/</td><td></td><td></td><td></td></tr>
<tr><td>/</td><td></td><td></td><td></td></tr>
<tr><td rowspan="7">主要用药情况</td><td>药物名称</td><td>用法</td><td>用量</td><td>用药时间</td><td>服药依从性
1 规律　2 间断　3 不服药</td></tr>
<tr><td>1</td><td></td><td></td><td></td><td></td></tr>
<tr><td>2</td><td></td><td></td><td></td><td></td></tr>
<tr><td>3</td><td></td><td></td><td></td><td></td></tr>
<tr><td>4</td><td></td><td></td><td></td><td></td></tr>
<tr><td>5</td><td></td><td></td><td></td><td></td></tr>
<tr><td>6</td><td></td><td></td><td></td><td></td></tr>
<tr><td>健康评价</td><td colspan="5">1 体检无异常
2 有异常
异常 1 ____________________
异常 2 ____________________
异常 3 ____________________
异常 4 ____________________</td></tr>
<tr><td>健康指导</td><td colspan="2">1 纳入慢性病患者健康管理
2 建议复查
3 建议转诊</td><td colspan="3">危险因素控制：
1 戒烟　2 健康饮酒　3 饮食　4 锻炼
5 减体重（目标）
6 建议接种疫苗
7 其他</td></tr>
</table>

填表说明：

1. 本表用于围绝经期妇女的健康检查。

2. 表中带有 * 号的项目，不作为免费检查项目。

3. 一般状况：体质指数=体重（kg）/身高的平方（m^2）。

4. 生活方式

体育锻炼：指主动锻炼，即有意识地为强体健身而进行的活动。不包括因工作或其他需要而必须进行的活动，如为上班骑自行车、做强体力工作等。锻炼方式填写最常采用的具体锻炼方式。

吸烟情况："从不吸烟者"不必填写"日吸烟量"、"开始吸烟年龄"、"戒烟年龄"等。

饮酒情况："从不饮酒者"不必填写其他有关饮酒情况项目。"日饮酒量"应折合相当于白酒"××两"。白酒 1 两折合葡萄酒 4 两、黄酒半斤、啤酒 1 瓶、果酒 4 两。

职业暴露情况：指因患者职业原因造成的化学品、毒物或射线接触情况。如有，需填写具体化学品、毒物、射线名或填不详。

职业病危险因素接触史：指因患者职业原因造成的粉尘、放射物质、物理因素、化学物质的接触情况。如有，需填写具体粉尘、放射物质、物理因素、化学物质的名称或填不详。

5. 脏器功能

视力：填写采用对数视力表测量后的具体数值，对佩戴眼镜者，可戴其平时所用眼镜测量矫正视力。

听力：在被检查者耳旁轻声耳语"你叫什么姓名"（注意检查时检查者的脸应在被检查者视线之外），判断被检查者听力状况。

运动功能：请被检查者完成以下动作："两手触枕后部"、"捡起这支笔"、"从椅子上站起，行走几步，转身，坐下。"判断被检查者运动功能。

6. 查体

如有异常请在横线上具体说明，如可触及的淋巴结部位、数目；心脏杂音描述；肝脾肋下触诊大小等。建议有条件的地区开展眼底检查，特别是针对高血压或糖尿病患者。

眼底：如果有异常，具体描述异常结果。

足背动脉搏动：糖尿病患者必须进行此项检查。

乳腺：检查外观有无异常，有无异常泌乳及包块。

妇科：

外阴记录发育情况及婚产式（未婚、已婚未产或经产式），如有异常情况请具体描述。

阴道记录是否通畅，黏膜情况，分泌物量、色、性状以及有无异味等。

宫颈记录大小、质地、有无糜烂、撕裂、息肉、腺囊肿；有无接触性出血、举痛等。

宫体记录位置、大小、质地、活动度；有无压痛等。

附件记录有无块物、增厚或压痛；若扪及块物，记录其位置、大小、质地；表面光滑与否、活动度、有无压痛以及与子宫及盆壁关系。左右两侧分别记录。

7. 辅助检查

尿常规中的“尿蛋白、尿糖、尿酮体、尿潜血”可以填写定性检查结果，阴性填“-”，阳性根据检查结果填写“+”、“++”、“+++”或“++++”，也可以填写定量检查结果，定量结果需写明计量单位。

大便潜血、肝功能、肾功能、胸部 X 线片、B 超检查结果若有异常，请具体描述异常结果。其中 B 超写明检查的部位。

8. 住院治疗情况：指最近 1 年内的住院治疗情况。应逐项填写。日期填写年月，年份必须写 4 位。如因慢性病急性发作或加重而住院/家庭病床，请特别说明。医疗机构名称应写全称。

9. 主要用药情况：对长期服药的慢性病患者了解其最近 1 年内的主要用药情况，西药填写化学名（通用名）而非商品名，中药填写药品名称或中药汤剂，用法、用量按医生医嘱填写。用药时间指在此时间段内一共服用此药的时间，单位为年、月或天。服药依从性是指对此药的依从情况，“规律”为按医嘱服药，“间断”为未按医嘱服药，频次或数量不足，“不服药”即为医生开了处方，但患者未使用此药。

附件43　盆腔器官脱垂评估指示点（POP-Q 分度）

指示点	内容描述	范围
Aa	阴道前壁中线距处女膜 3cm 处，相当于尿道膀胱沟处	-3～+3cm 之间
Ba	阴道顶端或前穹到 Aa 点之间阴道前壁上段中的最远点	在无阴道脱垂时，此点位于-3cm，在子宫切除术后阴道完全外翻时，此点将为+TVL
C	宫颈或子宫切除后阴道顶端所处的最远端	-TVL～+TVL
D	有宫颈时后穹的位置，它提示了子宫骶骨韧带附着到近端宫颈后壁的水平	-TVL～+TVL 之间或空缺（子宫切除后）
Ap	阴道后壁中线距处女膜 3cm 处，Ap 与 Aa 点相对应	-3～+3cm 之间
Bp	阴道顶端后后穹到 Ap 点之间阴道后壁上段中的最远点，Bp 与 Ap 点相对应	在无阴道脱垂时，此点位于-3cm，在子宫切除术后阴道完全外翻时，此点为+TVL

盆腔器官脱垂分度（POP-Q 分度法）

分度	内容
0	没有脱垂，Aa、Ap、Ba、Bp 均在-3cm。C、D 两点在 TVL 和-（TVL-2cm）之间
Ⅰ	脱垂最远处在处女膜内，距离处女膜>1cm
Ⅱ	脱垂最远处在处女膜边缘 1cm 内，不论在处女膜内还是外
Ⅲ	脱垂最远处在处女膜外，距离处女膜边缘>1cm，但<+（TVL-2cm）
Ⅳ	阴道完全或几乎完全脱垂。脱垂最远处≥+（TVL-2cm）

注：POP-Q 分度应在向下用力屏气时，以脱垂最大限度出现时的最远端部位距离处女膜的正负值计算；为了弥补阴道的伸展性及内在测量上的误差，在 0～Ⅳ度中的 TVL 值允许有 2cm 的误差。

说明：

此系统利用阴道前壁、阴道顶端、阴道后壁上的各 2 个解剖指示点与处女膜的关系界定盆腔器官的脱垂程度。与处女膜平行以 0 表示，位于处女膜以上以负数表示，处女膜以下则以正数表示。阴道前壁的 2 个点分别为 Aa 和 Bb 点；阴道顶端 2 个点分别为 C 和 D 点；阴道后壁的 Ap、Bp 与 Aa、Bb 点是对应的；还有阴裂（gh）的长度，会阴体（pb）的长度，以及阴道的总长度（TVL）。

附件44　2012 第2版 NCCN 宫颈癌筛查指南

年龄（岁）	推荐筛查方法	筛查结果的处理	备注
<21	不进行筛查		不适合进行 HPV 检测，ASC-US 者也不使用 HPV 检测
21~29	单独细胞学筛查，每 3 年 1 次	HPV（+）的 ASC-US 或≥LSIL：参考 NCCN 或 ASCCP 指南进行处理	对这一人群进行筛查不适合用 HPV 检测
		细胞学阴性或 ASC-US 但 HPV（－）：3 年后再进行细胞学检查	
30~65	HPV 和细胞学联合筛查，每 5 年 1 次	HPV（+）的 ASC-US 或≥LSIL：参考 NCCN 或 ASCCP 指南进行处理	一般不推荐单独使用 HPV 筛查
		HPV（+）、细胞学（－），可选择：①1 年后再次复查细胞学和 HPV；②行 HPV16 或 HPV16/18 检测：如 HPV16 或 HPV16/18（+），行阴道镜检查；如果 HPV16 或 HPV16/18（－），1 年后复查细胞学和 HPV	
		细胞学（－）或 ASC-US＋HPV（－），5 年后再次联合筛查	
	单独细胞学筛查，每 3 年 1 次	HPV（+）的 ASC-US 或≥LSIL：参考 NCCN 或 ASCCP 指南进行处理	
		细胞学（－）或 HPV（－）的 ASC-US：3 年后细胞学检查	
>65	既往筛查结果连续阴性时可终止筛查		如果既往有≥CIN2 病史，至少进行 20 年的常规筛查
子宫切除术后的女性	不接受筛查		宫颈已切除并且 20 年内无≥CIN2 病史者可不筛查
HPV 疫苗接种者	和无接种 HPV 疫苗者的筛查方式相同		

注：对于任何年龄的女性，不论使用何种方法，筛查都没有必要每年进行一次。单使用细胞学进行筛查时，鳞状上皮内病变的检出率更高，但腺体病变及腺癌的检出率有限，同时进行 HPV 检测可弥补这一不足。

不同细胞学筛查结果的处理

进行宫颈癌细胞学筛查时，使用巴氏涂片法或液基细胞学都是可以接受的，这两种方法的效能相同，但报告筛查结果时均需要使用 Bethesda 系统中的术语。

1. 如果宫颈已有肉眼可见病灶或可疑病灶，可直接活检并行病理学检查，当病变为浸润性宫颈癌时可按照 NCCN 宫颈癌诊疗指南进行处理；如果未在病灶中发现浸润性癌灶，可考虑冷刀锥切术或转诊至妇科肿瘤专家或专科就诊。

2. 如果细胞学/巴氏涂片标本不满意，可在 6~12 周后再次检查。如果发现感染性疾病，必要时可进行治疗。

3. 如果细胞学/巴氏涂片检查发现癌细胞，当病灶肉眼可见时可直接活检，如果肉眼无法辨别病灶可行诊断性锥切术。

4. 筛查结果出现以下情况时建议转诊至妇科肿瘤专科：不典型腺细胞、原位腺癌、妊娠、患者有生育要求但瘤变复发或持续存在。

5. 对于年龄>30 岁接受 HPV 检测和细胞学检查的女性，如果 HPV（+），但细胞学检查无异常时，可选的处理方式有：

①HPV16 或 HPV16/18 检测（1 类证据）。检查结果阳性时行阴道镜检查，结果阴性时在 1 年后复查细胞学/巴氏涂片和 HPV 检测。

②1 年后复查细胞学/巴氏涂片和 HPV 检测。①和②后续处理方式相同：当复查细胞学/巴氏涂片和 HPV 检测结果均为阴性或 HPV（-），但细胞学检查结果 ASC-US 时，可按照常规筛查方案进行筛查。当 HPV（-），但细胞学检查结果为>ASC-US 时，按照相应细胞异常结果的处理方法进行处理。当 HPV（+）时，无论细胞学检查结果如何均进行阴道镜检查。

6. 年龄≥21 岁的女性，检查结果为 ASC-US 时，可选的处理方法有三种：

①HPV 检测（如果可在液基细胞学标本中对 HPV 进行检测则首选这一方法）。如果 HPV（-），则可转为常规筛查，如果 HPV（+），则行阴道镜检查。

②6 个月后复查细胞学/巴氏涂片。复查结果无异常时，在 6 个月后再次复查 1 次细胞学/巴氏涂片，如果再次复查结果仍无异常则可转为常规筛查。两次复查结果中，任何 1 次结果为≥ASC-US，都需要行阴道镜检查。

③直接行阴道镜检查。年龄≥21 岁的女性，当检查结果为 LSIL、ASC-H 或 HSIL 时，由于 HPV 检测和重复细胞检查对于严重病变的发现率都不及阴道镜，所以将阴道镜检查作为唯一的处理方式。

附件45 居民健康档案信息卡

（正面）

<table>
<tr><td>姓名</td><td></td><td>性别</td><td></td><td>出生日期</td><td>年 月 日</td></tr>
<tr><td colspan="4">健康档案编号</td><td colspan="2">□□-□□□□□</td></tr>
<tr><td>ABO 血型</td><td colspan="3">□A □B □O □AB</td><td>RH 血型</td><td>□Rh 阴性 □Rh 阳性 □不详</td></tr>
<tr><td colspan="6">慢性病患病情况：
□无 □高血压 □糖尿病 □脑卒中 □冠心病 □哮喘
□职业病 □其他疾病</td></tr>
<tr><td colspan="6">过敏史：</td></tr>
</table>

（反面）

<table>
<tr><td>家庭住址</td><td></td><td>家庭电话</td><td></td></tr>
<tr><td>紧急情况联系人</td><td></td><td>联系人电话</td><td></td></tr>
<tr><td>建档机构名称</td><td></td><td>联系电话</td><td></td></tr>
<tr><td>责任医生或护士</td><td></td><td>联系电话</td><td></td></tr>
<tr><td colspan="4">其他说明：</td></tr>
</table>

填表说明

1. 居民健康档案信息卡为正反两面，根据居民信息如实填写，应与健康档案对应项目的填写内容一致。

2. 过敏史：过敏主要指青霉素、磺胺、链霉素过敏，如有其他药物或食物等其他物质（如花粉、酒精、油漆等）过敏，请写明过敏物质名称。

附件46 健康体检表

姓名：　　　　　　　　　　　　　　　　　　　　编号□□□-□□□□□

体检日期	年 月 日		责任医生			
内容	检查项目					
症状	1 无症状 2 头痛 3 头晕 4 心悸 5 胸闷 6 胸痛 7 慢性咳嗽 8 咳痰 9 呼吸困难 10 多饮 11 多尿 12 体重下降 13 乏力 14 关节肿痛 15 视物模糊 16 手脚麻木 17 尿急 18 尿痛 19 便秘 20 腹泻 21 恶心呕吐 22 眼花 23 耳鸣 24 乳房胀痛 25 其他________________ □/□/□/□/□/□/□/□/□/□					
一般状况	体温	℃	脉率		次/分	
	呼吸频率	次/分	血压	左侧	/ mmHg	
				右侧	/ mmHg	
	身高	cm	体重		kg	
	腰围	cm	体质指数（BMI）			
	老年人健康状态自我评估*	1 满意 2 基本满意 3 说不清楚 4 不太满意 5 不满意 □				
	老年人生活自理能力自我评估*	1 可自理（0~3分） 2 轻度依赖（4~8分） 3 中度依赖（9~18分） 4 不能自理（≥19分） □				
	老年人认知功能*	1 粗筛阴性 2 粗筛阳性，简易智力状态检查，总分________ □				
	老年人情感状态*	1 粗筛阴性 2 粗筛阳性，老年人抑郁评分检查，总分________ □				
生活方式	体育锻炼	锻炼频率	1 每天 2 每周一次以上 3 偶尔 4 不锻炼 □			
		每次锻炼时间	分钟	坚持锻炼时间	年	
		锻炼方式				
	饮食习惯	1 荤素均衡 2 荤食为主 3 素食为主 4 嗜盐 5 嗜油 6 嗜糖 □/□/□				
	吸烟情况	吸烟状况	1 从不吸烟 2 已戒烟 3 吸烟 □			
		日吸烟量	平均 支			
		开始吸烟年龄	岁	戒烟年龄	岁	
	饮酒情况	饮酒频率	1 从不 2 偶尔 3 经常 4 每天 □			
		日饮酒量	平均 两			
		是否戒酒	1 未戒酒 2 已戒酒，戒酒年龄：______岁 □			
		开始饮酒年龄	岁	近一年内是否曾醉酒	1 是 2 否 □	
		饮酒种类	1 白酒 2 啤酒 3 红酒 4 黄酒 5 其他___ □/□/□/□			

续 表

体检日期	年　月　日	责任医生	

	职业病危害因素接触史	1 无　2 有（工种______从业时间____年） 毒物种类　粉尘______________防护措施 1 无　2 有____ 放射物质______________防护措施 1 无　2 有____ 物理因素______________防护措施 1 无　2 有____ 化学物质______________防护措施 1 无　2 有____ 其他______________防护措施 1 无　2 有____	□ □ □ □ □
脏器功能	口　腔	口唇　1 红润　2 苍白　3 发绀　4 皲裂　5 疱疹 齿列　1 正常　2 缺齿　3 龋齿　4 义齿（假牙） 咽部　1 无充血　2 充血　3 淋巴滤泡增生	□ □ □
	视　力	左眼 ______右眼______（矫正视力：左眼 ______右眼 ______）	
	听　力	1 听见　2 听不清或无法听见	□
	运动功能	1 可顺利完成　2 无法独立完成其中任何一个动作	□
查体	眼　底*	1 正常　2 异常____________	□
	皮　肤	1 正常　2 潮红　3 苍白　4 发绀　5 黄染　6 色素沉着　7 其他____	□
	巩　膜	1 正常　2 黄染　3 充血　4 其他______	□
	淋巴结	1 未触及　2 锁骨上　3 腋窝　4 其他______	□
	肺	桶状胸：1 否　2 是	□
		呼吸音：1 正常　2 异常________	□
		啰音：1 无　2 干啰音　3 湿啰音　4 其他______	□
	心　脏	心率：______ 次/分　心律：1 齐　2 不齐　3 绝对不齐 杂音：1 无　2 有______	□
	腹　部	压痛：1 无　2 有________ 包块：1 无　2 有________ 肝大：1 无　2 有________ 脾大：1 无　2 有________ 移动性浊音：1 无　2 有______	□ □ □ □ □
	下肢水肿	1 无　2 单侧　3 双侧不对称　4 双侧对称	□
	足背动脉搏动	1 未触及　2 触及双侧对称　3 触及左侧弱或消失　4 触及右侧弱或消失	□
	肛门指诊*	1 未及异常　2 触痛　3 包块　4 前列腺异常　5 其他____	□
	乳腺*	1 未见异常　2 乳房切除　3 异常泌乳　4 乳腺包块 5 其他______	□/□/□/□
	妇科* 外阴	1 未见异常　2 异常________________	□
	妇科* 阴道	1 未见异常　2 异常________________	□
	妇科* 宫颈	1 未见异常　2 异常________________	□
	妇科* 宫体	1 未见异常　2 异常________________	□
	妇科* 附件	1 未见异常　2 异常________________	□
	其他*		

续 表

体检日期		年 月 日	责任医生	
辅助检查	血常规*	血红蛋白______g/L 白细胞______×10^9/L 血小板______×10^9/L 其他______		
	尿常规*	尿蛋白______尿糖______尿酮体______尿潜血______ 其他______		
	空腹血糖*	______mmol/L 或______mg/dl		
	心电图*	1 正常 2 异常______		□
	尿微量白蛋白*	______mg/dl		
	大便潜血*	1 阴性 2 阳性		□
	糖化血红蛋白*	______%		
	乙型肝炎表面抗原*	1 阴性 2 阳性		□
	肝功能*	血清谷丙转氨酶______U/L 血清谷草转氨酶______U/L 白蛋白______g/L 总胆红素______μmol/L 结合胆红素______μmol/L		
	肾功能*	血清肌酐______μmol/L 血尿素氮______mmol/L 血钾浓度______mmol/L 血钠浓度______mmol/L		
	血 脂*	总胆固醇______mmol/L 甘油三酯______mmol/L 血清低密度脂蛋白胆固醇______mmol/L 血清高密度脂蛋白胆固醇______mmol/L		
	胸部X线片*	1 正常 2 异常______		□
	B 超*	1 正常 2 异常______		□
	宫颈涂片*	1 正常 2 异常______		□
	其 他*			
中医体质辨识*	平和质	1 是 2 基本是		□
	气虚质	1 是 2 倾向是		□
	阳虚质	1 是 2 倾向是		□
	阴虚质	1 是 2 倾向是		□
	痰湿质	1 是 2 倾向是		□
	湿热质	1 是 2 倾向是		□
	血瘀质	1 是 2 倾向是		□
	气郁质	1 是 2 倾向是		□
	特秉质	1 是 2 倾向是		□

续 表

体检日期	年 月 日	责任医生	

现存主要健康问题	脑血管疾病	1 未发现 2 缺血性卒中 3 脑出血 4 蛛网膜下腔出血 5 短暂性脑缺血发作 6 其他______ □/□/□/□/□
	肾脏疾病	1 未发现 2 糖尿病肾病 3 肾功能衰竭 4 急性肾炎 5 慢性肾炎 6 其他______ □/□/□/□/□
	心脏疾病	1 未发现 2 心肌梗死 3 心绞痛 4 冠状动脉血运重建 5 充血性心力衰竭 6 心前区疼痛 7 其他______ □/□/□/□/□
	血管疾病	1 未发现 2 夹层动脉瘤 3 动脉闭塞性疾病 4 其他______ □/□/□
	眼部疾病	1 未发现 2 视网膜出血或渗出 3 视盘水肿 4 白内障 5 其他______ □/□/□
	神经系统疾病	1 未发现 2 有____________ □
	其他系统疾病	1 未发现 2 有____________ □

住院治疗情况	住院史	入/出院日期	原 因	医疗机构名称	病案号
		/			
		/			
	家庭病床史	建/撤床日期	原 因	医疗机构名称	病案号
		/			
		/			

主要用药情况	药物名称	用法	用量	用药时间	服药依从性：1 规律 2 间断 3 不服药
	1				
	2				
	3				
	4				
	5				
	6				

非免疫规划预防接种史	名称	接种日期	接种机构
	1		
	2		
	3		

续　表

<table>
<tr><td>体检日期</td><td>年　月　日</td><td>责任医生</td><td></td></tr>
<tr><td>健康评价</td><td colspan="3">1 体检无异常　□
2 有异常
异常 1 ________
异常 2 ________
异常 3 ________
异常 4 ________</td></tr>
<tr><td>健康指导</td><td>1 纳入慢性病患者健康管理
2 建议复查
3 建议转诊
□/□/□/□</td><td colspan="2">危险因素控制：□/□/□/□/□/□
1 戒烟　2 健康饮酒　3 饮食　4 锻炼
5 减体重（目标 ________ ）
6 建议接种疫苗________
7 其他________</td></tr>
</table>

附件47　老年人认知功能智力状态简易评价量表（MMSE）

姓名：　　　性别：　　　年龄：　　　文化程度：　　　档案编号：
评定时间：　　　既往史：　　　医生：

项　　目		得　　分						
定向力 （10分）	1. 今年是哪一年？					1	0	
	现在是什么季节？					1	0	
	现在是几月份？					1	0	
	今天是几号？					1	0	
	今天是星期几？					1	0	
	2. 您住在哪个省？					1	0	
	您住在哪个县（区）？					1	0	
	您住在哪个村/组（街道）？					1	0	
	我们现在在什么地方？（这是哪里？）					1	0	
	我们现在在第几层楼？					1	0	
记忆力 （3分）	3. 现在我告诉您三种东西（任意与他生活工作相关的物品），我说完后，请你重复一遍并记住，待会还会问你（各1分，共3分）			3	2	1	0	
注意力和计算力（5分）	4. 100−7=？连续减5次（93、86、79、72、65。各1分，共5分。若错了，但下一个答案正确，只记一次错误）	5	4	3	2	1	0	
回忆能力 （3分）	5. 现在请您说出我刚才告诉您让您记住的那些东西？			3	2	1	0	
语言能力 （9分）	6. 命名能力：出示手表，问这个是什么东西？					1	0	
	7. 复述能力：我现在说一句话，请跟我清楚的重复一遍（四十四只石狮子）！					1	0	
	8. 阅读能力：（闭上你的眼睛）请你念念这句话，并按上面意思去做！					1	0	

续　表

项　　目		得　　分					
语言能力（9分）	9. 三步命令：我给您一张纸请您按我说的去做，现在开始：“用右手拿着这张纸，用两只手将它对折起来，放在您的左腿上。”（右手拿纸、把纸对折、放在腿上，每个动作1分，共3分）		3	2	1	0	
	10. 书写能力：要求受试者自己写一句完整的句子/口述一句完整的，有意义的句子（句子必须有主语，动词）记录所述句子的全文。				1	0	
	11. 结构能力：（出示图案）请你照上面图案画下来！				1	0	

判定标准：①认知功能障碍：最高得分为30分，分数在27~30分为正常，分数<27为认知功能障碍。②痴呆划分标准：文盲≤17分，小学程度≤20分，中学程度（包括中专）≤22分，大学程度（包括大专）≤23分。③痴呆严重程度分级：轻度：MMSE≥21分；中度：MMSE 10~20分；重度：MMSE≤9分。

一、操作说明

Ⅰ. 定向力（最高分：10分）

首先询问日期，之后再针对性的询问其他部分，如“您能告诉我现在是什么季节”，每答对一题得1分。

请依次提问，“您能告诉我你住在什么省市吗”（区县 街道 什么地方 第几层楼）每答对一题得1分。

Ⅱ. 记忆力（最高分：3分）

告诉被测试者您将问几个问题来检查他/她的记忆力，然后清楚、缓慢地说出3个相互无关东西的名称（如：皮球，国旗，树木，大约1秒钟说一个）。说完3个名称之后，要求被测试者重复它们。被测试者的得分取决于他们首次重复的答案。（答对1个得1分，最多得3分）。如果他们没能完全记住，你可以重复，但重复的次数不能超过5次。如果5次后他们仍未记住3个名称，那么对于回忆能力的检查就没有意义了。（请跳过Ⅳ部分“回忆能力”检查）。

Ⅲ. 注意力和计算力（最高分：5分）

要求患者从100开始减7，之后再减7，一直减5次（即93，86，79，72，65），每答对1个得1分，如果前次错了，但下一个答案是对的，也得1分。

Ⅳ. 回忆能力（最高分：3分）

如果前次被测试者完全记住了3个名称，现在就让他们再重复一遍. 每正确重复1个得1分，最高3分。

Ⅴ. 语言能力（最高分：9 分）

1. 命名能力（0~2 分）：拿出手表卡片给测试者看，要求他们说出这是什么之后拿出铅笔问他们同样的问题。

2. 复述能力（0~1 分）：要求被测试者注意你说的话并重复一次，注意只允许重复一次。这句话话是“四十四只石狮子”，只有正确，咬字清楚的才记 1 分。

3. 三步命令（0~3 分）：给被测试者一张空白的平纸，要求对方按你的命令去做，注意不要重复或示范。只有他们按正确顺序做的动作才算正确，每个正确动作计 1 分。

4. 阅读能力（0~1 分）：拿出一张“闭上您的眼睛”卡片给被测试者看，要求被测试者读它并按要求去做。只有他们确实闭上眼睛才能得分。

5. 书写能力（0~1 分）：给被测试者一张白纸，让他们自发的写出一句完整的句子。句子必须有主语，动词，并有意义。注意你不能给予任何提示，语法和标点的错误可以忽略。

6. 结构能力（0~1 分）：在一张白纸上画有交叉的两个五边形，要求被测试者照样准确地画出来。评分标准：五边形需画出 5 个清楚的角和 5 个边。同时，两个五边形交叉处形成菱形。线条的抖动和图形的旋转可以忽略。

二、使用指南

1. 定向力：每说对一个记 1 分，总共 5 分。日期和星期差一天可计正常。月、日可以记阴历。如受访者少说了其中一个或几个（如忘记说月份、星期几等），调查员应该补充再问一遍受访者遗漏的内容。

2. 记忆：要求患者记忆 3 个性质不同的物件，要告诉受访者你可能要考察他/她的记忆力。调查员说的时候需连续、清晰、一秒钟一个。第一次记忆的结果确定即刻记忆的分数，每说对一给 1 分，总共 3 分。如果受访者没有全部正确说出，调查员应该再重复说一遍让受访者复述。重复学习最多 6 次，若仍不能记忆，则后面的回忆检查无意义。

3. 注意和计算

①记分方式为 0 或 2 分，没有 1 分。调查员不能帮助受访者记答案，如受访者说 20-3 等于 17，调查员不能说 17-3 等于多少？而只能说再减 3 等于多少。

②要求患者从 100 连续减 7。记分方式为 0 或 2 分，没有 1 分。调查员不能帮助受访者记答案。

③记分方式为 0 或 2 分，没有 1 分。

4. 判别能力：该部分考查受访者的形成抽象概念的能力。

①按照 3 个部分分别给分。说出苹果和橘子的大小、颜色、长在树上都是属于表面特征，给 1 分。如受访者说出“能吃的”则再给 1 分。而说出都是水果或果实再给 1 分。总共 3 分。这个项目的记分不是受访者说出任意一个相同点就给 1 分，如果说出的几点都是表面特征只能给 1 分。

②按照 3 个部分分别给分。说出形状上的不同（如高/矮，外形）给 1 分。如果说出用途的不同单独给 1 分。如果说出两者设计依据上的不同（椅子以人腿的长度为设计依据，而桌子以人上半身高度为依据）再给 1 分。

5. 复述：考查受访者的短期记忆。说对一个给 1 分，总共 3 分。不论受访者第 18 项的完成情况如何，这里都要求受访者复述一遍。

6. 语言：从命名、语言的流畅性、听懂命令和阅读书写等方面考查受访者的语言能力。

①命名：给患者出示表和圆珠笔，能正确命名各记 1 分。

②语言复述：是检查语言复述能力，要求患者复述中等难度的短句子。调查员只能说一次

正确无误复述给 1 分。

③三级命令：准备一张白纸，要求患者把纸用右手拿起来，把它对折起来，放在左腿上。三个动作各得 1 分。调查员把三个命令连续说完后受访者再做动作。

④阅读理解：让受访者看右边纸上“闭上您的眼睛三次”，请患者先朗读一遍，然后要求患者按纸写命令去做。患者能闭上双眼给 1 分。

⑤书写：让受访者看右边纸上第二个命令，受访者在纸上主动随意写一个句子。检查者不能用口述句子让受访者书写。句子应有主语和谓语，必须有意义，能被人理解。语法和标点符号不作要求。如果受访者在 2 分钟之内仍不能写出合格的句子给 0 分。

⑥临摹：让受访者自己看右边纸上的命令完成。要求患者临摹重叠的两个五角形，五角形的各边长应在 2. 5cm 左右，但并不强求每条边要多长。必须是两个交叉的五边形，交叉的图形必须是四边形，但角不整齐和边不直可忽略不计。

三、判定标准

1. 认知功能障碍：最高得分为 30 分，分数在 27~30 分为正常，分数<27 为认知功能障碍.

2. 痴呆划分标准：文盲≤17 分，小学程度≤20 分，中学程度（包括中专）≤22 分，大学程度（包括大专）≤23 分。

3. 痴呆严重程度分级：轻度，MMSE≥21 分；中度，MMSE10~20 分；重度，MMSE≤9 分。

附件48　EPQ 人格测试艾森克量表

EPQ 人格测试艾森克量表由精神质（P）、情绪稳定性（N）、内外向（E）和效度量表（L）四个量表组成，该量表对个性特质和心理健康都能较好的测查，操作简便，易于评分，在这份问卷上有 1～48 共 48 个问题。请你依次回答这些问题，回答不需要写字，只在每个问题后面的“是”或“否”中选择一个。这些问题要求你按自己的实际情况回答，不要去猜测怎样才是正确的回答。因为这里不存在正确或错误的回答，也没有捉弄人的问题，将问题的意思看懂了就快点回答，做是否回答。不要花很多时间去想。问卷无时间限制，但不要拖延太长，也不要未看懂问题便回答。

1. 你的情绪是否时起时落？
2. 当你看到小孩（或动物）受折磨时是否感到难受？
3. 你是个健谈的人吗？
4. 如果你说了要做什么事，如果不顺利你都总能遵守诺言去做吗？
5. 你是否会无缘无故地感到“很惨”？
6. 欠债会使你感到忧虑吗？
7. 你是个生气勃勃的人吗？
8. 你是否曾贪图过超过你应得的分外之物？
9. 你是个容易被激怒的人吗？
10. 你会服用能产生奇异或危险效果的药物吗？
11. 你愿意认识陌生人吗？
12. 你是否曾经有过明知自己做错了事却责备别人的情况？
13. 你的感情容易受伤害吗？
14. 你是否愿意按照自己的方式行事，而不愿意按照规则办事？
15. 在热闹的聚会中你能使自己放得开，使自己玩得开心吗？
16. 你所有的习惯是否都是好的？
17. 你是否时常感到“极其厌倦”？
18. 良好的举止和整洁对你来说很重要吗？
19. 在结交新朋友时，你经常是积极主动的吗？
20. 你是否有过随口骂人的时候？
21. 你认为自己是一个胆怯不安的人吗？
22. 你是否认为婚姻是不合时宜的，应该废除？
23. 你能否很容易地给一个沉闷的聚会注入活力？
24. 你曾毁坏或丢失过别人的东西吗？
25. 你是个忧心忡忡的人吗？
26. 你爱和别人合作吗？
27. 在社交场合你是否倾向于待在不显眼的地方？
28. 如果在你的工作中出现了错误，你知道后会感到忧虑吗？

29. 你讲过别人的坏话或脏话吗？

30. 你认为自己是个神经紧张或“弦绷得过紧”的人吗？

31. 你是否觉得人们为了未来有保障，而在储蓄和保险方面花费的时间太多了？

32 你是否喜欢和人们相处在一起？

33. 当你还是个小孩子的时候，你是否曾有过对父母耍赖或不听话的行为？

34. 在经历了一次令人难堪的事之后，你是否会为此烦恼很长时间？

35. 你是否努力使自己对人不粗鲁？

36. 你是否喜欢在自己周围有许多热闹和令人兴奋的事情？

37. 你曾在玩游戏时作过弊吗？

38. 你是否因自己的“神经过敏”而感到痛苦？

39. 你愿意别人怕你吗？

40. 你曾利用过别人吗？

41. 你是否喜欢说笑话和谈论有趣的事？

42. 你是否时常感到孤独？

43. 你是否认为遵循社会规范比按照个人方式行事更好一些？

44. 在别人眼里你总是充满活力的吗？

45. 你总能做到言行一致吗？

46. 你是否时常被负疚感所困扰？

47. 你有时将今天该做的事情拖到明天去做吗？

48. 你能使一个聚会顺利进行下去吗？

P 精神质量表（Psychoticism，P）

正向记分：10、14、22、31、39　反向记分：2、6、18、26、28、35、43

E 外向（extrovi-sion，E，或称外倾）　正向记分：3、7、11、15、19、23、32、36、41、44、48　反向记分：27

N 神经质（neuroticism，N）　正向记分：1、5、9、13、17、21、25、30、34、38、42、46　反向记分：无

L 掩饰量表（Lie，L）效度量表　正向记分：4、16、45　反向记分：8、12、20、24、29、33、37、40、47

(1) P 量表：P 分高的人表现为不关心人，独身者，常有麻烦，在哪里都感不合适，有的可能残忍、缺乏同情心、感觉迟钝，常抱有敌意，进攻，对同伴和动物缺乏人类感情。如为儿童，常对人仇视、缺乏是非感、无社会化概念，多恶作剧，是一种麻烦的儿童。P 分低的无上述情况。

(2) E 量表：E 分高为外向：爱社交，广交朋友，渴望兴奋，喜欢冒险，行动常受冲动影响，反应快，乐观，好谈笑，情绪倾向失控，做事欠踏实。E 分低为内向：安静、离群、保守、交友不广、但有挚友。喜瞻前顾后，行为不易受冲动影响，不爱兴奋的事，做事有计划，生活有规律，做事严谨，倾向悲观，踏实可靠。

(3) N 量表：N 分高，情绪不稳定，焦虑、紧张、易怒、抑郁。睡眠不好，往往有几种心身障碍。对各种刺激的反应都过于强烈，难以平复，如与外向结合时，这种

人容易冒火，以至进攻。概括地说，是一种紧张的人，好抱偏见，以致错误。N 分低，情绪过于稳定，反应很缓慢，很弱，又容易平复，通常是平静的，很难生气，在一般人难以忍耐的刺激下也有所反应，但不强烈。

（4）L 量表：掩饰量表，原来作为分别答卷有效或无效的效度量表。L 分高，表示答得不真实，答卷无效。但后来的经验（包括 MMPI 的使用经验）说明，它的分数高低与许多因素有关，而不只是真实与否一个因素。例如年龄（中国常模表明，年小儿童和老年人均偏高）、性别（女性偏高）因素。每一维度除单独解释外，还可与其他维度相结合作解释。例如，E 量表与 N 量表结合，以 E 为横轴，N 为纵轴，便构成四相，即外向-不稳定，Eysenck 认为它相当于古代气质分型的胆汁质；外向-稳定，相当于多血质；内向-稳定，相当于黏液质；内向-不稳定，相当于抑郁质。各型之间有移行型，因此他以维度为直径，在四象限外画成一圆，在圆上可排列四个基本型的各过渡型。

附件49　简明精神病量表（BPRS）

圈出最适合患者情况的分数

依据检测观察	未测	无	很轻	轻度	中度	偏重	重度	极重
1. 关心身体健康								
2. 焦虑								
3. 感情交流障碍								
4. 概念紊乱								
5. 罪恶观念								
6. 紧张								
7. 装相和作态								
8. 夸大								
9. 心境抑郁								
10. 敌对性								
11. 猜疑								
12. 幻觉								
13. 动作迟缓								
14. 不合作								
15. 不寻常思维内容								
16. 情感平淡								
17. 兴奋								
18. 定向障碍								

一、总分

焦虑忧郁因子、缺乏活力因子、思维障碍因子、激活性因子、敌对猜疑因子。

二、评定注意事项

1. 此量表主要评定最近一周内的精神症状及现场交谈情况。

2. 有的版本仅16项，即比18项量表少第17项和18项。

3. 评定员由经过训练的精神科专业人员担任。

4. 评定的时间范围：入组时，评定入组前一周的情况。以后一般相隔2~6周评定一次。

5. 一次评定大约需做20分钟的会谈和观察。主要适用于精神分裂症等精神病患者。

6. 本量表无具体评分指导，主要根据症状定义及临床经验评分。

三、结果的解释

总分：总分反映疾病的严重性，总分越高，病情越重。

治疗前后总分值的变化反映疗效的好坏，差值越大疗效越好，治疗前后各症状或症状群的评定变化可反映治疗的靶症状。BPRS 的结果可按单项，因子分和总分进行分析。一般情况下，总分 35 分为临床界限，即大于 35 分的被测试者被归为患者组。

四、症状定义

1. 关心身体健康：指对自身健康过分关心，不考虑其主诉有无客观基础。
2. 焦虑：指精神性焦虑，即对当前未来情况的担心，恐惧或过分关注。
3. 情感交流障碍：指与检查者之间如同存在无形隔膜，无法实现正常的情感交流。
4. 概念紊乱：指联想散漫，规矩和解体的程度。
5. 罪恶观念：指对以往言行的过分关心、内疚和悔恨。
6. 紧张：指焦虑性运动表现。
7. 装相和作态：指不寻常的或不自然的运动性行为。
8. 夸大：即过分自负，确信具有不寻常的能力和权力等。
9. 心境抑郁：即心境不佳、悲伤、沮丧或情绪低落的程度。
10. 敌对性：指对他人（包括检查者）的仇恨、敌对和蔑视。
11. 猜疑：指检查当时认为有人正在或曾经恶意地对待他。
12. 幻觉：指没有相应外界刺激的感知。
13. 动作迟缓：指言语、动作和行为的减少和缓慢。
14. 不合作：指会谈时对检查者的对立、不友好、不满意或不合作。
15. 不寻常的思维内容：即荒谬古怪的思维内容。
16. 情感平淡：指情感基调低，明显缺乏相应的正常情感反应。
17. 兴奋：指情感基调增高，激动，对外界反应增强。
18. 定向障碍：指对人物、地点及时间分辨不清。

此外量表协作组曾增加 2 个项目：

1. 自知力障碍：指对自身精神疾病、精神症状或不正常言行缺乏认识。
2. 工作不能：指对日常工作或活动的影响。

其中 1、2、4、5、8、9、10、11、12、15 和 18 项，根据量表检查时患者的回答评分，而 3、6、7、13、14、16、17 项，则依据对患者的观察评定。原版中第 16 项“情感平淡依据”是依据口头叙述评分，我们认为，还是“依据观察”评分为妥。

原版本无工作用评分标准，对初学者可能影响评分者之间的一致性，具体评分时也会变得困难。因此，国内量表协作研究组制定了一份工作用评定标准参考。

五、临床经验判别标准

1. 关心身体健康：①无；②多少提到自身健康情况，但临床意义不肯定；③过分关心自身健康的情况虽轻，但临床意义已肯定；④显然对自身健康过分关心或有疑病观念；⑤明显突出的疑病观念或部分性疑病妄想；⑥疑病妄想；⑦疑病妄想明显影响行为。

2. 焦虑：①无；②多少有些精神性焦虑体验，但临床意义不肯定；③精神性焦虑虽轻，但临床意义已肯定；④显然有些精神性焦虑，但不很突出；⑤明显突出的精神性焦虑，如大部分时间存在精神性焦虑或有时存在明显的精神性焦虑，因此感到痛苦；

⑥比⑤更严重持久，如大部分时间存在 精神性焦虑；⑦几乎所有时间存在精神性焦虑。

3. 情感交流障碍：①无；②多少观察到一点情感交流障碍，但临床意义不肯定；③情感交流障碍虽轻，但临床意义已肯定；④显然观察到受检者缺乏情感交流和感受到相互间的隔膜感，但情感交流无明显困难；⑤明显突出的情感交流障碍，例如交流中应答基本切题，但很少眼神交流，受检查者眼睛往往看着地板或面向一侧；⑥比⑤更严重持久，几乎使交谈难以进行；⑦情感交流的麻痹状态，例如表现得对交谈漠不关心或不参与交谈，有时“两眼凝视不动”

4. 概念紊乱：①无；②似乎有一点联想障碍，但不能肯定其临床意义；③聪慧障碍虽轻，但临床意义已肯定；④显然有联想松弛，但不很突出；⑤明显突出的联想松弛或可以查并有临床意义的思维破裂；⑥典型的思维破裂；⑦思维破裂导致交谈很困难或言语不连贯。

5. 罪恶观念：①无；②似乎有点自责自罪，但不能肯定其临床意义；③自责自罪虽轻，但临床意义已肯定；④显然有自责自罪观念，但不很突出；⑤明显突出的自责自罪观念或罪恶妄想为部分妄想；⑥典型的罪恶妄想；⑦极重，罪恶妄想明显影响行为，如引起绝食。

6. 紧张：①无；②似乎有点焦虑性运动表现，但临床意义不肯定；③焦虑性运动表现虽轻，但临床意义已肯定；④有静坐不能，常有手脚不停的表现，拧手，拉扯衣服和伸屈下肢等；⑤较④的频度与强度明显增加，并在交谈中多次站立；⑥来回踱步，使交谈明显受到影响；⑦焦虑性运动使交谈几乎无法进行。

7. 装相和作态：①无；②多少有点装相作态，但临床意义不肯定；③装相作态虽然很轻，但临床意义可肯定；④显而易见的装相作态，例如有时身体置于不自然的位置或伸舌或扮鬼脸或摇摆身体等；⑤明显突出的装相作态；⑥比⑤更频繁更严重的装相作态，例如交谈过程几乎一直可见到怪异动作与姿势；⑦突出而且持续的装相作态几乎使交谈无法进行。

8. 夸大：①无；②多少有点自负，但临床意义不肯定；③自负夸大虽然很轻，但临床意义已肯定；④有夸大观念；⑤明显突出的夸大观念部分性夸大妄想；⑥典型的夸大妄想；⑦夸大妄想明显影响行为。

9. 心境抑郁：①无；②似乎有点抑郁，但临床意义不肯定；③抑郁虽轻，但临床意义已可肯定；④显而易见的抑郁体验，例如自述经常感到抑郁，有时哭泣；⑤明显突出抑郁，例如较持久的抑郁或有时感到很抑郁为此极为痛苦；⑥比⑤更严重持久，例如几乎一直感到很抑郁，因此极为痛苦；⑦严重的心境抑郁体验或表现明显影响行为，例如交谈中抑郁哭泣明显影响交谈。

10. 敌对性：①无；②似乎对交谈者以外的别人有点敌意，但临床意义不肯定；③敌意虽轻，但临床意义已肯定；④交谈内容明显谈到对别人的敌意性并感到愤恨；⑤经常对别人感到愤恨并策划过报复计划；⑥严重，较⑤更严重和更经常，或已经有过几次咒骂或一、二次殴斗并打架，但无需要医学处理的损伤性后果；⑦敌意性明显影响行为，例如多次殴斗打架，或造成需要医学处理的损伤性后果。

11. 猜疑：①无；②多少有点猜疑，但临床意义不肯定；③猜疑体验虽轻，但临床意义已肯定；④有牵连观念或被害观念；⑤明显突出的牵连观念或被害观念关系妄想，或部分性被害妄想；⑥典型的关系妄想，或被害妄想；⑦关系妄想，或被害妄想明显影响行为。

12. 幻觉：①无；②可疑的幻觉，但临床意义不肯定；③幻觉虽少，但临床意义已可肯定；④幻觉体验清晰，且一周内至少有过 3 天曾出现幻觉；⑤一周内至少有过 4 天出现清晰的幻觉；⑥一周内至少有 5 天曾出现清晰的幻觉，并对其行为有相当影响，例如难以集中思想以至影响工作；⑦此消彼长行为，例如受命令性幻听支配产生自杀行为或攻击别人。

13. 动作迟缓：①无；②多少有点动作迟缓，但临床意义不肯定；③动作迟缓虽轻，但临床意义已肯定；④显而易见的动作迟缓，例如语流减慢，动作减少较明显，但并非很不自然；⑤明显突出的动作 迟缓，言语迟缓，使交谈发生困难；⑥比⑤更严重和持久，使交谈很困难；⑦缄默木僵，使交谈几乎无法进行下去或不能进行。

14. 不合作：①无；②多少有点不合作，但临床意义不肯定；③不合作的表现虽轻，但临床意义已肯定；④显而易见的不合作，如交谈中不愿作自发的交谈，应答得勉强简单，易感到对交谈者和交谈场合的不友好；⑤明显突出的不合作，在整个交谈中都显得不友好，使交谈发生困难；⑥比⑤更严重，使交谈很困难，例如拒绝回答很多问题，不但表现不友好，而且公然抗拒和表现针锋相对的愤恨；⑦不合作使交谈几乎无法进行。

15. 异常思维内容：①无；②多少有点异常思维内容，但临床意义不肯定；③异常思维内容程度虽轻，但临床意 义已肯定；④显然存在观念性异常思维内容，但不很突出；⑤明显突出的观念性异常思维内容或部分妄想；⑥典型的妄想；⑦妄想明显支配行为。

16. 情感平淡：①无；②多少有点情感平淡，但临床意义不肯定；③情感平淡虽轻，但临床意义已可肯定；④显而易见的情感平淡，如面部表情减弱，语调较低平，手势较贫乏；⑤明显突出的情感平淡，如表情呆板，语声单调和手势贫乏；⑥交谈中对大部分事情均漠不关心，无动于衷；⑦为情感流露的麻痹状态，例如整个交谈中，完全缺乏表情姿势，语声极为单调，对任何事漠不关心，无动于衷。

17. 兴奋：①无；②多少有点兴奋，但临床意义不肯定；③兴奋虽轻，但临床意义已肯定；④显而易见的兴奋，但不很突出；⑤明显突出的兴奋，如情绪高涨，语声高，手势增多，有时易激惹，使交谈发生困难；⑥比⑤更严重持久，使交谈很困难；⑦情绪激怒或欣快自得，言行明显增多，使交谈不得不终止。

18. 定向障碍：①无；②似有定向错误，但临床意义不肯定；③显而易见的定向错误，但不很突出；④明显突出的定向错误；⑤严重，比④更严重持久的定向错误，如交谈发现时间、地点、人物定向几乎无一正确；⑥定向障碍而无法进行交谈。

19. 自知力障碍：①无；②似乎有点自知力障碍，但临床意义不肯定；③自知力障碍虽轻但临床意义已肯定；④显然有自知力障碍，但不很突出；⑤大部分自知力丧失；⑥自知力基本丧失；⑦完全无自知力。

20. 工作不能：①无；②多少有点工作不能，但临床意义不肯定；③工作不能虽轻，但临床意义已肯定；④工作学习兴趣丧失，不能坚持正常工作学习，住院时参加活动比其他患者少；⑤明显突出的工作不能，如工作学习时间减少，成效明显降低，住院者活动明显减少；⑥比⑤更严重持久，例如基本停止工作学习，住院者大部分时间不参加活动；⑦停止工作学习，住院者不参加所有活动

六、统计指标和结果分析

BPRS 的统计指标有：总分（18~126 分）、单项分（0~7）、因子分（0~7）和廓图。总分反映疾病严重性，总分越高，病情越重。单项症状的评分及其出现频率反映不同疾病的症状分布。症状群的评分，反映疾病的临床特点，并可据此画出症状廓图。一般情况下，总分 35 分为临床界限，即大于 35 分的被测试者被归为患者组。

治疗前后总分值的变化反映疗效的好坏，差值越大疗效越好。治疗前后各症状或症状群的评分变化可反映治疗的靶症状。因 BPRS 为分级量表，所以能够比较细致地反映疗效。

BPRS 的结果可按单项、因子分和总分进行分析，尤以后两项的分析最为常用。

其因子分一般归纳为 5 类：

1. 焦虑忧郁，包括 1、2、5、9 四项。
2. 缺乏活力，包括 3、13、16、18 四项。
3. 思维障碍，包括 4、8、12、15 四项。
4. 激活性，包括 6、7、17 三项。
5. 敌对性，包括 10、11、15 三项。

附件50　老年人生活自理能力评估表

该表为自评表，根据下表中5个方面进行评估，将各方面判断评分汇总后，0~3分者为可自理；4~8分者为轻度依赖；9~18分者为中度依赖；≥19分者为不能自理。

评估事项、内容与评分	程度等级				
	可自理	轻度依赖	中度依赖	不能自理	判断评分
(1) 进餐：使用餐具将饭菜送入口、咀嚼、吞咽等活动	独立完成	—	需要协助，如切碎、搅拌食物等	完全需要帮助	
评分	0	0	3	5	
(2) 梳洗：梳头、洗脸、刷牙、剃须洗澡等活动	独立完成	能独立地洗头、梳头、洗脸、刷牙、剃须等；洗澡需要协助	在协助下和适当的时间内，能完成部分梳洗活动	完全需要帮助	
评分	0	1	3	7	
(3) 穿衣：穿衣裤、袜子、鞋子等活动	独立完成	—	需要协助，在适当的时间内完成部分穿衣	完全需要帮助	
评分	0	0	3	5	
(4) 如厕：小便、大便等活动及自控	不需协助，可自控	偶尔失禁，但基本上能如厕或使用便具	经常失禁，在很多提示和协助下尚能如厕或使用便具	完全失禁，完全需要帮助	
评分	0	1	5	10	
(5) 活动：站立、室内行走、上下楼梯、户外活动	独立完成所有活动	借助较小的外力或辅助装置能完成站立、行走、上下楼梯等	借助较大的外力才能完成站立、行走，不能上下楼梯	卧床不起，活动完全需要帮助	
评分	0	1	5	10	
总评分					

附件51 老年抑郁量表（GDS）

选择过去一周内最适合你的答案		
1. 你对生活满意吗？	是□	否□
2. 你是否丧失了很多兴趣和爱好？	是□	否□
3. 你感到生活很空虚吗？	是□	否□
4. 你经常感到很无聊吗？	是□	否□
5. 你对未来充满希望吗？	是□	否□
6. 你是否为无法摆脱头脑中的想法而烦恼？	是□	否□
7. 大部分时间你精神抖擞吗？	是□	否□
8. 你是否为有什么不好的事情要发生而感到很害怕？	是□	否□
9. 大部分时间你都觉得快乐吗？	是□	否□
10. 你经常感到无助吗？	是□	否□
11. 你是否经常感到不安宁或坐立不安？	是□	否□
12. 你是否宁愿待在家里而不愿出去做新鲜事？	是□	否□
13. 你是否经常担心未来？	是□	否□
14. 你是否觉得你的记忆力有问题？	是□	否□
15. 你是否觉得现在活着很精彩？	是□	否□
16. 你是否经常感到垂头丧气无精打采？	是□	否□
17. 你是否感到你现在很没用？	是□	否□
18. 你觉得生活很充实吗？	是□	否□
19. 你是否觉得学习新鲜事物很困难？	是□	否□
20. 你觉得精力充沛吗？	是□	否□
21. 你觉得你的现状是毫无希望的吗？	是□	否□
22. 你是否觉得大部分人都比你活得好？	是□	否□
23. 你是否经常把小事情都弄得很糟糕？	是□	否□
24. 你经常有想哭的感觉吗？	是□	否□
25. 你对集中注意力有困难吗？	是□	否□
26. 你喜欢每天早晨起床的感觉吗？	是□	否□
27. 你是否参加社交活动？	是□	否□
28. 你做决定容易吗？	是□	否□
29. 你的头脑还和以前一样清楚吗？	是□	否□
每个提示抑郁的回答得 1 分（问题 1，5，7，9，15，19，21，27，29 和 30 回答“否”，其他问题回答“是”提示抑郁可能）。≥15 分，提示老年抑郁可能，转上级医院精神科处理。		

附件52　适合健康状况运动量的自评量表

如果你打算在以后的体育锻炼中增加运动量，请首先回答以下 7 个问题。如果你的年龄在 15~69 岁之间，该量表的最后结果会告诉你是否应咨询一下医生；如果你的年龄在 69 岁以上，你的运动量不应该再增加。

仔细阅读以下每一个问题，并在符合你的情况的后面打√。

是　否

1. 医生曾说过你的心脏有问题，但你仍从事医生并未推荐的体育活动方式吗？
2. 当你进行体育锻炼时感觉胸痛吗？
3. 你不从事体育活动时胸痛吗？
4. 你因眩晕而昏倒过吗？
5. 在体育锻炼时，你的骨骼或关节有问题吗？
6. 医生为你的血压或心脏问题开过药方吗？
7. 你不知道不应该进行体育锻炼的其他原因吗？

如果你有一个或是几个问题回答“是”，请询问一下医生或是您的私人健身教练是否可以增大运动量；如果对所有问题都是“否”，你就完全可以增加运动量，但应遵循循序渐进的原则。此外，应注意的是，如果暂时身体不适合或有病（感冒或发热），请停止体育锻炼，直到你的身体完全恢复后再开始活动。

如果你的回答都是“否”，请在开始从事大强度的运动（特别是竞技性运动项目）前，进一步回答以下 5 个问题。

是　否

1. 你计划参加一个有组织的运动队吗？
2. 你曾经在身体接触的运动中由于冲撞而昏倒过吗？
3. 以前肌肉受过伤，你现在活动时还痛吗？
4. 以前背部受过伤，你现在活动时还痛吗？
5. 在体育活动时，你有其他不适的症状吗？

如果你有一个问题回答“是”，请询问医生或您的私人健身教练，以确定是否能从事大强度的运动。

附件53　慢性病登记表

医疗机构：

患者姓名	性别	年龄	住址	职业	疾病名称	发病时间	确诊时间	随访时间

附件54　高血压患者随访服务记录表

姓名：　　　　　　　　　　　　　　　　　　编号□□□-□□□□□

随访日期		年　月　日	年　月　日	年　月　日	年　月　日
随访方式		1门诊　2家庭　3电话 □	1门诊　2家庭　3电话 □	1门诊　2家庭　3电话 □	1门诊　2家庭　3电话 □
症状	1无症状	□/□/□/□/□/□/□/□	□/□/□/□/□/□/□/□	□/□/□/□/□/□/□/□	□/□/□/□/□/□/□/□
	2头痛头晕 3恶心呕吐 4眼花耳鸣 5呼吸困难 6心悸胸闷 7鼻出血不止 8四肢发麻 9下肢水肿	其他：	其他：	其他：	其他：
体征	血压（mmHg）				
	体重（kg）				
	体质指数				
	心　率				
	其　他				
生活方式指导	日吸烟量（支）				
	日饮酒量				
	运　动	次/周　分钟/次	次/周　分钟/次	次/周　分钟/次	次/周　分钟/次
	摄盐情况(咸淡)	轻/中/重　/轻/中/重	轻/中/重　/轻/中/重	轻/中/重　/轻/中/重	轻/中/重　/轻/中/重
	心理调整	1良好　2一般　3差□	1良好　2一般　3差□	1良好　2一般　□	1良好　2一般　□
	遵医行为	1良好　2一般　□	1良好　2一般　□	1良好　2一般　□	1良好　2一般　□
辅助检查*					
服药依从性		1规律　2间断　3不服药□	1规律　2间断　3不服药□	1规律　2间断　3不服药□	1规律　2间断　3不服药□
药物不良反应		1无　2有□	1无　2有□	1无　2有□	1无　2有□
此次随访分类		1控制满意　2控制不满意　3不良反应　4并发症□	1控制满意　2控制不满意　3不良反应　4并发症□	1控制满意　2控制不满意　3不良反应　4并发症□	1控制满意　2控制不满意　3不良反应　4并发症□

续 表

随访日期		年 月 日		年 月 日		年 月 日		年 月 日	
用药情况	药物名称 1								
	用法用量	/日	/mg	/日	/mg	/日	/mg	/日	/mg
	药物名称 2								
	用法用量	/日	/mg	/日	/mg	/日	/mg	/日	/mg
	药物名称 3								
	用法用量	/日	/mg	/日	/mg	/日	/mg	/日	/mg
	其他药物								
	用法用量	/日	/mg	/日	/mg	/日	/mg	/日	/mg
转诊	原 因								
	机构及科别								
下次随访日期									
随访医生签名									

填表说明

1. 本表为高血压患者在接受随访服务时由医生填写。每年的综合评估后填写居民健康档案的健康体检表。

2. 体征：体质指数=体重（kg）/身高的平方（m^2），如有其他阳性体征，请填写在“其他”一栏。体重和心率斜线前填写目前情况，斜线后下填写下次随访时应调整到的目标。

3. 生活方式指导：在询问患者生活方式时，同时对患者进行生活方式指导，与患者共同制定下次随访目标。

日吸烟量：斜线前填写目前吸烟量，不吸烟填“0”，吸烟者写出每天的吸烟量“××支”，斜线后填写吸烟者下次随访目标吸烟量“××支”。

日饮酒量：斜线前填写目前饮酒量，不饮酒填“0”，饮酒者写出每天的饮酒量相当于白酒“××两”，斜线后填写饮酒者下次随访目标饮酒量相当于白酒“××两”。白酒 1 两相当于葡萄酒 4 两，黄酒半斤，啤酒 1 瓶，果酒 4 两。

运动：填写每周几次，每次多少分钟。即“××次/周，××分钟/次”。横线上填写目前情况，横线下填写下次随访时应达到的目标。

摄盐情况：斜线前填写目前摄盐量，根据患者的饮食情况计算出每天的摄盐量“×克/天”，斜线后填写患者下次随访目标摄盐量。

心理调整：根据医生印象选择对应的选项。

遵医行为：指患者对医务人员医疗行为的认同与执行。

4. 辅助检查：记录患者在上次随访到这次随访之间到各医疗机构进行的辅助检查结果。

5. 服药依从性：“规律”为按医嘱服药，“间断”为未按医嘱服药，频次或数量不足，“不服药”即为医生开了处方，但患者未使用此药。

6. 药物不良反应：如果患者服用的降压药物有明显的药物不良反应，具体描述哪种药物，何种不良反应。

7. 此次随访分类：根据此次随访时的分类结果，由责任医生在 4 种分类结果中选择一项在“□”中填上相应的数字。“控制满意”意为血压控制满意，无其他异常、“控制不满意”意为血压控制不满意，无其他异常、“不良反应”意为存在药物不良反应、“并发症”意为出现新的并发症或并发症出现异常。如果患者同时并存几种情况，填写最严重的一种情况，同时结合上次随访情况确定患者下次随访时间，并告知患者。

8. 用药情况：根据患者整体情况，为患者开具处方，填写患者即将服用的降压药物名称，写明用法。

9. 转诊：如果转诊要写明转诊的医疗机构及科室类别，如××市人民医院心内科，并在原因一栏写明转诊原因。

10. 随访医生签名：随访完毕，核查无误后随访医生签署其姓名。

附件55　XXX疾病登记随访记录表

姓名：　　　　　　　　　　　　　　　　编号□□□-□□□□□

随访日期		年　月　日	年　月　日	年　月　日	年　月　日
随访方式		1门诊　2家庭　3电话□	1门诊　2家庭　3电话□	1门诊　2家庭　3电话□	1门诊　2家庭　3电话□
症状	相关疾病症状描述	□/□/□/□/□/□/□/□	□/□/□/□/□/□/□/□	□/□/□/□/□/□/□/□	□/□/□/□/□/□/□/□
		其他：	其他：	其他：	其他：
体征	血压（mmHg）				
	体重（kg）				
	体质指数				
	心　率				
	其　他				
生活方式指导	日吸烟量（支）	/	/	/	/
	日饮酒量（两）	/	/	/	/
	运　动	次/周　分钟/次	次/周　分钟/次	次/周　分钟/次	次/周　分钟/次
	摄盐情况（咸淡）	轻/中/重	轻/中/重	轻/中/重	轻/中/重
	心理调整	1良好　2一般□	1良好　2一般□	1良好　2一般□	1良好　2一般□
	遵医行为	1良好　2一般　3差□	1良好　2一般　3差□	1良好　2一般　3差□	1良好　2一般　3差□
辅助检查*					
服药依从性		1规律　2间断　3不服药□	1规律　2间断　3不服药□	1规律　2间断　3不服药□	1规律　2间断　3不服药□
药物不良反应		1无　2有□	1无　2有□	1无　2有□	1无　2有□
此次随访分类		1控制满意　2控制不满意　3不良反应　4并发症□	1控制满意　2控制不满意　3不良反应　4并发症□	1控制满意　2控制不满意　3不良反应　4并发症□	1控制满意　2控制不满意　3不良反应　4并发症□
用药情况	药物名称1				
	用法用量	/日　/mg	/日　/mg	/日　/mg	/日　/mg
	药物名称2				
	用法用量	/日　/mg	/日　/mg	/日　/mg	/日　/mg
	药物名称3				
	用法用量	/日　/mg	/日　/mg	/日　/mg	/日　/mg
	其他药物				
	用法用量	/日　/mg	/日　/mg	/日　/mg	/日　/mg
转诊	原因				
	机构及科别				
下次随访日期					
随访医生签名					

附件56 糖尿病患者随访服务记录表

姓名：　　　　　　　　　　　　　　　　　　编号□□□-□□□□□

随访日期					
随访方式		1门诊 2家庭 3电话□	1门诊 2家庭 3电话□	1门诊 2家庭 3电话□	1门诊 2家庭 3电话□
症状	1无症状	□/□/□/□/□/□/□/□	□/□/□/□/□/□/□/□	□/□/□/□/□/□/□/□	□/□/□/□/□/□/□/□
	2多饮 3多食 4多尿 5视物模糊 6感染 7手脚麻木 8下肢水肿 9体重明显下降	其他	其他	其他	其他
体征	血压（mmHg）				
	体重（kg）				
	体质指数				
	足背动脉搏动	1未触及 2触及□	1未触及 2触及□	1未触及 2触及□	1未触及 2触及□
	其　他				
生活方式指导	日吸烟量	支	支	支	支
	日饮酒量	两	两	两	毫升
	运　动	次/周 分钟/次 次/周 分钟/次	次/周 分钟/次 次/周 分钟/次	次/周 分钟/次 次/周 分钟/次	次/周 分钟/次 次/周 分钟/次
	主食（克/天）	/	/	/	/
	心理调整	1良好 2一般 3差□	1良好 2一般 3差□	1良好 2一般 3差□	1良好 2一般 3差□
	遵医行为	1良好 2一般 3差□	1良好 2一般 3差□	1良好 2一般 3差□	1良好 2一般 3差□
辅助检查	空腹血糖值	mmol/L	mmol/L	mmol/L	mmol/L
	其他检查*	糖化血红白 % 检查日期： 月 日	糖化血红蛋白 % 检查日期： 月 日	糖化血白 % 检查日期： 月 日	糖化血白 % 检查日期： 月 日
服药依从性		1规律 2间断 3不服药□	1规律 2间断 3不服药□	1规律 2间断 3不服药□	1规律 2间断 3不服药□
药物不良反应		1无 2有□	1无 2有□	1无 2有□	1无 2有□
低血糖反应		1无 2偶尔 3频繁□	1无 2偶尔 3频繁□	1无 2偶尔 3频繁□	1无 2偶尔 3频繁□

续　表

随访日期									
此次随访分类		1控制满意　2控制不满意　3不良反应　4并发症□		1控制满意　2控制不满意　3不良反应　4并发症□		1控制满意　2控制不满意　3不良反应　4并发症□		1控制满意　2控制不满意　3不良反应　4并发症□	
用药情况	药物名称1								
	用法用量	/日	/mg	/日	/mg	/日	/mg	/日	/mg
	药物名称2								
	用法用量	/日	/mg	/日	/mg	/日	/mg	/日	/mg
	药物名称3								
	用法用量	/日	/mg	/日	/mg	/日	/mg	/日	/mg
	胰岛素	种类： 用法和用量：		种类： 用法和用量：		种类： 用法和用量：		种类： 用法和用量：	
转诊	原　因								
	机构及科别								
下次随访日期									
随访医生签名									

填表说明

1. 本表为2型糖尿病患者在接受随访服务时由医生填写。每年的健康体检填写居民健康档案的健康体检表。

2. 体征：体质指数=体重（kg）/身高的平方（m^2），体重和体质指数斜线前填写目前情况，斜线后填写下次随访时应调整到的目标。如果是超重或是肥胖的患者，要求每次随访时测量体重并指导患者控制体重；正常体重人群可每年测量一次体重及体质指数。如有其他阳性体征，请填写在“其他”一栏。

3. 生活方式指导：在询问患者生活方式时，同时对患者进行生活方式指导，与患者共同制定下次随访目标。

日吸烟量：斜线前填写目前吸烟量，不吸烟填“0”，吸烟者写出每天的吸烟量“××支”，斜线后填写吸烟者下次随访目标吸烟量“××支”。

日饮酒量：斜线前填写目前饮酒量，不饮酒填“0”，饮酒者写出每天的饮酒量相当于白酒“××两”，斜线后填写饮酒者下次随访目标饮酒量相当于白酒“××两”。白酒1两相当于葡萄酒4两，黄酒半斤，啤酒1瓶，果酒4两。

运动：填写每周几次，每次多少分钟。即“××次/周，××分钟/次”。横线上填写目前情况，横线下填写下次随访时应达到的目标。

主食：根据患者的实际情况估算主食（米饭、面食、饼干等淀粉类食物）的摄入量。为每天各餐的合计量。

心理调整：根据医生印象选择对应的选项。

遵医行为：指患者对医务人员医疗行为的认可与执行。

4. 辅助检查：为患者进行空腹血糖检查，记录检查结果。若患者在上次随访到此次随访之间到各医疗机构进行过糖化血红蛋白或其他辅助检查，应如实记录。

5. 服药依从性：“规律”为按医嘱服药，“间断”为未按医嘱服药，频次或数量不足，“不服药”即为医生开了处方，但患者未使用此药。

6. 药物不良反应：如果患者服用的降糖药物有明显的药物不良反应，具体描述哪种药物，何种不良反应。

7. 低血糖反应：根据上次随访到此次随访之间患者出现的低血糖反应情况。

8. 此次随访分类：根据此次随访时的分类结果，由责任医生在 4 种分类结果中选择一项在“□”中填上相应的数字。“控制满意”意为血糖控制满意，无其他异常、“控制不满意”意为血糖控制不满意，无其他异常、“不良反应”意为存在药物不良反应、“并发症”意为出现新的并发症或并发症出现异常。如果患者同时并存几种情况，填写最严重的一种情况，同时结合上次随访情况确定患者下次随访时间，并告知患者。

9. 用药情况：根据患者整体情况，为患者开具处方，并填写在表格中，写明用法、用量。

10. 转诊：如果转诊要写明转诊的医疗机构及科室类别，如××市人民医院心内科，并在原因一栏写明转诊原因。

11. 下次随访日期：根据患者此次随访分类，确定下次随访日期，并告知患者。

12. 随访医生签名：随访完毕，核查无误后随访医生签署其姓名。

附件57　骨质疏松症1分钟自我测试

1. 您的父母有没有因轻微碰撞或跌倒就会发生髋骨骨折的情况？
2. 您是否曾经因为轻微的碰撞或者跌倒就会伤到自己的骨骼？
3. 您经常连续3个月以上服用可的松、泼尼松等激素类药品吗？
4. 您的身高是否降低了3厘米？
5. 您经常过度饮酒吗？
6. 您每天吸烟超过20支吗？
7. 您经常患腹泻吗？
8. 女士回答：您是否在45岁之前就绝经了？
9. 您曾经有过连续12个月以上没有月经（除了怀孕期间）？
10. 男士回答：您是否患有勃起功能障碍或缺乏性欲的症状？

以上的“1分钟自我测试表”是国际骨质疏松基金会（IOF）专门针对骨质疏松症采用的全球统一的快速自我评价题目，它是检测自身骨骼健康的有效工具。如果测试者有任何一条问题的答案为“是”，就表明有患骨质疏松症的危险，但这并不确定测试者一定就患了骨质疏松症。是否患有这种病症需要进行专业的骨密度检查并由专业医生对检查结果进行判断。